EXAMENS PARACLINIQUES

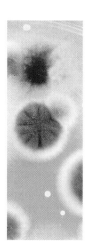

DENISE D. WILSON
PhD, APN, FNP, ANP
Mennonite College of Nursing, Illinois State University

ADAPTATION I SYLVIE LAHAYE
Inf. B. Sc.
Collège de Maisonneuve

COLLABORATION I JOSÉE COURCHESNE
Inf. B. Sc.
Collège de Bois-de-Boulogne

RÉVISION SCIENTIFIQUE I ERNEST PRÉGENT
M.D. CCFP (em) CSPQ FCCFP
Université de Montréal

Achetez en ligne*
...ière.ca
...da

D1379756

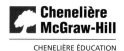

Chenelière McGraw-Hill

CHENELIÈRE ÉDUCATION

Examens paracliniques

Traduction et adaptation de : *Manual of Laboratory & Diagnostic Tests* de Denise D. Wilson
© 2008 The McGraw-Hill Companies, Inc.
(ISBN 978-0-07-148152-6)

© 2010 **Chenelière Éducation inc.**
© 2008 The McGraw-Hill Companies, Inc.

Conception éditoriale : Sophie Gagnon
Édition : Guillaume Proulx
Coordination : Valérie Côté
Traduction : Jules Fontaine et Lucie Morin
Révision linguistique : Danielle Leclerc et Évelyne Miljours
Correction d'épreuves : Natacha Auclair
Adaptation de la conception graphique originale : Josée Brunelle
Conception de la couverture : Anne Vaugeois
Impression : Imprimeries Transcontinental

**Catalogage avant publication
de Bibliothèque et Archives nationales du Québec
et Bibliothèque et Archives Canada**

Wilson, Denise D.

Examens paracliniques

Traduction de : McGraw-Hill's manual of laboratory & diagnostic tests.
Comprend des réf. bibliogr. et un index.

ISBN 978-2-7651-0588-6

1. Diagnostics biologiques – Guides, manuels, etc. 2. Médecine – Manuels de laboratoire. I. Lahaye, Sylvie. II. Courchesne, Josée. III. Titre.

RB38.2.W5414 2010   616.07'5   C2010-940792-X

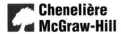

**Chenelière
McGraw-Hill**

CHENELIÈRE ÉDUCATION

7001, boul. Saint-Laurent
Montréal (Québec) Canada H2S 3E3
Téléphone : 514 273-1066
Télécopieur : 450 461-3834 / 1 888 460-3834
info@cheneliere.ca

ISBN 978-2-7651-0588-6

Dépôt légal : 2e trimestre 2010
Bibliothèque et Archives nationales du Québec
Bibliothèque et Archives Canada

Imprimé au Canada

2 3 4 5 ITIB 14 13 12 11 10

Nous reconnaissons l'aide financière du gouvernement du Canada par l'entremise du Programme d'aide au développement de l'industrie de l'édition (PADIÉ) pour nos activités d'édition.

Gouvernement du Québec – Programme de crédit d'impôt pour l'édition de livres – Gestion SODEC.

Sources iconographiques

p. 3 : © Simon Jarratt/Corbis ; **p.127 :** Look at sciences/Science photo library ; **p. 203 :** Eye of science/Science photo library ; **p. 411 :** © Ted Horowitz/Corbis ; **p. 415 :** Saturns stills/Science photo library ; **p. 420 :** Simon Fraser/Science photo library ; **p. 454 :** Michelle Del Guercio/Photo Researchers, Inc ; **p. 513 :** L'Imagier ; **p. 559 :** L'Imagier ; **p. 611 :** Sovereign, ISM/Science photo library.

Membre du CERC

Membre de l'Association nationale des éditeurs de livres

CERC
Canadian Educational Resources Council

ASSOCIATION NATIONALE DES ÉDITEURS DE LIVRES

PRÉFACE

« C'est l'utilisateur qui détermine la valeur véritable d'un test. »

C'est dans cet esprit que l'équipe de rédaction de ce manuel a travaillé pendant des mois : nous avions constamment en tête les futurs utilisateurs de ce livre. En médecine, en soins infirmiers ou dans les domaines connexes de la santé, il faut avoir une référence valide pour bien comprendre la raison d'un examen, son impact sur un client et pour en évaluer la portée.

Plusieurs défis se sont présentés lors de l'élaboration de ce manuel. Par exemple, un examen peut être offert dans certains milieux, alors qu'ailleurs il ne l'est pas. Aussi, il faut prévoir la variabilité des valeurs dites normales selon les réactifs choisis ou la méthodologie utilisée. Puis, alors que certains examens peuvent être la « norme » aujourd'hui, nous devons penser qu'ils seront peut-être remplacés dans quelques années par de nouveaux examens, qui deviendront la nouvelle norme. Le domaine de la santé est en constante évolution et nous avons tenté d'être à la fine pointe des connaissances.

Je souhaite que ce livre puisse être utile aux lecteurs. Je remercie l'équipe pour son travail soutenu et je puis vous assurer que le but de cet ouvrage est d'améliorer la qualité des soins de santé et de soutenir le désir d'apprendre de nos étudiants.

Ernest Prégent, M.D. CCFP (em) CSPQ FCCFP
Urgentologue, hôpital Sacré-Cœur de Montréal
Professeur-adjoint, faculté de médecine
Université de Montréal

REMERCIEMENTS

Mes remerciements vont à toutes les personnes qui ont cru en moi et qui m'ont apporté un soutien inestimable : mes enfants et ma famille, mes collègues du collège de Maisonneuve, et Sophie, Guillaume et Valérie, de Chenelière Éducation.

Merci, Gilbert, pour ton amour et ta patience.

Je dédie cet ouvrage à ma mère, que la maladie a emportée trop tôt et qui fut à la source de ma carrière d'infirmière.

Sylvie Lahaye

Merci à Sylvie Lahaye qui a brillamment adapté près de 400 examens paracliniques à des fins d'enseignement dans le domaine de la santé au Québec. Sa perspicacité, sa rigueur et son infinie patience transparaissent dans chacune des entrées du manuel.

Nos remerciements vont aussi à Josée Courchesne et Ernest Prégent, respectivement collaboratrice et consultant scientifique. La justesse et la précision de leurs commentaires ont permis de peaufiner et de rehausser tous les examens.

Nous aimerions également remercier les consultantes suivantes pour leurs judicieux et savants conseils : Monique Bernier du cégep de Sainte-Foy, Marie-France Daigneault du cégep de l'Outaouais, Danielle Duchesneau du cégep de Saint-Laurent, Lucie Maillé du collège Édouard-Montpetit, France Ouellet du collège de Bois-de-Boulogne, Lucie Rhéaume du collège Francois-Xavier-Garneau et Johanne Toupin du cégep André-Laurendeau.

Enfin, merci à l'équipe éditoriale et de production, qui détient l'art de mettre en pages, pas à pas, les idées de nos projets.

L'édition

L e domaine de la santé est un monde en constante ébullition, avec son lot de découvertes et de trouvailles incessantes. C'est aussi un monde de souffrance, de peur, de chagrin et de pertes, de même que d'espoir et de guérison. Le rire se change souvent en larmes et l'inverse est vrai aussi. Les travailleurs de la santé sont des gens de cœur, empathiques et patients, qui côtoient la souffrance jour après jour, sans se laisser abattre.

Il est important que le personnel de la santé soit informé et qu'il tienne ses connaissances à jour pour pouvoir répondre aux multiples questions des clients et les rassurer. Ce livre se veut une mine d'information sur les examens de laboratoire et de diagnostic qui sont prescrits par les médecins. Il est essentiel de donner les bons renseignements pour atténuer les craintes des clients et leur peur de l'inconnu.

La médecine est également une science en constante évolution. À mesure que la recherche et les expériences cliniques ouvrent de nouveaux horizons, les traitements des maladies sont modifiés et de nouveaux médicaments sont requis. Lors de l'élaboration de cet ouvrage, tous les efforts ont été faits pour rendre le contenu le plus exact et le plus à jour possible, en se basant sur des références fiables.

CARACTÉRISTIQUES DU MANUEL

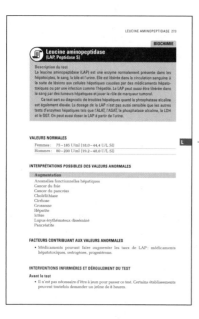

BIOCHIMIE

Leucine aminopeptidase
(LAP, Peptidase S)

Description du test

La leucine aminopeptidase (LAP) est une enzyme normalement présente dans les hépatocytes, le sang, la bile et l'urine. Elle est libérée dans la circulation sanguine à la suite de lésions aux cellules hépatiques causées par des médicaments hépatotoxiques ou par une infection comme l'hépatite. Le LAP peut aussi être libérée dans le sang par des tumeurs hépatiques et jouer le rôle de marqueur tumoral.

Ce test sert au diagnostic de troubles hépatiques quand la phosphatase alcaline est également élevée. Le dosage de la LAP n'est pas aussi sensible que les autres tests d'enzymes hépatiques tels que l'ALAT, l'ASAT, la phosphatase alcaline, la LDH et la GGT. On peut aussi doser la LAP à partir de l'urine.

VALEURS NORMALES

Femmes : 75–185 U/ml (18,0–44,4 U/L SI)
Hommes : 80–200 U/ml (19,2–48,0 U/L SI)

L

INTERPRÉTATIONS POSSIBLES DES VALEURS ANORMALES

Augmentation

Anomalies fonctionnelles hépatiques
Cancer du foie
Cancer du pancréas
Cholélithiase
Cirrhose
Grossesse
Hépatite
Ictère
Lupus érythémateux disséminé
Pancréatite

FACTEURS CONTRIBUANT AUX VALEURS ANORMALES

- Médicaments pouvant faire augmenter les taux de LAP : médicaments hépatotoxiques, œstrogènes, progestérone.

INTERVENTIONS INFIRMIÈRES ET DÉROULEMENT DU TEST

Avant le test

- Il n'est pas nécessaire d'être à jeun pour passer ce test. Certains établissements peuvent toutefois demander un jeûne de 8 heures.

LA DIVISION ET LE REPÉRAGE DES EXAMENS PARACLINIQUES

Le manuel est divisé en deux parties: les analyses et les examens. Les onglets rouges indiquent la partie **Analyses**, qui englobe les analyses de sang et autres liquides biologiques, tandis que les onglets verts indiquent la partie **Examens**, qui regroupe le reste des tests possibles. Les onglets permettent aussi de suivre l'ordre alphabétique des examens paracliniques dans chacune des divisions.

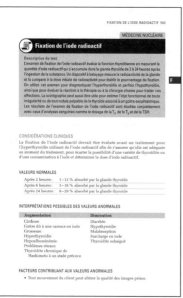

MÉDECINE NUCLÉAIRE

Fixation de l'iode radioactif

Description du test

L'examen de fixation de l'iode radioactif évalue la fonction thyroïdienne en mesurant la quantité d'iode radioactif qui s'accumule dans la glande thyroïde de 2 à 24 heures après l'ingestion de la substance. Un dispositif à balayage mesure la radioactivité de la glande et la compare à la dose initiale de radioactivité pour établir le pourcentage de fixation. On utilise cet examen pour diagnostiquer l'hyperthyroïdie et parfois l'hypothyroïdie, ainsi que pour évaluer la réaction à la thérapie ou à la chirurgie choisie pour traiter ces affections. La scintigraphie peut aussi être utile pour estimer l'état fonctionnel de toute irrégularité de ou tout nodule palpable de la thyroïde associé à un goitre exophtalmique. Les résultats de l'examen de fixation de l'iode radioactif sont étudiés conjointement avec ceux d'analyses sanguines comme le dosage de la T_3, de la T_4 et de la TSH.

F

CONSIDÉRATIONS CLINIQUES

La fixation de l'iode radioactif devrait être évaluée avant un traitement pour l'hyperthyroïdie utilisant de l'iode radioactif afin de s'assurer qu'elle est adéquate au moment du traitement, pour écarter la possibilité d'une variété de thyroïdite ou d'une contamination à l'iode et déterminer la dose d'iode radioactif.

VALEURS NORMALES

Après 2 heures : 1–13 % absorbé par la glande thyroïde
Après 6 heures : 3–16 % absorbé par la glande thyroïde
Après 24 heures : 8–29 % absorbé par la glande thyroïde

INTERPRÉTATIONS POSSIBLES DES VALEURS ANORMALES

Augmentation	Diminution
Cirrhose	Diarrhée
Goitre dû à une carence en iode	Hypothyroïdie
Grossesse	Malabsorption
Hyperthyroïdie	Surcharge en iode
Hypoalbuminémie	Thyroïdite subaiguë
Problèmes rénaux	
Thyroïdite chronique de Hashimoto à un stade précoce	

FACTEURS CONTRIBUANT AUX VALEURS ANORMALES

- Tout mouvement du client peut altérer la qualité des images prises.

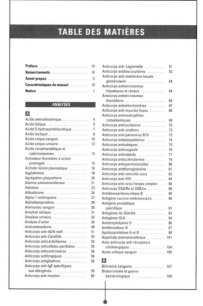

TABLE DES MATIÈRES

La table des matières permet de repérer les examens paracliniques en fonction de leur ordre d'apparition dans le manuel, suivant la division entre analyses et examens.

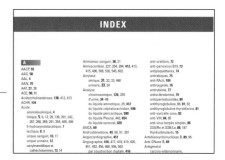

L'index permet de chercher un examen paraclinique uniquement à partir de l'ordre alphabétique. Il est également utile pour repérer un test identifié par une autre appellation ou une abréviation.

LA STRUCTURE D'UNE ENTRÉE

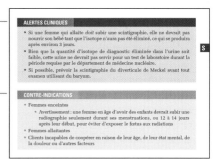

Chaque examen paraclinique est rattaché à une catégorie.

Une description claire et détaillée de l'examen paraclinique est donnée en ouverture de chacune des entrées. Elle permet d'avoir une compréhension théorique du test et d'en connaître les objectifs.

Une analyse des valeurs normales ou anormales pouvant être obtenues lors du test, ainsi que des facteurs pouvant expliquer les valeurs anormales, permet de comprendre les résultats obtenus en laboratoire.

Le déroulement du test permet de connaître la procédure à suivre pour réaliser le test. Les étapes qui le précèdent et lui succèdent sont décrites en détail. Cette section permet de savoir quelles sont les responsabilités de chaque intervenant, pour agir efficacement au cours de la procédure et être en mesure d'expliquer au client ce à quoi il doit s'attendre.

Les alertes cliniques importantes à retenir sont indiquées dans un encadré rouge facile à repérer, pour bien en marquer l'importance. Il s'agit des éléments à ne pas oublier lorsqu'on choisit d'effectuer un test plutôt qu'un autre.

Lorsque des contre-indications sont à connaître, elles sont indiquées dans un encadré jaune de repérage facile. Il est essentiel d'en prendre connaissance avant même de songer à effectuer un test.

TABLE DES MATIÈRES

EXAMENS

NOTICE

▶ Les valeurs normales peuvent fluctuer, mais jamais de façon significative. En ce sens, chaque laboratoire établit ses propres échelles de référence selon les méthodes et les appareils utilisés. Il est donc important de consulter le guide de laboratoire de l'établissement pour trouver les valeurs acceptables dans votre milieu.

▶ Les abréviations du système international ont été utilisées dans le présent manuel. Concernant la notation de microgramme, nous avons opté pour le symbole μg plutôt que mcg, même s'il est maintenant souvent remplacé dans le domaine de la santé pour éviter les erreurs de lecture. Les résultats des analyses sont le plus souvent informatisés et ce symbole est encore couramment utilisé.

▶ Il est évident que les mesures de précautions universelles s'appliquent dans tous les cas où le personnel est en contact avec des liquides biologiques ou des maladies contagieuses. Ici aussi, chaque établissement a ses protocoles et il est important de les respecter. Même si nous n'avons pas abordé le sujet des précautions universelles à chaque test, il est bien entendu que le port de gants pour la manipulation des liquides lors des analyses de laboratoire est primordial, tant pour la protection du personnel soignant que pour prévenir la propagation de maladies.

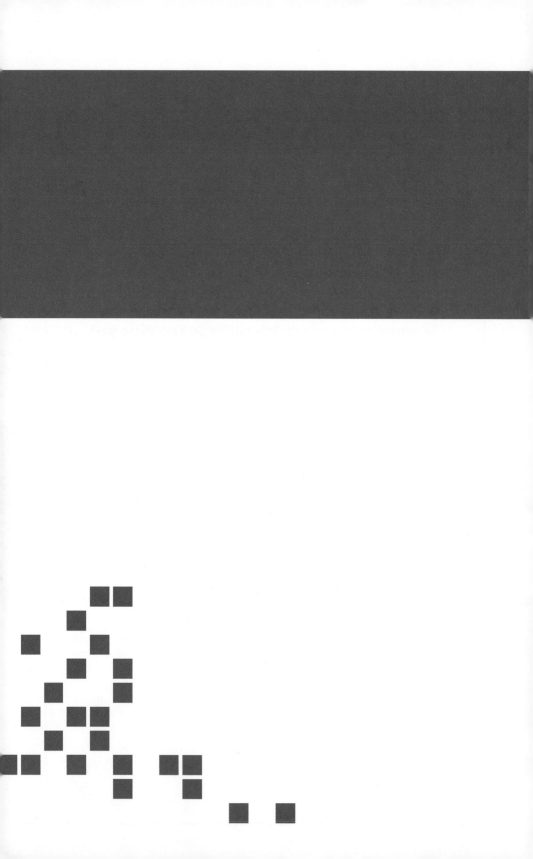

ANALYSES

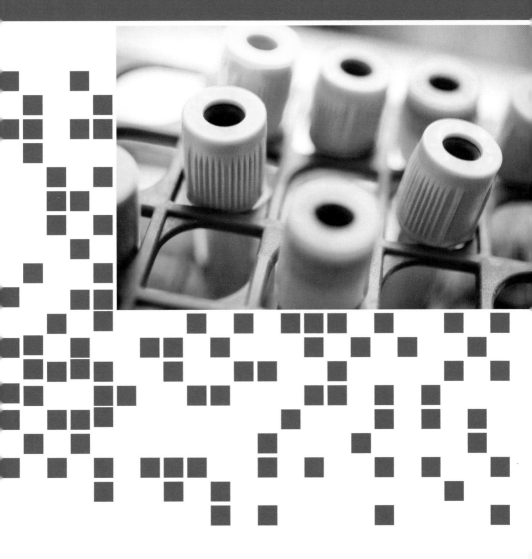

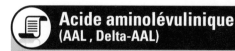

Acide aminolévulinique
(AAL , Delta-AAL)

Description du test

L'acide aminolévulinique (AAL), un pigment présent dans l'urine, est le précurseur du porphobilinogène (PBG) dans la synthèse du groupement hème de l'hémoglobine. Les étapes subséquentes de synthèse de l'hème sont les suivantes: le PBG aide la transformation d'uroporphyrinogène III/uroporphyrine III, puis à la formation de coproporphyrinogène III/coproporphyrine III, et enfin, à celle de protoporphyrinogène/protoporphyrine. Ce processus conduit à la formation de l'hème. Si un problème survient au cours de la synthèse de l'hème, l'AAL s'accumule et est excrété dans l'urine. On ne trouve habituellement pas d'AAL dans l'urine.

La présence d'AAL dans l'urine est généralement un signe d'empoisonnement par le plomb. Le test peut donc servir à dépister une absorption excessive de plomb avant l'apparition des symptômes.

Les concentrations d'AAL sont très élevées chez de nombreuses personnes atteintes de formes neurologiques aiguës de porphyries. La recherche d'AAL peut être prescrite aux personnes présentant des symptômes qui suggèrent une porphyrie aiguë: douleurs abdominales, nausées, constipation, neuropathie périphérique, faiblesse musculaire, rétention urinaire, confusion et hallucinations.

VALEURS NORMALES

Spécimen au hasard: 0,1 – 0,6 mg/dl (7,6 – 45,8 µmol/L SI)

Urine récoltée pendant 24 heures: 1,5 – 7,5 mg/dl/24 h (11,15 – 57,2 µmol/24 h SI)

INTERPRÉTATIONS POSSIBLES DES VALEURS ANORMALES

Augmentation

Alcoolisme chronique
Carcinome hépatique
Exposition au plomb
Hépatite
Intoxication au plomb
Porphyrie aiguë

FACTEURS CONTRIBUANT AUX VALEURS ANORMALES

- Les résultats peuvent être faussés si l'urine est exposée à la lumière.
- Médicaments pouvant faire *augmenter* les taux d'AAL dans le sang: barbituriques, griséofulvine, pénicilline, rifampicine.

INTERVENTIONS INFIRMIÈRES ET DÉROULEMENT DU TEST

A

Avant le test

- Expliquer au client comment recueillir son urine pendant 24 heures.
- Insister sur l'importance de conserver *toute* l'urine au cours de cette période. Expliquer au client comment éviter de contaminer l'urine avec du papier hygiénique ou des selles.
- Mentionner au client que le contenant doit être réfrigéré pendant et après la période de prélèvement. Le contenant devrait être enveloppé dans du papier d'aluminium pour protéger l'urine de la lumière.

Procédure

- Remettre au client un contenant approprié pour la collecte de l'urine.
- Commencer la période de prélèvement le matin, après la première miction du client; celle-ci est jetée.
- Conserver *toute* l'urine produite pendant 24 heures dans le même contenant. Le réfrigérer ou le mettre sur de la glace.
- Si de l'urine est jetée pendant cette période, il faut mettre fin au test et en effectuer un nouveau.
- Afficher l'heure marquant la fin de la période de collecte de 24 heures dans la chambre du client

Après le test

- À la fin de la période de 24 heures, étiqueter le contenant d'urine, le mettre sur de la glace et l'expédier le plus rapidement possible au laboratoire.

BIOCHIMIE

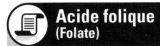

Acide folique
(Folate)

Description du test

L'acide folique est une vitamine hydrosoluble formée par des bactéries intestinales et emmagasinée dans le foie. On la retrouve également dans des aliments comme les œufs, les fruits, les légumes à feuilles vertes, le foie, le lait, le jus d'orange et la levure. Cette vitamine est nécessaire au fonctionnement normal des globules rouges et des globules blancs. Elle joue également un rôle dans le métabolisme des acides aminés et des nucléotides. Un taux convenable d'acide folique, essentiel à la femme enceinte, prévient des anomalies du tube neural chez le fœtus. On réalise le dosage de l'acide folique avec celui de la vitamine B_{12} pour le diagnostic de l'anémie macrocytaire. L'organisme entrepose très peu d'acide folique, de sorte que son taux tombe sous la normale 21 à 28 jours après le début de l'état de carence.

CONSIDÉRATIONS CLINIQUES

On recommande un supplément d'acide folique avant la conception et pendant la grossesse, car il a été démontré que cette vitamine réduit l'incidence et la récurrence des anomalies du tube neural.

A ## VALEURS NORMALES

2,7 – 17 ng/ml

INTERPRÉTATIONS POSSIBLES DES VALEURS ANORMALES

Augmentation	Diminution
Anémie pernicieuse	Alcoolisme
Supplément d'acide folique	Anémie falciforme
Transfusion sanguine	Anémie hémolytique
Végétarisme	Anémie macrocytaire due à la grossesse
	Anémie mégaloblastique
	Anorexie mentale
	Carence en vitamine B_{12}
	Cirrhose
	Grossesse
	Hémodialyse
	Hyperthyroïdie
	Leucémie
	Malabsorption
	Maladie inflammatoire de l'intestin
	Néoplasie
	Régime (apport insuffisant)

FACTEURS CONTRIBUANT AUX VALEURS ANORMALES

- L'hémolyse de l'échantillon sanguin ou une carence grave en fer peuvent entraîner des résultats faussement élevés.
- Médicaments pouvant faire *diminuer* le taux d'acide folique: alcool, ampicilline, chloramphénicol, contraceptifs oraux, érythromycine, méthotrexate, œstrogènes, pénicilline, phénobarbital, phénytoïne, tétracyclines, triméthoprime.
- Médicament pouvant faire *augmenter* le taux d'acide folique: acide folique.

INTERVENTIONS INFIRMIÈRES ET DÉROULEMENT DU TEST

Avant le test
- Il est nécessaire d'être à jeun pour passer ce test.

Procédure
- Prélever un échantillon de sang dans le tube requis par le laboratoire.

Après le test
- Étiqueter le spécimen puis le protéger de la lumière en l'insérant dans un sac de papier.
- Faire parvenir le spécimen au laboratoire aussitôt que possible.

ALERTES CLINIQUES

- Un faible taux d'acide folique peut être dû à une carence primaire en vitamine B_{12} qui diminue la capacité d'absorption d'acide folique par les cellules.

Acide 5-hydroxyindolacétique
(5-HIA)

Description du test

La sérotonine est synthétisée à partir du tryptophane, un acide aminé, par des cellules entérochromaffines situées, entre autres, dans l'intestin et les bronches. La sérotonine a de nombreuses fonctions, notamment la vasodilatation et la régulation de la contraction des muscles lisses tels ceux qui jouent un rôle dans le péristaltisme. La sérotonine est métabolisée dans le foie en acide 5-hydroxyindolacétique (5-HIA), ce dernier étant excrété dans l'urine. Des tumeurs carcinoïdes intestinales précoces sécrètent des quantités anormales de sérotonine. Ces sécrétions, qui peuvent atteindre de 300 à 1 000 mg/24 h, peuvent être évaluées en mesurant la quantité de 5-HIA dans l'urine.

VALEURS NORMALES

Échantillon qualitatif aléatoire :	valeurs négatives
Échantillon quantitatif :	1 – 9 mg/24 h (5 – 47 µmol/jour SI)
Valeurs plus faibles chez les femmes que chez les hommes	

INTERPRÉTATIONS POSSIBLES DES VALEURS ANORMALES

Augmentation

Consommation d'aliments riches en sérotonine (voir ci-dessous)
Mastocytose
Tumeurs ailleurs dans l'organisme, y compris dans les glandes endocrines
Tumeurs carcinoïdes bénignes ou malignes dans l'intestin

FACTEURS CONTRIBUANT AUX VALEURS ANORMALES

- Les résultats peuvent être modifiés par une collecte d'urine de 24 heures mal effectuée, des diarrhées graves, l'ingestion d'aliments très riches en sérotonine comme les avocats, les ananas, les aubergines, les bananes, les prunes rouges, les pruneaux, les tomates, les kiwis et les noix de Grenoble.
- Médicaments pouvant *modifier* les résultats du test en raison d'une réaction physiologique : acétaminophène, alphabloquants, amines sympathomimétiques, antidépresseurs tricycliques, aténolol, bêtabloquants, bromocriptine, bronchodilatateurs, clonidine, digoxine, inhibiteurs de la monoamine-oxydase, isoniazide, labétalol, lévodopa, méthyldopa, nitroglycérine, pentolamine, phénobarbital, phénothiazines, réserpine, salicylates.

INTERVENTIONS INFIRMIÈRES ET DÉROULEMENT DU TEST

Avant le test

- Expliquer au client comment recueillir son urine pendant 24 heures.
- Insister sur l'importance de conserver *toute* l'urine au cours de cette période. Expliquer au client comment éviter de contaminer l'urine avec du papier hygiénique ou des selles.

- Informer le client qu'il ne doit pas fumer ni boire de thé et de café pendant 3 jours avant la collecte d'urine.
- Informer le client qu'il doit respecter un régime alimentaire pauvre en sérotonine (voir les *Facteurs contribuant aux valeurs anormales*) pendant 3 jours avant le test.
- Vérifier avec le personnel de laboratoire les médicaments que prend le client afin d'évaluer s'il doit en suspendre la prise avant le test.
- Informer le médecin des médicaments que prend le client et qui sont susceptibles de modifier les résultats du test.

Procédure
- Se procurer le contenant approprié auprès du laboratoire.
- Commencer la période de prélèvement le matin, après la première miction du client; celle-ci est jetée.
- Conserver *toute* l'urine produite pendant 24 heures dans le même contenant. Le réfrigérer ou le mettre sur de la glace.
- Si de l'urine est jetée pendant cette période, il faut mettre fin au test et en effectuer un nouveau.
- Afficher l'heure marquant la fin de la période de collecte de 24 heures dans la chambre du client.

Après le test
- À la fin de la période de 24 heures, étiqueter le contenant d'urine, le mettre sur de la glace et l'expédier le plus rapidement possible au laboratoire.

BIOCHIMIE

 Acide lactique

Description du test

L'acide lactique résulte du métabolisme des glucides dans des conditions où les cellules n'ont pas suffisamment d'oxygène pour transformer complètement les glucides en dioxyde de carbone et en eau. Les muscles produisent de l'acide lactique au cours d'intenses activités physiques; il s'accumule donc lorsqu'ils sont excessifs ou lorsqu'il y a une diminution de l'élimination par le foie, notamment dans le cas de maladies hépatiques.

VALEURS NORMALES

0,5 – 2,2 mEq/L (0,5 – 2,2 mmol/L SI)

INTERPRÉTATIONS POSSIBLES DES VALEURS ANORMALES

Augmentation	Diminution
Acidose lactique	Hypothermie
Activité physique intense	
Alcoolisme	
Arrêt cardiaque	
Choc	
Coma hépatique	
Déshydratation	
Diabète	
Empoisonnement au monoxyde de carbone	
Hémorragie	
Hyperthermie	
Hypoxie tissulaire	
Insuffisance cardiaque congestive	
Insuffisance rénale	
Insuffisance respiratoire	
Maladie hépatique	
Péritonite	
Tumeur maligne	

FACTEURS CONTRIBUANT AUX VALEURS ANORMALES

- L'hémolyse de l'échantillon sanguin et l'ingestion d'alcool peuvent modifier les résultats.
- Au cours d'une activité physique intense, le taux d'acide lactique peut être 10 fois supérieur à la normale.
- Le taux d'acide lactique peut paraître inférieur à la normale lorsque le taux de HDL est élevé.
- Médicaments pouvant faire *augmenter* les taux d'acide lactique : acétaminophène (fortes doses), bicarbonate de sodium, épinéphrine, glucose.

INTERVENTIONS INFIRMIÈRES ET DÉROULEMENT DU TEST

Avant le test
- Il n'est pas nécessaire d'être à jeun pour passer ce test.
- Le client ne doit pratiquer aucune activité physique pendant au moins une heure avant le test.

Procédure
- Prélever un échantillon de sang dans le tube requis par le laboratoire sans utiliser de garrot et sans que le client serre le poing, si possible.
- Déposer l'échantillon sanguin sur de la glace immédiatement.

Après le test
- Étiqueter le spécimen et le faire parvenir au laboratoire.

A

 Acide urique sanguin

Description du test

L'acide urique est produit par la dégradation des purines, substances qui sont des éléments constitutifs de l'ADN et de l'ARN. Elles pénètrent dans la circulation à la suite de la digestion des aliments ou de la dégradation normale et du renouvellement des cellules de l'organisme. Une partie de l'acide urique est excrétée dans les selles, mais la plus grande partie est éliminée dans l'urine. L'acide urique en excès dans le sérum (hyperuricémie) se dépose dans les articulations et dans les tissus mous, provoquant la goutte, qui est une réaction inflammatoire au dépôt de cristaux d'urate. Les conditions qui entraînent un renouvellement rapide des cellules ou un ralentissement de l'excrétion de l'acide urique par les reins peuvent causer une élévation du taux sérique d'acide urique. Les causes les plus communes de l'accumulation d'acide urique sont une tendance héréditaire à la surproduction d'acide urique et une détérioration de la fonction rénale entraînant une réduction de la capacité d'excrétion de l'acide urique.

VALEURS NORMALES

Femmes :	2,3 – 6,6 mg/dl
Hommes :	3,6 – 8,5 mg/dl

INTERPRÉTATIONS POSSIBLES DES VALEURS ANORMALES

Augmentation	Diminution
Alcoolisme	Acromégalie
Anémie	Cancer
Cancer	Maladie cœliaque
Déficit en G-6-PD	Maladie de Hodgkin
Déshydratation	Maladie de Wilson
Éclampsie	Maladie hépatique
Glomérulonéphrite	Syndrome de Fanconi
Goutte	Syndrome de sécrétion inappropriée d'ADH
Hypoparathyroïdie	Tubulopathies
Hypothyroïdie	Xanthinurie
Ingestion de purines (excessive)	
Insuffisance cardiaque congestive	
Insuffisance rénale	
Intoxication par le plomb	
Jeûne	
Leucémie aiguë	
Lymphomes	
Malnutrition	
Mononucléose infectieuse aiguë	

Augmentation	Diminution	A
Néphrite		
Polyglobulie primitive		
Prééclampsie		
Sous-excrétion d'acide urique		
Syndrome de Down		
Traumatisme		
Urémie		

FACTEURS CONTRIBUANT AUX VALEURS ANORMALES

- Une alimentation riche en purines peut modifier les résultats.
- Médicaments pouvant faire *augmenter* le taux d'acide urique : acétaminophène, acide ascorbique, adrénaline, agents chimiothérapiques, ampicilline, anti-inflammatoires non stéroïdiens (AINS), bêtabloquants, caféine, cyclosporine, diltiazem, diurétiques de l'anse, G-CSF (facteur de croissance granulocytaire), isoniazide, lévodopa, lisinopril, méthyldopa, niacine, phénothiazines, rifampicine, salicylates, sildénafil, théophylline, warfarine.
- Médicaments pouvant faire *diminuer* le taux d'acide urique : acétazolamide, acide acétylsalicylique (fortes doses), allopurinol, chlorpromazine, corticostéroïdes, énalapril, griséofulvine, lisinopril, lithium, mannitol, marijuana, œstrogènes, probénécide, salicylates, vérapamil, vinblastine.

INTERVENTIONS INFIRMIÈRES ET DÉROULEMENT DU TEST

Avant le test
- Certains laboratoires demandent d'être à jeun pour passer ce test.
- Recueillir l'historique alimentaire du client en ce qui concerne l'ingestion d'aliments riches en purines.

Procédure
- Prélever un échantillon de sang dans le tube requis par le laboratoire.

Après le test
- Étiqueter le spécimen et le faire parvenir au laboratoire.

ALERTES CLINIQUES

- Si l'acide urique sanguin est élevé, aviser le client d'augmenter sa consommation de liquides pour prévenir la formation de calculs rénaux. Il est préférable d'éviter l'alcool, car il inhibe l'excrétion des cristaux d'urate.
- Les sources alimentaires riches en purines comprennent les anchois, les asperges, les boissons contenant de la caféine, les légumineuses, les champignons, les épinards, la levure, les viandes et les abats comme le foie et les rognons.

A

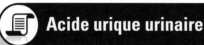 **Acide urique urinaire**

Description du test

L'acide urique est produit par la dégradation des purines, ces substances qui sont les éléments constitutifs de l'ADN et de l'ARN. Elles pénètrent dans la circulation à la suite de la digestion des aliments ou de la dégradation normale et du renouvellement des cellules de l'organisme. Une partie de l'acide urique est excrétée dans les selles, mais la plus grande partie est éliminée dans l'urine. L'acide urique en excès dans l'urine peut précipiter et former des calculs d'urate dans les reins. On utilise par conséquent ce test pour évaluer la goutte, pour déterminer s'il y a une excrétion trop importante d'acide urique et pour déterminer si des calculs rénaux peuvent être dus à une hyperuricosurie.

VALEURS NORMALES

250−650 mg/24 h

INTERPRÉTATIONS POSSIBLES DES VALEURS ANORMALES

Augmentation	Diminution
Alcoolisme	Acidose
Anémie falciforme	Cancer pulmonaire
Goutte	Carence en acide folique
Infection	Glomérulonéphrite
Intoxication au plomb	Insuffisance hépatique
Leucémie myéloïde chronique	Intoxication par le plomb
Lithiase rénale	Lymphome hodgkinien
Maladie de Wilson	Maladie rénale
Maladie hépatique	Obstruction urinaire
Polyglobulie primitive	
Régime alimentaire riche en purines	
Traumatisme	

FACTEURS CONTRIBUANT AUX VALEURS ANORMALES

- Médicaments pouvant faire *augmenter* l'excrétion d'acide urique : acide acétylsalicylique (fortes doses), acide ascorbique, colorants radiologiques, furosémide, médicaments cytotoxiques, phénylbutazone (fortes doses), probénécide (fortes doses), sulfinpyrazone.
- Médicaments pouvant faire *diminuer* l'excrétion d'acide urique : acide acétylsalicylique (faibles doses), diurétiques, phénylbutazone (faibles doses), probénécide (faibles doses).

INTERVENTIONS INFIRMIÈRES ET DÉROULEMENT DU TEST

Avant le test

- Expliquer au client comment recueillir son urine pendant 24 heures.

- Insister sur l'importance de conserver *toute* l'urine au cours de cette période. **A** Expliquer au client comment éviter de contaminer l'urine avec du papier hygiénique ou des selles.

Procédure

- Se procurer le contenant approprié auprès du laboratoire.
- Commencer la période de prélèvement le matin, après la première miction du client; celle-ci est jetée.
- Conserver *toute* l'urine produite pendant 24 heures dans le même contenant. Le réfrigérer ou le mettre sur de la glace.
- Si de l'urine est jetée pendant cette période, il faut mettre fin au test et en effectuer un nouveau.
- Afficher l'heure marquant la fin de la période de collecte de 24 heures dans la chambre du client.

Après le test

- À la fin de la période de 24 heures, étiqueter le contenant d'urine, le mettre sur de la glace et l'expédier le plus rapidement possible au laboratoire.

ALERTES CLINIQUES

- Si le taux d'acide urique dans l'urine est élevé, parler au client d'un régime faible en purines. Les sources alimentaires riches en purines comprennent les abats comme le foie et les rognons, les anchois, les asperges, les boissons contenant de la caféine, les champignons, les épinards, les légumineuses, la levure et les viandes.

BIOCHIMIE

Acide vanylmandélique et catécholamines
(VMA)

Description du test

Les principales catécholamines sont la *dopamine*, l'*adrénaline* et la *noradrénaline*. Ces hormones jouent un rôle capital dans la réaction de lutte ou de fuite de l'organisme qui se produit pendant la stimulation du système nerveux sympathique. On peut aussi mesurer le métabolite de l'adrénaline, la *métanéphrine*, et celui de la noradrénaline, la *normétanéphrine*. Le produit final du métabolisme de l'adrénaline et de la noradrénaline est l'*acide vanylmandélique (VMA)*.

Chez les personnes présentant une hypertension inexpliquée, on suspecte une tumeur de la médulla surrénale sécrétant des catécholamines, tumeur connue sous le nom de *phéochromocytome*. En mesurant sur une période de 24 heures les taux urinaires des catécholamines, des métanéphrines et du VMA, il est beaucoup plus facile de découvrir les taux élevés de catécholamines libérées par une telle tumeur que par des mesures périodiques des taux plasmatiques. On observe aussi un taux élevé de VMA avec d'autres tumeurs sécrétant des catécholamines, comme le neuroblastome et le ganglioneurome.

A

VALEURS NORMALES (TRÈS VARIABLES SELON LE LABORATOIRE)

Acide vanylmandélique :	1,4 – 6,5 mg/24 h
Catécholamines :	totales : 14 – 110 g/24 h
Dopamine :	65 – 400 mg/24 h
Adrénaline :	<20 mg/24 h
Noradrénaline :	12,1 – 85,5 mg/24 h
Métanéphrines totales :	<1,3 mg/24 h
Normétanéphrine :	<0,1 – 0,6 mg/24 h

INTERPRÉTATIONS POSSIBLES DES VALEURS ANORMALES

Augmentation	Diminution
Anxiété aiguë	Anorexie mentale
Exercice	Dystonie familiale
Ganglioblastome	Hypertension orthostatique idiopathique
Ganglioneurome	
Neuroblastome	
Phéochromocytome	
Stress	

FACTEURS CONTRIBUANT AUX VALEURS ANORMALES

- Aliments ou produits pouvant interférer avec les résultats du test : agrumes, alcool, bananes, boisson gazeuse, cacao, café, réglisse, tabac (y compris les timbres à la nicotine), thé, vanille et vinaigre de cidre.
- Médicaments pouvant faire *augmenter* le taux de VMA et/ou de catécholamines dans l'urine : acétaminophène, acide nicotinique, adrénaline, aminophylline, caféine, disulfirame, érythromycine, éthanol, hydrate de chloral, insuline, lévodopa, lithium, madélate de méthénamine, méthyldopa, nitroglycérine, quinidine, tétracyclines.
- Médicaments pouvant faire *diminuer* le taux de VMA et/ou de catécholamines dans l'urine : clonidine, disulfirame, imipramine, inhibiteurs de la monoamine-oxydase, phénothiazines, réserpine, salicylates, sulfate de guanéthidine.

INTERVENTIONS INFIRMIÈRES ET DÉROULEMENT DU TEST

Avant le test

- Expliquer au client comment recueillir son urine pendant 24 heures.
- Insister sur l'importance de conserver *toute* l'urine au cours de cette période. Expliquer au client comment éviter de contaminer l'urine avec du papier hygiénique ou des selles.
- Aviser le client d'éviter l'activité physique excessive et le stress pendant la période de prélèvement.
- Demander au client d'éviter les aliments et produits pouvant modifier les résultats du test (voir liste ci-dessus) pendant les 3 jours précédant le test.
- Demander au client de cesser, si possible, la prise de médicaments qui pourraient modifier les résultats pendant au moins 3 jours.

A

Procédure

- Se procurer le contenant approprié auprès du laboratoire.
- Commencer la période de prélèvement le matin, après la première miction du client; celle-ci est jetée.
- Conserver *toute* l'urine produite pendant 24 heures dans le même contenant. Le réfrigérer ou le mettre sur de la glace.
- Si de l'urine est jetée pendant cette période, il faut mettre fin au test et en effectuer un nouveau.
- Afficher l'heure marquant la fin de la période de collecte de 24 heures dans la chambre du client.

Après le test

- À la fin de la période de prélèvement de 24 heures, étiqueter le contenant d'urine, le mettre sur de la glace et l'expédier le plus rapidement possible au laboratoire.

SÉROLOGIE

Activateur thyroïdien à action prolongée
(Anticorps thyréostimulants, LATS)

Description du test

L'activateur thyroïdien à action prolongée, aussi appelé anticorps thyréostimulants, est un anticorps auto-immun qui se lie au site récepteur de la thyréotrophine (TSH), ou tout près, sur les cellules thyroïdiennes. Le LATS imite l'action de la TSH et stimule la libération par la glande thyroïde de quantités plus élevées que la normale d'hormones thyroïdiennes. Ce test facilite le diagnostic du goitre exophtalmique, puisque son résultat est positif chez la majorité des personnes qui en sont atteintes.

VALEURS NORMALES

Moins de 130 de l'activité de base

INTERPRÉTATIONS POSSIBLES DES VALEURS ANORMALES

Augmentation

Exophtalmie maligne
Goitre exophtalmique (maladie de Graves)
Hyperparathyroïdie
Hyperthyroïdie
Thyroïdite auto-immune
Thyroïdite de Hashimoto

FACTEURS CONTRIBUANT AUX VALEURS ANORMALES

- L'absorption de préparations iodées moins de 48 heures avant l'examen peut modifier les résultats du test.
- L'hémolyse de l'échantillon sanguin peut modifier les résultats.

A

INTERVENTIONS INFIRMIÈRES ET DÉROULEMENT DU TEST

Avant le test

- Il n'est pas nécessaire d'être à jeun pour passer ce test.

Procédure

- Prélever un échantillon de sang dans le tube requis par le laboratoire.

Après le test

- Étiqueter le spécimen et le faire parvenir au laboratoire.

BIOCHIMIE-ENDOCRINOLOGIE

 Activité rénine plasmatique
(ARP)

Description du test

La rénine est une enzyme produite, entreposée et libérée par les cellules juxta-glomérulaires des reins. Elle est libérée en réaction à une diminution du débit sanguin à travers les reins. La rénine joue un rôle essentiel dans la régulation de la pression sanguine et de l'équilibre hydro-électrolytique par l'intermédiaire du système rénine-angiotensine-aldostérone.

On a observé que le passage de la position allongée à la station debout augmente le taux de rénine. L'apport en sodium influe aussi sur le taux de rénine : un apport élevé de sodium diminue le taux de rénine, alors qu'une déplétion sodique provoque une augmentation de la libération de rénine. La mesure de l'activité rénine plasmatique est utilisée pour le diagnostic différentiel de l'hypertension. Les personnes hypertendues dont l'activité rénine est faible ont probablement un déséquilibre du volume liquidien, alors que celles dont l'activité rénine est élevée souffrent vraisemblablement d'hypertension à cause des effets vasoconstricteurs de l'angiotensine, une affection qui porte le nom d'*hypertension artérielle réno-vasculaire*.

On peut vérifier les taux de rénine et d'aldostérone chez les personnes souffrant d'hypertension artérielle essentielle afin d'évaluer si elles sont sensibles au sel, ce qui entraîne un faible taux de rénine et un taux normal d'aldostérone. Cette information guidera le médecin dans le choix de la médication appropriée. Les personnes sensibles au sel et dont l'hypertension est accompagnée d'un faible taux de rénine réagissent bien aux médicaments diurétiques.

VALEURS NORMALES

Adultes en décubitus dorsal :	10–25 pg/ml
Adultes debout :	15–40 pg/ml

INTERPRÉTATIONS POSSIBLES DES VALEURS ANORMALES

Augmentation	Diminution
Cirrhose	Âge avancé
Grossesse	Hyperaldostéronisme primaire

Augmentation	Diminution
Hémorragie	Hyperplasie surrénale congénitale
Hyperaldostéronisme secondaire	Hypertension artérielle essentielle
Hypertension artérielle maligne	Ingestion de réglisse
Hypertension artérielle réno-vasculaire	Jeûne
	Perte de poids
Hypokaliémie	Régime riche en sodium
Hypovolémie	Surcharge de volume
Insuffisance rénale chronique	Syndrome de Cushing
Maladie d'Addison	
Menstruation	
Néphropathie	
Phéochromocytome	
Régime faible en sodium	
Rejet de greffe	
Station debout pendant 4 heures	
Syndrome de Bartter	

FACTEURS CONTRIBUANT AUX VALEURS ANORMALES

- La position du client et son régime alimentaire peuvent modifier les résultats du test (entre autres, une consommation excessive de réglisse ou un apport réduit en sel).
- Médicaments pouvant faire *augmenter* l'activité rénine plasmatique : diurétiques thiazidiques, furosémide, hydralazine, inhibiteurs de l'enzyme de conversion de l'angiotensine, nifédipine, œstrogènes, salbutamol, spironolactone.
- Médicaments pouvant faire *diminuer* l'activité rénine plasmatique : bêtabloquants, clonidine, digoxine, indométhacine, méthyldopa, prazosine, salicylates, stéroïdes retenant le sodium.

INTERVENTIONS INFIRMIÈRES ET DÉROULEMENT DU TEST

Avant le test

- À moins d'autres avis, demander au client de suivre un régime de 3 g de sodium par jour pendant 2 semaines avant le test ; il s'agit là d'une consommation normale de sodium. De plus, lui demander de ne pas manger de réglisse pendant 2 à 4 semaines avant le test.
- Il est nécessaire d'être à jeun pour passer ce test.
- Si possible, suspendre la prise de médicaments pouvant modifier les résultats au moins 2 semaines avant de passer le test.

Procédure

- Prélever un échantillon de sang dans le tube requis par le laboratoire.

Après le test

- Étiqueter le spécimen, le placer sur de la glace et le faire parvenir au laboratoire immédiatement.

A

ALERTES CLINIQUES

- Il est aussi possible de pratiquer une épreuve de stimulation. Pour ce faire, le client doit réduire de façon importante son apport en sodium pendant 3 jours avant l'épreuve, puis on effectue des prélèvements de sang en position allongée et en position debout.
  - Du potassium supplémentaire peut être nécessaire.
  - Chez les clients atteints d'aldostéronisme primaire, il y aura une augmentation de la production d'aldostérone associée à une diminution de l'activité rénine plasmatique. Les clients souffrant d'aldostéronisme secondaire (c'est-à-dire causé par une maladie rénale ou une maladie vasculaire rénale) verront augmenter leurs taux plasmatiques de rénine et d'aldostérone.

BIOCHIMIE

Agglutinines

Description du test

Les agglutinines sont des anticorps qui font s'agglutiner les globules rouges et qui peuvent causer une anémie hémolytique. Il importe de savoir quel type d'agglutinine est responsable de cette anémie afin d'appliquer la thérapie la plus appropriée.

Les agglutinines froides, des anticorps de type IgM, sont plus actives à des températures inférieures à 37 °C, d'où leur qualificatif. On effectue très souvent leur dosage pour identifier une pneumonie atypique primitive due au *Mycoplasma pneumoniæ*. Les taux d'agglutinine froide augmentent généralement 8 à 10 jours après l'apparition de la pneumonie atypique; ils atteignent un sommet entre 15 et 25 jours, puis diminuent 30 jours après leur apparition.

Les agglutinines fébriles sont associées à certaines maladies qui causent de la fièvre, par exemple la brucellose, la salmonellose et la tularémie, de même qu'à des rickettsioses comme la fièvre pourprée des Montagnes Rocheuses et le typhus. On met les agglutinines fébriles en évidence en mélangeant sur une lame un échantillon de sérum du client avec quelques gouttes d'antigènes préparés. S'il y a agglutination, on procède à des dilutions en série du sérum en y ajoutant l'antigène jusqu'à ce qu'il n'y ait plus d'agglutination.

VALEURS NORMALES

Agglutinines froides :	aucune agglutination
Agglutinines fébriles :	aucune agglutination

INTERPRÉTATIONS POSSIBLES DES VALEURS ANORMALES

Agglutines froides

Augmentation

Anémie hémolytique
Cirrhose syphilitique

Augmentation

Cytomégalovirus
Infection au *Mycoplasma pneumoniae*
Influenza
Lymphome
Maladie de Hodgkin
Malaria
Mononucléose infectieuse
Myélome multiple
Pneumonie atypique primitive
Pneumonie virale
Sclérodermie
Syphilis

Agglutines fébriles

Augmentation

Brucellose
Fièvre pourprée des Montagnes Rocheuses
Rickettsioses
Salmonellose
Tularémie
Typhus

FACTEURS CONTRIBUANT AUX VALEURS ANORMALES

- L'hémolyse de l'échantillon sanguin peut modifier les résultats.
- Médicaments pouvant *nuire* à la formation d'agglutinines froides ou fébriles : antibiotiques.

INTERVENTIONS INFIRMIÈRES ET DÉROULEMENT DU TEST

Avant le test

- Informer le client que des prises de sang supplémentaires pourraient être nécessaires 12 à 25 jours après le test, puis de nouveau 30 jours plus tard si on procède à la recherche d'agglutinines froides. Dans le cas des agglutinines fébriles, on pourrait devoir effectuer des prises de sang tous les 3 à 5 jours.
- Il n'est pas nécessaire d'être à jeun pour passer ce test.

Procédure

- Prélever un échantillon de sang dans le tube requis par le laboratoire. Ce tube doit être à une température de 37 °C si l'on fait le dosage des agglutinines froides ; pour le dosage des agglutinines fébriles, il doit être refroidi.

Après le test

- Étiqueter le spécimen et le faire parvenir immédiatement au laboratoire.

A

 Agrégation plaquettaire

Description du test

Le test d'agrégation plaquettaire évalue la capacité des plaquettes à adhérer les unes aux autres. Lorsque la paroi d'un vaisseau sanguin est lésée, l'écoulement du sang hors du vaisseau est maîtrisé grâce à la formation d'un clou hémostatique, ou clou plaquettaire. Plusieurs substances et divers mécanismes sont nécessaires pour ce processus. Il doit y avoir un nombre adéquat de plaquettes dans la circulation. Il doit également y avoir des agonistes des plaquettes, comme la thrombine, qui aident les plaquettes à s'agréger, s'agglutiner, ainsi que des protéines, tel le fibrinogène, capables de se lier à la surface des plaquettes.

VALEURS NORMALES

Les normes varient selon le réactif utilisé

INTERPRÉTATIONS POSSIBLES DES VALEURS ANORMALES

Augmentation	Diminution
Athéromatose	Affections auto-immunes
Hypercoagulabilité	Afibrinogénémie
Hyperlipidémie	Angéite
Polyglobulie primitive	Circulation extracorporelle récente
	Cirrhose
	Dialyse récente
	Dystrophie thrombocytaire hémorragique
	Lupus érythémateux aigu disséminé
	Macroglobulinémie
	Maladie de Von Willebrand
	Purpura thrombopénique idiopathique
	Scorbut
	Syndrome de Wiskott-Aldrich
	Syndromes myéloprolifératifs
	Thalassémie majeure
	Thrombasthénie hémorragique héréditaire
	Thrombocythémie
	Urémie

FACTEURS CONTRIBUANT AUX VALEURS ANORMALES

- L'hémolyse de l'échantillon sanguin, la lipémie, l'hémoglobinémie ou la bilirubinémie sont des facteurs qui peuvent modifier les résultats.
- Médicaments pouvant faire *diminuer* l'agrégation plaquettaire : acide acétylsalicylique, acide méfénamique, carbénicilline, céfalotine, chlordiazépoxide, chloroquine, clofibrate, cocaïne, composés pyrimidiques,

A

corticostéroïdes, cyproheptadine, diazépam, diphénhydramine, dipyridamole, furosémide, gentamicine, guaifénésine, héparine, ibuprofène, imipramine, indométhacine, marijuana, naproxène, nitrofurantoïne, nortriptyline, pénicilline G, phénothiazines, phénylbutazone, prométhazine, propranolol, sulfinpyrazone, théophylline, vitamine E, warfarine.

INTERVENTIONS INFIRMIÈRES ET DÉROULEMENT DU TEST

Avant le test
- Il n'est pas nécessaire d'être à jeun pour passer ce test.

Procédure
- Prélever un échantillon de sang dans le tube requis par le laboratoire.

Après le test
- Appliquer une pression sur le site de la ponction veineuse pendant 3 à 5 minutes. Mettre un pansement compressif et vérifier régulièrement un possible saignement.
- Enseigner au client à surveiller le site : en cas de saignement, le client doit appliquer une pression directe et, s'il est incapable de maîtriser le saignement, retourner au centre de prélèvements ou aviser le responsable des soins.
- Étiqueter le spécimen et le faire parvenir au laboratoire.

ALERTES CLINIQUES
- Complication possible : hématome au site de la ponction dû à un temps de saignement prolongé.

BIOCHIMIE

Alanine aminotransférase
(ALAT, Transaminase glutamique pyruvique sérique [TGPS])

Description du test

L'alanine aminotransférase (ALAT) est une enzyme présente dans les reins, le cœur et les muscles squelettiques, mais surtout dans le tissu hépatique. Il est un catalyseur dans la synthèse d'acides aminés. On effectue ce test surtout pour diagnostiquer une maladie hépatique et pour surveiller les effets de médicaments hépatotoxiques.

On évalue l'ALAT en même temps que l'aspartate aminotransférase (ASAT) afin de détecter les troubles hépatiques. Les taux de ces deux tests sont d'un ordre approximatif de 1:1. Le taux d'ASAT est supérieur à celui de l'ALAT dans les cas d'hépatite due à l'alcool, de cirrhose et de cancer métastatique du foie. Le taux d'ALAT est supérieur à celui de l'ASAT dans les cas d'hépatite virale ou médicamenteuse et d'obstruction hépatique par des causes autres que malignes.

Le degré d'augmentation des taux de ces deux enzymes renseigne sur l'origine possible du problème. Une augmentation du double signifie un trouble obstructif pouvant nécessiter une intervention chirurgicale. Une augmentation de 10 fois d'ALAT et d'ASAT laisse présumer un problème médical comme une hépatite.

A

CONSIDÉRATIONS CLINIQUES

Pour traiter des concentrations de lipides anormales, on utilise couramment des statines. Un effet secondaire majeur de celles-ci est leur toxicité pour le foie, bien que la probabilité d'augmentation de transaminase hépatique d'une valeur de trois fois la limite normale supérieure soit faible. Il faut attendre de 6 à 12 semaines après le début du traitement aux statines pour évaluer les transaminases hépatiques (ALAT et ASAT).

VALEURS NORMALES

Femmes :	7 – 30 U/L (0,12 – 0,50 mkat/L SI)
Hommes :	10 – 55 U/L (0,17 – 0,91 mkat/L SI)

INTERPRÉTATIONS POSSIBLES DES VALEURS ANORMALES

Augmentation

Cancer du foie
Choc
Cholestase
Cirrhose
Éclampsie
Hépatite
Infarctus pulmonaire
Inflammation musculaire
Insuffisance cardiaque congestive
Ischémie hépatique
Métastases osseuses
Mononucléose infectieuse
Nécrose hépatique
Obésité
Obstruction biliaire
Pancréatite
Syndrome de Reye
Traumatisme

FACTEURS CONTRIBUANT AUX VALEURS ANORMALES

- L'hémolyse de l'échantillon sanguin peut modifier les résultats.
- Médicaments pouvant faire *augmenter* les taux d'ALAT : acétaminophène, antibiotiques, anticonvulsivants, anti-inflammatoires non stéroïdiens, antipsychotiques, benzodiazépines, diurétiques thiazidiques, héparine, hypolipidémiants, inhibiteurs de l'enzyme de conversion de l'angiotensine, interférons, œstrogènes, salicylates, sulfate ferreux.

INTERVENTIONS INFIRMIÈRES ET DÉROULEMENT DU TEST

Avant le test

- Il n'est pas nécessaire d'être à jeun pour passer ce test.

Procédure

- Prélever un échantillon de sang dans le tube requis par le laboratoire.

Après le test

- Appliquer une pression sur le site de la ponction veineuse pendant 3 à 5 minutes. Mettre un pansement compressif et vérifier régulièrement un possible saignement.
- Enseigner au client à surveiller le site : en cas de saignement, le client doit appliquer une pression directe et, s'il est incapable de maîtriser le saignement, retourner au centre de prélèvements ou aviser le responsable des soins.
- Étiqueter le spécimen et le faire parvenir au laboratoire.

ALERTES CLINIQUES

- En cas de dysfonctionnement hépatique, le temps de coagulation sanguine peut être prolongé.
- Les enzymes hépatiques, y compris l'ALAT et l'ASAT, sont contrôlées périodiquement chez les clients qui prennent des médicaments inhibiteurs de l'HMG-Co-A réductase (hypolipidémiants).

BIOCHIMIE

Aldolase

Description du test

L'aldolase est une enzyme glycolytique présente dans toutes les cellules de l'organisme. Les concentrations les plus élevées sont observées dans les cellules des muscles squelettiques, du cœur et du foie. On considère toutefois que ce test évalue plus particulièrement la destruction des tissus musculaires. Lorsque ceux-ci sont endommagés, les cellules sont détruites et il y a libération d'aldolase dans le sang. Ainsi, la vérification des concentrations d'aldolase favorise la surveillance de la progression des dommages musculaires dans le cas de troubles comme la dystrophie musculaire.

VALEURS NORMALES

Adultes :	0 – 7 U/L (0 – 117 nkat/L SI)
Enfants :	deux fois les valeurs de l'adulte
Nouveau-nés :	quatre fois les valeurs de l'adulte

INTERPRÉTATIONS POSSIBLES DES VALEURS ANORMALES

Augmentation	Diminution
Brûlures	Dystrophie musculaire tardive
Cancer du foie	
Dermatomyosite	
Dystrophie musculaire progressive	
Gangrène	

A

Augmentation	Diminution
Hépatite	
Infarctus du myocarde	
Infarctus pulmonaire	
Inflammation musculaire	
Myosite	
Nécrose musculaire	
Polymyosite	
Traumatisme musculaire	

FACTEURS CONTRIBUANT AUX VALEURS ANORMALES

- L'hémolyse de l'échantillon sanguin peut faire augmenter les résultats.
- Des traumatismes mineurs récents, y compris des injections intramusculaires, peuvent faire *augmenter* le taux d'aldolase.
- Médicaments pouvant faire *augmenter* les taux d'aldolase : acétate de cortisone, hormone corticotrope (ACTH), médicaments hépatotoxiques.
- Médicaments pouvant faire *diminuer* les taux d'aldolase : phénothiazines.

INTERVENTIONS INFIRMIÈRES ET DÉROULEMENT DU TEST

Avant le test
- Même s'il n'est pas nécessaire d'être à jeun pour passer ce test, certains établissements exigent une courte période de jeûne afin d'améliorer la précision des résultats.

Procédure
- Prélever un échantillon de sang dans le tube requis par le laboratoire.

Après le test
- Étiqueter le spécimen et le faire parvenir au laboratoire.

BIOCHIMIE

 Aldostérone

Description du test
L'aldostérone est un minéralocorticoïde sécrété par la corticosurrénale. La libération d'aldostérone est d'abord régulée par le système rénine-angiotensine-aldostérone. Une diminution du liquide extracellulaire se traduit par une diminution du débit sanguin dans les reins, ce qui stimule leur production et leur sécrétion de rénine. La rénine agit sur l'angiotensinogène pour former de l'angiotensine I qui, en présence de l'enzyme de conversion de l'angiotensine (ECA), est transformée en angiotensine II. L'angiotensine II stimule l'augmentation de la production d'aldostérone par la corticosurrénale. Les effets de l'aldostérone

s'exercent sur le tube contourné distal du néphron, entraînant ainsi une augmentation de la réabsorption des ions sodium et chlorures ainsi qu'une augmentation de l'excrétion des ions potassium et hydrogène. Il résulte de ces activités une augmentation de la rétention d'eau par les reins et donc un accroissement du volume du liquide extracellulaire. L'effet final des modifications de la concentration des taux d'aldostérone est la régulation de la pression artérielle.

La mesure du taux d'aldostérone est effectuée à la fois sur le plasma et sur l'urine. Les renseignements obtenus permettent de diagnostiquer un *aldostéronisme primaire*, causé par une anomalie du cortex surrénalien, ainsi qu'un *aldostéronisme secondaire*, pouvant résulter d'une surstimulation du cortex surrénalien par une substance comme l'angiotensine ou l'ACTH.

CONSIDÉRATIONS CLINIQUES

L'hyperaldostéronisme primaire peut expliquer jusqu'à 15 % des cas d'hypertension artérielle, surtout chez les personnes d'âge moyen. La détermination du taux d'activité aléatoire aldostérone/sérique/rénine avec une valeur limite suffisamment élevée facilite l'établissement d'un diagnostic à un coût raisonnable et avec un faible risque d'erreur.

VALEURS NORMALES

Plasma, en position debout :	4 – 31 ng/dl (111 – 860 pmol/L SI)
Plasma, en position allongée :	<16 ng/dl (<444 pmol/L SI)
Excrétion urinaire :	6 – 25 mcg/j (17 – 69 nmol/jour SI)

INTERPRÉTATIONS POSSIBLES DES VALEURS ANORMALES

Augmentation	Diminution
Adénome produisant de l'aldostérone	Hypernatrémie
Augmentation du taux de potassium	Hypertension gravidique
Cirrhose hépatique avec ascite	Hypokaliémie
Grossesse	Maladie d'Addison
Hémorragie	Régime riche en sodium
Hyperaldostéronisme primaire	Septicémie
(syndrome de Conn)	Syndrome de déplétion sodique
Hyperkaliémie	
Hyperplasie de la corticosurrénale	
Hypertension artérielle maligne	
Hyponatrémie	
Insuffisance cardiaque congestive	
Néphrose	
Régime pauvre en sodium	
Stress	
Syndrome néphrotique	

FACTEURS CONTRIBUANT AUX VALEURS ANORMALES

- Le régime alimentaire, l'activité physique, la consommation de réglisse et la posture peuvent modifier les résultats.
- Médicaments pouvant faire *augmenter* les taux d'aldostérone : chlorhydrate d'hydralazine, contraceptifs oraux, diazoxide, diurétiques, hormone corticotrope (ACTH), nitroprussiate de sodium, potassium.
- Médicaments pouvant faire *diminuer* les taux d'aldostérone : acétate de fludrocortisone, anti-inflammatoires non stéroïdiens, méthyldopa, propanolol, stéroïdes.

INTERVENTIONS INFIRMIÈRES ET DÉROULEMENT DU TEST

Avant le test

- Expliquer au client l'effet qu'a la position debout sur la précision des résultats.
- Il n'est pas nécessaire d'être à jeun pour passer ce test.
- À moins d'autres avis, demander au client de suivre un régime de 3 g de sodium par jour pendant deux semaines avant le test; il s'agit là d'une consommation normale de sodium.
- Expliquer au client comment recueillir son urine pendant 24 heures.
- Insister sur l'importance de conserver *toute* l'urine au cours de cette période. Expliquer au client comment éviter de contaminer l'urine avec du papier hygiénique ou des selles.
- Demander au client de cesser, si possible, de prendre des médicaments pouvant modifier les résultats au moins 2 semaines avant le test.

Procédure

Prélèvement sanguin

- Prélever un échantillon de sang dans le tube requis par le laboratoire. Si le client est hospitalisé, faire un premier prélèvement lorsqu'il est en position allongée et un autre 4 heures plus tard, après que le client se soit levé et ait marché. S'il est externe, prélever un échantillon sanguin après qu'il ait été debout pendant 2 heures.

Collecte d'urine

- Se procurer le contenant approprié auprès du laboratoire.
- Commencer la période de test le matin, après la première miction du client; celle-ci est jetée.
- Compter une période de 24 heures à partir de ce moment.
- Conserver *toute* l'urine produite pendant 24 heures dans le même contenant. Le réfrigérer ou le mettre sur de la glace.
- Si de l'urine est jetée pendant cette période, il faut mettre fin au test et en effectuer un nouveau.
- Afficher l'heure marquant la fin de la période de collecte de 24 heures dans la chambre du client.

Après le test

- Étiqueter le spécimen et le faire parvenir au laboratoire.
- À la fin de la période de 24 heures, étiqueter le contenant, le mettre sur de la glace et l'expédier le plus rapidement possible au laboratoire.

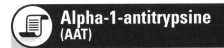

Alpha-1-antitrypsine
(AAT)

Description du test

L'alpha-1-antitrypsine (AAT) est une protéine produite par le foie. Elle exerce une fonction protectrice en inhibant la libération d'enzymes protéolytiques capables d'endommager des tissus comme ceux des poumons. Le déficit en AAT peut être inné ou acquis. Lorsqu'il est inné, ce déficit est le plus souvent observé chez les personnes de descendance européenne et il apparaît relativement tôt dans la vie. On observe le déficit acquis chez les personnes ayant des syndromes de carence protéique, comme dans les cas de maladies hépatiques, de syndrome néphrotique et de malnutrition. Quel qu'il soit, un déficit en AAT laisse les enzymes protéolytiques endommager les tissus pulmonaires, lesquels produisent ainsi de graves emphysèmes chez les jeunes adultes.

CONSIDÉRATIONS CLINIQUES

Le déficit en AAT est responsable de moins de 1 % des cas de bronchopneumopathie chronique obstructive (BPCO). Toutefois, on peut soupçonner une bronchopneumopathie lorsqu'on observe un faible taux d'AAT chez des personnes ayant une BPCO modérée ou grave avant l'âge de 50 ans, ainsi que dans les cas suivants : personnes ayant des antécédents familiaux, n'ayant jamais fumé ou souffrant de bronchites chroniques accompagnées d'un encombrement des voies aériennes et personnes présentant une bronchectasie ou une cirrhose en l'absence de facteurs de risque évidents.

VALEURS NORMALES

85 – 213 mg/dl (20 – 60 mmol/L SI)

INTERPRÉTATIONS POSSIBLES DES VALEURS ANORMALES

Augmentation	Diminution
Cancer	Déficit en AAT
Grossesse	Emphysème
Hépatite	Maladie hépatique chronique
Infection	Malnutrition
Infection de la thyroïde	Syndrome néphrotique
Lupus érythémateux disséminé	Trouble hépatique grave
Maladie hépatique chronique	
Stress	
Troubles inflammatoires aigus	
Troubles inflammatoires chroniques	

FACTEURS CONTRIBUANT AUX VALEURS ANORMALES

- Médicaments pouvant faire *augmenter* les taux d'AAT : contraceptifs oraux, œstrogènes, stéroïdes.

A

INTERVENTIONS INFIRMIÈRES ET DÉROULEMENT DU TEST

Avant le test

- Il n'est pas nécessaire d'être à jeun pour passer ce test, à moins que le client ne fasse de l'hyperlipidémie. Dans ce cas, il doit être à jeun.

Procédure

- Prélever un échantillon de sang dans le tube requis par le laboratoire.

Après le test

- Étiqueter le spécimen et le faire parvenir au laboratoire.

ALERTES CLINIQUES

- Les clients ayant un déficit en AAT devraient cesser de fumer et éviter de travailler où la pollution de l'air est importante.
- Il importe d'offrir une consultation génétique aux clients ayant des résultats positifs à ce test. Les autres membres de la famille devraient aussi le subir.

BIOCHIMIE

Alphafœtoprotéine
(AFP, Alphafœtoprotéine maternelle sérique, Marqueur triple)

Description du test

L'alphafœtoprotéine (AFP) est une globuline produite dans le sac vitellin et le foie du fœtus. Au cours du développement du fœtus, on observe une augmentation du taux d'AFP dans le sérum maternel. Après la naissance, il ne reste qu'une très faible quantité d'AFP dans le sang.

Le dosage de l'AFP sert d'abord à surveiller la présence chez le fœtus de malformations du tube neural telles que le spina-bifida et l'anencéphalie. Pratiqué entre la 15e et la 20e semaine de grossesse, ce test ne diagnostique pas de façon absolue une anomalie congénitale. Toutefois, devant un taux d'AFP anormalement élevé, on effectuera des tests supplémentaires, notamment l'échographie et la recherche d'AFP dans le liquide amniotique.

Dans de nombreux établissements, on combine le test de l'AFP avec le dosage d'œstriol et de gonadotrophine chorionique. On désigne cet ensemble de tests par différents noms, entre autres *marqueur triple*. Le dosage de ces trois substances permet le dépistage de malformations du tube neural, de la trisomie 18 et de la trisomie 21 (syndrome de Down). Il est essentiel de connaître l'âge gestationnel du fœtus pour obtenir des résultats précis, étant donné que les taux de ces substances varient selon l'âge gestationnel. L'échographie se révèle être la méthode la plus précise pour déterminer cet âge; sinon, on l'établira à partir de la dernière menstruation. Ce test constitue un outil de dépistage : des résultats négatifs ne garantissent pas que le bébé soit normal.

L'AFP est également un marqueur tumoral pour plusieurs types de cancers. Les cancers se caractérisent typiquement par la présence de cellules indifférenciées, lesquelles portent souvent des marqueurs de surface semblables à ceux qui sont présents chez le fœtus. Plus le taux d'AFP est élevé, plus la taille de la tumeur est importante. Le dosage de l'AFP sert également à évaluer la réponse aux traitements contre le cancer.

CONSIDÉRATIONS CLINIQUES

Le dosage de l'AFP dans le sérum maternel est un test de dépistage efficace pour déterminer la présence d'anomalies du tube neural et devrait être offert à toutes les femmes enceintes. Les femmes présentant un taux élevé d'AFP sérique devraient subir une échographie spécialisée afin de mieux évaluer les risques d'anomalie du tube neural.

VALEURS NORMALES

Femmes non enceintes/hommes :	<40 ng/ml (<40 mg/L SI)
Femmes enceintes :	les valeurs normales fondées sur l'âge gestationnel sont fournies par le laboratoire de référence

INTERPRÉTATIONS POSSIBLES DES VALEURS ANORMALES

Augmentation	Diminution
Anomalies du tube neural fœtal	Mort fœtale
Cancer de l'estomac	Syndrome de Down
Cancer du côlon	
Cancer du foie	
Cancer du pancréas	
Cancer du poumon	
Cancer du rein	
Cancer du sein	
Cancer du testicule	
Cirrhose biliaire	
Grossesse multiple	
Hépatite	
Souffrance fœtale	

FACTEURS CONTRIBUANT AUX VALEURS ANORMALES

- L'hémolyse de l'échantillon sanguin peut modifier les résultats.

INTERVENTIONS INFIRMIÈRES ET DÉROULEMENT DU TEST

Avant le test

- Il n'est pas nécessaire d'être à jeun pour passer ce test.

Procédure

- Prélever un échantillon de sang dans le tube requis par le laboratoire.

Après le test

- Étiqueter le spécimen et le faire parvenir au laboratoire.

ALERTES CLINIQUES

- Si le taux d'AFP est anormalement élevé, il est nécessaire d'effectuer des examens supplémentaires, dont l'échographie et l'analyse du liquide amniotique, pour doser la présence de l'AFP.
- Les femmes à faible risque qui pensent devenir enceintes devraient prendre chaque jour un supplément de 400 mg d'acide folique. Il a été démontré que l'acide folique diminue l'occurrence et la récurrence d'une malformation du tube neural.

A

 Ammoniac sanguin

Description du test

L'ammoniac est un déchet métabolique formé à la suite de la dégradation de composés azotés au cours du métabolisme des protéines dans l'intestin et de la digestion du sang qui peut se produire dans le tube digestif, dans le cas de varices œsophagiennes, par exemple. L'ammoniac est issu d'une autre source importante, la synthèse et la transformation de la glutamine par les tubules rénaux. Dans les reins, l'ammoniac fait office d'important tampon rénal.

L'ammoniac est normalement transformé en urée par le foie avant d'être excrété par les reins. Si un trouble physiologique empêche cette transformation, l'ammoniac s'accumule dans le sang. Des taux toxiques d'ammoniac sanguin sont à l'origine d'un trouble appelé encéphalopathie hépatique; les fonctions du cerveau sont alors affectées par les fortes concentrations d'ammoniac. La corrélation entre l'ammoniac plasmatique et le degré d'encéphalopathie peut être irrégulière. Par exemple, une personne ayant un taux très élevé d'ammoniac sanguin peut présenter peu ou pas d'effet, alors qu'une autre peut les manifester fortement. On peut pratiquer ce test pour déterminer si le dysfonctionnement hépatique est la cause de symptômes comme la confusion mentale, la somnolence excessive, le coma ou le tremblement des mains. Ce test peut également contrôler l'efficacité d'un traitement pour une maladie hépatique telle la cirrhose.

VALEURS NORMALES

Adultes:	15 − 45 mcg/dl (11 − 32 mmol/L SI)
Enfants:	40 − 80 mcg/dl (28 − 57 mmol/L SI)
Nouveau-nés:	90 − 150 mcg/dl (64 − 107 mmol/L SI)

INTERPRÉTATIONS POSSIBLES DES VALEURS ANORMALES

Augmentation	Diminution
Azotémie	Hypertension artérielle essentielle
Bronchite aiguë	Hypertension artérielle maligne
Cirrhose	
Cœur pulmonaire	
Emphysème pulmonaire	
Encéphalopathie hépatique	
Hémorragie gastro-intestinale	
Hyperalimentation	
Insuffisance cardiaque	
Insuffisance hépatique	
Insuffisance rénale	
Leucémie	
Maladie hémolytique du nouveau-né	
Péricardite	
Syndrome de Reye	

FACTEURS CONTRIBUANT AUX VALEURS ANORMALES

- Les exercices vigoureux, un régime alimentaire riche ou faible en protéines ou le tabagisme peuvent modifier les résultats.
- Médicaments pouvant faire *augmenter* le taux d'ammoniac sanguin : acétazolamide, acide valproïque, certains diurétiques (comme le furosémide), héparine.
- Médicaments pouvant faire *diminuer* le taux d'ammoniac sanguin : diphenhydramine, héparine, isocarboxazide, lactulose, néomycine, phénelzine, tétracycline, tranylcypromine.

INTERVENTIONS INFIRMIÈRES ET DÉROULEMENT DU TEST

Avant le test

- Il est nécessaire d'être à jeun pour passer ce test.
- Recommander au client d'éviter de faire des efforts épuisants et de fumer avant le test.

Procédure

- Prélever un échantillon de sang dans le tube requis par le laboratoire.
- Conserver le tube sur de la glace.

Après le test

- Étiqueter le spécimen, le laisser sur la glace et le faire parvenir immédiatement au laboratoire.

ALERTES CLINIQUES

- Si le client présente des symptômes associés à un taux d'ammoniac élevé (comme de la confusion), le traitement peut comprendre l'administration de lactulose, un laxatif dont l'action fait diminuer la production d'ammoniac dans l'intestin.

BIOCHIMIE

Amylase sérique

Description du test

L'amylase est une enzyme surtout présente dans le pancréas et les glandes salivaires, et en moins grande quantité dans le foie et les trompes utérines. Cette enzyme joue un rôle dans la dégradation des glucides complexes en sucres simples. On pratique souvent ce test afin de différencier la douleur abdominale due à une pancréatite aiguë d'autres causes de douleurs abdominales qui pourraient nécessiter une intervention chirurgicale. Le taux d'amylase sérique commence à augmenter de 3 à 6 heures après le début d'une pancréatite aiguë et atteint un sommet après 24 heures environ. Les valeurs reviennent à la normale en moins de 2 à 3 jours après le début.

A

CONSIDÉRATIONS CLINIQUES

On soupçonne une pancréatite aiguë chez les clients qui présentent une douleur abdominale épigastrique aiguë à son début, puis qui augmente rapidement en gravité et persiste sans qu'il y ait de soulagement. Les taux d'amylase et/ou de lipase sériques peuvent valider le diagnostic lorsque les valeurs sont ≥3 fois la normale.

VALEURS NORMALES

Adultes :	53 – 123 U/L (0,88 – 2,05 nkat/L SI)
Personnes âgées :	valeurs légèrement supérieures

INTERPRÉTATIONS POSSIBLES DES VALEURS ANORMALES

Augmentation	Diminution
Acidocétose diabétique	Brûlures graves
Alcoolisme	Cancer du pancréas
Cholélithiase	Cirrhose hépatique
Grossesse	Hépatite
Hyperlipidémie	Thyréotoxicose grave
Hyperthyroïdisme	
Inflammation des glandes salivaires	
Obstruction biliaire	
Oreillons	
Pancréatite aiguë	
Perforation intestinale	
Rupture de grossesse ectopique	
Ulcère gastroduodénal perforé	

FACTEURS CONTRIBUANT AUX VALEURS ANORMALES

- L'hémolyse de l'échantillon sanguin peut modifier les résultats.
- De la salive projetée en parlant au-dessus d'un échantillon de sang non protégé peut le contaminer et faire augmenter la valeur des résultats.
- Médicaments pouvant faire *augmenter* les taux d'amylase sérique : acétaminophène, acide acétylsalicylique, AINS (anti-inflammatoires non stéroïdiens), antibiotiques, corticostéroïdes, diurétiques thiazidiques, furosémide, œstrogènes, prednisone, salicylates.
- Médicaments pouvant faire *diminuer* les taux d'amylase sérique : citrates, glucose, oxalates.

INTERVENTIONS INFIRMIÈRES ET DÉROULEMENT DU TEST

Avant le test
- Il n'est pas nécessaire d'être à jeun pour passer ce test.

Procédure
- Prélever un échantillon de sang dans le tube requis par le laboratoire.

Après le test
- Étiqueter le spécimen et le faire parvenir au laboratoire.

A

- L'amylase et la lipase sériques sont habituellement évaluées en même temps, lorsqu'on soupçonne une pancréatite.
- On peut observer chez certains clients une pancréatite aiguë, même en l'absence d'anomalies enzymatiques.

BIOCHIMIE

Amylase urinaire

Description du test

L'amylase est une enzyme présente dans le pancréas et les glandes salivaires et, en moins grande quantité, dans le foie et les trompes utérines. Lorsqu'il y a inflammation du pancréas ou des glandes salivaires, une quantité plus grande d'amylase est libérée dans la circulation sanguine et excrétée par les reins. Cette enzyme joue un rôle dans la dégradation des glucides complexes en sucres simples.

On peut mesurer les taux d'amylase à partir du sérum et de l'urine. Le taux d'amylase sérique commence à augmenter 3 à 6 heures après le début d'une pancréatite aiguë, et il atteint un sommet après 24 heures environ, pour revenir à la normale après 2 à 3 jours. Toutefois, le taux d'amylase urinaire demeure élevé pendant 7 à 10 jours. L'analyse de l'amylase urinaire met en évidence une pancréatite aiguë après le retour à la normale des taux d'amylase sérique. On peut effectuer ce test avec de l'urine récoltée pendant au moins 2 heures, sinon pendant 24 heures ou selon d'autres intervalles de temps.

VALEURS NORMALES

0 – 375 U/L (0 – 6,25 µkat/L SI)

INTERPRÉTATIONS POSSIBLES DES VALEURS ANORMALES

Augmentation	Diminution
Acidocétose diabétique	Brûlures graves
Alcoolisme	Cancer du pancréas
Cholélithiase	Cirrhose hépatique
Grossesse	Hépatite
Hyperlipidémie	Hypertension gravidique
Hyperthyroïdie	Thyréotoxicose grave
Inflammation des glandes salivaires	
Obstruction biliaire	
Oreillons	
Pancréatite aiguë	
Perforation intestinale	
Rupture de grossesse ectopique	
Ulcère gastroduodénal perforé	

A **FACTEURS CONTRIBUANT AUX VALEURS ANORMALES**

- De la salive projetée en parlant au-dessus d'un échantillon d'urine non protégé peut le contaminer et faire augmenter la valeur des résultats.
- Médicaments pouvant faire *augmenter* les taux d'amylase urinaire : acide acétylsalicylique, alcool, béthanéchol, codéine, diurétiques thiazidiques, indométhacine, mépéridine, morphine, pentazocine.
- Médicaments pouvant faire *diminuer* les taux d'amylase urinaire : fluorures, glucose.

INTERVENTIONS INFIRMIÈRES ET DÉROULEMENT DU TEST

Avant le test

- Expliquer au client comment recueillir son urine pendant 24 heures. (À noter qu'on peut recueillir l'urine pendant une période plus courte, 2 heures par exemple.)
- Insister sur l'importance de conserver *toute* l'urine au cours de cette période. Expliquer au client comment éviter de contaminer l'urine avec du papier hygiénique ou des selles.

Procédure

- Se procurer le contenant approprié auprès du laboratoire.
- Commencer la période de test le matin, après la première miction du client; celle-ci est jetée.
- Compter une période de 24 heures à partir de cette miction.
- Conserver *toute* l'urine produite pendant 24 heures dans le même contenant. Le réfrigérer ou le mettre sur de la glace.
- Si de l'urine est jetée pendant cette période, il faut mettre fin au test et en effectuer un nouveau.
- Afficher l'heure marquant la fin de la période de collecte de 24 heures dans la chambre du client.

Après le test

- À la fin de la période de 24 heures, étiqueter le contenant d'urine, le mettre sur de la glace et l'expédier le plus rapidement possible au laboratoire.

BIOCHIMIE

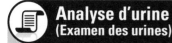 **Analyse d'urine**
(Examen des urines)

Description du test
L'analyse d'urine est un test de dépistage de routine qui fait généralement partie d'un examen physique, des analyses préopératoires ou des procédures d'admission à l'hôpital. On l'utilise pour le diagnostic des infections rénales et des voies urinaires et aussi pour celui de maladies non reliées au système urinaire.

L'analyse d'urine comprend plusieurs composantes : apparence, couleur, odeur, densité, pH, estérase leucocytaire, nitrites, protéines, glucose, corps cétoniques, urobilinogène, bilirubine, sang et examen microscopique des sédiments.

Plusieurs des tests individuels contenus dans les éléments de l'analyse d'urine peuvent être faits à l'aide de bandelettes réactives, ce qui permet à l'examen de laboratoire de confirmer les anomalies.

En général, si on laisse reposer l'échantillon d'urine trop longtemps, les bactéries commencent à scinder l'urée en ammoniaque et rendent ainsi l'urine alcaline. Si cela se produit, les résultats des tests concernant les protéines et l'examen microscopique des cylindres seront faussés. Un retard peut aussi résulter en valeurs faussement faibles pour le glucose, les corps cétoniques, la bilirubine et l'urobilinogène et en une quantité faussement élevée de bactéries.

ASPECT

L'aspect de l'urine se rapporte à la limpidité du liquide. Une déviation par rapport à l'aspect normal peut indiquer la présence d'une infection ou d'hématurie.

VALEURS NORMALES

Aspect clair

INTERPRÉTATIONS POSSIBLES DES VALEURS ANORMALES

Une urine *trouble* peut s'expliquer par la présence de bactéries, de graisses, de globules rouges ou de globules blancs, ou par une modification du pH.

Une urine *enfumée* peut être due à la présence de sang.

FACTEURS CONTRIBUANT AUX VALEURS ANORMALES

- Si on laisse l'échantillon d'urine reposer trop longtemps, les bactéries commencent à scinder l'urée en ammoniaque et rendent ainsi l'urine alcaline. Une urine alcaline (pH supérieur à 7,0) est turbide.
- La contamination de l'échantillon par des sécrétions vaginales peut modifier son aspect.

COULEUR

En général, la couleur de l'urine doit correspondre à sa densité. Par exemple, l'urine diluée a une densité faible et est presque incolore, alors que l'urine concentrée est plus dense et sa couleur va du jaune foncé à l'ambre. De nombreux facteurs peuvent altérer la couleur de l'urine, par exemple certains aliments et médicaments ainsi que diverses affections.

VALEURS NORMALES

De jaune clair à ambrée

A **INTERPRÉTATIONS POSSIBLES DES VALEURS ANORMALES**

Couleur de l'urine	Affections/substances/médicaments
Bleue/verte	Infection urinaire à *Pseudomonas*, infections bactériennes
	Médicaments : amitriptyline, bleu de méthylène, cimétidine IV, indométhacine, méthocarbamol, prométhazine IV, triamtérène
Brune/noire	Alcaptonurie, méthémoglobine, pigments biliaires, tumeur mélanique
	Aliment : rhubarbe
	Médicaments : anticoagulants, cascara (dans l'urine acide), chloroquine, lévodopa, méthocarbamol, méthyldopa, métronidazole, nitrofurantoïne, quinine, salicylates, séné, sulfamides, sulfate ferreux
Jaune sombre à ambrée	Présence de bilirubine, urine concentrée
	Aliments : carottes
	Médicaments : cascara, vitamine B
Jaune paille/jaune très pâle	Alcool, apport hydrique important, urine diluée
Orange	Présence de bile, fièvre
	Médicaments : anticoagulants, fluorescéine sodique, phénazopyridine, phénothiazines
Orange-jaune	Médicament : salazosulfapyridine (dans de l'urine alcaline)
Rose	Médicaments : anticoagulants, doxorubicine, ibuprofène, phénytoïne, salicylates
Pourpre	Médicaments : phénothiazines
Rouge	Exercice excessif, porphyrie
	Aliments : betteraves, mûres, rhubarbe
	Médicaments : anticoagulants, cascara (avec de l'urine alcaline), doxorubicine, ibuprofène, mésylate de déféroxamine, méthyldopa, phénazopyridine, phénolphtaléine (dans certains laxatifs), phénothiazines, phénytoïne, rifampicine, salicylates, séné (avec une urine alcaline)
Rouge-brun	Médicaments : lévodopa, phénytoïne
Rouge-orange	Médicaments : rifabutine, rifampicine
Rouille	Médicaments : phénothiazines, sulfamides
Jaune	Médicaments : nitrofurantoïne, riboflavine, sulfamides

FACTEURS CONTRIBUANT AUX VALEURS ANORMALES

- Lorsqu'on la laisse reposer, l'urine tend à devenir plus foncée; les spécimens d'urine doivent être acheminés vers le laboratoire immédiatement après leur prélèvement.

ODEUR

L'odeur normale de l'urine est attribuable à son contenu acide.

VALEURS NORMALES

Aromatique

INTERPRÉTATIONS POSSIBLES DES VALEURS ANORMALES

Affection/substance	Odeur décelée
Aliments (asperges, ail)	Odeur de moisi
Diabète (cétonurie)	Odeur douce, fruitée
Fistule entérovésicale	Odeur de selles
Infection des voies urinaires	Odeur fétide, nauséabonde
Maladie des urines à odeur de houblon (acidurie hydroxybutyrique congénitale)	Odeur de houblon
Maladie des urines à odeur de sirop d'érable (leucinose, syndrome de Menkes)	Odeur de sucre brûlé
Phénylcétonurie	Odeur de moisi, de souris
Triméthylaminurie	Odeur de poisson mort
Tyrosinémie	Odeur de poisson

FACTEURS CONTRIBUANT AUX VALEURS ANORMALES

- Si on laisse l'échantillon d'urine reposer trop longtemps, les bactéries commencent à scinder l'urée en ammoniaque et rendent ainsi l'urine alcaline, tout en lui donnant une odeur d'ammoniac.
- Médicaments pouvant *modifier* l'odeur de l'urine : antibiotiques, œstrogènes, paraldéhyde, vitamines.

DENSITÉ

La densité de l'urine est une mesure de la concentration de l'urine par rapport à celle de l'eau distillée, qui est de 1,000. Plus la densité est élevée, plus l'urine est concentrée. Cette valeur est une indication de la capacité des reins de concentrer et d'excréter l'urine. La densité est normalement moins élevée chez les personnes âgées, à cause de la diminution de la capacité du rein de concentrer l'urine. Il existe une condition appelée *densité urinaire fixe* dans laquelle la densité de l'urine demeure à 1,010, sans varier d'un échantillon à l'autre; cette condition est habituellement indicative d'une atteinte rénale sévère.

A

VALEURS NORMALES

Adultes :	1,005 – 1,030
Personnes âgées :	diminuée
Nourrissons :	1,001 – 1,018

INTERPRÉTATIONS POSSIBLES DES VALEURS ANORMALES

Augmentation	Diminution
Augmentation de la sécrétion d'ADH	Apport hydrique important
Déperdition hydrique excessive	Déficit en ADH
Déshydratation	Diurétiques
Diabète	Fibrose kystique
Diarrhée	Pyélonéphrite chronique
Faible apport hydrique	
Fièvre	
Glomérulonéphrite aiguë	
Insuffisance cardiaque congestive	
Insuffisance hépatique	
Néphropathie	
Toxémie gravidique	
Vomissements	

FACTEURS CONTRIBUANT AUX VALEURS ANORMALES

- La densité peut être plus élevée si l'échantillon d'urine a été contaminé par des matières fécales ou du papier hygiénique.
- Médicaments pouvant faire *augmenter* la densité : albumine, dextran, glucose, isotrétinoïne, pénicilline, produits de contraste radiologiques, sucrose.
- Médicaments pouvant faire *diminuer* la densité : aminosides, lithium.

pH

La détermination du pH de l'urine fournit de l'information sur l'état acido-basique d'une personne. On considère que l'urine est alcaline quand son pH est supérieur à 7,0, ce qu'on observe dans certaines affections comme une infection des voies urinaires. Quand le pH est inférieur à la normale, la cause peut résider dans des problèmes comme la diarrhée ou l'inanition. Il existe une relation inverse entre le pH de l'urine et le taux de corps cétoniques (acétone) dans l'urine.

VALEURS NORMALES

4,6 – 8,0 avec une moyenne de 5,0 – 6,0

INTERPRÉTATIONS POSSIBLES DES VALEURS ANORMALES

Augmentation (alcaline)	Diminution (acide)
Acidose respiratoire	Acidose métabolique
Acidose tubulaire rénale	Alcaptonurie

Augmentation (alcaline)	Diminution (acide)
Alcalose métabolique	Déshydratation
Alcalose respiratoire	Diabète
Bactériurie	Diarrhée
Inanition	Fièvre
Infection urinaire	Infection urinaire
Insuffisance rénale chronique	Phénylcétonurie
Sténose pylorique	Tuberculose rénale
Syndrome de Fanconi	

FACTEURS CONTRIBUANT AUX VALEURS ANORMALES

- Aliments pouvant faire augmenter le pH : la plupart des fruits et des légumes.
- Aliments pouvant faire diminuer le pH : jus d'ananas, jus de canneberges, œufs, régimes hyperprotéiques, viande.
- Médicaments pouvant faire *augmenter* le pH : acétazolamide, amiloride, antibiotiques, bicarbonate de sodium, citrate de potassium.
- Médicaments pouvant faire *diminuer* le pH : acide ascorbique, chlorure d'ammonium, diazoxide, mandélate de méthénamine, métolazone.

ESTÉRASE LEUCOCYTAIRE

L'estérase leucocytaire est une enzyme libérée par les globules blancs quand des bactéries sont présentes dans l'urine. On considère la recherche d'estérase leucocytaire dans l'urine comme étant un test de dépistage de la présence de bactéries dans l'urine. Une réaction positive appelle une investigation plus poussée afin de déterminer s'il y a réellement une infection des voies urinaires.

Ce test s'est révélé très sensible, ce qui signifie que les résultats faussement négatifs sont extrêmement rares. Par conséquent, une bandelette réactive négative ne demande pas d'évaluation supplémentaire, à moins que le client présente des signes et des symptômes d'infection urinaire. Tout résultat positif obtenu avec ce test devrait être vérifié par une culture d'urine.

VALEURS NORMALES

Négatives

INTERPRÉTATIONS POSSIBLES DES VALEURS ANORMALES

Positives

Bactériurie

FACTEURS CONTRIBUANT AUX VALEURS ANORMALES

- Des résultats faussement négatifs peuvent apparaître lorsqu'il y a de l'acide ascorbique ou des protéines dans l'urine.
- Des résultats faussement positifs peuvent apparaître si l'échantillon d'urine est contaminé par des sécrétions vaginales.

A ## NITRITES

Les nitrates, dérivés de métabolites alimentaires, se retrouvent normalement dans l'urine. Ils sont convertis en nitrites lorsque des bactéries Gram négatives y sont aussi présentes. La présence de nitrites dans l'urine est donc une indication de la présence de bactéries. On peut utiliser ce test en même temps que la recherche d'estérase leucocytaire à l'aide d'une bandelette réactive, afin de déceler la présence de bactéries au cours d'une analyse d'urine de routine. Il est important de noter que la présence de certains types de bactéries n'entraîne pas de résultat positif pour les nitrites. Par conséquent, un test négatif pour les nitrites n'exclut pas la possibilité d'une infection des voies urinaires, surtout si le client présente des symptômes.

La conversion des nitrates en nitrites par les bactéries nécessite que les microorganismes soient en contact avec les nitrates pendant un certain temps. Par conséquent, il est préférable de faire le test avec un échantillon de la première urine du matin. Tout résultat positif doit être vérifié par une culture d'urine.

VALEURS NORMALES

Négatives

INTERPRÉTATIONS POSSIBLES DES VALEURS ANORMALES

Positives

Bactériurie

FACTEURS CONTRIBUANT AUX VALEURS ANORMALES

- Des résultats faussement négatifs peuvent apparaître dans les cas suivants :
  - présence de levures ou de bactéries Gram positives, car ces organismes ne convertissent pas les nitrates en nitrites ;
  - taux inadéquats de nitrates dans l'urine attribuables à un régime ne comprenant pas de légumes verts ;
  - nombre extrêmement élevé de bactéries dans l'urine ;
  - densité élevée de l'urine ;
  - urine fraîche ou urine prélevée à l'aide d'un cathéter urinaire.
- Des résultats faussement positifs peuvent apparaître si l'échantillon a été contaminé par des bactéries Gram négatives.
- Médicaments pouvant entraîner des résultats *faussement négatifs :* acide ascorbique, antibiotiques.

PROTÉINES

Chez les personnes dont la fonction rénale est normale, il n'y a pas de protéines dans l'urine, car la membrane de filtration glomérulaire du rein est imperméable aux grosses molécules protéiques. En cas de dysfonctionnement rénal, comme dans la glomérulonéphrite, la membrane est endommagée et permet le passage des protéines et leur excrétion dans l'urine. On réalise donc ce test pour détecter une maladie rénale. Il faut toutefois noter qu'un petit pourcentage de la population peut présenter ce qu'on appelle une *protéinurie orthostatique*, qui est une affection bénigne. Cependant, si des échantillons d'urine prélevés au hasard révèlent la présence de protéines de façon constante, il est suggéré de conduire des tests supplémentaires, dont une collecte des urines de 24 heures.

VALEURS NORMALES

Négatives

INTERPRÉTATIONS POSSIBLES DES VALEURS ANORMALES

Positives

Diabète
État prémenstruel
Exercice
Glomérulonéphrite
Hypertension artérielle maligne
Lupus érythémateux aigu disséminé
Myélome multiple
Prééclampsie
Protéinurie orthostatique
Pyélonéphrite
Stress émotionnel

FACTEURS CONTRIBUANT AUX VALEURS ANORMALES

- Des résultats faussement positifs peuvent être observés si l'urine est très alcaline ou très concentrée. Si on laisse l'échantillon d'urine reposer trop longtemps, les bactéries commencent à scinder l'urée en ammoniaque, rendant ainsi l'urine alcaline.

- Des résultats faussement positifs peuvent être observés après l'injection d'un produit de contraste radiologique et après l'ingestion de grandes quantités de protéines.

- Des résultats faussement négatifs peuvent être observés si l'urine est très diluée.

- Médicaments pouvant faire *augmenter* le taux de protéines dans l'urine : acétazolamide, acide acétylsalicylique, amikacine, aminosides, amphotéricine B, auranofine, basiliximab, carbamazépine, carvédilol, céphalosporines, cisplatine, diazoxide, doxorubicine, indinavir, lithium, médicaments néphrotoxiques, préparations d'or, probénécide, produits de contraste radiologiques, sulfamides, venlafaxine.

GLUCOSE

Le glucose filtré par les reins est normalement réabsorbé par le tubule contourné proximal. Le rein a un « seuil d'élimination » pour le glucose (9,1 mmol/L). Tant que le taux sanguin de glucose demeure sous ce seuil, il n'y a pas de glucose dans l'urine, mais si le taux sanguin de glucose dépasse le seuil rénal, le glucose ne pourra pas être entièrement réabsorbé et sera plutôt éliminé dans l'urine.

A

Lors d'une analyse de routine, on recherche la présence de glucose dans l'urine. Normalement, il ne devrait pas y en avoir, quoiqu'il puisse en apparaître des traces pendant la grossesse. La présence de glucose dans l'urine amène à suspecter le diabète. Des tests supplémentaires doivent toutefois être menés avant de poser le diagnostic définitif de cette maladie.

VALEURS NORMALES

Négatives

INTERPRÉTATIONS POSSIBLES DES VALEURS ANORMALES

Positives

Abaissement du seuil rénal du glucose (grossesse)
Acromégalie
Diabète
Diabète gestationnel
Dysfonctionnement du tubule contourné proximal
Hyperalimentation
Infection
Intolérance au galactose
Myélome multiple
Phéochromocytome
Stress
Syndrome de Cushing
Syndrome de Fanconi

FACTEURS CONTRIBUANT AUX VALEURS ANORMALES

- Médicaments pouvant faire *augmenter* le taux de glucose dans l'urine : acide nicotinique, asparaginase, carbamazépine, chlorure d'ammonium, corticostéroïdes, diurétiques thiazidiques, lithium, phénothiazines.
- Médicaments pouvant entraîner des résultats *faussement positifs* : acide nalidixique, céphalosporines, chloramphénicol, corticostéroïdes, hydrate de chloral, indométhacine, isoniazide, nitrofurantoïne, pénicilline, probénécide, streptomycine, sucres autres que le glucose (lactose, fructose, galactose, pentose), sulfamides, tétracycline.
- Substances pouvant entraîner des résultats faussement négatifs : métabolites produits par des médicaments antinéoplasiques.
- Médicaments pouvant entraîner des résultats *faussement positifs ou faussement négatifs* : acide ascorbique, hydrochlorure de phénazopyridine, lévodopa, méthyldopa, salicylates.

CORPS CÉTONIQUES

Normalement, les cellules de l'organisme utilisent le glucose comme source d'énergie, mais cela n'est possible que si le glucose peut entrer dans la cellule grâce à l'insuline. Si cette dernière est absente, quand il y a un diabète non maîtrisé par

A

exemple, le glucose ne peut pénétrer dans la cellule et celle-ci a besoin d'une autre source d'énergie. L'organisme se tourne alors vers le métabolisme des acides gras pour se procurer de l'énergie. Quand les acides gras sont métabolisés, trois corps cétoniques libres se forment et sont par la suite excrétés dans l'urine : l'acide acétylacétique, l'acétone et l'acide bêtahydroxybutyrique. La recherche de corps cétoniques dans l'urine contribue donc au diagnostic du diabète, tout comme à l'évaluation des affections associées à des états d'acidocétose, comme l'inanition.

VALEURS NORMALES

Négatives

INTERPRÉTATIONS POSSIBLES DES VALEURS ANORMALES

Positives

Alcoolisme
Anorexie
Après une anesthésie
Diabète
Diarrhée
Fièvre
Grossesse
Hyperthyroïdie
Inanition
Jeûne
Régime hyperprotéique
Vomissements

FACTEURS CONTRIBUANT AUX VALEURS ANORMALES

- Un régime alimentaire riche en graisses et en protéines et pauvre en glucides peut modifier les résultats du test.
- Médicaments pouvant entraîner des résultats *faussement positifs :* bromosulfophtaléine, isoniazide, lévodopa, phénazopyridine, phénolsulfonephtaléine, phénothiazines.

UROBILINOGÈNE

La bilirubine est un résultat de la dégradation de l'hémoglobine. L'un des types de bilirubine, la bilirubine conjuguée (ou directe), est transformé en urobilinogène par les bactéries intestinales dans le duodénum. La plus grande partie de l'urobilinogène est éliminée dans les selles. Le foie retraite le reste de l'urobilinogène et l'incorpore dans la bile, mais une très petite quantité d'urobilinogène est éliminée dans l'urine. Une augmentation de l'urobilinogène indique un dysfonctionnement hépatique ou un processus hémolytique. Le taux d'urobilinogène est en général plus élevé du début au milieu de l'après-midi.

VALEURS NORMALES

<1 mg/dl

A

INTERPRÉTATIONS POSSIBLES DES VALEURS ANORMALES

Augmentation	Diminution
Anémie hémolytique	Diarrhée sévère
Cholangite	Insuffisance rénale
Cirrhose	Maladie inflammatoire
Hématome sévère	Obstruction biliaire
Hépatite aiguë	
Infection sévère	

FACTEURS CONTRIBUANT AUX VALEURS ANORMALES

- La porphyrie peut entraîner des résultats faussement positifs.
- Médicaments pouvant faire *augmenter* le taux d'urobilinogène : acétazolamide, bromosulfophthaléine, cascara, chlorpromazine, phénazopyridine, phénothiazines, sulfamides.
- Médicaments pouvant faire *diminuer* le taux d'urobilinogène : antibiotiques.

BILIRUBINE

La bilirubine est le résultat de la dégradation de l'hémoglobine. Il y a trois types de bilirubine : totale, directe (conjuguée) et indirecte (non conjuguée). Normalement, la bilirubine directe, ou conjuguée, est excrétée par le tube digestif et seules des quantités minimes rejoignent la circulation sanguine.

La bilirubine directe est hydrosoluble. Elle est la seule capable de traverser le filtre glomérulaire. Bien que ce soit le seul type de bilirubine susceptible de se retrouver dans l'urine, elle ne s'y observe pas normalement parce qu'elle est convertie en urobilinogène dans l'intestin. Toutefois, s'il survient un ictère dû à une obstruction biliaire ou à une maladie hépatique, la bilirubine directe ne peut rejoindre les voies digestives. Elle entre plutôt dans la circulation sanguine et est finalement filtrée par les reins et excrétée dans l'urine. Une augmentation du taux de bilirubine directe dans l'urine indique donc un problème hépatique ou obstructif.

VALEURS NORMALES

<0,2 mg/dl

INTERPRÉTATIONS POSSIBLES DES VALEURS ANORMALES

Augmentation
Cirrhose du foie
Hépatite
Ictère par obstruction

FACTEURS CONTRIBUANT AUX VALEURS ANORMALES

- L'exposition du spécimen à la lumière peut modifier les résultats du test.
- Médicaments pouvant entraîner des résultats *faussement positifs* : phénazopyridine, phénothiazines, salicylates.
- Médicament pouvant entraîner des résultats *faussement négatifs* : acide ascorbique.

BACTÉRIES

A

La recherche d'estérase leucocytaire et de nitrites dans l'urine vise à déterminer si des bactéries y sont présentes. On peut aussi les découvrir par un examen microscopique de l'urine. Si l'on trouve des bactéries durant une analyse de routine, il faut réaliser une culture d'urine et un antibiogramme afin de déterminer quel est l'organisme présent et quel traitement antimicrobien est approprié.

VALEURS NORMALES

Négatives

INTERPRÉTATIONS POSSIBLES DES VALEURS ANORMALES

Positives

Infection urinaire

FACTEURS CONTRIBUANT AUX VALEURS ANORMALES

- La contamination du spécimen à cause d'un nettoyage inadéquat des organes génitaux externes peut entraîner des résultats faussement positifs.

CYLINDRES

Les cylindres sont des amas de matériel protéique gélatineux résultant de l'agglutination de cellules et de débris cellulaires. Ils se forment dans les tubules rénaux, dont ils prennent la forme.

Les *cylindres cireux* apparaissent lors de la dégénérescence des cylindres granuleux.

Les *cylindres épithéliaux* sont composés de cellules épithéliales des tubules.

Les *cylindres érythrocytaires* contiennent des globules rouges.

Les *cylindres graisseux* sont formés de gouttelettes de graisse.

Les cylindres granuleux sont produits par la dégradation des cellules épithéliales et des globules blancs.

Les *cylindres hyalins* sont formés de protéines et révèlent donc une protéinurie.

Les *cylindres leucocytaires* sont composés de globules blancs.

VALEURS NORMALES

Cylindres cireux :	aucun
Cylindres épithéliaux :	aucun, parfois des cellules épithéliales
Cylindres érythrocytaires :	aucun
Cylindres graisseux :	aucun
Cylindres granuleux :	aucun
Cylindres hyalins :	1 – 2 cylindres par champ à faible grossissement
Cylindres leucocytaires :	aucun

A INTERPRÉTATIONS POSSIBLES DES VALEURS ANORMALES

Type de cylindre	Affection
Cylindres cireux	Néphropathies avancées
Cylindres épithéliaux	Atteinte tubulaire
	Éclampsie
	Glomérulonéphrite
	Intoxication par des métaux lourds
	Néphrite interstitielle
	Néphrite interstitielle aiguë
	Néphropathie
Cylindres érythrocytaires	Anémie falciforme
	Angéite
	Atteinte des glomérules
	Dyscrasies sanguines
	Endocardite lente
	Glomérulonéphrite
	Hématurie glomérulaire
	Hypertension artérielle maligne
	Infarctus rénal
	Inflammation aiguë
	Maladie du collagène
	Néphrite héréditaire
	Scorbut
	Syndrome de Goodpasture
Cylindres graisseux	Diabète
	Glomérulonéphrite
	Hypothyroïdie
	Maladie rénale chronique
	Syndrome néphrotique
Cylindres granuleux	Exercice excessif
	Glomérulonéphrite
	Hypertension artérielle maligne
	Insuffisance rénale aiguë
	Insuffisance rénale chronique
	Intoxication chronique par le plomb
	Pyélonéphrite
	Toxémie gravidique
	Tuberculose rénale
Cylindres hyalins	Exercice excessif
	Glomérulonéphrite
	Insuffisance cardiaque congestive
	Insuffisance rénale chronique
	Lésion de la membrane capillaire glomérulaire
	Protéinurie
	Pyélonéphrite
	Urine acide
Cylindres leucocytaires	Glomérulonéphrite

Type de cylindre	Affection
	Microangiopathie
	Néphrite héréditaire
	Néphrite lupique
	Processus inflammatoire rénal

FACTEURS CONTRIBUANT AUX VALEURS ANORMALES

- Laisser l'urine à la température ambiante avant l'analyse peut modifier les résultats : l'urine deviendra alcaline à la suite de la conversion bactérienne de l'urée en ammoniaque. Les cylindres pourraient alors se désintégrer et les résultats du test en seraient faussés.

CRISTAUX

L'accumulation de certaines substances dans l'urine entraîne la formation de cristaux. Il peut aussi s'en former si on laisse l'urine reposer à la température ambiante avant l'analyse, ou encore sous l'effet de plusieurs médicaments. Une petite quantité de cristaux dans l'urine a peu de signification clinique, mais un problème survient si de nombreux cristaux se forment et entraînent à leur tour la formation de calculs rénaux. Par exemple, de nombreux cristaux d'oxalate de calcium, résultant de l'hypercalcémie, peuvent former des calculs. La connaissance de la composition des calculs rénaux aide le responsable des soins à déterminer les modalités de traitement appropriées.

VALEURS NORMALES

Une petite quantité peut être présente de façon normale

INTERPRÉTATIONS POSSIBLES DES VALEURS ANORMALES

Augmentation

Formation de calculs rénaux
Infection urinaire

FACTEURS CONTRIBUANT AUX VALEURS ANORMALES

- Laisser l'urine à la température ambiante avant l'analyse peut modifier les résultats.
- Médicaments pouvant entraîner la formation de cristaux dans une urine acide : acétazolamide, acide ascorbique, acide para-aminosalicylique, diurétiques thiazidiques, nitrofurantoïne, théophyllin.

GLOBULES ROUGES

La présence de globules rouges dans l'urine est habituellement le signe d'une atteinte des glomérules rénaux, qui les laissent alors passer dans l'urine. Étant

A donné que de nombreux facteurs d'interférence peuvent entraîner la présence de sang dans l'urine, comme un traumatisme subi au cours d'un cathétérisme, on suggère de prélever un spécimen d'urine fraîche et de vérifier la présence de sang.

VALEURS NORMALES

Globules rouges :   0 – 2 par champ à fort grossissement

INTERPRÉTATIONS POSSIBLES DES VALEURS ANORMALES

Augmentation

Calculs
Corps étranger
Cystite hémorragique
Endocardite bactérienne
Glomérulonéphrite
Hématurie familiale bénigne
Hémophilie
Hypertrophie bénigne de la prostate
Infection des voies urinaires
Lupus érythémateux aigu disséminé
Maladie polykystique des reins
Néphrite interstitielle
Néphrite interstitielle aiguë
Pyélonéphrite
Traumatisme rénal
Tuberculose rénale
Tumeur rénale

FACTEURS CONTRIBUANT AUX VALEURS ANORMALES

- L'hématurie peut être attribuable à un exercice excessif, au tabagisme, à une lésion due à un cathétérisme urinaire et à la contamination par le flux menstruel.
- Des résultats faussement négatifs peuvent accompagner la présence d'acide ascorbique.
- Des résultats faussement positifs peuvent être causés par l'ingestion de certains aliments comme les betteraves, les mûres et la rhubarbe.
- Médicaments pouvant *causer* l'hématurie : acide acétylsalicylique, amphotéricine B, bacitracine, indométhacine, méthénamine, méthilcilline, phénylburazone, salicylates, sulfamides, warfarine.

GLOBULES BLANCS

Quelques globules blancs se retrouvent normalement dans l'urine, mais si on observe plus de cinq globules blancs par champ à fort grossissement, on peut soupçonner une infection des voies urinaires et il faut procéder à des tests supplémentaires.

VALEURS NORMALES

Globules blancs :   4 – 5 par champ à fort grossissement

INTERPRÉTATIONS POSSIBLES DES VALEURS ANORMALES

Augmentation

Cystite
Infection pyogène

FACTEURS CONTRIBUANT AUX VALEURS ANORMALES

- La contamination de l'urine par des sécrétions vaginales peut fausser les résultats.

INTERVENTIONS INFIRMIÈRES ET DÉROULEMENT DU TEST

Avant le test

- Il n'est pas nécessaire d'être à jeun pour passer ce test.

Procédure

- Utiliser de préférence la première urine du matin, celle qui est la plus concentrée, pour faire l'analyse.
- Un échantillon d'au moins 15 ml d'urine est nécessaire.
- Utiliser la méthode du mi-jet afin d'éviter la contamination du spécimen.
- Expliquer au client comment effectuer le prélèvement.
- Demander au client d'éviter de toucher l'intérieur du contenant de prélèvement et de son couvercle.
- Utiliser une seringue et une aiguille si l'urine est prélevée par une sonde urinaire par un accès en Y sur la sonde urinaire après avoir clampé en aval du Y.

Après le test

- Étiqueter l'échantillon d'urine et le faire parvenir immédiatement au laboratoire.

ALERTES CLINIQUES

- Des analyses supplémentaires peuvent être nécessaires si les résultats de l'analyse sont anormaux.

BIOCHIMIE

Androstènedione

Description du test

L'androstènedione est l'un des principaux androgènes produits par les ovaires et, à un moindre degré, par les glandes surrénales des hommes et des femmes; elle est ensuite transformée en œstrone dans le tissu adipeux et le foie. En comparaison avec

A

l'œstradiol, l'œstrone est une variété d'œstrogène ayant une faible activité. Chez les femmes en préménopause, les taux d'œstrone sont relativement faibles en comparaison aux taux d'œstradiol. Toutefois, chez les enfants et les femmes post-ménopausées, l'œstrone représente une importante source d'œstrogènes. Si, pour une raison quelconque, la production d'androstènedione augmente, un enfant peut connaître un développement sexuel prématuré. Chez la femme postménopausée, une augmentation de la production d'androstènedione peut se traduire par des saigne-ments, de l'endométriose, une stimulation ovarienne et des ovaires polykystiques. Chez les personnes obèses, une augmentation de la production d'androstènedione peut se traduire par des cycles menstruels irréguliers chez les femmes et, chez les hommes, par des signes de féminisation comme la gynécomastie. En raison des résul-tats observés lorsqu'il y a surproduction d'androstènedione, ce test est utile pour diagnostiquer des cycles menstruels irréguliers, un développement sexuel prématuré et des irrégularités postménopausiques.

VALEURS NORMALES

80 – 300 ng/dl (3,8 – 6,6 nmol/L SI)

INTERPRÉTATIONS POSSIBLES DES VALEURS ANORMALES

Augmentation	Diminution
Cancer de la glande surrénale	Hypogénitalisme
Hirsutisme	Ménopause
Hyperplasie surrénale congénitale	
Syndrome de Cushing	
Syndrome de Stein-Leventhal	
Tumeur des testicules	
Tumeur ectopique produisant de l'ACTH	
Tumeur ovarienne	

FACTEURS CONTRIBUANT AUX VALEURS ANORMALES

- Les résultats seront faussés si le client a reçu du colorant radioactif moins d'une semaine avant le test.
- Des taux élevés peuvent être ramenés à la normale par la prise de corticostéroïdes.

INTERVENTIONS INFIRMIÈRES ET DÉROULEMENT DU TEST

Avant le test

- Il est nécessaire d'être à jeun pour passer ce test.
- Effectuer le prélèvement sanguin une semaine avant ou après les menstruations.
- Effectuer le prélèvement sanguin lorsque le taux d'androstènedione est à son maximum, soit vers 7 h du matin.

Procédure

- Prélever un échantillon de sang dans le tube requis par le laboratoire.

Après le test

- Étiqueter le spécimen et le faire parvenir au laboratoire.

A

ALERTES CLINIQUES

- Chez les femmes normales postménopausées, le taux d'androstènedione sérique diminue de 50 % en raison de la diminution de la production surrénalienne.

HÉMATOLOGIE

 Anticorps anti-ADN natif
(Anticorps antinucléaires)

Description du test

Ce test détecte la présence d'anticorps anti-ADN natif, attestant ainsi que la personne est atteinte d'une maladie auto-immune. Les complexes antigène-anticorps qui se forment jouent un rôle majeur dans les atteintes tissulaires occasionnées par des maladies auto-immunes. Puisque ces anticorps sont surtout présents chez les personnes atteintes de lupus érythémateux disséminé (LED), ce test est donc utile pour le diagnostiquer et pour en suivre l'évolution.

VALEURS NORMALES

Par immunofluorescence :	négatives à une dilution 1:10
Par la méthode ELISA :	négatives : <50 IU/ml
	limites : 50–60 IU/ml
	positives : >60 IU/ml
Par dosage immuno-enzymatique :	négatives : <100 IU/ml
	limites : 100–300 IU/ml
	positives : >300 IU/ml

INTERPRÉTATIONS POSSIBLES DES VALEURS ANORMALES

Augmentation

Lupus érythémateux disséminé
Myasthénie grave
Néphropathie due au lupus
Polyarthrite rhumatoïde
Sclérose
Syndrome de Sjögren

A

FACTEURS CONTRIBUANT AUX VALEURS ANORMALES

- L'hémolyse de l'échantillon sanguin peut modifier les résultats.
- Médicaments pouvant faire *augmenter* les taux d'anticorps anti-ADN : hydralazine, procaïnamide.

INTERVENTIONS INFIRMIÈRES ET DÉROULEMENT DU TEST

Avant le test

- Il est nécessaire d'être à jeun pour passer ce test.

Procédure

- Prélever un échantillon de sang dans le tube requis par le laboratoire.

Après le test

- Étiqueter le spécimen et le faire parvenir au laboratoire.

ALERTES CLINIQUES

- Étant donné l'état de vulnérabilité immunitaire du client, le site de la ponction risque de s'infecter. Enseigner au client à surveiller le site et à déceler tout signe d'infection (écoulement, rougeur, chaleur, œdème et douleur au site de la ponction ainsi que présence de fièvre).

MICROBIOLOGIE

Anticorps anti-*Candida*

Description du test

La candidose, appelée aussi moniliase ou muguet, est causée par le *Candida albicans*, une levure microscopique qui affecte les muqueuses, la peau et les ongles. Cet organisme d'aspect levuriforme est normalement présent dans les sécrétions vaginales, mais prolifère rapidement dans certaines circonstances : antibiothérapie à long terme, corticothérapie, grossesse, usage de contraceptifs oraux, diabète, port de sous-vêtements très serrés et immunodéprime. Une candidose buccale peut être le premier signe du sida. Le diagnostic est confirmé grâce au dosage sérologique d'anticorps anti-*Candida* accompagné d'études histologiques et de la culture de l'organisme. Ce test s'avère particulièrement utile lorsque les autres tests sont peu probants.

VALEURS NORMALES

Négatives

VALEURS ANORMALES

Un titre supérieur à 1 :8 est un signe d'infection systémique

Des titres mesurés à des intervalles de 10 à 14 jours et qui sont supérieurs à 4 fois la normale signalent une infection aiguë

INTERPRÉTATIONS POSSIBLES DES VALEURS ANORMALES

Positives

Candidose

FACTEURS CONTRIBUANT AUX VALEURS ANORMALES

- On observe des résultats *faussement positifs* chez environ 25 % de la population.
- On peut observer des résultats positifs chez des clients atteints d'une grave candidose de la peau et des muqueuses.
- On observe des résultats faussement négatifs chez les clients immunodéprimés en raison de leur incapacité à produire des anticorps.
- Les résultats peuvent être faussés par l'hémolyse de l'échantillon due à une agitation excessive ou à la contamination de l'échantillon sanguin.

INTERVENTIONS INFIRMIÈRES ET DÉROULEMENT DU TEST

Avant le test

- Il est nécessaire d'être à jeun pour passer ce test.

Procédure

- Prélever un échantillon de sang dans le tube requis par le laboratoire.

Après le test

- Étiqueter le spécimen et le faire parvenir au laboratoire.

ALERTES CLINIQUES

- Informer le client du besoin éventuel d'une deuxième prise de sang s'il s'avère nécessaire de comparer les titres.

HÉMATOLOGIE

Anticorps anticardiolipines

Description du test

Les anticorps anticardiolipines représentent la forme la plus commune des anticorps antiphospholipides. Ces anticorps jouent un rôle important dans le processus de la coagulation sanguine. Lorsque des autoanticorps (les anticorps anticardiolipines)

A

sont produits contre les cardiolipines, le risque de faire une thrombose récidivante est plus élevé. On connaît trois types d'anticorps anticardiolipines : les IgG, les IgM et les IgA. Le dosage des anticorps anticardiolipines permet de déterminer les causes de thrombose, de thrombocytopénie et les morts fœtales récurrentes. Il sert aussi à l'évaluation des clients atteints de lupus érythémateux disséminé.

VALEURS NORMALES

IgG anticardiolipine :	négatives : <10 GPL
	équivoque : 10 – 40 GPL
	fortement positives : >40 GPL
IgM anticardiolipine :	négatives : <12 GPL
	équivoque : 12 – 40 GPL
	fortement positives : >40 GPL
IgA anticardiolipine :	négatives : <12 GPL
	équivoque : 12 – 40 GPL
	fortement positives : >40 GPL

INTERPRÉTATIONS POSSIBLES DES VALEURS ANORMALES

Augmentation

Lupus érythémateux disséminé
Polyarthrite rhumatoïde
Purpura thrombopénique idiopathique
Rhumatisme psoriasique
Syndrome de Sjögren
Syndrome des antiphospholipides (SAPL)

FACTEURS CONTRIBUANT AUX VALEURS ANORMALES

- Une infection syphilitique présente ou passée peut entraîner un résultat faussement positif.
- Médicaments pouvant produire un résultat *positif* pour les cardiolipines : antibiotiques, anticonvulsivants, contraceptifs oraux, hydralazine, phénothiazines, procaïnamide.

INTERVENTIONS INFIRMIÈRES ET DÉROULEMENT DU TEST

Avant le test

- Il n'est pas nécessaire d'être à jeun pour passer ce test.

Procédure

- Prélever un échantillon de sang dans le tube requis par le laboratoire.

Après le test

- Étiqueter le spécimen et le faire parvenir au laboratoire.

A

HÉMATOLOGIE

Anticorps anticellules pariétales
(AACP)

Description du test

Le test AACP détecte la présence d'anticorps dirigés contre les cellules pariétales de l'estomac. Lorsque ces anticorps sont présents, la production du facteur intrinsèque par les cellules pariétales est perturbée. Il en résulte une anémie pernicieuse par suite d'un processus auto-immunitaire. Le test AACP contribue à déterminer que le client est atteint d'une anémie pernicieuse. Le test peut également produire des résultats élevés dans les cas de gastrite atrophique et dans certains cas de maladies auto-immunes.

VALEURS NORMALES

Négatives

INTERPRÉTATIONS POSSIBLES DES VALEURS ANORMALES

Positives

Anémie pernicieuse auto-immune
Cancer de l'estomac
Diabète
Gastrite atrophique
Maladie de la thyroïde
Ulcère gastrique

INTERVENTIONS INFIRMIÈRES ET DÉROULEMENT DU TEST

Avant le test

- Il n'est pas nécessaire d'être à jeun pour passer ce test.

Procédure

- Prélever un échantillon de sang dans le tube requis par le laboratoire.

Après le test

- Étiqueter le spécimen et le faire parvenir au laboratoire.

A

Anticorps anticentromères

Description du test

Le syndrome CREST est une variété de sclérodermie caractérisée par la calcinose sous-cutanée, le syndrome de Raynaud, la dysfonction de l'œsophage, la sclérodactylie et les télangiectasies. Des anticorps anticentromères sont présents chez la plupart des personnes atteintes du syndrome CREST.

VALEURS NORMALES

Négatives

INTERPRÉTATIONS POSSIBLES DES VALEURS ANORMALES

Syndrome CREST

INTERVENTIONS INFIRMIÈRES ET DÉROULEMENT DU TEST

Avant le test

- Il n'est pas nécessaire d'être à jeun pour passer ce test.

Procédure

- Prélever un échantillon de sang dans le tube requis par le laboratoire.

Après le test

- Étiqueter le spécimen et le faire parvenir au laboratoire.

Anticorps antifongiques
(Blastomycose, Coccidioïdomycose, Cryptococcose, Histoplasmose)

Description du test

Parmi les milliers d'espèces fongiques connues, très peu sont considérées comme étant pathogènes pour l'être humain. On observe plus fréquemment une sensibilité aux mycoses chez les individus souffrant de maladies chroniques ou débilitantes, chez ceux qui sont immunodéprimés et qui prennent des médicaments pouvant affecter leur système immunitaire, tels des stéroïdes et des agents antinéoplasiques.

Le *Blastomyces dermatitidis*, dont la structure est semblable à celle du bacille de la tuberculose, est un champignon considéré comme étant pathogène. Il provoque des lésions cutanées granulomateuses et peut toucher les viscères.

La coccidioïdomycose est une maladie rare qui entraîne un taux élevé de mortalité. Elle est causée par le *Coccidioides immitis*, un organisme endémique dans le sud-ouest des États-Unis, en Californie, au Mexique, en Amérique centrale et en Amérique du Sud. Les infections primaires dues aux espèces de *Coccidioides* se manifestent le plus souvent sous forme de pneumonie extrahospitalière apparaissant 1 à 3 semaines après l'exposition.

La cryptococcose est causée par le *Cryptococcus neoformans*. C'est l'une des infections fongiques (mycoses) du système nerveux central les plus fréquentes. La maladie commence habituellement comme une infection respiratoire, qui se répand par la suite au SNC. L'agent est transporté par les pigeons et se transmet vraisemblablement par inhalation. Les symptômes vont du mal de tête et de subtils changements de l'état mental jusqu'à de la fièvre, des convulsions et le coma. Si elle n'est pas traitée, la maladie peut être fatale en quelques semaines.

L'histoplasmose est la mycose systémique la plus répandue. Cette maladie est causée par le *Histoplasma capsulatum*, un organisme vivant dans le sol humide, sur le sol des poulaillers et dans les fientes d'oiseaux, en particulier celles des carouges, des quiscales et des étourneaux. Le mycète est endémique dans les portions centrale et orientale de l'Amérique du Nord. On le trouve le plus souvent dans les États de l'Ohio et du Missouri et dans les vallées du fleuve Mississippi. La maladie est en général localisée comme un trouble pulmonaire ressemblant souvent à la tuberculose.

CONSIDÉRATIONS CLINIQUES

Demeurer vigilant quant aux maladies respiratoires infectieuses communes rencontrées dans la région où vit le client ou dans une région qu'il a visitée récemment peut aider à déterminer quelle mycose est probablement à l'œuvre (par exemple, histoplasmose dans le Midwest, coccidioïdomycose dans le Sud-Ouest et la Californie).

VALEURS NORMALES

Pas d'anticorps détecté

Immunodiffusion :	négative
Réaction de fixation du complément :	<1:8

INTERPRÉTATIONS POSSIBLES DES VALEURS ANORMALES

Positives

Blastomycose
Coccidioïdomycose
Cryptococcose
Histoplasmose

FACTEURS CONTRIBUANT AUX VALEURS ANORMALES

- Les tests cutanés peuvent rendre un test sérologique positif. Par conséquent, ces tests devraient être effectués après avoir prélevé l'échantillon sanguin.
- Un grand nombre de mycoses entraîne une immunosuppression, occasionnant des valeurs faibles ou des résultats faussement négatifs.
- Une réaction entre la blastomycose et l'histoplasmose peut mener à des données faussement élevées.

A

- Une contamination de l'échantillon sanguin peut modifier les résultats du test.
- L'hémolyse due à une agitation excessive de l'échantillon sanguin peut modifier les résultats.
- Les anticorps peuvent être présents au début de la maladie et disparaître par la suite.

INTERVENTIONS INFIRMIÈRES ET DÉROULEMENT DU TEST

Avant le test

- Collecter un historique des voyages du client et de son travail.
- Il n'est pas nécessaire d'être à jeun pour passer ce test.

Procédure

- Le test doit être effectué 2 à 4 semaines après l'exposition à l'organisme.
- Prélever un échantillon de sang dans le tube requis par le laboratoire.
- Il ne faut pas effectuer la ponction veineuse sur ou près d'une lésion cutanée fongique.

Après le test

- Étiqueter le spécimen et le faire parvenir immédiatement au laboratoire, en prenant soin d'éviter une agitation excessive de l'échantillon.
- Noter sur l'étiquette pour quel anticorps spécifique le test a été pratiqué.
- Informer le client que d'autres tests pourraient être nécessaires pour identifier le mycète soupçonné, dont un frottis et une culture de tissus provenant des lésions, une biopsie et des tests cutanés.

HÉMATOLOGIE

Anticorps antigliadines
(AAG)

Description du test

La gliadine est une partie du gluten, une protéine présente dans le blé. Les anticorps contre la gliadine, aussi appelés anticorps antigliadines, se forment chez certaines personnes exposées au gluten pendant une certaine période. La recherche d'anticorps antigliadines est l'un des nombreux tests utilisés pour le diagnostic de la maladie cœliaque et d'autres conditions caractérisées par une sensibilité au gluten. Ce test peut servir à écarter la possibilité de maladie cœliaque chez des clients présentant de l'anémie ou une douleur abdominale, ou elle peut faire partie d'un dépistage d'allergies. Généralement, on mesure les anticorps de classes IgA et IgG.

VALEURS NORMALES

Anticorps antigliadines IgA et IgG :	négatives : <20 U
	faiblement positives : 20–30 U
	modérément à fortement positives : >30 U

INTERPRÉTATIONS POSSIBLES DES VALEURS ANORMALES

A

Positives

Maladie cœliaque

FACTEURS CONTRIBUANT AUX VALEURS ANORMALES

- La présence d'autres troubles gastro-intestinaux, telle la maladie de Crohn, peut entraîner des résultats faussement positifs.

INTERVENTIONS INFIRMIÈRES ET DÉROULEMENT DU TEST

Avant le test

- Il n'est pas nécessaire d'être à jeun pour passer ce test.

Procédure

- Prélever un échantillon de sang dans le tube requis par le laboratoire.

Après le test

- Étiqueter le spécimen et le faire parvenir au laboratoire.

ALERTES CLINIQUES

- Les clients chez qui on diagnostique la maladie cœliaque tireront grandement profit de conseils nutritionnels relativement au retrait du gluten et des protéines apparentées de leur alimentation.

BIOCHIMIE

Anticorps anti-IgE spécifiques aux allergènes
(Dépistage d'allergie, Dosage des IgE spécifiques, RAST)

Description du test

Les principales protéines plasmatiques sont l'albumine et les globulines. Parmi ces dernières, on trouve les gammaglobulines, aussi appelées immunoglobulines, ou anticorps. En réponse à une stimulation par un antigène, les immunoglobulines sont produites par les lymphocytes B, une catégorie de globules blancs. On connaît cinq catégories d'immunoglobulines, à savoir les IgA, IgD, IgE, IgG et IgM. Les IgE sont les anticorps présents dans les cas d'allergie.

On peut identifier les substances responsables des allergies grâce à des tests cutanés. Ces derniers peuvent toutefois causer de l'inconfort et provoquer une réaction allergique, puisque des allergènes sont introduits dans l'organisme au cours de ces tests. On peut tester les allergènes d'une autre manière, soit en effectuant une recherche d'anticorps spécifiques aux allergènes. Ce test, le RAST (*radioallergosorbent test*), nécessite l'utilisation d'agents fluorescents, lesquels servent à identifier les antigènes spécifiques, c'est-à-dire les allergènes qui affectent le client. Si la personne est allergique à un allergène donné, une IgE spécifique présente dans son sang réagira avec l'allergène.

A

VALEURS NORMALES

0 (aucun IgE mis en évidence)
1 (résultat ambigu/limite)

INTERPRÉTATIONS POSSIBLES DES VALEURS ANORMALES

Augmentation

Réaction positive à la substance testée. Les valeurs varient de 2 à 6, des valeurs supérieures signifiant des taux plus élevés d'IgE.

FACTEURS CONTRIBUANT AUX VALEURS ANORMALES

- Le type d'allergène, la durée du temps d'exposition à l'allergène et toute thérapie d'hyposensibilisation antérieure influent sur les résultats du test.

INTERVENTIONS INFIRMIÈRES ET DÉROULEMENT DU TEST

Avant le test

- Il n'est pas nécessaire d'être à jeun pour passer ce test.

Procédure

- Prélever un échantillon de sang dans le tube requis par le laboratoire.

Après le test

- Étiqueter le spécimen et le faire parvenir au laboratoire.

ALERTES CLINIQUES

- Les allergies spécifiques mises en évidence au cours de ce test devront être notées au dossier médical du client.

BIOCHIMIE

Anticorps anti-insuline

Description du test

L'insuline, qu'elle soit d'origine bovine, porcine ou humaine, est une protéine constituée de deux chaînes polypeptidiques qui peuvent stimuler la production d'anticorps. À la suite d'injections d'insuline consécutives, ces anticorps se lient à l'insuline et la neutralisent de telle sorte qu'elle n'est plus en mesure d'exercer sa fonction. Il faut donc administrer au client des doses d'insuline plus élevées pour répondre à ses besoins, un phénomène appelé insulinorésistance que la présence d'anticorps IgG et IgM anti-insuline permet de constater. Des anticorps IgE signifient que l'organisme a une réaction allergique à la médication. Cette allergie peut se caractériser par des symptômes mineurs, comme des éruptions, ou par des symptômes plus graves. On procède à la recherche d'anticorps anti-insuline quand l'insuline ne contrôle plus le diabète du client ou si des symptômes d'allergies à l'insuline se manifestent.

VALEURS NORMALES

A

Anticorps anti-insuline indétectables

INTERPRÉTATIONS POSSIBLES DES VALEURS ANORMALES

Augmentation

Allergie à l'insuline
Hypoglycémie artificielle
Résistance à l'insuline

FACTEURS CONTRIBUANT AUX VALEURS ANORMALES

- Une scintigraphie effectuée dans les 7 jours précédant le test peut fausser les résultats.

INTERVENTIONS INFIRMIÈRES ET DÉROULEMENT DU TEST

Avant le test

- Il n'est pas nécessaire d'être à jeun pour passer ce test.

Procédure

- Prélever un échantillon de sang dans le tube requis par le laboratoire.

Après le test

- Étiqueter le spécimen et le faire parvenir au laboratoire.

SÉROLOGIE

 Anticorps anti-*Legionella*

Description du test

La maladie du légionnaire est une catégorie de pneumonie atypique causée par la bactérie *Legionella pneumophila*. Les symptômes sont semblables à ceux de la grippe : fièvre élevée, confusion mentale, maux de tête, douleur pleurétique, myalgies, dyspnée, toux productive et hémoptysie. Les personnes les plus fréquemment atteintes sont les hommes d'âge moyen et avancé, les fumeurs, ainsi que celles qui souffrent de maladies chroniques ou qui prennent des immunodépresseurs. La *Legionnella* a été détectée dans les systèmes de distribution d'eau et on a observé qu'elle peut survivre dans les systèmes de climatisation des grands édifices, y compris ceux des hôpitaux. Cette bactérie est également présente dans le sol; les personnes qui travaillent dans des sites d'excavation ou qui vivent à proximité de tels sites courent des risques de contracter la maladie du légionnaire.

La mise en évidence d'anticorps anti-*Legionella* chez une personne permet de diagnostiquer la maladie du légionnaire. Les titres d'anticorps sont peu élevés durant la première semaine qui suit l'infection, puis ils augmentent au cours des deuxième et troisième semaines pour atteindre un sommet à 5 semaines; ils déclinent ensuite progressivement pendant plusieurs années. On détermine le titre d'anticorps durant la

A

première semaine de la maladie (phase aiguë), et un deuxième titre est effectué entre 3 et 6 semaines après le début de la fièvre (phase convalescente). Une augmentation de 4 fois du premier titre (>1:128) par rapport au deuxième titre témoigne d'une infection. Un seul titre d'au moins 1:256 signale une primo-infection à *Legionella*, mais ne confirme pas la maladie du légionnaire, étant donné que de 1 % à 16 % des adultes en santé ont des titres d'anticorps similaires.

VALEURS NORMALES

Négatives

INTERPRÉTATIONS POSSIBLES DES VALEURS ANORMALES

Positives

Légionellose

FACTEURS CONTRIBUANT AUX VALEURS ANORMALES

• L'hémolyse de l'échantillon sanguin peut modifier les résultats.

INTERVENTIONS INFIRMIÈRES ET DÉROULEMENT DU TEST

Avant le test

• Il n'est pas nécessaire d'être à jeun pour passer ce test.

Procédure

• Prélever un échantillon de sang dans le tube requis par le laboratoire

Après le test

• Étiqueter le spécimen et le faire parvenir au laboratoire.

ALERTES CLINIQUES

• Le traitement de la légionellose comprend l'administration d'antibiotiques tels les quinolones et les macrolides.

HÉMATOLOGIE

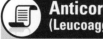

Anticorps antileucocytaires
(Leucoagglutinines)

Description du test

Les personnes qui ont besoin d'une transfusion sanguine doivent recevoir du sang de groupes sanguins (A, B, O, facteur Rh) compatibles avec le leur. Pendant et après la transfusion sanguine, on surveille les signes et les symptômes de réactions transfusionnelles. L'une de celles-ci est une réaction hémolytique due à l'incompatibilité ABO qui peut se traduire par l'un ou l'autre des symptômes suivants : hémoglobinémie, hémoglobinurie, coagulation intravasculaire disséminée (CIVD), insuffisance rénale et défaillance cardiovasculaire.

Des réactions fébriles transfusionnelles non hémolytiques peuvent également se produire. On observe alors chez la personne une apparence de réaction transfusionnelle malgré le fait qu'elle ait reçu du sang compatible. La gravité des réactions va de la fièvre jusqu'à la dyspnée et l'hypotension. On croit que cette réaction est due à la formation d'anticorps dirigés contre les leucocytes du donneur. La formation de cytokines pendant l'entreposage du sang dans une banque peut aussi être en cause.

Lorsqu'il y a une réaction fébrile transfusionnelle non hémolytique malgré le fait d'une compatibilité A-B-O entre le sang du donneur et celui du receveur, il faut alors faire la recherche des anticorps antileucocytaires. Si le résultat du test est positif, la personne devrait recevoir, lors de transfusions futures, du sang déleucocyté.

VALEURS NORMALES

Négatives

INTERPRÉTATIONS POSSIBLES DES VALEURS ANORMALES

Positives

Réaction transfusionnelle

FACTEURS CONTRIBUANT AUX VALEURS ANORMALES

- La formation d'anticorps antileucocytaires peut être due à de précédentes transfusions sanguines ou à une grossesse actuelle.

INTERVENTIONS INFIRMIÈRES ET DÉROULEMENT DU TEST

Avant le test

- Il n'est pas nécessaire d'être à jeun pour passer ce test.

Procédure

- Prélever un échantillon de sang dans le tube requis par le laboratoire.

Après le test

- Étiqueter le spécimen et le faire parvenir au laboratoire.

A

 Anticorps anti-membrane basale glomérulaire

Description du test

Le syndrome de Goodpasture est une maladie auto-immune qui se caractérise par la production d'anticorps spécifiques contre des éléments de structure rénaux, tels que la membrane basale glomérulaire, et contre des éléments de structure pulmonaires, tels que la membrane basale alvéolaire. En se liant ensuite aux antigènes tissulaires, ces anticorps engendrent une réaction immunitaire et des complications comme la glomérulonéphrite nécrosante et la pneumonite hémorragique. En raison de complications rénales et pulmonaires, on peut aussi pratiquer des biopsies rénales et pulmonaires.

VALEURS NORMALES

Négatives : <20 unités par la méthode ELISA

INTERPRÉTATIONS POSSIBLES DES VALEURS ANORMALES

Augmentation

Glomérulonéphrite antiglomérulaire
Lupus érythémateux disséminé
Syndrome de Goodpasture

FACTEURS CONTRIBUANT AUX VALEURS ANORMALES

- Médicaments pouvant faire *diminuer* la valeur des résultats : antibiotiques.

INTERVENTIONS INFIRMIÈRES ET DÉROULEMENT DU TEST

Avant le test

- Il est nécessaire d'être à jeun pour passer ce test.

Procédure

- Prélever un échantillon de sang dans le tube requis par le laboratoire.

Après le test

- Étiqueter le spécimen et le faire parvenir au laboratoire.

 Anticorps antimicrosomes hépatiques et rénaux

Description du test

La présence d'anticorps antimicrosomes hépatiques et rénaux, combinée à des résultats cliniques et à d'autres tests de laboratoire, favorise le diagnostic de maladies auto-immunes du foie, comme l'hépatite auto-immune de type 2. Celle-ci frappe surtout les femmes et elle est associée à des taux très élevés de transaminase et à des taux élevés d'immunoglobulines, surtout des IgG. On évalue également la présence d'anticorps antimicrosomes hépatiques et rénaux en même temps que les anticorps anti-muscles lisses et antinucléaires.

VALEURS NORMALES

Négatives :   <20,1 unités

INTERPRÉTATIONS POSSIBLES DES VALEURS ANORMALES

Positives

Hépatite auto-immune de type 2

INTERVENTIONS INFIRMIÈRES ET DÉROULEMENT DU TEST

Avant le test
- Il n'est pas nécessaire d'être à jeun pour passer ce test.

Procédure
- Prélever un échantillon de sang dans le tube requis par le laboratoire.

Après le test
- Étiqueter le spécimen et le faire parvenir au laboratoire.

ALERTES CLINIQUES

- Le diagnostic d'une hépatite chronique active nécessite habituellement une biopsie du foie.
- Une fois le diagnostic établi, on commence les traitements aux corticostéroïdes.

HÉMATOLOGIE

Anticorps antimicrosomes thyroïdiens

Description du test

Les microsomes sont des lipoprotéines habituellement présentes dans les cellules épithéliales de la thyroïde. Dans certains types de troubles thyroïdiens, ces microsomes s'échappent de leur site habituel; une fois libérés, ils sont considérés comme des antigènes par le système immunitaire. L'organisme produit donc des anticorps antimicrosomes responsables de l'inflammation et de la destruction de la glande thyroïde. On observe des anticorps antimicrosomes chez la plupart des personnes atteintes de la

A

thyroïdite chronique de Hashimoto. Ce test se pratique habituellement en même temps que le dépistage d'anticorps antithyroglobuline. (On appelle *titre* la solution de sérum la plus diluée dans laquelle on peut encore détecter des anticorps antimicrosomes.)

VALEURS NORMALES

Titre <1:100

INTERPRÉTATIONS POSSIBLES DES VALEURS ANORMALES

Augmentation

Anémies hémolytiques auto-immunes
Anémie pernicieuse
Cancer de la thyroïde
Goitre nodulaire non toxique
Hypothyroïdie primaire
Lupus érythémateux disséminé
Myasthénie grave
Myxœdème
Polyarthrite rhumatoïde
Thyroïdite chronique de Hashimoto
Thyroïdite granulomateuse
Thyroïdite lymphocytaire juvénile
Syndrome de Sjögren

FACTEURS CONTRIBUANT AUX VALEURS ANORMALES

- Médicaments pouvant faire *augmenter* le titre des anticorps antimicrosomiques : contraceptifs oraux.

INTERVENTIONS INFIRMIÈRES ET DÉROULEMENT DU TEST

Avant le test

- Il n'est pas nécessaire d'être à jeun pour passer ce test.

Procédure

- Prélever un échantillon de sang dans le tube requis par le laboratoire.

Après le test

- Étiqueter le spécimen et le faire parvenir au laboratoire.

ALERTES CLINIQUES

- On effectue habituellement ce test en même temps que le test de mise en évidence des anticorps antithyroglobuline.

Anticorps antimitochondries

Description du test

La recherche d'anticorps antimitochondries a pour fonction de détecter la présence d'auto-anticorps auto-immuns dirigés contre une composante lipoprotéique de la membrane mitochondriale. Ces anticorps ont tendance à attaquer les organes très énergivores comme ceux du système hépatobiliaire. Ce test permet de diagnostiquer une cirrhose biliaire primitive.

VALEURS NORMALES

Négatives à une dilution 1 :20

INTERPRÉTATIONS POSSIBLES DES VALEURS ANORMALES

Positives

Cirrhose biliaire primitive
Cirrhose cryptogénétique
Hépatite
Ictère médicamenteux
Lupus érythémateux disséminé
Obstruction hépatique
Polyarthrite rhumatoïde

FACTEURS CONTRIBUANT AUX VALEURS ANORMALES

- L'hémolyse de l'échantillon sanguin peut modifier les résultats.

INTERVENTIONS INFIRMIÈRES ET DÉROULEMENT DU TEST

Avant le test

- Il n'est pas nécessaire d'être à jeun pour passer ce test.

Procédure

- Prélever un échantillon de sang dans le tube requis par le laboratoire.

Après le test

- Appliquer une pression sur le site de la ponction veineuse pendant 3 à 5 minutes. Mettre un pansement compressif et vérifier régulièrement un possible saignement.
- Étiqueter le spécimen et le faire parvenir au laboratoire.

A ALERTES CLINIQUES

- Un saignement prolongé au site de la ponction veineuse en raison d'une carence en vitamine K peut être un effet secondaire d'un dysfonctionnement du foie, comme dans le cas d'une hépatite grave.
- On pratique généralement ce test en même temps que celui du dépistage des anticorps anti-muscles lisses.
- Pour interpréter ce test, il faut déterminer s'il est positif ou négatif; le niveau du titre ne correspond pas à la gravité de la maladie ou à la réaction au traitement.

HÉMATOLOGIE

 Anticorps anti-muscles lisses

Description du test

Le test d'anticorps anti-muscles lisses détecte la présence d'anticorps auto-immuns dirigés contre les muscles lisses. Ces anticorps ont tendance à apparaître au cours d'une hépatite chronique active et d'autres maladies caractérisées par des lésions hépatiques. On pratique ce test de dépistage pour diagnostiquer une cirrhose biliaire primitive ou une hépatite chronique active.

VALEURS NORMALES

Négatives à une dilution 1 :20

INTERPRÉTATIONS POSSIBLES DES VALEURS ANORMALES

Positives

Asthme intrinsèque
Cirrhose biliaire primitive
Hépatite chronique active
Hépatite virale aiguë
Infection virale
Mononucléose infectieuse
Tumeurs malignes

FACTEURS CONTRIBUANT AUX VALEURS ANORMALES

- L'hémolyse et la présence d'anticorps antinucléaires dans l'échantillon sanguin peuvent modifier les résultats.

INTERVENTIONS INFIRMIÈRES ET DÉROULEMENT DU TEST

A

Avant le test
- Il n'est pas nécessaire d'être à jeun pour passer ce test.

Procédure
- Prélever un échantillon de sang dans le tube requis par le laboratoire

Après le test
- Appliquer une pression sur le site de la ponction veineuse pendant 3 à 5 minutes. Mettre un pansement compressif et vérifier régulièrement un possible saignement.
- Étiqueter le spécimen et le faire parvenir au laboratoire.

ALERTES CLINIQUES

- Un saignement prolongé au site de la ponction veineuse en raison d'une carence en vitamine K peut être un effet secondaire d'un dysfonctionnement du foie, comme dans le cas d'une hépatite grave.
- On pratique généralement ce test en même temps que celui de la recherche d'anticorps antimitochondries.
- Pour interpréter ce test, il faut déterminer s'il est positif ou négatif; le taux du titre ne correspond pas nécessairement à la gravité de la maladie ou à la réaction au traitement.

HÉMATOLOGIE

Anticorps antineutrophiles cytoplasmiques
(ANCA)

Description du test
Le dépistage d'anticorps antineutrophiles cytoplasmiques (ANCA) permet de diagnostiquer la granulomatose de Wegener et de surveiller son évolution chez les personnes qui en sont atteintes. Il s'agit d'une maladie auto-immune qui se caractérise par l'inflammation de nombreux tissus et organes, dont le système respiratoire supérieur et inférieur, les reins, les yeux, les oreilles et la peau. Les vaisseaux sanguins de ces tissus deviennent enflammés, provoquant une angéite et le développement de granulomes. Une fois le diagnostic confirmé, on a généralement recours à des agents cytotoxiques pour le traitement.

VALEURS NORMALES

ANCA par immunofluorescence :	négatives	
ANCA par ELISA :	négatives :	<21 unités
	faiblement positives :	21 – 30 unités
	positives :	>30 unités

A ## INTERPRÉTATIONS POSSIBLES DES VALEURS ANORMALES

Augmentation

Arthrite systémique
Glomérulonéphrite
Granulomatose de Wegener
Maladie inflammatoire chronique de l'intestin
Polyarthrite noueuse

INTERVENTIONS INFIRMIÈRES ET DÉROULEMENT DU TEST

Avant le test

- Il n'est pas nécessaire d'être à jeun pour passer ce test.

Procédure

- Prélever un échantillon de sang dans le tube requis par le laboratoire

Après le test

- Étiqueter le spécimen et le faire parvenir au laboratoire.

HÉMATOLOGIE

Anticorps antinucléaires
(AAN)

Description du test

Les anticorps antinucléaires (AAN) sont produits par l'organisme contre les composants nucléaires de ses propres cellules, entraînant ainsi le développement d'une maladie auto-immune. La recherche d'AAN est couramment pratiquée pour exclure la possibilité d'une atteinte par le lupus érythémateux disséminé (LED), étant donné que 95 % à 99 % des personnes touchées ont des titres d'ANA positifs. (Un *titre* est la solution de sérum la plus diluée dans laquelle on détecte une substance, ici l'AAN.) Le test AAN est un procédé d'immunofluorescence indirecte qui produit différents patrons de coloration; ceux-ci peuvent être homogènes, nucléolaires, périphériques ou mouchetés. Grâce à ces patrons, il est possible de porter un diagnostic précis sur la maladie qui affecte la personne.

VALEURS NORMALES

Négatives à une dilution 1 :8

INTERPRÉTATIONS POSSIBLES DES VALEURS ANORMALES

Positives

Cirrhose
Dermatomyosite
Endocardite bactérienne

Positives

Hépatite chronique auto-immune
Leucémie
Lupus érythémateux discoïde
Lupus érythémateux disséminé
Lupus médicamenteux
Maladies du tissu conjonctif
Mononucléose infectieuse
Myasthénie grave
Polyarthrite rhumatoïde
Polymyosite
Sclérodermie
Syndrome de Raynaud
Syndrome de Sharp (connectivite mixte)
Syndrome de Sjögren
Tuberculose
Tumeurs malignes, surtout des lymphomes

FACTEURS CONTRIBUANT AUX VALEURS ANORMALES

- L'hémolyse de l'échantillon sanguin peut modifier les résultats.
- Médicaments pouvant révéler un résultat *faussement positif :* acétazolamide, carbidopa, chlorothiazide, chlorpromazine, clofibrate, contraceptifs oraux, diurétiques thiazidiques, éthosuximide, griséofulvine, hydralazine, isoniazide, lithium, méthyldopa, pénicilline, phénylbutazone, phénytoïne, primidone, procaïnamide, propylthiouracile, quinidine, réserpine, sels d'or, streptomycine, sulfonamides, tétracyclines.
- Médicaments pouvant révéler un résultat *faussement négatif :* stéroïdes.

INTERVENTIONS INFIRMIÈRES ET DÉROULEMENT DU TEST

Avant le test
- Il n'est pas nécessaire d'être à jeun pour passer ce test.

Procédure
- Prélever un échantillon de sang dans le tube requis par le laboratoire.

Après le test
- Étiqueter le spécimen et le faire parvenir au laboratoire.

ALERTES CLINIQUES

- On peut observer des résultats positifs chez des clients n'ayant pas de maladie auto-immune connue.
- En raison d'un déficit immunitaire, il y a des risques d'infection sur le site de la ponction veineuse. Enseigner au client à surveiller le site et à déceler tout signe d'infection (écoulement, rougeur, chaleur, œdème et douleur au site de la ponction ainsi que présence de fièvre).

A

 Anticorps anti-oreillons

Description du test

Les oreillons sont une infection virale transmise par des gouttelettes respiratoires et par le contact avec des objets contaminés par la salive d'une personne infectée. Les symptômes comprennent une douleur faciale, un œdème des glandes parotides, de la fièvre, des céphalées et un mal de gorge. En général, l'infection évolue spontanément vers la guérison, mais dans certains cas, les testicules peuvent être infectés, occasionnant une douleur locale et un œdème du scrotum. La période d'incubation entre l'exposition au virus et l'apparition des symptômes est de 12 à 24 jours. Cette maladie est plus commune chez les enfants âgés de 2 à 12 ans qui n'ont pas été vaccinés contre les oreillons.

On recommande de pratiquer l'immunisation contre les oreillons à l'aide de deux doses du vaccin contre la rougeole, les oreillons et la rubéole (vaccin RRO). Au Québec, on administre la première dose à 12 mois et la deuxième à 18 mois. Le dosage des anticorps contre les oreillons mesure la formation d'anticorps IgG et IgM contre le virus des oreillons. On peut l'utiliser pour diagnostiquer les oreillons et pour déterminer si une personne est immunisée contre le virus, soit parce qu'elle a déjà été infectée ou parce qu'elle a été vaccinée. La présence d'IgG spécifiques dans un échantillon de sérum est la preuve d'une immunité contre les oreillons.

VALEURS NORMALES

Négatives

INTERPRÉTATIONS POSSIBLES DES VALEURS ANORMALES

Positives

Immunité contre les oreillons (IgG)
Infection actuelle ou récente par le virus des oreillons (IgM)

FACTEURS CONTRIBUANT AUX VALEURS ANORMALES

- L'hémolyse de l'échantillon de sang peut modifier les résultats du test.

INTERVENTIONS INFIRMIÈRES ET DÉROULEMENT DU TEST

Avant le test

- Il n'est pas nécessaire d'être à jeun pour passer ce test.

Procédure

- Prélever un échantillon de sang dans le tube requis par le laboratoire

Après le test

- Étiqueter le spécimen et le faire parvenir au laboratoire.

Anticorps anti-parvovirus B19

Description du test

Le parvovirus B19, responsable de la « cinquième maladie », touche surtout les enfants et il se manifeste sous la forme d'une éruption cutanée rouge vif qui apparaît d'abord sur les joues, donnant l'impression que le malade a été giflé, puis l'éruption se répand aux bras, aux jambes et au tronc. L'érythème pâlit de façon typique à partir du centre vers l'extérieur, ce qui lui donne une apparence en dentelle. Bien qu'elle dure en général de 5 à 14 jours, l'éruption peut apparaître de façon intermittente pendant plusieurs semaines. Le soleil, la chaleur, l'exercice, la fièvre ou un stress affectif peuvent entraîner la réapparition de l'éruption.

Le parvovirus B19 peut aussi toucher les adultes, chez qui les symptômes les plus courants sont des douleurs articulaires accompagnées d'enflure. La majorité des adultes possèdent des anticorps contre le parvovirus, ce qui signifie qu'ils ont été exposés au virus et n'ont probablement présenté aucun symptôme ou seulement des symptômes légers. La maladie peut toutefois s'avérer sérieuse pour certaines personnes. Les clients atteints d'anémie falciforme ou de types similaires d'anémie chronique peuvent souffrir d'anémie aiguë pendant cette maladie. Si une femme enceinte est infectée par le parvovirus B19 pendant la première moitié de sa grossesse, le fœtus court un risque (moins de 5 %) d'être atteint d'anémie sévère et un avortement spontané peut survenir.

CONSIDÉRATIONS CLINIQUES

Les femmes enceintes exposées au parvovirus B19 devraient subir un dépistage sérologique pour déterminer si elles présentent un risque de séroconversion.

VALEURS NORMALES

Négatives

INTERPRÉTATIONS POSSIBLES DES VALEURS ANORMALES

Positives

Infection active au parvovirus B19 (IgM)
Exposition passée au parvovirus B19; immunité à vie (IgG)

INTERVENTIONS INFIRMIÈRES ET DÉROULEMENT DU TEST

Avant le test

- Il n'est pas nécessaire d'être à jeun pour passer ce test.

Procédure

- Prélever un échantillon de sang dans le tube requis par le laboratoire.

Après le test

- Étiqueter le spécimen et le faire parvenir au laboratoire.

A

 # Anticorps antiplaquettaires

Description du test

On peut demander une recherche d'anticorps antiplaquettaires quand une personne a une faible numération plaquettaire (thrombopénie) qui ne réagit pas à une transfusion de plaquettes. Les anticorps antiplaquettaires sont des immunoglobulines IgG qui se développent chez des individus qui deviennent sensibilisés aux antigènes plaquettaires d'un sang transfusé. Lorsque des anticorps antiplaquettaires sont présents, les plaquettes du donneur et celles du receveur sont détruites. Il peut arriver que des anticorps antiplaquettaires apparaissent dans le sang pour des raisons inexpliquées, une condition qui porte le nom de purpura thrombopénique idiopathique, ou en raison de l'effet indésirable de certains médicaments. La thrombopénie immunologique d'origine médicamenteuse peut être causée par des médicaments comme le chlordiazépoxide, l'héparine, la phénytoïne, la quinidine, les sels d'or, les sulfamides et le sulfate de quinine.

VALEURS NORMALES

Négatives

INTERPRÉTATIONS POSSIBLES DES VALEURS ANORMALES

Positives

Hémoglobinurie paroxystique
Purpura posttransfusionnel
Purpura thrombopénique idiopathique
Thrombopénie immunologique d'origine médicamenteuse
Thrombopénie néonatale

FACTEURS CONTRIBUANT AUX VALEURS ANORMALES

- L'hémolyse de l'échantillon sanguin modifiera les résultats.
- Les transfusions sanguines peuvent entraîner le développement d'alloanticorps.

INTERVENTIONS INFIRMIÈRES ET DÉROULEMENT DU TEST

Avant le test

- Si possible, prélever l'échantillon de sang avant toute transfusion sanguine.
- Il n'est pas nécessaire d'être à jeun pour passer ce test.

Procédure

- Prélever un échantillon de sang dans le tube requis par le laboratoire.

Après le test

- Appliquer une pression sur le site de la ponction veineuse pendant 3 à 5 minutes. Mettre un pansement compressif et vérifier régulièrement un possible saignement.
- Étiqueter le spécimen et le faire parvenir au laboratoire.
- Enseigner au client à surveiller le site : en cas de saignement, le client doit appliquer une pression directe et, s'il est incapable de maîtriser le saignement, retourner au centre de prélèvements ou aviser le responsable des soins.

ALERTES CLINIQUES

- Complication possible : saignement prolongé dû à la thrombopénie.

SÉROLOGIE

 ## Anticorps antirabiques

Description du test

Cette analyse permet de déterminer si une personne a été infectée par le virus de la rage. La rage, une infection virale aiguë du système nerveux central, affecte les animaux, notamment les chauves-souris, les chats, les chiens, les mouffettes et les écureuils. Le virus présent dans la salive de l'animal infecté peut être transmis à un humain par une morsure. L'infection est fatale si on ne débute pas le traitement avant l'apparition des symptômes. Ce traitement consiste à administrer de l'immunoglobuline antirabique le plus tôt possible après l'exposition pour neutraliser le virus dans la plaie. L'immunoglobuline antirabique contient des anticorps antirabiques recueillis dans du sang de donneurs humains et confère une immunité passive contre la rage, ce qui constitue une protection immédiate, bien que temporaire, contre la progression de l'infection rabique.

En même temps que l'immunoglobuline antirabique, on administre une première dose de vaccin antirabique puis de nouvelles doses 3, 7, 14 et 28 jours après la dose initiale. Le vaccin stimule la production par l'organisme de ses propres anticorps contre le virus de la rage. Le développement de cette immunité active est plus lent, mais celle-ci protège contre la rage plus longtemps.

On utilise également ce test pour effectuer le titrage des anticorps neutralisant le virus rabique afin de déterminer si un individu qui a reçu le vaccin a développé une protection adéquate contre la maladie. Cette précaution peut s'avérer particulièrement importante pour ceux qui travaillent en étroit contact avec les animaux, comme les vétérinaires. On considère qu'un titre d'au moins 1 : 16 offre une bonne protection.

VALEURS NORMALES

Un titre inférieur à 1 : 16 est considéré comme étant négatif (il n'y a pas eu d'exposition à la rage)

A

Après l'administration du vaccin, on considère qu'un titre supérieur à 1 :16 représente une bonne protection

INTERPRÉTATIONS POSSIBLES DES VALEURS ANORMALES

Augmentation

Immunité contre la rage
Rage

INTERVENTIONS INFIRMIÈRES ET DÉROULEMENT DU TEST

Avant le test

- Il n'est pas nécessaire d'être à jeun pour passer ce test.

Procédure

- Prélever un échantillon de sang dans le tube requis par le laboratoire.

Après le test

- Étiqueter le spécimen et le faire parvenir au laboratoire.

ALERTES CLINIQUES

- Il faut examiner le cerveau de l'animal en même temps que l'échantillon sanguin du client pour déterminer la présence du virus de la rage.

SÉROLOGIE

Anticorps antirougeole

Description du test

La rougeole est une infection virale transmise par des gouttelettes provenant du nez, de la bouche ou de la gorge. La période d'incubation, entre l'exposition au virus et l'apparition des symptômes, est typiquement de 8 à 12 jours. Les symptômes de la rougeole comprennent fièvre, toux, écoulement nasal, mal de gorge, myalgie, conjonctivite, photophobie, taches de Koplik dans la bouche et éruption cutanée. Cette dernière apparaît habituellement de 3 à 5 jours après le début des symptômes généralisés et dure de 4 à 7 jours. Elle commence généralement sur la tête et se déplace vers le bas du corps. Le traitement de la rougeole est habituellement symptomatique. L'administration d'immunoglobulines sériques 6 jours après l'exposition au virus peut réduire le risque de développer la rougeole ou diminuer la gravité de la maladie.

On recommande l'immunisation contre la rougeole à l'aide de deux doses d'un vaccin contre la rougeole, les oreillons et la rubéole (vaccin RRO). Au Québec, on administre la première dose à l'âge de 12 mois et la seconde à 18 mois. Le dosage des anticorps antirougeole mesure la formation d'anticorps IgG et IgM contre le virus de

A

la rougeole. On peut l'utiliser pour le diagnostic de la rougeole et pour déterminer si une personne est immunisée contre le virus, soit parce qu'elle a déjà eu la maladie ou parce qu'elle a été vaccinée. La présence d'IgG spécifiques dans un échantillon de sérum est la preuve d'une immunité à la rougeole.

VALEURS NORMALES

Négatives

INTERPRÉTATIONS POSSIBLES DES VALEURS ANORMALES

Positives

Immunité contre la rougeole (IgG)
Infection actuelle ou récente par le virus de la rougeole (IgM)

FACTEURS CONTRIBUANT AUX VALEURS ANORMALES

- L'hémolyse de l'échantillon sanguin peut modifier les résultats du test.

INTERVENTIONS INFIRMIÈRES ET DÉROULEMENT DU TEST

Avant le test

- Il n'est pas nécessaire d'être à jeun pour passer ce test.

Procédure

- Prélever un échantillon de sang dans le tube requis par le laboratoire.

Après le test

- Étiqueter le spécimen et le faire parvenir au laboratoire.

SÉROLOGIE

Anticorps antirubéole

Description du test

La rubéole est une maladie virale qui n'est pas considérée comme étant une affection grave. Elle provoque habituellement de la fièvre et une éruption cutanée passagère chez les enfants et les adultes qui la contractent. Toutefois, cette maladie est grave si une femme la contracte pendant le premier trimestre de sa grossesse. Elle peut provoquer un avortement spontané, la mort fœtale tardive et des anomalies congénitales

A

comme la surdité, la microcéphalie et des malformations cardiaques. Il est par conséquent extrêmement important pour les femmes envisageant de devenir enceintes de vérifier si elles sont immunisées contre la rubéole.

La recherche d'anticorps antirubéole mesure la formation d'anticorps IgG et IgM contre le virus de la rubéole. Elle peut servir au diagnostic de la rubéole et à déterminer si une personne est immunisée contre le virus. On pose un diagnostic de rubéole quand le titre des anticorps est quatre fois plus élevé dans le sérum prélevé en phase aiguë qu'en phase de convalescence. La mise en évidence d'anticorps IgG spécifiques dans un échantillon de sérum indique que la personne est immunisée contre la rubéole.

VALEURS NORMALES

Négatives

INTERPRÉTATIONS POSSIBLES DES VALEURS ANORMALES

Positives

Immunité contre la rubéole (IgG)
Infection actuelle ou récente par le virus de la rubéole (IgM)

FACTEURS CONTRIBUANT AUX VALEURS ANORMALES

- L'hémolyse de l'échantillon sanguin peut modifier les résultats.

INTERVENTIONS INFIRMIÈRES ET DÉROULEMENT DU TEST

Avant le test

- Il n'est pas nécessaire d'être à jeun pour passer ce test.

Procédure

- Prélever un échantillon de sang dans le tube requis par le laboratoire.

Après le test

- Étiqueter le spécimen et le faire parvenir au laboratoire.

ALERTES CLINIQUES

- Les femmes qui envisagent d'avoir un enfant devraient vérifier si elles sont immunisées avant de devenir enceintes et, si elles ne le sont pas, se faire vacciner contre la rubéole.

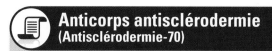

Anticorps antisclérodermie
(Antisclérodermie-70)

Description du test

On observe des anticorps antisclérodermie chez les personnes atteintes d'une sclérodermie généralisée et du syndrome CREST. Le syndrome CREST se caractérise par une calcinose, le syndrome de Raynaud, un dysfonctionnement de l'œsophage, la sclérodactylie et les télangiectasies. Des résultats positifs suggèrent très fortement une sclérodermie, car l'anticorps est rarement présent dans les cas de maladies comme la sclérose de Sharp, la polyarthrite rhumatoïde, le syndrome de Sjögren et le lupus érythémateux systémique.

VALEURS NORMALES

Négatives

INTERPRÉTATIONS POSSIBLES DES VALEURS ANORMALES

Positives

Sclérodermie
Syndrome de CREST

FACTEURS CONTRIBUANT AUX VALEURS ANORMALES

- Médicaments pouvant faire *augmenter* les taux d'anticorps antisclérodermie : acide para-aminosalicylique, isoniazide, méthyldopa, pénicilline, propylthiouracile, streptomycine, tétracycline.

INTERVENTIONS INFIRMIÈRES ET DÉROULEMENT DU TEST

Avant le test

- Il n'est pas nécessaire d'être à jeun pour passer ce test.

Procédure

- Prélever un échantillon de sang dans le tube requis par le laboratoire.

Après le test

- Étiqueter le spécimen et le faire parvenir au laboratoire.

A

 # Anticorps antispermatozoïdes

Description du test

Chez l'homme, un blocage des conduits efférents des testicules peut causer la réabsorption des spermatozoïdes et la formation d'anticorps antispermatozoïdes. Ces anticorps peuvent aussi se former chez la femme. On procède à ce test tant chez l'homme que chez la femme pour déterminer les causes de stérilité.

VALEURS NORMALES

Négatives

INTERPRÉTATIONS POSSIBLES DES VALEURS ANORMALES

Positives

Blocage des conduits efférents des testicules
Stérilité
Vasectomie

INTERVENTIONS INFIRMIÈRES ET DÉROULEMENT DU TEST

Avant le test

- Expliquer aux clients les différents prélèvements nécessaires.
- Il n'est pas nécessaire d'être à jeun pour passer ce test.
- Si le client doit fournir un échantillon de sperme, il devrait éviter toute éjaculation pendant trois jours avant le test.

Procédure

- Fournir au client un contenant de plastique pour qu'il recueille l'échantillon de sperme.
- Prélever, chez le client et la cliente, un échantillon de sang dans le tube requis par le laboratoire.
- Même s'il est préférable de prélever du sang chez les clientes, on peut aussi prélever 1 ml de mucus cervical.

Après le test

- L'échantillon de sperme doit être acheminé au laboratoire moins de 2 heures après le prélèvement.
- Étiqueter tous les spécimens, les mettre sur de la glace sèche et les acheminer au laboratoire.
- Apporter du soutien au couple, car ce test peut engendrer un stress considérable au regard de l'enjeu.

Anticorps antithyroglobuline
(Anticorps antithyroglobuline thyroïdienne)

Description du test

La thyroglobuline est une glycoprotéine thyroïdienne qui participe à la synthèse de la triiodothyronine (T3) et de la thyroxine (T4). Dans certains cas de troubles thyroïdiens, la thyroglobuline peut s'échapper de la glande thyroïde puis, une fois libérée, être considérée comme un antigène par le système immunitaire. S'ensuit une production d'anticorps antithyroglobuline, responsables de l'inflammation et de la destruction de la glande thyroïde. On observe ces anticorps chez la majorité des clients avec un diagnostic de thyroïdite chronique de Hashimoto.

VALEURS NORMALES

Titre <1 :100

INTERPRÉTATIONS POSSIBLES DES VALEURS ANORMALES

Augmentation

Anémie hémolytique auto-immune
Anémie pernicieuse
Cancer de la thyroïde
Diabète de type I
Goitre nodulaire simple
Hyperthyroïdie
Hypothyroïdie primitive
Lupus érythémateux disséminé
Maladies auto-immunes de la thyroïde
Myasthénie grave
Myxœdème
Polyarthrite rhumatoïde
Syndrome de Gougerot-Sjögren.
Thyréotoxicose
Thyroïdite chronique de Hashimoto
Thyroïdite granulomateuse
Thyroïdite lymphocytaire juvénile

FACTEURS CONTRIBUANT AUX VALEURS ANORMALES

• Médicaments pouvant faire *augmenter* les titres d'anticorps antithyroglobuline : contraceptifs oraux.

A

INTERVENTIONS INFIRMIÈRES ET DÉROULEMENT DU TEST

Avant le test
- Il n'est pas nécessaire d'être à jeun pour passer ce test.

Procédure
- Prélever un échantillon de sang dans le tube requis par le laboratoire.

Après le test
- Étiqueter le spécimen avant de le faire parvenir au laboratoire.

ALERTES CLINIQUES

- On pratique généralement ce test en même temps que celui des anticorps antimicrosomes.
- S'ils sont présents chez la mère, les anticorps antithyroglobuline peuvent augmenter le risque d'hypothyroïdie ou d'hyperthyroïdie chez le fœtus ou le nouveau-né.

SÉROLOGIE

Anticorps anti-varicelle-zona

Description du test

La varicelle est causée par le virus varicelle-zona (VZV), un membre de la famille des herpèsvirus. Elle est très contagieuse et peut se transmettre par contact direct, par l'air et par des gouttelettes projetées par la toux. La période d'incubation est de 10 à 21 jours entre l'exposition au virus et l'apparition de vésicules remplies de liquide qui éclatent et forment des croûtes. Souvent, les vésicules apparaissent d'abord sur le visage, le tronc ou le cuir chevelu, et elles se répandent ensuite sur le reste du corps. Les malades sont contagieux pendant 1 à 2 jours après l'apparition des vésicules et le demeurent jusqu'à ce qu'elles se couvrent de croûtes. Les enfants présentent souvent de la fièvre, des céphalées, des douleurs abdominales et un manque d'appétit 1 ou 2 jours avant l'apparition des vésicules.

La plupart des cas de varicelle apparaissent chez des enfants de moins de 10 ans et sont en général bénins. Toutefois, des complications sérieuses, comme l'encéphalite, la pneumonie, d'autres infections bactériennes envahissantes et même la mort, surviennent parfois, en particulier chez les personnes immuno-déprimées ou celles qui reçoivent une chimiothérapie ou des stéroïdes. Les adultes et les enfants plus âgés sont habituellement plus malades que les enfants plus jeunes. Les femmes qui attrapent la varicelle pendant leur grossesse courent le risque que leur fœtus soit atteint d'une infection congénitale. Les nouveau-nés risquent une infection sévère s'ils sont exposés au virus et que leur mère n'est pas immunisée.

A

Le dosage des anticorps contre le virus varicelle-zona mesure la formation d'anticorps IgG et IgM contre le virus. On peut l'utiliser pour diagnostiquer la varicelle et pour déterminer si une personne est immunisée contre le virus, soit parce qu'elle a déjà eu une infection ou parce qu'elle a été vaccinée. On pose un diagnostic de varicelle quand le titre des anticorps prélevés en phase de convalescence est quatre fois plus élevé que celui de la phase aiguë (une période de 10 à 14 jours). La présence d'anticorps IgG spécifiques dans un échantillon de sérum est signe que la personne est immunisée contre la varicelle.

Il est important de s'immuniser contre le virus de la varicelle et du zona grâce au vaccin. Quand une personne est infectée par ce virus, il demeure latent dans les racines des nerfs sensitifs. Plus tard, habituellement quand la personne est immunodéprimée ou âgée, le virus peut se réactiver sous forme d'herpès zoster, aussi connu sous le nom de zona. Il s'agit d'une éruption vésiculaire douloureuse qui se répartit selon les dermatomes et dont la douleur persiste souvent pendant des mois ou des années après la fin de l'éruption.

CONSIDÉRATIONS CLINIQUES

On recommande l'immunisation contre la varicelle pour tous les enfants. Au Québec, on administre le vaccin à l'âge de 12 mois.

Le Protocole d'immunisation du Québec recommande de « vacciner les personnes réceptives âgées de un an ou plus, en particulier celles qui sont à risque accru de développer des complications liées à la varicelle, de la contracter ou de la transmettre à des personnes vulnérables ».

Ces personnes sont :

- les femmes en âge de procréer;
- les immigrants et les réfugiés issus de pays tropicaux parce qu'ils ont un risque plus élevé d'être réceptifs à la varicelle;
- les personnes vivant avec des personnes immunosupprimées qui n'ont pas d'antécédents de varicelle;
- les personnes en attente d'un traitement immunosuppresseur et certaines personnes immunosupprimées;
- les travailleurs de la santé, y compris les stagiaires;
- les travailleurs et les stagiaires des centres de la petite enfance, des écoles primaires et des écoles secondaires;
- les personnes atteintes de fibrose kystique du pancréas;
- les enfants et les adolescents qui reçoivent un traitement prolongé aux salicylates;
- les personnes atteintes du syndrome néphrotique ou celles qui suivent un traitement d'hémodialyse ou de dialyse péritonéale et qui ne reçoivent pas de traitement immunosuppresseur.

Ne pas utiliser le vaccin contre la varicelle pour prévenir le zona.

VALEURS NORMALES

Négatives

A INTERPRÉTATIONS POSSIBLES DES VALEURS ANORMALES

Positives

Immunité contre le virus varicelle-zona (IgG)
Infection par le virus varicelle-zona (IgM)

FACTEURS CONTRIBUANT AUX VALEURS ANORMALES

- L'hémolyse de l'échantillon sanguin peut modifier les résultats.

INTERVENTIONS INFIRMIÈRES ET DÉROULEMENT DU TEST

Avant le test

- Il n'est pas nécessaire d'être à jeun pour passer ce test.

Procédure

- Prélever un échantillon de sang dans le tube requis par le laboratoire.

Après le test

- Étiqueter le spécimen et le faire parvenir au laboratoire.

SÉROLOGIE

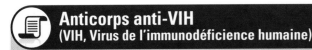

Anticorps anti-VIH
(VIH, Virus de l'immunodéficience humaine)

Description du test

Le virus de l'immunodéficience humaine (VIH) est responsable du sida, le syndrome d'immunodéficience acquise. Le VIH attaque les éléments essentiels de l'immunité cellulaire, à savoir les lymphocytes T. Il en résulte une immunosuppression et une plus grande sensibilité à des agents infectieux opportunistes comme le *Pneumocystis carinii* et le *Candida albicans*. La transmission du virus se fait par contact direct entre le sang d'une personne infectée et celui d'une personne saine, ainsi que par contact sexuel et par transmission de liquides organiques. Les personnes les plus à risque sont les homosexuels sexuellement actifs et celles qui ont de multiples partenaires sexuels, les consommateurs de drogues intraveineuses qui partagent les aiguilles, les personnes ayant reçu de nombreuses transfusions de produits sanguins (les hémophiles, par exemple) et les nouveau-nés de femmes infectées.

Il existe de nombreux tests de dépistage du VIH. Le plus courant est la méthode immuno-enzymologique dite ELISA. Celle-ci permet de dépister le VIH, mais n'est pas considérée comme étant un outil de confirmation en raison des faux positifs et faux négatifs qu'elle génère. Cette méthode détecte en effet les anticorps anti-VIH, mais pas les antigènes. Un test par ELISA ne peut être positif que si la production d'anticorps a eu le temps de se faire. Si le résultat du test est positif, on le répète à partir du même échantillon sanguin. S'il est toujours positif, on pratique alors le test WB

(*Western Blot*). Cette technique soumet des protéines du VIH à l'électrophorèse sur gel et les sépare selon leur taille, mettant ainsi en évidence les anticorps anti-VIH. Si le buvardage de Western est également positif, on considère avoir les preuves sérologiques d'infection au VIH. Il est important de prendre note et d'informer la personne que si ce résultat démontre que celle-ci a été exposée au virus et que le virus est présent dans son organisme, cela ne signifie pas nécessairement qu'elle est atteinte du sida. Si le test par ELISA est positif, mais qu'il n'est pas confirmé par le test WB, on doit l'effectuer de nouveau 3 à 6 mois plus tard.

CONSIDÉRATIONS CLINIQUES

Toutes les personnes traitées pour la tuberculose devraient subir un test de dépistage du VIH.

Toutes les personnes traitées qui consultent pour des ITSS, de même que toutes celles qui fréquentent une clinique de traitement des ITSS, devraient subir un test de dépistage du VIH chaque fois qu'elles viennent consulter, indépendamment du fait qu'elles ont ou non un comportement à risque d'infection par le VIH.

Le dépistage devrait se faire sur une base volontaire et avec le consentement éclairé de la personne, qui doit bien comprendre qu'on lui propose un test de dépistage du VIH.

VALEURS NORMALES

Négatives

INTERPRÉTATIONS POSSIBLES DES VALEURS ANORMALES

Positives

Exposition au VIH
Sida

FACTEURS CONTRIBUANT AUX VALEURS ANORMALES

- Les résultats de la recherche d'anticorps anti-VIH peuvent être négatifs jusqu'à 3 à 6 mois suivant une infection au VIH. Durant cette période, dite *période de latence sérologique*, la personne ne présente aucun symptôme infectieux, mais elle n'en demeure pas moins contagieuse.

INTERVENTIONS INFIRMIÈRES ET DÉROULEMENT DU TEST

Avant le test

- Il n'est pas nécessaire d'être à jeun pour passer ce test.

Procédure

- Le client doit signer un formulaire de consentement éclairé.
- Prélever un échantillon de sang dans le tube requis par le laboratoire

A

Après le test

- Étiqueter le spécimen et le faire parvenir au laboratoire.

ALERTES CLINIQUES

- Complication possible : risque d'infection au site de la ponction en raison d'un déficit immunitaire. Demander au client d'avertir le clinicien si les symptômes suivants se manifestent : écoulements, rougeur, chaleur, œdème, douleur au site de la ponction ou fièvre.
- Offrir au client un support moral, des conseils et des renseignements avant et après le test de dépistage du VIH.
- Si le diagnostic du VIH est positif, il est fortement recommandé d'encourager le client à divulguer son état à son conjoint, ainsi qu'aux partenaires sexuels habituels et antérieurs. Toutes ces personnes devraient subir le test de dépistage du VIH.
- Le fait de mentionner à une personne qu'il y aura des tests routiniers de dépistage du VIH peut l'amener à reconnaître ses comportements à risque et lui donner l'occasion de discuter de l'infection au VIH et des moyens de la prévenir.

SÉROLOGIE

Anticorps anti-virus herpès simplex
(Herpès virus simplex, Virus herpès simplex, VHS, VSH-1)

Description du test

Ce test consiste à détecter la présence d'anticorps anti-virus herpès. L'herpès est une infection virale commune qui est transmise par des sécrétions muqueuses. L'herpès de type 1 (HS-1) est normalement présent dans les voies respiratoires, les yeux ou la bouche (herpès labial). L'herpès de type 2 (VHS-2) est habituellement présent dans les voies génito-urinaires et est aussi appelé « herpès génital ». On estime qu'il y a 50 000 personnes nouvellement infectées par le VHS-2 chaque année au Canada (SOGC).

L'évolution de l'infection de l'herpès se traduit par une primo-infection suivie d'une période de latence, puis d'une réactivation (infection secondaire). Au cours des premières semaines suivant la primo-infection, des anticorps anti-VHS spécifiques et non spécifiques se développent et persistent indéfiniment.

Un nouveau-né peut être infecté pendant l'accouchement (herpès néonatal) si la mère est atteinte d'un herpès génital. Si une femme contracte le virus herpès en cours de grossesse, le fœtus peut être atteint d'un herpès congénital qui se traduit par des troubles du système nerveux central et des dommages au cerveau.

Les titres d'IgG et d'IgM peuvent être mesurés. Les titres d'IgG anti-VHS augmentent 1 à 2 semaines suivant une primo-infection, pour atteindre un sommet 6 à 8 semaines plus tard et décliner par la suite. On note une augmentation d'IgM anti-VHS pendant quelques jours à la suite de la primo-infection.

CONSIDÉRATIONS CLINIQUES

Une césarienne devrait être pratiquée sur les femmes ayant une première infection au VHS et qui présentent des lésions génitales actives au moment de l'accouchement.

VALEURS NORMALES

Négatives

INTERPRÉTATIONS POSSIBLES DES VALEURS ANORMALES

Positives

Infection par le VHS

FACTEURS CONTRIBUANT AUX VALEURS ANORMALES

- L'hémolyse de l'échantillon sanguin peut modifier les résultats.

INTERVENTIONS INFIRMIÈRES ET DÉROULEMENT DU TEST

Avant le test
- Il n'est pas nécessaire d'être à jeun pour passer ce test.

Procédure
- Prélever un échantillon de sang dans le tube requis par le laboratoire.
- On peut aussi mettre en culture des échantillons de lésions pour isoler et identifier le type de VHS.

Après le test
- Étiqueter le spécimen et le faire parvenir au laboratoire.

ALERTES CLINIQUES

- Expliquer aux femmes enceintes qu'une césarienne pourrait être pratiquée au moment de l'accouchement si elles présentent des signes d'herpès génital.
- Les partenaires sexuels des personnes positives au virus herpès de type 2 devraient subir un test de dépistage. Il faut enseigner à toutes ces personnes à prévenir la transmission du virus–éviter les rapports sexuels lors des périodes actives du virus, aviser le partenaire sexuel d'une possible infection, recevoir les traitements pendant une infection en cours–et leur donner de l'information sur les thérapies de suppression.

A

 Anticorps SSA/Ro et SSB/La

Description du test

Les anticorps SSA/Ro et SSB/La sont des anticorps dirigés contre des protéines associées à l'acide ribonucléique (ARN). On les observe le plus souvent chez les personnes atteintes du syndrome de Gougerot-Sjögren, un trouble dont les symptômes sont similaires à ceux touchant le tissu conjonctif, comme la polyarthrite rhumatoïde, le lupus érythémateux disséminé (LED) ou la sclérodermie. Ce syndrome se caractérise par une diminution des sécrétions des glandes exocrines ainsi que par leur destruction éventuelle, occasionnant ainsi un assèchement des muqueuses et une conjonctivite. Ce test permet de poser un diagnostic différentiel entre le syndrome de Sjögren, le LED et le syndrome de Sharp (connectivite mixte).

VALEURS NORMALES

SSA/Ro :	négatives
SSB/La :	négatives

INTERPRÉTATIONS POSSIBLES DES VALEURS ANORMALES

Positives

Lupus négatif aux anticorps antinucléaires
Lupus néonatal
Sclérodermie
Syndrome de Gougerot-Sjögren

INTERVENTIONS INFIRMIÈRES ET DÉROULEMENT DU TEST

Avant le test

- Il n'est pas nécessaire d'être à jeun pour passer ce test.

Procédure

- Prélever un échantillon de sang dans le tube requis par le laboratoire

Après le test

- Étiqueter le spécimen et le faire parvenir au laboratoire.

ALERTES CLINIQUES

- Le site de la ponction veineuse peut s'infecter chez les individus immunodéprimés.
- Enseigner au client à surveiller le site et à déceler tout signe d'infection (écoulement, rougeur, chaleur, œdème et douleur au site de la ponction ainsi que présence de fièvre).

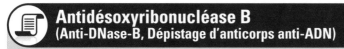

Antidésoxyribonucléase B
(Anti-DNase-B, Dépistage d'anticorps anti-ADN)

Description du test

La désoxyribonucléase B est un antigène produit par les streptocoques du groupe A. En présence de cet antigène, l'organisme produit des anticorps contre celui-ci. Le dosage de l'antidésoxyribonucléase B permet de détecter ces anticorps et de démontrer que l'organisme a eu une infection à streptocoques. Le taux d'anticorps anti-ADN augmente une fois que la personne s'est rétablie. On considère que ce test est plus sensible que celui permettant de dépister l'antistreptolysine O (ASO). Les infections streptococciques sont mises en évidence dans une proportion de 95 % lorsque ces deux tests sont effectués régulièrement sur des échantillons sanguins. Le dosage de l'antidésoxyribonucléase B est particulièrement utile pour diagnostiquer le rhumatisme articulaire aigu et la glomérulonéphrite, des séquelles d'infections causées par des streptocoques bêta-hémolytiques du groupe A.

VALEURS NORMALES

Adultes :	<85 Todd U/ml
Enfants de 7 ans et plus :	<170 Todd U/ml
Enfants de moins de 7 ans :	<60 Todd U/ml

INTERPRÉTATIONS POSSIBLES DES VALEURS ANORMALES

Augmentation

Glomérulonéphrite post-streptococcique
Pyodermite
Rhumatisme articulaire aigu

FACTEURS CONTRIBUANT AUX VALEURS ANORMALES

- L'hémolyse de l'échantillon sanguin peut modifier les résultats.
- Médicaments pouvant faire *diminuer* la valeur des résultats : antibiotiques.

INTERVENTIONS INFIRMIÈRES ET DÉROULEMENT DU TEST

Avant le test
- Il n'est pas nécessaire d'être à jeun pour passer ce test.

Procédure
- Prélever un échantillon de sang dans le tube requis par le laboratoire.

Après le test
- Étiqueter le spécimen et le faire parvenir au laboratoire.

A

ALERTES CLINIQUES

- Pour obtenir des résultats plus fiables, procéder au dépistage d'anticorps anti-ADN en même temps qu'au test ASLO (p. 96).

BIOCHIMIE

Antigène carcino-embryonnaire
(ACE)

Description du test

L'antigène carcino-embryonnaire (ACE) est une glycoprotéine normalement produite par les cellules gastro-intestinales du fœtus. Cet antigène, à l'état de trace chez les adultes, tend à augmenter dans les cas de tumeurs malignes. Toutefois, cet antigène, non spécifique, ne permet pas seul de diagnostiquer un cancer. Le dosage de l'ACE est cependant efficace pour dépister un cancer colorectal à un stade précoce, alors que les taux d'ACE ont augmenté pendant plusieurs mois avant même l'apparition des symptômes cliniques. De petites tumeurs mises en évidence au début de leur développement présentent des taux faibles ou normaux d'ACE; lorsqu'elles sont plus avancées ou en phase métastatique, la probabilité d'observer des taux supérieurs d'ACE est plus élevée. Le dosage de l'ACE peut aussi servir à surveiller la réponse d'une personne au traitement anticancéreux et la récurrence du cancer.

CONSIDÉRATIONS CLINIQUES

- Le dosage de l'ACE est recommandé avant l'exérèse d'un cancer colorectal, puis tous les trimestres pendant 2 ans.
- À la suite de l'exérèse, le retour à la normale du taux préopératoire d'ACE indique que la tumeur a été complètement supprimée, tandis que des taux plus élevés indiquent un cancer persistant.
- Des taux préopératoires élevés d'ACE annoncent un pronostic pessimiste.

VALEURS NORMALES

Non-fumeurs :	<3 ng/ml
Fumeurs :	<5 ng/ml

INTERPRÉTATIONS POSSIBLES DES VALEURS ANORMALES

Augmentation

Bronchopneumopathie obstructive chronique
Cancer colorectal
Cancer du pancréas
Cancer du poumon
Cancer du sein
Cancer ovarien
Cholécystite

Augmentation

Cirrhose
Colite ulcéreuse
Diverticulite
Emphysème pulmonaire
Hypothyroïdie
Insuffisance rénale grave
Leucémie
Maladie de Crohn
Neuroblastome
Pancréatite aiguë
Pneumonie bactérienne
Radiothérapie
Tabagisme
Ulcères gastroduodénaux

FACTEURS CONTRIBUANT AUX VALEURS ANORMALES

- Le tabagisme peut faire augmenter les taux d'ACE.
- Médicaments pouvant faire *augmenter* les taux d'ACE : agents anticancéreux, médicaments hépatotoxiques.

INTERVENTIONS INFIRMIÈRES ET DÉROULEMENT DU TEST

Avant le test

- Il n'est pas nécessaire d'être à jeun pour passer ce test.

Procédure

- Prélever un échantillon de sang dans le tube requis par le laboratoire.

Après le test

- Étiqueter le spécimen et le faire parvenir au laboratoire.

ALERTES CLINIQUES

- Lorsque le cancer forme des métastases vers d'autres organes, les taux d'ACE augmentent et on peut alors observer cet antigène dans d'autres liquides biologiques, tel le liquide céphalorachidien.

BIOCHIMIE

Antigène prostatique spécifique
(APS, APS total)

Description du test

L'antigène prostatique spécifique (APS) est une glycoprotéine qui se trouve dans l'épithélium de la prostate. L'APS est un marqueur tumoral fiable qui permet de déceler un cancer de la prostate, de surveiller la progression de la maladie et la réaction du client au traitement du cancer de la prostate.

A

Les hommes âgés et les hommes d'origine africaine ont en général des valeurs légèrement plus élevées d'APS. On considère toutefois qu'un taux d'APS de 4 ng/ml ou plus est anormalement élevé et justifie une investigation plus poussée. Les examens de diagnostic additionnels comprennent le toucher rectal, l'échographie de la prostate et, éventuellement, une biopsie de la prostate.

Plusieurs organismes internationaux ne recommandent pas un dosage systématique de l'APS. Le test a un taux élevé de faux positifs qui pourraient entraîner des examens de suivi inutiles. Par conséquent, le client doit peser le pour et le contre avant de décider s'il va recourir au dosage annuel de l'APS.

CONSIDÉRATIONS CLINIQUES

La Société canadienne du cancer recommande aux hommes de plus de 50 ans de discuter avec leur médecin au sujet des tests de dépistage du cancer de la prostate. Le Groupe d'étude canadien sur les soins de santé préventifs s'est prononcé contre le dépistage par l'APS.

VALEURS NORMALES

Normale :   <4 µg/L

INTERPRÉTATIONS POSSIBLES DES VALEURS ANORMALES

Augmentation

Activité sexuelle récente
Après des interventions urologiques
Cancer de la prostate
Cirrhose
Hypertrophie bénigne de la prostate
Impuissance
Infection des voies urinaires
Inflammation, traumatisme ou manipulation de la prostate
Prostatite
Rétention urinaire

FACTEURS CONTRIBUANT AUX VALEURS ANORMALES

- Des valeurs faussement élevées d'APS s'observent après une palpation de la prostate ou toute manipulation comme une cystoscopie, une échographie par voie endo-rectale ou une biopsie de la prostate.
- Le taux d'APS peut être modifié par une infection récente des voies urinaires ou un cathétérisme de la vessie.
- Médicament pouvant faire *augmenter* le taux d'APS : allopurinol.
- Médicament pouvant faire *diminuer* le taux d'APS : finastéride.

A

INTERVENTIONS INFIRMIÈRES ET DÉROULEMENT DU TEST

Avant le test
- Il n'est pas nécessaire d'être à jeun pour passer ce test.
- Prélever l'échantillon sanguin avant la palpation de la prostate au cours de l'examen rectal.

Procédure
- Prélever un échantillon de sang dans le tube requis par le laboratoire.

Après le test
- Étiqueter le spécimen et le faire parvenir au laboratoire.

ALERTES CLINIQUES

- Si l'APS total est élevé, mais que le toucher rectal est normal, on peut demander un dosage de l'APS libre.
  - Ce test peut aider à faire la distinction entre un cancer de la prostate et une cause non cancéreuse à l'augmentation d'APS.
  - L'APS associé au cancer est surtout lié à des protéines; l'APS libre, non lié à des protéines, augmente en cas d'hypertrophie bénigne de la prostate.
  - Une valeur d'APS libre de plus de 27 % indique une plus faible probabilité de cancer de la prostate.

SÉROLOGIE

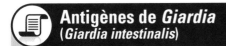

Antigènes de *Giardia*
(*Giardia intestinalis*)

Description du test

La giardiase est une infection intestinale causée par un protozoaire, *Giardia intestinalis*. Après une période d'incubation de 1 à 2 semaines, elle peut se manifester par des symptômes de détresse gastro-intestinale, comprenant des nausées, des vomissements, de l'inconfort, des flatulences, des crampes, de la diarrhée, de la stéatorrhée et une perte de poids. Ces symptômes peuvent durer de 2 à 4 semaines. Étant donné que la giardiase se transmet par contamination fécale orale, sa prévalence est plus élevée dans les populations où les conditions sanitaires sont mauvaises, où la promiscuité est élevée et où les pratiques sexuelles oroanales sont répandues. Elle apparaît là où les réserves d'eau sont contaminées par des eaux usées non traitées. Elle s'observe aussi souvent chez des campeurs qui consomment l'eau de lacs ou de ruisseaux contaminée par divers animaux.

Le dépistage de cette infection peut se faire par l'examen d'échantillons de selles dans lesquelles on décèlera des œufs ou des parasites, ou par une épreuve antigénique utilisant une méthode immuno-enzymatique (ELISA), ou l'immunofluorescence dans le but de détecter des anticorps formés contre les trophozoïtes ou les kystes. Lorsqu'on utilise l'épreuve antigénique, l'examen microscopique direct des selles est aussi important, puisqu'on peut être en présence d'une étiologie d'infestations mixtes.

A

VALEURS NORMALES

IgG	<1:16
IgA	<1:16
IgM	<1:20

INTERPRÉTATIONS POSSIBLES DES VALEURS ANORMALES

Infection récente ou actuelle : IgM positif ou une multiplication par 4 des titres des anticorps IgG ou IgA entre le sérum prélevé en phase aiguë et celui prélevé en phase de convalescence

Infection passée : IgG positif et/ou titres d'IgA sans IgM décelables

INTERVENTIONS INFIRMIÈRES ET DÉROULEMENT DU TEST

Avant le test

- Il n'est pas nécessaire d'être à jeun pour passer ce test.
- Le test peut aussi s'effectuer sur un prélèvement de selles.

Procédure

- Prélever un échantillon de sang ou de selles dans le tube ou le contenant requis par le laboratoire.

Après le test

- Étiqueter le spécimen et le faire parvenir au laboratoire.

ALERTES CLINIQUES

- En général, on traite les clients dont l'épreuve antigénique pour *Giardia* est positive avec un anti-infectieux tel le métronidazole.

HÉMATOLOGIE

Antigènes HLA
(Dosage des antigènes d'histocompatibilité)

Description du test

Les antigènes leucocytaires humains (HLA) sont des glycoprotéines présentes sur presque toutes les cellules nucléées de l'organisme, mais en proportion beaucoup plus élevée sur la surface des leucocytes. Les HLA sont les premiers éléments dont le système immunitaire se sert pour déterminer si une substance est à soi ou étrangère. Bon nombre de HLA ont déjà été identifiés et on continue d'en découvrir. On a même observé que certains de ces antigènes sont associés à certaines maladies. L'exemple le plus connu est le HLA-B27, qui est présent chez les personnes atteintes de spondylarthrite ankylosante, du syndrome oculo-urétrosynovial et de polyarthrite rhumatoïde. D'autres HLA sont associés à la maladie cœliaque et au diabète de type 1.

Le typage HLA permet d'identifier les antigènes présents à la surface des leucocytes. Cette information est absolument essentielle lorsqu'il est question de greffes d'organes, car il *doit* y avoir une compatibilité tissulaire (histocompatibilité) entre le donneur et le receveur afin de diminuer le risque de rejet. Dans le cas d'une transplantation de moelle osseuse, on recommande généralement une identité antigénique pour les phénotypes HLA A, B et C, ainsi que pour les HLA-DR et DQ.

Le typage HLA permet aussi d'établir le lien de paternité. Les HLA de l'enfant sont alors comparés à ceux du père potentiel. En l'absence de compatibilité, le père potentiel est disqualifié. Toutefois, un test positif ne fait que révéler que le père potentiel *pourrait* être le vrai père.

VALEURS NORMALES

Nécessite l'interprétation des combinaisons d'antigènes HLA

INTERPRÉTATIONS POSSIBLES DES VALEURS ANORMALES

Positives pour HLA-B27 : maladie de Basedow, polyarthrite rhumatoïde, spondylarthrite ankylosante, syndrome oculo-urétrosynovial
Positives pour DR2/DQ1 : narcolepsie idiopathique
Positives pour B8 : hépatite chronique active, maladie cœliaque, sarcoïdose
Positives pour A3 : hémochromatose
Positives pour Bw15 plus B8 : diabète de type 1

FACTEURS CONTRIBUANT AUX VALEURS ANORMALES

- L'hémolyse de l'échantillon sanguin peut modifier les résultats.
- Une transfusion sanguine reçue moins de 72 heures avant le test modifiera les résultats.

INTERVENTIONS INFIRMIÈRES ET DÉROULEMENT DU TEST

Avant le test
- Il n'est pas nécessaire d'être à jeun pour passer ce test.

Procédure
- Prélever un échantillon de sang dans le tube requis par le laboratoire.

Après le test
- Étiqueter le spécimen et le faire parvenir au laboratoire.

A

ALERTES CLINIQUES

- La présence d'un HLA spécifique ne témoigne pas nécessairement d'une maladie. Par exemple, l'antigène HLA-B27 est présent chez 80 % à 90 % des personnes atteintes de spondylite ankylosante, mais aussi chez 5 % à 7 % des personnes sans maladie auto-immune. La présence d'un antigène particulier doit donc être analysée à la lumière des symptômes éprouvés par la personne.

Antistreptolysine O
(ASLO, Recherche d'anticorps antistreptocoques)

Description du test

La streptolysine O est une enzyme produite par les streptocoques bêta-hémolytiques du groupe A. En présence de cette enzyme d'origine étrangère, l'organisme produit des anticorps antistreptolysine O (ASLO). Ceux-ci font leur apparition entre 7 et 10 jours suivant une infection streptococcique aiguë et leur nombre augmente pendant encore 2 à 4 semaines. Puis, entre 6 et 12 mois, le niveau d'anticorps ASLO diminue de façon caractéristique pour revenir au taux normal. Ce test met en évidence ces anticorps. Leur présence démontre qu'un client a été infecté par un streptocoque. Plus de 80 % des clients atteints de rhumatisme articulaire aigu et 95 % de ceux qui sont atteints d'une glomérulonéphrite aiguë à streptocoques ont des taux élevés d'ASLO. Ces taux n'augmentent habituellement pas lors d'infections cutanées.

On considère que ce test est moins sensible que celui du dépistage des antidésoxyribonucléases B. En effet, quand on évalue assidûment des échantillons sanguins à l'aide de ces deux tests, dans 95 % des cas, on réussit à mettre en évidence des infections streptococciques. Ce test s'avère particulièrement utile lorsqu'il s'agit de déterminer si des douleurs articulaires ou une glomérulonéphrite sont dues à une infection streptococcique.

VALEURS NORMALES

Adultes :	<160 unités/ml
De 5 à 12 ans :	<170−33 unités/ml
De 2 à 5 ans :	<160 unités/ml
De 0 à 2 ans :	<50 unités/ml

INTERPRÉTATIONS POSSIBLES DES VALEURS ANORMALES

Augmentation

Endocardite post-streptococcique
Glomérulonéphrite post-streptococcique
Pharyngite aiguë
Pneumonie
Rhumatisme articulaire aigu
Scarlatine

FACTEURS CONTRIBUANT AUX VALEURS ANORMALES

- L'hémolyse de l'échantillon sanguin peut modifier les résultats.
- Médicaments pouvant faire *diminuer* le titre d'ASLO: antibiotiques, corticostéroïdes.
- Des résultats faussement positifs peuvent être observés lorsque l'échantillon sanguin est riche en lipides.

INTERVENTIONS INFIRMIÈRES ET DÉROULEMENT DU TEST

Avant le test
- Il n'est pas nécessaire d'être à jeun pour passer ce test.

Procédure
- Prélever un échantillon de sang dans le tube requis par le laboratoire.

Après le test
- Étiqueter le spécimen et le faire parvenir au laboratoire.

ALERTES CLINIQUES

- Pour des résultats plus fiables, effectuer la recherche des antidésoxy-ribonucléases B en même temps que celle des anticorps ASLO.
- On répète habituellement la recherche des anticorps ASLO après 10 à 14 jours pour comparer ces résultats avec les premiers et déterminer si le taux d'anticorps augmente ou diminue.
- Ce test ne permet pas de prédire de possibles complications à la suite d'une infection streptococcique ni la gravité de la maladie.

HÉMATOLOGIE

Antithrombine III
(Activité III, AT III, Cofacteur de l'héparine)

Description du test

Au cours de l'hémostase, une substance appelée thrombine stimule la formation de fibrine à partir du fibrinogène. Cette fibrine forme ensuite un caillot stable au site de la blessure. Tous les surplus de facteurs de coagulation encore présents à la suite de l'hémostase sont inactivés par les inhibiteurs de la fibrine, lesquels empêchent la coagulation lorsque celle-ci n'est pas nécessaire. L'un de ces inhibiteurs est l'antithrombine III (AT III).

L'AT III est une glycoprotéine naturellement présente dans l'organisme. Elle est synthétisée par le foie et son activité est catalysée par l'héparine. Elle a pour fonction d'inactiver la thrombine et d'autres facteurs de coagulation, pour ainsi inhiber le processus de coagulation. Le juste équilibre entre la thrombine et l'AT III permet la réalisation d'une hémostase adéquate. Toutefois, si cet équilibre est perturbé, des problèmes peuvent survenir. S'il y a un déficit congénital d'AT III, par exemple, la coagulation ne sera pas inhibée de façon appropriée; un état d'hypercoagulabilité accompagné d'un risque élevé de thrombose en résultera.

A CONSIDÉRATIONS CLINIQUES

L'hormonothérapie substitutive n'est pas recommandée pour les femmes qui, bien que n'ayant pas d'antécédents de thromboembolie veineuse, ont un déficit d'antithrombine masqué qui a été mis en évidence par un test approprié.

VALEURS NORMALES (MÉTHODE FONCTIONNELLE)

Enfants prématurés :	26 – 61 %
Enfants nés à terme :	44 – 76 %
Après 6 mois :	80 – 120 %

INTERPRÉTATIONS POSSIBLES DES VALEURS ANORMALES

Augmentation	Diminution
Carence en vitamine K	AVC
Hépatite aiguë	Carence congénitale d'AT III
	Cirrhose
	Coagulation intravasculaire disséminée
	Embolie pulmonaire
	État d'hypercoagulabilité
	Fin de grossesse/début de post-partum
	Greffe de foie
	Maladie hépatique
	Malnutrition
	Période postopératoire
	Septicémie
	Syndrome néphrotique
	Thrombose veineuse profonde

FACTEURS CONTRIBUANT AUX VALEURS ANORMALES

- L'hémolyse de l'échantillon sanguin et une lipidémie peuvent modifier les résultats.
- Médicaments pouvant faire *augmenter* le taux d'AT III : androgènes, contraceptifs oraux renfermant de la progestérone, stéroïdes anabolisants, warfarine.
- Médicaments pouvant faire *diminuer* le taux d'AT III : agents fibrinolytiques, asparaginase, contraceptifs oraux renfermant des œstrogènes, héparine.

INTERVENTIONS INFIRMIÈRES ET DÉROULEMENT DU TEST

Avant le test

- Il n'est pas nécessaire d'être à jeun pour passer ce test.

Procédure

- Prélever un échantillon de sang dans le tube requis par le laboratoire.

Après le test

- Étiqueter le spécimen, le déposer sur de la glace et le faire parvenir immédiatement au laboratoire.

ALERTES CLINIQUES

- Chez l'adulte, des taux d'AT III compris entre 50 % et 75 % signalent un risque modéré de thrombose, alors que des taux inférieurs à 50 % indiquent un risque de thrombose significatif.

BIOCHIMIE

Apolipoprotéines A et B
(Apo-A1, Apo-B)

Description du test

Les lipoprotéines jouent un rôle important dans le transport du cholestérol. Les lipoprotéines de haute densité, aussi appelées HDL (ou bon cholestérol), prennent le cholestérol dans les tissus et l'amènent au foie pour le recycler ou pour l'excréter dans la bile. Étant donné que la fonction principale des HDL est d'éliminer le cholestérol excédentaire, il est préférable d'avoir des concentrations élevées de HDL. Les lipoprotéines de faible densité, appelées LDL (ou mauvais cholestérol), transportent également du cholestérol excédentaire, mais surtout vers les artères où elles peuvent causer l'athérosclérose. Par conséquent, il vaut mieux avoir de faibles taux de LDL pour diminuer les risques d'athérosclérose.

Les apolipoprotéines (Apo) constituent la composante protéique des lipoprotéines. Deux catégories d'apolipoprotéines en particulier, soit les Apo-A et les Apo-B, exercent d'importantes fonctions en ce qui a trait à la régulation du cholestérol dans l'organisme. Les Apo A activent les enzymes responsables de la liaison du cholestérol tissulaire aux HDL et de leur reconnaissance par les récepteurs du foie sur lesquels se dépose le cholestérol. On connaît deux variétés d'Apo-A, à savoir les Apo-AI et les Apo-AII. Les Apo-AI sont les plus abondantes et on peut les mesurer directement; leurs taux tendent à correspondre aux taux de HDL et on pense qu'elles sont peut-être de meilleurs indicateurs de risque de maladies coronariennes que le HDL.

On connaît aussi deux formes d'Apo-B, soit les Apo-B100 et les Apo-B48. Les Apo-B48 constituent une partie de la structure des chylomicrons, de grosses lipoprotéines qui transportent les lipides jusqu'au foie. Là, les lipides se lient aux Apo-B100 pour former des lipoprotéines de très faible densité qui deviendront des LDL. Les taux d'Apo-B100 sont en corrélation avec les taux de LDL et on peut les mesurer directement. Les Apo-B100 sont considérées comme étant un indicateur de risque de maladie coronarienne.

Non seulement mesure-t-on les taux d'Apo-AI et d'Apo-B100, mais aussi le rapport Apo-A/Apo-B. Plus ce rapport est faible, plus grand est le risque d'avoir une maladie coronarienne. En plus d'évaluer ce risque, ces tests peuvent également surveiller la réaction d'un client à un traitement du contrôle de son hyperlipidémie.

A | **VALEURS NORMALES** (EN CONSTANTE RÉVISION, DONC VARIABLE SELON LES SOURCES)

Apolipoprotéine A1 :	hommes :	normale :	0,75 – 1,60 g/L
		faible risque :	>1,23 g/L
		cas limite :	1,09 – 1,23 g/L
		risque élevé :	<1,09 g/L
	femmes :	normale :	0,80 – 1,75 g/L
		faible risque :	>1,40 g/L
		cas limite :	1,23 – 1,40 g/L
		risque élevé :	<1,23 g/L
Apolipoprotéine B :	hommes :	normale :	0,50 – 1,25 g/L
		faible risque :	0,52 – 1,10 g/L
		cas limite :	1,11 – 1,27 g/L
		risque élevé :	>1,27 g/L
	femmes :	normale :	0,45 – 1,20 g/L
		faible risque :	0,49 – 1,03 g/L
		cas limite :	1,04 – 1,27 g/L
		risque élevé :	>1,27 g/L
Rapport apolipoprotéine A1/B :	hommes :	faible risque :	>1,11
		cas limite :	0,86 – 1,11
		risque élevé :	<0,86
	femmes :	faible risque :	>1,35
		cas limite	0,97 – 1,35
		risque élevé	<0,97

INTERPRÉTATIONS POSSIBLES DES VALEURS ANORMALES

Apo-A1

Augmentation	Diminution
Grossesse	Diabète
Hyper-alpha-lipoprotéinémie familiale	Hypertriglycéridémie
Perte de poids	Insuffisance coronarienne
	Insuffisance rénale
	Maladie de Tangier
	Maladie hépatocellulaire
	Syndrome néphrotique

Apo-B

Augmentation	Diminution
Diabète	Anémie chronique
Grossesse	Hyperlipidémie (Type I)
Hémodialyse	Hyperthyroïdie
Hyperlipidémie (Types II, III et V)	Inflammation
Hypothyroïdie	Maladie de Tangier
Insuffisance rénale	Maladie pulmonaire chronique
Maladie hépatique	Malnutrition

Augmentation	Diminution
Obstruction biliaire	Perte de poids
Porphyrie	Syndrome de Reye
Risque élevé de maladie coronarienne	
Syndrome de Cushing	
Syndrome néphrotique	
Tabagisme	

FACTEURS CONTRIBUANT AUX VALEURS ANORMALES

- Des variations de poids, l'alcool et des modifications aux habitudes alimentaires peuvent influer sur les taux d'apolipoprotéines.
- Il faut attendre au moins 3 mois après une intervention chirurgicale ou un infarctus du myocarde avant de mesurer les taux d'apolipoprotéines.
- Médicaments pouvant faire *augmenter* les taux d'Apo-AI : carbamazépine, contraceptifs oraux, hypolipidémiants, œstrogènes, phénobarbital.
- Médicaments pouvant faire *diminuer* les taux d'Apo-AI : androgènes, bêta-bloquants, diurétiques, progestérones.
- Médicaments pouvant faire *augmenter* les taux d'Apo-B100 : bêtabloquants, corticostéroïdes, cyclosporine, diurétiques.
- Médicaments pouvant faire *diminuer* les taux d'Apo-B100 : hypolipidémiants, indapamide, œstrogènes.

INTERVENTIONS INFIRMIÈRES ET DÉROULEMENT DU TEST

Avant le test
- Il est nécessaire d'être à jeun pour passer ce test.
- Il est interdit de fumer pendant au moins 12 heures avant le test.

Procédure
- Prélever un échantillon de sang dans le tube requis par le laboratoire.

Après le test
- Étiqueter le spécimen et le faire parvenir au laboratoire.

ALERTES CLINIQUES

- Il y a un risque élevé de maladie coronarienne lorsque les taux d'Apo-A1 sont *plus faibles* que la normale et que les taux d'Apo-B lui sont *supérieurs*.

BIOCHIMIE

Aspartate aminotransférase
(ASAT, Sérum glutamopyruvique transaminase [SGPT])

Description du test
L'aspartate aminotransférase (ASAT) est une enzyme surtout présente dans les cellules cardiaques, hépatiques, rénales, pancréatiques et musculaires. Elle est libérée dans la circulation sanguine lorsque des cellules sont endommagées ou meurent.

A

Les taux d'ASAT augmentent généralement dans les 12 heures suivant l'un de ces événements et demeurent élevés pendant 5 jours. Il s'agit de l'un des nombreux tests que l'on effectue pour évaluer des atteintes hépatiques. Autrefois, l'ASAT aidait au diagnostic d'un infarctus du myocarde. Maintenant, les enzymes cardiaques sont mesurées à l'aide de la créatine phosphokinase (CK) et ses isoenzymes (CK-BB, CK-MB et CK-MM), la lactodéshydrogénase (LDH) et la troponine.

On mesure les taux d'ASAT en même temps que ceux de l'alanine aminotransférase (ALAT) afin de surveiller les troubles du foie. Les taux de ces deux tests sont d'un ordre approximatif de 1:1. Le taux d'ASAT est supérieur à celui de l'ALAT dans les cas d'hépatite alcoolique, de cirrhose et de cancer métastatique du foie. Le taux d'ALAT est supérieur à celui de l'ASAT dans les cas d'hépatite virale ou médicamenteuse ou d'obstruction hépatique par des causes autres que malignes.

Le degré d'augmentation du taux de ces deux enzymes renseigne sur l'origine possible du problème. Une augmentation du double signifie un trouble obstructif nécessitant souvent une intervention chirurgicale. Une augmentation d'ALAT et d'ASAT de 10 fois est un indice de problème médical, une hépatite par exemple.

CONSIDÉRATIONS CLINIQUES

On utilise couramment des statines pour traiter des concentrations de lipides anormales. Un effet secondaire majeur des statines est leur toxicité pour le foie, bien que la probabilité d'augmentation de transaminase hépatique d'une valeur de trois fois la limite normale supérieure soit faible. Il faut attendre de 6 à 12 semaines après le début du traitement aux statines pour évaluer les transaminases hépatiques (ALAT et ASAT).

VALEURS NORMALES

Femmes :	9–25 U/L (0,15–0,42 µkat/L SI)
Hommes :	10–40 U/L (0,17–0,67 µkat/L SI)
Personnes âgées :	valeurs légèrement supérieures
Nouveau-nés :	valeurs deux à trois fois supérieures

INTERPRÉTATIONS POSSIBLES DES VALEURS ANORMALES

Augmentation	Diminution
Brûlures graves	Acidocétose diabétique
Cancer de la prostate	Béribéri
Cancer du foie	Grossesse
Cirrhose	Hémodialyse
Dystrophie musculaire progressive	Urémie
Éclampsie	
État de choc	
Gangrène	
Hépatite	
Hyperthermie maligne	
Infarctus du myocarde	
Infarctus pulmonaire	

Augmentation	Diminution
Inflammation musculaire	
Maladie hémolytique	
Maladie rénale aiguë	
Métastases hépatiques	
Métastases osseuses	
Mononucléose infectieuse	
Nécrose du foie	
Obstruction biliaire	
Pancréatite	
Syndrome de Reye	
Traumatisme	
Traumatisme crânien	

FACTEURS CONTRIBUANT AUX VALEURS ANORMALES

- L'hémolyse de l'échantillon sanguin peut fausser le test.
- Médicaments pouvant *augmenter* les taux d'ASAT : acétaminophène, acide ascorbique, allopurinol, antibiotiques, chlorpropamide, choléstyramine, chlorhydrate d'hydralazine, cholinergiques, clofibrate, codéine, contraceptifs oraux, isoniazide, mépéridine, méthyldopa, morphine, phénothiazines, procaïnamide, pyridoxine, salicylates, statines, sulfamides, vérapamil, vitamine A.
- Médicaments pouvant *diminuer* les taux d'ASAT : métronidazole, trifluopérazine.

INTERVENTIONS INFIRMIÈRES ET DÉROULEMENT DU TEST

Avant le test

- Pour évaluer la possibilité d'un infarctus du myocarde, on pratique souvent ce test pendant 3 jours consécutifs, puis une semaine plus tard, ce qui nécessite plusieurs ponctions veineuses.
- Il n'est pas nécessaire d'être à jeun pour passer ce test.

Procédure

- Prélever un échantillon de sang dans le tube requis par le laboratoire

Après le test

- Appliquer une pression sur le site de la ponction veineuse pendant 3 à 5 minutes. Mettre un pansement compressif et vérifier de façon périodique un possible saignement.
- Montrer au client comment surveiller le site : en cas de saignement, le client doit appliquer une pression directe et, s'il est incapable de maîtriser le saignement, retourner au centre de prélèvements ou aviser le responsable des soins.
- Étiqueter le spécimen et le faire parvenir au laboratoire.

ALERTES CLINIQUES

- En cas de dysfonctionnement hépatique, le sang peut mettre plus de temps à se coaguler.
- Les enzymes hépatiques, y compris l'ALAT et l'ASAT, sont systématiquement surveillées chez les clients qui prennent des statines.

A

Auto-anticorps anti-récepteurs cholinergiques
(ACHR, Anticorps anti-RAch)

Description du test

L'acétylcholine (Ach) et les catécholamines (adrénaline et noradrénaline) sont les principaux neurotransmetteurs du système nerveux autonome. Les muscles se contractent normalement lorsque l'Ach est libérée dans la jonction neuromusculaire à l'extrémité distale des neurones moteurs. L'Ach se lie alors aux récepteurs de la membrane musculaire, déclenchant ainsi l'ouverture de canaux sodiques et permettant aux ions sodium d'entrer dans la cellule nerveuse et de la dépolariser. Ce phénomène marque le début d'un potentiel d'action qui se propage tout le long de la fibre musculaire pour produire une contraction musculaire.

La myasthénie grave (MG) est une maladie auto-immune qui perturbe la transmission neuromusculaire. Chez les personnes atteintes, il se forme des anticorps qui perturbent la liaison de l'Ach aux récepteurs de la membrane musculaire, inhibant ainsi la production d'une contraction musculaire. Ces anticorps sont présents chez plus de 85 % des personnes atteintes de myasthénie grave. Voilà pourquoi on pratique ce test pour diagnostiquer la MG et pour examiner la réaction des clients à la thérapie immunosuppressive appliquée dans le traitement de cette maladie.

VALEURS NORMALES

Négatives ou ≤ 0,03 nmol/L

INTERPRÉTATIONS POSSIBLES DES VALEURS ANORMALES

Positives

Myasthénie grave

FACTEURS CONTRIBUANT AUX VALEURS ANORMALES

- On peut observer des résultats faussement positifs chez des clients atteints de la sclérose latérale amyotrophique (SLA).
- Médicaments pouvant faire *diminuer* les titres d'anticorps aux récepteurs de l'Ach : médicaments immunosuppresseurs.

INTERVENTIONS INFIRMIÈRES ET DÉROULEMENT DU TEST

Avant le test

- Il n'est pas nécessaire d'être à jeun pour passer ce test.

Procédure

- Prélever un échantillon de sang dans le tube requis par le laboratoire.

Après le test

- Étiqueter le spécimen et le faire parvenir au laboratoire.

ALERTES CLINIQUES

- Il existe trois types d'anticorps anti-récepteurs cholinergiques pour ce test. Le plus courant est l'anticorps *inhibant* le récepteur de l'Ach. Si ce test est négatif, il faudrait vérifier la présence de l'anticorps *bloquant* et de l'anticorps de *modulation*.
- L'anticorps bloquant le récepteur de l'Ach est particulièrement utile pour évaluer la réponse à la thérapie.

BIOCHIMIE

Azote uréique sanguin

Description du test

L'urée, produite par le foie, est un produit du métabolisme des protéines. L'azote uréique est la portion azotée de l'urée. Le sang transporte l'urée jusqu'aux reins, où elle est excrétée. Étant donné que l'urée est éliminée du sang par les reins, le dosage de l'azote uréique du sang est un test approprié pour évaluer la fonction rénale, plus particulièrement la fonction glomérulaire. Le dosage de l'azote uréique du sang se fait en général en même temps que celui de la créatinine, lors d'une évaluation de la fonction rénale. Ces deux paramètres doivent être évalués avant l'administration de tout médicament néphrotoxique. Le rapport normal entre l'azote uréique et la créatinine varie de 6:1 à 20:1.

VALEURS NORMALES

Adultes :	7 – 20 mg/dl (2,5 – 7,1 mmol/L SI)
Personnes âgées :	valeurs légèrement plus élevées
Enfants :	5 – 18 mg/dl (1,8 – 6,4 mmol/L SI)

INTERPRÉTATIONS POSSIBLES DES VALEURS ANORMALES

Augmentation	Diminution
Choc	Alcoolisme
Déshydratation sévère	Augmentation de l'hormone antidiurétique (ADH)
Diabète	
Diarrhée	Fin de la grossesse
Glomérulonéphrite aiguë	Grossesse
Infarctus du myocarde en phase aiguë	Hémodialyse
Infection sévère	Hépatite
Insuffisance cardiaque congestive	Insuffisance hépatique

A

Augmentation	Diminution
Intoxication mercurielle	Maladie cœliaque
Maladie rénale	Malnutrition
Régime hyperprotéique	Néphropathie
Saignement gastro-intestinal	Régime inadéquat en protéines
Syndrome néphrotique	Surhydratation
Uropathie obstructive	

FACTEURS CONTRIBUANT AUX VALEURS ANORMALES

- L'hémolyse de l'échantillon sanguin peut faussement faire augmenter l'azote uréique du sang.
- Médicaments pouvant faire *augmenter* le taux d'azote uréique du sang : acétaminophène, acyclovir, allopurinol, amantadine, aminosides, amiodarone, amphotéricine B, antagonistes des récepteurs de l'angiotensine II, antibiotiques, antidépresseurs, anti-inflammatoires non stéroïdiens (AINS), bêtabloquants, diurétiques, hydroxyurée, inhibiteurs de l'enzyme de conversion de l'angiotensine, méthysergide, produit de contraste radiologique, streptokinase.
- Médicaments pouvant faire *diminuer* le taux d'azote uréique du sang : chloramphénicol, streptomycine.

INTERVENTIONS INFIRMIÈRES ET DÉROULEMENT DU TEST

Avant le test

- Il n'est pas nécessaire d'être à jeun pour passer ce test.
- Demander au client d'éviter, si possible, un régime riche en viandes rouges avant le test.

Procédure

- Prélever un échantillon de sang dans le tube requis par le laboratoire.

Après le test

- Étiqueter le spécimen et le faire parvenir au laboratoire.

ALERTES CLINIQUES

- Si le taux d'azote uréique sanguin est élevé, consulter le médecin avant d'administrer un médicament néphrotoxique.
- Procéder au dosage de l'azote uréique du sang et de la créatinine des clients présentant l'un des critères ci-dessous avant de leur administrer un produit de contraste :
  - taux de créatinine connu de ≥1,5;
  - âge de 60 ans ou plus;
  - histoire familiale ou personnelle de maladie rénale;
  - histoire personnelle de diabète;
  - histoire de maladie vasculaire du collagène comme le lupus;
  - prise actuelle de certains médicaments : metformine, antibiotiques néphrotoxiques.

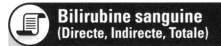

Bilirubine sanguine
(Directe, Indirecte, Totale)

B

Description du test

La bilirubine, l'une des composantes de la bile produite par le foie, la rate et la moelle osseuse, provient également de la dégradation de l'hémoglobine, à la suite de la lyse des globules rouges, par exemple. On connaît trois types de bilirubine: totale, conjuguée (directe) et non conjuguée (indirecte ou libre). La *bilirubine totale* comprend la bilirubine conjuguée et non conjuguée; sa concentration augmente dans tous les cas d'ictères.

Dans des conditions normales, la bilirubine, qu'elle soit conjuguée ou non conjuguée, est excrétée par le tractus gastro-intestinal; seules de très faibles quantités se retrouvent dans la circulation sanguine. On l'appelait autrefois la bilirubine *directe* parce que ce type de bilirubine hydrosoluble réagit directement avec les réactifs ajoutés à un échantillon sanguin. Sa concentration sanguine augmente lors d'un ictère rétentionnel dû à des calculs biliaires, par exemple, ou lors d'un ictère hépatique parce que la bilirubine, ne pouvant se rendre aux intestins pour y être excrétée, entre plutôt dans le circuit sanguin pour être éliminée par les reins. La bilirubine conjuguée est le seul type de bilirubine capable de traverser le filtre glomérulaire.

La *bilirubine non conjuguée*, dite aussi libre ou indirecte, est normalement présente dans le sang. Son appellation vient du fait qu'elle est non soluble et qu'elle ne réagit pas directement avec les réactifs ajoutés à un échantillon sanguin. Il faut ajouter de l'alcool pour que la réaction se produise. La bilirubine non conjuguée augmente dans les cas d'ictère hémolytique étant donné que la dégradation de l'hémoglobine libère une plus grande quantité de bilirubine non conjuguée dans le sang. C'est le type de bilirubine dont le taux est élevé dans les cas d'anomalies fonctionnelles hépatiques telle l'hépatite.

Normalement, on ne considère que la bilirubine totale, soit la somme de la bilirubine directe et indirecte. Si son taux est anormal, on fait d'autres tests pour distinguer les niveaux de bilirubine conjuguée et non conjuguée.

CONSIDÉRATIONS CLINIQUES

Les premiers tests devraient déterminer si la bilirubine sérique est conjuguée ou non conjuguée. Les clients adultes asymptomatiques présentant une faible hyperbilirubinémie non conjuguée devraient être évalués pour la cholémie familiale, l'hémolyse et l'hyperbilirubinémie médicamenteuse. S'il y a présence d'hyperbilirubinémie conjuguée, il faut évaluer la présence d'une augmentation concomitante des taux de phosphatase alcaline et exclure la possibilité d'une obstruction biliaire.

VALEURS NORMALES

Bilirubine totale:	0,3 – 1,0 mg/dl (5 – 17 μmol/L SI)
Bilirubine conjuguée:	0,0 – 0,4 mg/dl (0 – 7 μmol/L SI)
Bilirubine non conjuguée:	0,1 – 1,0 mg/dl (1 – 17 μmol/L SI)

INTERPRÉTATIONS POSSIBLES DES VALEURS ANORMALES

B

Augmentation de bilirubine conjuguée	Augmentation de bilirubine non conjuguée
Cancer de la tête du pancréas	Anémie à hématies falciformes
Cholédocholithiase	Anémie auto-immune hémolytique
Cirrhose	Anémie pernicieuse
Grossesse	Cholémie simple familiale
Hépatite	Cirrhose
Ictère par obstruction	Érythroblastose fœtale
Maladie de Dubin-Johnson	Hémorragie tissulaire
Obstruction biliaire	Hépatite
	Ictère familial congénital de Crigler et Najjar
	Infarctus du myocarde
	Malaria
	Réaction hémolytique transfusionnelle
	Septicémie

FACTEURS CONTRIBUANT AUX VALEURS ANORMALES

- L'hémolyse de l'échantillon sanguin peut modifier les résultats.
- Le taux de bilirubine dans l'échantillon sanguin diminue si ce dernier est exposé à la lumière naturelle ou artificielle pendant 1 heure ou plus.
- Les résultats sont faussés si des tests ont été faits avec des produits de contraste dans les 24 dernières heures.
- Médicaments pouvant *augmenter* les taux de bilirubine totale : acide ascorbique, allopurinol, antipaludéens, azathioprine, chlorpropamide, cholinergiques, codéine, contraceptifs oraux, dextran, diurétiques, épinéphrine, inhibiteurs de monoamines, isoprénaline, lévodopa, mépéridine, méthotrexate, méthyldopa, morphine, oxydases, phénazopyridine, phénothiazines, quinidine, rifampicine, stéroïdes anabolisants, streptomycine, théophylline, tyrosine, vitamine A.
- Médicaments pouvant *diminuer* les taux de bilirubine totale : barbituriques, caféine, chlore, citrate, corticostéroïdes, éthanol, pénicilline, protéines, salicylates, sulfamides, urée.

INTERVENTIONS INFIRMIÈRES ET DÉROULEMENT DU TEST

Avant le test

- Il est nécessaire d'être à jeun pour passer ce test.

Procédure

- Prélever un échantillon de sang dans le tube requis par le laboratoire.

Après le test

- Protéger le spécimen de la lumière vive en le plaçant au réfrigérateur ou en le recouvrant de papier d'aluminium.
- Étiqueter le spécimen et le faire parvenir au laboratoire.

Bioterrorisme et guerre bactériologique
(Botulisme, Charbon [*anthrax*], Fièvres hémorragiques virales [FHV], Peste, Tularémie, Variole)

B

Description du test

L'un des objectifs de la huitième réunion ministérielle sur l'Initiative de sécurité sanitaire mondiale (ISSM), à laquelle participait le Canada, est de préparer les gens aux menaces de maladies émergentes, y compris celles associées aux actes bioterroristes. Les agents de bioterrorisme sont classés selon trois ordres de priorité, la plus élevée étant la catégorie A. Ces agents comprennent les organismes qui représentent de graves dangers pour la sécurité nationale pour les raisons suivantes :

- ils peuvent être facilement disséminés et transmis d'une personne à une autre;
- ils sont responsables de taux de mortalité élevés et peuvent considérablement nuire à la santé publique;
- ils peuvent causer des perturbations sociales et des paniques;
- ils requièrent des organismes de santé publique un niveau de préparation élevé pour des interventions efficaces.

À l'heure actuelle, la catégorie A comprend les agents pathogènes suivants (bactéries et virus) et les maladies qu'ils causent :

- botulisme (toxine de *Clostridium botulinum*);
- charbon (*anthrax, Bacillus anthracis*);
- fièvres hémorragiques virales (les filovirus, comme le virus d'Ebola et le virus de Marburg) et les virus à ARN (comme le virus de Lassa et le virus Machupo);
- peste (*Yersinia pestis*);
- tularémie (*Francisella tularensis*);
- variole (virus de la variole majeure).

Voici une compilation de renseignements concernant les organismes pathogènes de la catégorie A, notamment une description de l'agent pathogène et de la façon dont on peut le diagnostiquer.

BOTULISME

Le botulisme est une intoxication neuroparalytique causée par une toxine que produit la bactérie *Clostridium botulinum*. Cette maladie est due à l'ingestion d'aliments (légumes, viande, volaille et produits laitiers) contaminés par cette toxine. Les symptômes sont les suivants : dysphagie, dysarthrie, diplopie, nausées et vomissements, douleurs abdominales, faiblesse progressive accompagnée de paralysie, sécheresse de la bouche et détresse respiratoire pouvant conduire à une insuffisance respiratoire. Le traitement, qui consiste en une assistance respiratoire et en l'administration de l'antitoxine botulinique, commence avant même que les résultats de laboratoire ne soient connus.

Épreuve diagnostique : Étant donné que la paralysie est l'une des conséquences du botulisme, on peut facilement confondre cette maladie avec le syndrome de Guillain-Barré, la myasthénie grave ou un accident vasculaire cérébral. La confirmation du botulisme se fait par l'identification de la toxine dans le sérum, les selles ou les aliments, ou encore par la culture du *Clostridium* prélevé dans les selles, une blessure ou des aliments.

CHARBON (*ANTHRAX*)

Le charbon est causé par le *Bacillus anthracis*, une bactérie qui produit des spores. Les individus s'infectent en manipulant des aliments contaminés, en inhalant des spores charbonneuses ou en mangeant des aliments insuffisamment cuits provenant d'animaux infectés. On connaît trois catégories de charbon : cutané, gastro-intestinal et pulmonaire. Le *charbon cutané* se manifeste d'abord par une papule ressemblant à une piqûre d'insecte qui grossit jusqu'à former une vésicule centrale. Celle-ci se transforme en un ulcère indolore et nécrotique. Les lésions peuvent être isolées ou multiples et sont accompagnées d'une lymphoadénopathie régionale, de fatigue, de fièvre et/ou de frissons. Même en l'absence de traitement, plus de 80 % des gens atteints du charbon cutané survivent. Le *charbon gastro-intestinal* est plus grave, ayant un taux de mortalité de 25 % à 50 %. Les symptômes sont parmi les suivants : nausées, perte d'appétit, diarrhées sanglantes, fièvre et douleurs abdominales. Le *charbon pulmonaire*, contracté par inhalation de spores, est le plus grave. Il se manifeste d'abord comme un rhume ou une grippe qui évolue vers des troubles respiratoires plus graves. Le taux de mortalité se situe autour de 50 %. Le traitement nécessite une antibiothérapie (cyprofloxacine ou doxycycline) pendant 60 jours. Le taux de survie dépend du type de charbon et du moment où commence la thérapie.

Épreuve diagnostique : Le test à effectuer dépend du type de charbon suspecté.

Charbon cutané

- Prélèvements de lésions à l'aide d'un coton-tige pour effectuer une coloration de Gram, des cultures bactériennes et une amplification en chaîne par polymérase (PCR)
- Biopsies pour la PCR
- Épreuves sanguines : pour les clients en phase aiguë et convalescente, hémocultures

Charbon gastro-intestinal

- Spécimens de selles

Charbon pulmonaire

- Échantillon sanguin pour la coloration de Gram, la culture bactérienne et la PCR
- S'il y a un épanchement pleural, on peut prélever du liquide pleural pour la coloration de Gram, la culture bactérienne et la PCR.
- Tests sanguins : pour les clients en phase aiguë et convalescente
- Si on soupçonne une méningite, on peut prélever du liquide céphalorachidien (LCR) pour la coloration de Gram, la culture bactérienne et la PCR.

FIÈVRES HÉMORRAGIQUES VIRALES

Les fièvres hémorragiques virales (FHV) comprennent les maladies causées par certaines familles de virus qui attaquent simultanément plusieurs systèmes de l'organisme. Les symptômes, variés, peuvent être parmi les suivants : fortes fièvres, fatigue, étourdissements, myalgies, grande faiblesse et épuisement. Les hémorragies peuvent se manifester au niveau de la peau, des organes internes ou des orifices corporels. La mort frappe ceux qui sont gravement malades à la suite d'un choc, d'insuffisance rénale et de dysfonctionnement du système nerveux, tous ces symptômes conduisant au délire, à des convulsions et au coma. Le point commun entre les différentes FHV est que les humains ne sont généralement pas les réservoirs naturels de ces virus. Les hôtes comprennent en effet les rats, les souris et autres rongeurs des champs. Les tiques et les moustiques peuvent être les vecteurs qui véhiculent les virus des hôtes aux victimes. Les humains sont infectés quand ils sont en contact avec des hôtes infectés. Cependant, des humains infectés accidentellement par certains virus, comme le virus Ebola, peuvent infecter d'autres humains. À l'heure actuelle, les traitements sont limités. Il est donc préférable de prévenir les FHV en contrôlant les populations de rongeurs. Si un humain est infecté, il est essentiel que des techniques de prévention d'infection soient appliquées de façon très stricte lors des soins donnés aux personnes infectées.

Épreuve diagnostique: Des tests sérologiques mettent en évidence des antigènes viraux alors que la culture de prélèvements par biopsie (poumons, moelle osseuse) permet d'isoler les virus.

PESTE

L'agent de la peste est la bactérie *Yersinia pestis*, habituellement transmise par des morsures de puces infectées. La peste peut aussi être transmise par contact direct avec d'autres animaux infectés ou des tissus contaminés, de même que par l'inhalation de gouttelettes provenant d'une personne atteinte de la peste pneumonique. La peste bubonique se manifeste généralement par l'apparition d'un ganglion œdématié (le bubon) aux aines, aux aisselles ou au cou, accompagné de fièvre, de frissons, de céphalées et de fatigue. La peste pneumonique, dont les principaux signes sont la fièvre, la toux, l'hémoptysie et la dyspnée, peut aussi se manifester. Puisque les symptômes de la peste ressemblent à ceux de nombreuses autres maladies, une observation rigoureuse s'avère essentielle pour vérifier une possible exposition du client à des animaux infectés ou à des puces. En l'absence de traitement, le taux de mortalité se situe entre 50 % et 60 %; avec traitement, il est de 14 %. La prise d'antibiotiques (streptomycine, tétracyclines ou chloramphénicol) devrait commencer dès que les prélèvements de laboratoire ont été effectués.

Épreuve diagnostique: Les tests nécessitent des hémocultures pour le bacille de Yersin, l'examen au microscope et la culture du ganglion, de sang, d'expectorations ou de lavage bronchique.

TULARÉMIE

L'agent de la tularémie est un coccobacille nommé *Francisella tularensis*. C'est l'une des bactéries pathogènes les plus infectieuses connues, car la maladie nécessite moins de 10 bactéries pour apparaître. On peut être infecté par des piqûres d'insectes infectés (tiques ou taons), en manipulant des carcasses d'animaux infectés, en mangeant ou en buvant des aliments contaminés ou en inhalant ces bactéries. Cette dernière situation est la plus probable dans le cas d'actes bioterroristes. Les symptômes, qui se manifestent abruptement, sont les suivants: fièvre, céphalées, frissons, myalgies, coryza, toux et difficultés respiratoires avec sensations constrictives au thorax. En l'absence de traitement, les bacilles prolifèrent sur la peau et les muqueuses pour ensuite se répandre dans les ganglions lymphatiques locaux et parfois même dans tout l'organisme. Quand l'infection est d'origine aérienne, l'inflammation hémorragique des voies respiratoires peut se développer en bronchopneumonie. Le traitement nécessite l'administration d'antibiotiques, surtout la streptomycine ou la gentamicine, par voie intraveineuse. On utiliserait toutefois la ciprofloxacine ou la doxycycline en cas de propagation importante dans la population.

Épreuve diagnostique: On peut identifier les coccobacilles par examen direct de sécrétions, d'exsudats ou de prélèvements grâce à des techniques de coloration particulières. On peut aussi faire des cultures à partir d'expectorations ou de lavages pharyngiens. Il existe également un test sanguin qui permet de vérifier la présence d'anticorps antitularémiques.

B

VARIOLE

La variole est causée par le virus de la variole. On connaît quatre formes de variole, à savoir la variole majeure (la plus fréquente), la variole mineure, la variole maligne et la variole hémorragique. Pour l'ensemble de ces varioles, le taux de mortalité est de 30 %. Cependant, les formes malignes et hémorragiques sont généralement mortelles. Les symptômes comprennent une fièvre élevée et des éruptions cutanées. On observe, durant la phase prodromique, les signes avant-coureurs suivants : fièvre, malaise, céphalées, myalgies et parfois vomissements. Les éruptions se manifestent d'abord dans la bouche et sur la langue, puis se transforment en vésicules qui éclatent et se vident de leur contenu. Simultanément, des éruptions érythémateuses cutanées font leur apparition, couvrant le corps en 24 heures. Durant les 3 à 5 jours qui suivent, ces éruptions prennent un aspect bombé, forment des pustules, puis des croûtes qui tombent et laissent des cicatrices. Il n'existe pas de traitement contre la variole; on se protège par la vaccination. Cependant, il n'y a eu aucun cas de variole dans le monde depuis 1977. Puisque des laboratoires conservent encore des souches de ce virus, il existe un usage potentiel pour les bioterroristes.

Épreuve diagnostique : Une culture virale, faite à partir du contenu d'une vésicule cutanée, confirme le diagnostic.

VALEURS NORMALES

Négatives pour les agents infectieux

INTERPRÉTATIONS POSSIBLES DES VALEURS ANORMALES

Présence d'agents infectieux

INTERVENTIONS INFIRMIÈRES ET DÉROULEMENT DU TEST

Avant le test

- Expliquer au client le but du test.

Procédure

- Lire les éléments d'information pour vérifier les tests à effectuer et le type d'échantillon devant être recueilli.
- Appliquer les mesures de protection personnelle appropriées chaque fois qu'il faut recueillir un échantillon et l'expédier au laboratoire.

Après le test

- Étiqueter le spécimen et le faire parvenir au laboratoire dès que possible.
- Informer le laboratoire du diagnostic soupçonné afin que l'on prenne les précautions nécessaires au moment de manipuler les échantillons et de déterminer la technique et la coloration à utiliser pour identifier l'agent pathogène en cause.

ALERTES CLINIQUES

- Chaque fois qu'il y a confirmation de l'une ou l'autre des maladies décrites ci-dessus, il faut en aviser les services épidémiologiques locaux et provinciaux (santé publique). Voir le www.msss.gouv.ca/sujets/santepub/mado.php.

CA 15-3
(Antigène du cancer 15-3, Marqueur tumoral 15-3)

Description du test

Les marqueurs tumoraux sont des molécules synthétisées par les cellules de l'organisme en réaction à la présence d'un cancer. L'antigène 15-3 (CA 15-3) est une glycoprotéine présente dans des tumeurs bénignes et malignes du sein, de même que dans des carcinomes mammaires avec métastases hépatiques ou osseuses, cas dans lesquels on observe les taux les plus élevés de CA 15-3. Le dosage de ce marqueur permet de diagnostiquer un cancer métastatique du sein et de surveiller la réaction de la cliente aux traitements antitumoraux. Toutefois, étant donné que les taux de CA 15-3 n'augmentent pas nécessairement au début d'une tumeur maligne du sein, ce test n'est pas considéré comme étant utile au dépistage de ce type de tumeur. On a aussi observé des taux élevés de CA 15-3 chez des personnes non cancéreuses, de même que chez des personnes ayant d'autres types de cancer (foie, poumons et ovaires).

On a cependant constaté que plus le taux de CA 15-3 est élevé, plus le cancer du sein est avancé et plus les risques de métastases sont élevés. On a aussi observé des augmentations de ce marqueur – de faibles à élevées – dans des situations non cancéreuses comme la cirrhose.

CONSIDÉRATIONS CLINIQUES

Les données actuelles ne permettent pas de valider le dosage du CA 15-3 pour dépister, diagnostiquer et préciser le stade évolutif d'un cancer, mais il peut être utile pour exercer une surveillance à la suite d'un traitement initial.

VALEURS NORMALES

<22 U/ml

INTERPRÉTATIONS POSSIBLES DES VALEURS ANORMALES

Augmentation

Cancer colorectal
Cancer de la prostate
Cancer des ovaires
Cancer des poumons
Cancer du foie
Cancer du pancréas
Cancer du sein
Cancer métastatique du sein
Cirrhose
Hépatite chronique
Lupus érythémateux aigu disséminé
Maladie polykystique du sein
Sarcoïdose

INTERVENTIONS INFIRMIÈRES ET DÉROULEMENT DU TEST

Avant le test

- Il n'est pas nécessaire d'être à jeun pour passer ce test.

Procédure

- Prélever un échantillon de sang dans le tube requis par le laboratoire.

Après le test

- Étiqueter le spécimen et le faire parvenir au laboratoire.

ALERTES CLINIQUES

- Dans des conditions non cancéreuses, les taux de CA 15-3 ont tendance à demeurer stables au fil du temps, alors qu'ils augmentent continuellement dans des cas de cancers métastatiques du sein.
- On peut observer des valeurs normales de CA 15-3 au début d'un cancer du sein.

BIOCHIMIE

CA 19-9
(Antigène du cancer 19-9, Marqueur tumoral 19-9)

Description du test

Les marqueurs tumoraux sont des molécules synthétisées par les cellules de l'organisme, en réaction à la présence d'un cancer. L'antigène 19-9 (CA 19-9) est un marqueur présent en concentration élevée chez les personnes atteintes d'un cancer du tube gastro-intestinal. Le dosage du CA 19-9 s'avère particulièrement utile pour diagnostiquer un cancer du pancréas ou hépatobiliaire, mais il n'est pas suffisamment sensible ni spécifique pour le dépistage d'autres cancers. Cependant, la surveillance des taux de CA 19-9 peut contribuer à vérifier l'efficacité des traitements contre le cancer du pancréas, de même que pour en percevoir les récidives. On a observé les taux les plus élevés de CA 19-9 dans les cas de cancer des conduits pancréatiques excréteurs. Malheureusement, à partir du moment où l'on observe des symptômes et des taux élevés de CA 19-9, le cancer du pancréas peut déjà être assez avancé.

CONSIDÉRATIONS CLINIQUES

Les données actuelles ne permettent pas de valider le dosage du CA 19-9 pour dépister et préciser le stade évolutif d'un cancer, mais il peut être utile pour diagnostiquer et exercer une surveillance à la suite d'un traitement initial.

VALEURS NORMALES

<37 U/ml

INTERPRÉTATIONS POSSIBLES DES VALEURS ANORMALES

Augmentation

Cancer colorectal
Cancer de l'estomac
Cancer de la vésicule biliaire
Cancer des poumons
Cancer du pancréas
Cancer hépatobiliaire
Cholécystite
Cholélithiase
Cirrhose
Fibrose kystique
Maladies hépatiques
Mucoviscidose
Pancréatite

INTERVENTIONS INFIRMIÈRES ET DÉROULEMENT DU TEST

Avant le test

- Il n'est pas nécessaire d'être à jeun pour passer ce test.

Procédure

- Prélever un échantillon de sang dans le tube requis par le laboratoire.

Après le test

- Étiqueter le spécimen et le faire parvenir au laboratoire.

ALERTES CLINIQUES

- Les examens complémentaires peuvent aussi comporter une biopsie, la cholangio-pancréatographie rétrograde endoscopique (CPRE), l'échographie, l'imagerie par résonance magnétique (IRM) et/ou la tomodensitométrie.

BIOCHIMIE

CA-125
(Antigène du cancer 125, Marqueur tumoral CA-125)

Description du test

Les marqueurs tumoraux sont des molécules synthétisées par les cellules de l'organisme, en réaction à la présence d'un cancer. L'antigène 125 (CA-125) est une glycoprotéine, normalement présente dans l'endomètre et le liquide utérin, mais habituellement absente de la circulation sanguine. C'est seulement lorsqu'il y a

C

destruction de ces tissus, comme dans le cas du cancer de l'endomètre ou des ovaires, qu'on peut déceler le CA-125 dans le sang. Parce que ce test produit un nombre élevé de faux positifs, il ne convient pas au dépistage des cancers, mais il se révèle toutefois utile lorsqu'il s'agit de surveiller la réaction au traitement du cancer des ovaires et pour en détecter la récidive. On le pratique parfois pour examiner les femmes à risque élevé ayant des antécédents familiaux de cancer des ovaires qui ne sont pas encore touchées.

CONSIDÉRATIONS CLINIQUES

Aucune preuve ne démontre que les tests de dépistage, par exemple le dosage du CA-125, l'échographie ou l'examen du bassin, pourraient diminuer les taux de mortalité dus au cancer des ovaires. De plus, il n'y a pas suffisamment de preuves que le dépistage peut mettre en évidence le cancer des ovaires dans les premiers stades et ainsi contribuer à diminuer le taux de mortalité.

VALEURS NORMALES

<35 U/ml

INTERPRÉTATIONS POSSIBLES DES VALEURS ANORMALES

Augmentation

Cancer de l'endomètre
Cancer de l'utérus
Cancer des ovaires
Cancer des poumons
Cancer des trompes utérines
Cancer du côlon
Cancer du foie
Cancer du pancréas
Cancer du sein
Cancer du tube digestif supérieur
Cirrhose
Endométriose
Grossesse
Menstruations
Pancréatite
Pancréatite aiguë
Péritonite
Syndrome inflammatoire pelvien

INTERVENTIONS INFIRMIÈRES ET DÉROULEMENT DU TEST

Avant le test

• Il n'est pas nécessaire d'être à jeun pour passer ce test.

Procédure
- Prélever un échantillon de sang dans le tube requis par le laboratoire.

Après le test
- Étiqueter le spécimen et le faire parvenir au laboratoire.

ALERTES CLINIQUES

- Les femmes les plus à risque de contracter un cancer des ovaires sont celles qui ont eu peu d'enfants, celles dont le taux de fécondité est faible ou qui ont retardé la procréation, l'incidence de cancer augmentant avec l'âge. Les antécédents familiaux s'avèrent le plus important indicateur de risque de cancer des ovaires.

BIOCHIMIE

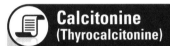

Calcitonine
(Thyrocalcitonine)

Description du test

La calcitonine, une hormone polypeptidique sécrétée par les cellules C de la glande thyroïde, a pour fonction de régulariser les taux de calcium et de phosphore sériques. La calcitonine est sécrétée lorsque la concentration de calcium sanguin est élevée (hypercalcémie). Il en résulte une diminution de l'absorption du calcium par le tube digestif, une inhibition de sa réabsorption par les ostéoclastes et les ostéocytes ainsi qu'une augmentation de son excrétion par les reins. Ces activités sont antagonistes à l'action de la parathormone et contribuent à faire diminuer le taux de calcium sérique. Le dosage de la calcitonine sert principalement à évaluer un carcinome médullaire suspect de la thyroïde, qui se caractérise par l'hypersécrétion de calcitonine alors que le taux de calcium sérique est normal. Chez certaines personnes atteintes d'un tel carcinome, le taux de calcium à jeun est normal. Dans ces conditions, on pratique un test de provocation en administrant de la pentagastrine ou du calcium par voie intraveineuse.

CONSIDÉRATIONS CLINIQUES

Des études semblent démontrer que, dans l'évaluation d'un nodule thyroïdien, la détermination routinière du taux de calcitonine sérique présente un bon rapport qualité-prix et permet de reconnaître la présence d'un carcinome médullaire de la thyroïde. Toutefois, tous les cliniciens ne reconnaissent pas l'utilité du dépistage de la calcitonine.

VALEURS NORMALES

Basales :	femmes :	<14 ng/L
	hommes :	<19 ng/L

Après une perfusion de calcium :	femmes :	<130 ng/L
	hommes :	<190 ng/L
Après une injection de pentagastrine :	femmes :	<35 ng/L
	hommes :	<110 ng/L

INTERPRÉTATIONS POSSIBLES DES VALEURS ANORMALES

Augmentation

Adénome parathyroïdien
Anémie pernicieuse
Cancer des îlots pancréatiques
Cancer du sein
Cancer médullaire de la thyroïde
Cancer pulmonaire à petites cellules
Cirrhose alcoolique
Hypercalcémie
Hyperplasie de la parathyroïde
Hyperplasie des cellules C de la thyroïde
Insuffisance rénale chronique
Phéochromocytome
Production de calcitonine ectopique (comme dans le cancer du pancréas)
Syndrome de Cushing
Syndrome de Zollinger-Ellison
Thyroïdite
Urémie

FACTEURS CONTRIBUANT AUX VALEURS ANORMALES

- L'hémolyse de l'échantillon sanguin peut modifier les résultats.
- Médicaments pouvant *augmenter* les taux de calcitonine : calcium, contraceptifs oraux, épinéphrine, glucagon, pentagastrine.

INTERVENTIONS INFIRMIÈRES ET DÉROULEMENT DU TEST

Avant le test

- Il est préférable d'être à jeun pour passer ce test.

Procédure

- Les épreuves de stimulation sont plus sensibles que le seul dosage de la calcitonine. Il faut donc recueillir un échantillon sanguin de référence dans le tube requis par le laboratoire, puis injecter au client du calcium intraveineux ou de la pentagastrine afin de stimuler la production de calcitonine. Pendant les minutes qui suivent, il faut prélever d'autres échantillons sanguins pour évaluer l'effet de la stimulation. On observera généralement chez les personnes atteintes d'une hyperplasie des cellules C et/ou d'un carcinome médullaire de la thyroïde d'importantes augmentations du taux de calcitonine au cours de ce test.

Après le test

- Étiqueter les spécimens et les faire parvenir au laboratoire.

ALERTES CLINIQUES

- Si une personne souffre d'un carcinome médullaire de la thyroïde et qu'on l'opère, on effectue un suivi périodique des taux de calcitonine pour s'assurer qu'ils reviennent à la normale. Des taux élevés signifient que des tissus produisent encore de la calcitonine. Des taux qui diminuent à la suite de la chirurgie et qui augmentent plus tard indiquent une possible récidive du cancer.
- L'épreuve de la calcitonine doit être proposée comme dépistage aux membres de la famille d'une personne atteinte d'un carcinome médullaire de la thyroïde.

C

BIOCHIMIE

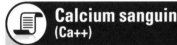

Calcium sanguin
(Ca++)

Description du test

Dans le sang, le calcium existe sous deux formes: environ 50 % est à l'état libre et 50 % est lié à des protéines plasmatiques, l'albumine principalement. Le calcium libre est biologiquement actif; il joue d'importants rôles dans la contraction musculaire, la fonction cardiaque, la transmission des influx nerveux et la coagulation du sang. La quantité de calcium dans le sang est très faible si on la compare aux 98 % à 99 % de calcium entreposé dans les dents et les os. Les os constituent un excellent réservoir de calcium: ils en libèrent dans la circulation pour répondre aux besoins de l'organisme et y maintenir une concentration normale.

Deux hormones agissent de concert pour réguler les taux de calcium sériques. La *calcitonine*, sécrétée par la glande thyroïde, est responsable de l'excrétion de calcium par les reins, prévenant ainsi une accumulation excessive de cet élément dans le sang. Pour répondre aux besoins de calcium sérique, la *parathormone* (PTH) agit directement sur les os pour qu'ils libèrent du calcium dans la circulation; la PTH est également responsable de l'absorption du calcium par les reins et l'intestin. On observe une relation inverse entre le calcium et le phosphore: à mesure que le taux de calcium sérique augmente, celui du phosphore sérique diminue.

Le présent test permet de mesurer *tout* le calcium présent dans le sang. Non seulement renseigne-t-il sur la fonction des parathyroïdes et sur le métabolisme du calcium, mais il permet également d'évaluer la présence de tumeurs malignes, puisque les cellules cancéreuses libèrent du calcium et entraînent souvent une forte augmentation de la calcémie.

Étant donné qu'une importante proportion du calcium circulant est liée à l'albumine, il est nécessaire de mesurer le taux de calcium sanguin en tenant compte du calcium lié à l'albumine. Lorsque la quantité d'albumine sérique diminue d'un gramme, la quantité totale de calcium sérique diminue d'environ 0,8 mg, en raison d'une diminution du calcium sanguin lié; la quantité de calcium libre, elle, ne varie pas.

C

Les personnes souffrant d'hypercalcémie peuvent ressentir des douleurs profondes dans les os ainsi que des calculs rénaux et une hypotonie musculaire. Les personnes en état d'*hypocalcémie* peuvent ressentir des engourdissements et des fourmillements aux mains, aux pieds et autour de la bouche, ainsi que des contractions musculaires, des arythmies cardiaques, de la nervosité, de l'irritabilité, voire des convulsions. Ces personnes peuvent aussi présenter les signes de Chvostek et de Trousseau.

VALEURS NORMALES

2,1 – 2,6 mmol/L

Personnes âgées :	valeurs diminuées

INTERPRÉTATIONS POSSIBLES DES VALEURS ANORMALES

Augmentation	Diminution
Abus d'antiacides	Alcalose métabolique
Acidose respiratoire	Alcoolisme
Acromégalie	Carence en vitamine D
Cancer des poumons	Concentration d'albumine faible
Cancer du rein	Diarrhée
Cancer métastatique des os	Hyperphosphathémie
Déshydratation	Hypocalcémie néonatale précoce
Hyperparathyroïdie	Hypoparathyroïdie
Hyperthyroïdie	Insuffisance rénale chronique
Immobilisation prolongée	Malabsorption
Intoxication à la vitamine D	Malnutrition grave
Leucémie	Néphropathie chronique
Maladie d'Addison	Ostéomalacie
Maladie de Hodgkin	Pancréatite aiguë
Maladie de Paget	Rachitisme
Myélome multiple	Transfusions sanguines massives
Sarcoïdose	
Syndrome de Williams	
Tumeur des parathyroïdes	

FACTEURS CONTRIBUANT AUX VALEURS ANORMALES

- L'utilisation d'un garrot pour le prélèvement sanguin peut causer une stase veineuse et modifier les résultats.
- Une ingestion excessive de lait peut modifier les résultats.
- Médicaments pouvant faire *augmenter* les taux de calcium sanguin : androgènes, antiacides, carbonate de calcium, diurétiques thiazidiques, ergocalciférol (vitamine D2), gluconate de calcium, hormones thyroïdiennes, hydralazine,

indométhacine, lithium, œstrogènes, parathormone, progestérone, sels de calcium, stéroïdes anabolisants, tamoxifène, théophylline, vitamine A, vitamine D.

- Médicaments pouvant faire *diminuer* les taux de calcium sanguin : acétazolamide, acide acétylsalicylique, antiacides, anticonvulsivants, asparaginase, barbituriques, calcitonine, choléstyramine, cisplatine, corticostéroïdes, diurétiques de l'anse, diurétiques mercuriels, fer, furosémide, gastrine, gentamicine, glucagon, glucose, héparine, hydrocortisone, insuline, laxatifs, méthicilline, phénobarbital, phénytoïne, sels de magnésium, sulfamides.

C

INTERVENTIONS INFIRMIÈRES ET DÉROULEMENT DU TEST

Avant le test

- Même s'il n'est pas nécessaire d'être à jeun pour passer ce test, certains établissements exigent une courte période de jeûne afin d'améliorer la précision des résultats.

Procédure

- Prélever un échantillon de sang dans le tube requis par le laboratoire, sans utiliser de garrot, si possible.

Après le test

- Étiqueter le spécimen et le faire parvenir au laboratoire.

ALERTES CLINIQUES

- Faire connaître aux personnes en état d'hypocalcémie les aliments riches en calcium : le lait, les fromages, les feuilles de navet, le chou vert, les fèves blanches et les lentilles.
- Les enfants atteints du syndrome de Williams ont des taux de calcium très élevés en raison d'une hypercalcémie idiopathique. Cette situation tend à se résoudre avec l'âge, mais il peut être nécessaire de les soumettre à un régime alimentaire sans calcium durant leur petite enfance.

BIOCHIMIE

 # Calcium urinaire

Description du test

Le calcium sanguin joue d'importants rôles dans la contraction musculaire, la fonction cardiaque, la transmission des influx nerveux et la coagulation du sang. Le sang ne renferme que 1 % à 2 % du calcium total; le reste, soit 98 % à 99 %, est entreposé dans les dents et les os et peut être libéré pour maintenir un taux normal de calcium sérique. Presque tout le calcium éliminé par l'organisme se trouve dans les selles, et 99 % du calcium filtré par les reins est réabsorbé. Des taux élevés de calcium dans l'urine sont généralement dus à des taux élevés de calcium sérique. L'objectif premier du dosage du calcium urinaire est d'évaluer la fonction des parathyroïdes et les effets de la vitamine D.

VALEURS NORMALES

2,5 à 7,5 mmol/jour

C

INTERPRÉTATIONS POSSIBLES DES VALEURS ANORMALES

Augmentation	Diminution
Acidose tubulaire rénale	Carence en vitamine D
Cancer du poumon	Hypoparathyroïdie
Cancer du sein	Malabsorption
Cancer métastatique	Ostéodystrophie rénale
Hyperparathyroïdie	
Hyperthyroïdie	
Intoxication à la vitamine D	
Maladie de Paget	
Maladie de Wilson	
Myélome multiple	
Ostéoporose	
Sarcoïdose	
Surplus de glucocorticoïdes	
Syndrome de Burnett	
Syndrome de Cushing	
Syndrome de Fanconi	

FACTEURS CONTRIBUANT AUX VALEURS ANORMALES

- Les taux de calcium urinaire sont plus élevés immédiatement après un repas.
- On peut observer des faux négatifs lorsque l'urine est alcaline.
- Médicaments pouvant faire *augmenter* les taux de calcium urinaire : androgènes, antiacides, anticonvulsivants, chlorure d'ammonium, choléstyramine, diurétiques mercuriels, furosémide, parathormone, phosphates, stéroïdes anabolisants, vitamine D.
- Médicaments pouvant faire *diminuer* les taux de calcium urinaire : acide acétylsalicylique, contraceptifs oraux, corticostéroïdes, diurétiques thiazidiques, indométhacine.

INTERVENTIONS INFIRMIÈRES ET DÉROULEMENT DU TEST

Avant le test

- Expliquer au client comment recueillir son urine pendant 24 heures.
- Insister sur l'importance de conserver *toute* l'urine au cours de cette période. Expliquer au client comment éviter de contaminer l'urine avec du papier hygiénique ou des selles.

Procédure

- Se procurer auprès du laboratoire le contenant approprié.
- Commencer la période de test le matin, après la première miction du client ; celle-ci est jetée.

- Conserver *toute* l'urine produite pendant 24 heures dans le même contenant. Le réfrigérer ou le mettre sur de la glace.
- Si de l'urine est jetée pendant cette période, il faut mettre fin au test et en effectuer un nouveau.
- Afficher l'heure marquant la fin de la période de collecte de 24 heures dans la chambre du client.

C

Après le test
- À la fin de la période de 24 heures, étiqueter le contenant d'urine, le mettre sur de la glace et l'expédier le plus rapidement possible au laboratoire.

BIOCHIMIE

Capacité totale de fixation du fer
(TIBC)

Description du test
Le fer est présent dans plusieurs parties de l'organisme. Une grande portion (environ 65 %) est transportée dans les globules rouges par l'hémoglobine. Un autre 4 % se trouve dans la myoglobine des muscles squelettiques. La ferritine emmagasine presque 30 % de l'ensemble du fer dans le foie, la moelle osseuse et la rate. Le reste du fer est en transit à travers l'organisme, fixé à la transferrine ou à d'autres protéines sériques capables de le lier.

La capacité totale de fixation du fer mesure la quantité totale de fer que la transferrine peut lier. On l'évalue en général en même temps que le taux sérique de fer au moment de l'investigation d'une éventuelle anémie ferriprive. Lorsque les réserves de fer sont faibles, la capacité totale de fixation du fer est habituellement plus élevée que la normale. Ce test peut aussi être utilisé quand on suspecte une surcharge en fer. Le taux sérique de fer divisé par la capacité totale de fixation du fer donne un pourcentage appelé *coefficient de saturation de la transferrine*, qui est un indicateur utile du statut du fer. Le fer sérique est généralement plus stable le matin.

VALEURS NORMALES

Capacité totale de fixation du fer :   240−450 μg/dl (43−81 μmol/L SI)

INTERPRÉTATIONS POSSIBLES DES VALEURS ANORMALES

Augmentation	Diminution
Anémie ferriprive	Anémie falciforme
Grossesse avancée	Anémie hémolytique
Maladies hépatiques	Anémie lors de maladie chronique
	Anémie pernicieuse
	Cirrhose
	Hémochromatose
	Hyperthyroïdie
	Hypoprotéinémie

Augmentation	Diminution
	Inflammation
	Maladies hépatiques
	Malnutrition
	Syndrome néphrotique

FACTEURS CONTRIBUANT AUX VALEURS ANORMALES

- L'hémolyse de l'échantillon sanguin peut modifier les résultats.
- Médicaments pouvant faire *augmenter* la capacité totale de fixation du fer : contraceptifs oraux, fluorures.
- Médicaments pouvant faire *diminuer* la capacité totale de fixation du fer : ACTH, chloramphénicol, corticotrophine, cortisone, dextran, stéroïdes, testostérone.

INTERVENTIONS INFIRMIÈRES ET DÉROULEMENT DU TEST

Avant le test

- Il est nécessaire d'être à jeun pour passer ce test.
- Il ne faut absorber aucun supplément de fer moins de 24 à 48 heures avant le test.

Procédure

- Prélever un échantillon de sang le matin dans le tube requis par le laboratoire.

Après le test

- Étiqueter le spécimen et le faire parvenir au laboratoire.

ALERTES CLINIQUES

- Dans les cas d'anémie ferriprive, le taux de fer est bas et la capacité totale de fixation du fer est élevée, de sorte que le coefficient de saturation de la transferrine est très faible.
- S'il y a une surcharge en fer, comme on l'observe dans l'hémochromatose, le taux de fer est élevé et la capacité totale de fixation du fer est faible ou normale; le coefficient de saturation de la transferrine est donc élevé.

HÉMATOLOGIE

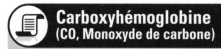

Carboxyhémoglobine
(CO, Monoxyde de carbone)

Description du test

Le monoxyde de carbone (CO) est un gaz incolore et inodore présent dans la fumée de cigarette, les gaz d'échappement des voitures et les émanations de feux mal ventilés, de fournaises et de cuisinières au gaz défectueuses. Lorsque l'hémoglobine du sang vient en contact avec le CO inspiré dans les poumons, il se forme de la carboxyhémoglobine. L'affinité du CO pour l'hémoglobine est plus de 200 fois supérieure à celle de l'oxygène; dans ces conditions, l'hémoglobine transporte donc beaucoup moins d'oxygène vers les organes.

Les symptômes d'intoxication par le CO varient selon les taux de carboxyhémoglobine. Des taux de 20 % à 30 % causent des céphalées, des étourdissements, des nausées, des vomissements et une diminution du sens critique. À des taux de 30 % à 40 %, on note de la confusion, une faiblesse musculaire, une respiration plus rapide et plus profonde (hyperpnée), de l'hypotension et de la tachycardie. De 50 % à 60 %, il y a des pertes de conscience et parfois des convulsions. Finalement, à des taux supérieurs à 60 %, on peut observer un arrêt respiratoire et la mort.

C

CONSIDÉRATIONS CLINIQUES

On doit vérifier s'il y a intoxication au CO par des tests appropriés. L'évaluation des gaz artériels ne permet pas de diagnostiquer une surexposition au CO. En effet, le CO n'affecte pas la quantité d'O_2 dissoute dans le sérum, mais seulement l'O_2 lié à l'hémoglobine. Les tests démontrent que la PO_2 et la saturation en O_2 sont normales. L'oxymétrie de pouls donne aussi de faux résultats, étant donné que la sonde lit la saturation en carboxyhémoglobine comme étant celle de l'oxyhémoglobine.

VALEURS NORMALES

Non-fumeurs :	<3 % de l'hémoglobine totale
Fumeurs :	2 – 10 % de l'hémoglobine totale
Nouveau-nés :	10 – 12 % de l'hémoglobine totale

INTERPRÉTATIONS POSSIBLES DES VALEURS ANORMALES

Augmentation

Intoxication au monoxyde de carbone

FACTEURS CONTRIBUANT AUX VALEURS ANORMALES

- La contamination de l'échantillon sanguin par l'air ambiant peut modifier les résultats.

INTERVENTIONS INFIRMIÈRES ET DÉROULEMENT DU TEST

Avant le test

- Il n'est pas nécessaire d'être à jeun pour passer ce test.
- Il est interdit de fumer avant le test.
- L'échantillon sanguin doit être prélevé dès que possible après une exposition au CO.

Procédure

- Prélever un échantillon de sang dans le tube requis par le laboratoire.

Après le test

- Étiqueter le spécimen et le faire parvenir au laboratoire.
- Si possible, noter sur la requête le délai entre l'exposition et le prélèvement.
- Donner au client de fortes concentrations d'O_2, selon la prescription médicale.

ALERTES CLINIQUES

- Toute personne susceptible d'avoir été intoxiquée au CO doit être retirée de l'endroit où elle se trouve et recevoir de l'O_2 à de fortes concentrations avant même de subir des tests.
- Étant donné que les hommes ont plus de globules rouges que les femmes et les enfants, les symptômes d'intoxication au CO peuvent être plus graves chez eux, même à de plus faibles concentrations.

PATHOLOGIE

Caryotype
(Analyse chromosomique)

Description du test

Le caryotype est une technique qui permet d'étudier la constitution chromosomique d'un individu, c'est-à-dire le nombre de chromosomes et leurs structures. On pratique un tel examen pour vérifier la présence d'anomalies chromosomiques et pour déterminer le sexe d'un enfant dans le cas d'une ambiguïté sexuelle ou pendant la grossesse. On considère que cet examen fait partie du dépistage biologique dans les cas d'aménorrhée, de stérilité et d'avortements spontanés fréquents. On effectue aussi un caryotype pour le conseil génétique destiné à des personnes ayant des antécédents familiaux de maladie génétique. L'établissement d'un caryotype se fait généralement à partir d'une culture de leucocytes de sang périphérique. D'autres tissus comme le liquide amniotique, la moelle osseuse, un frottis buccal, des villosités choriales, du tissu placentaire, la peau et des cellules cancéreuses peuvent également servir à l'analyse chromosomique.

VALEURS NORMALES

Femmes :	44 autosomes et 2 chromosomes X; caryotype : 46, XX
Hommes :	44 autosomes, 1 chromosome X, 1 chromosome Y; caryotype : 46, XY

INTERPRÉTATIONS POSSIBLES DES VALEURS ANORMALES

Ambiguïté sexuelle
Anomalies congénitales
Déficience mentale
Déficience physique
Hyperploïdie (nombre de chromosomes > 46)
Hypogénitalisme
Hypoploïdie (nombre de chromosomes < 46)
Leucémie myéloïde chronique
Syndrome d'Edwards/trisomie 18
Syndrome de Down/trisomie 21
Syndrome de Klinefelter
Syndrome de Turner

FACTEURS CONTRIBUANT AUX VALEURS ANORMALES
- L'hémolyse de l'échantillon sanguin peut modifier les résultats.

INTERVENTIONS INFIRMIÈRES ET DÉROULEMENT DU TEST

Avant le test
- Il n'est pas nécessaire d'être à jeun pour passer ce test.

Procédure
- Prélever un échantillon de sang dans le tube requis par le laboratoire.

Après le test
- Étiqueter le spécimen et le faire parvenir au laboratoire.

ALERTES CLINIQUES
- Fournir un soutien émotionnel au client durant l'examen et pendant l'attente des résultats (le temps varie selon le type de tissu à analyser).
- Référer le client en médecine génétique au besoin.

CARYOTYPE

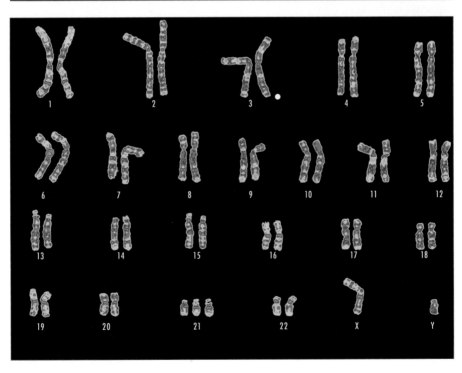

Caryotype d'une trisomie 21.

Céruloplasmine

C

Description du test

La céruloplasmine est une glycoprotéine sérique qui transporte le cuivre. Elle régularise également la capture du fer par la transferrine. Le dosage de la céruloplasmine renseigne directement sur la concentration de cuivre sérique; celle-ci augmente dans les cas de stress, d'infection et de grossesse.

Le dosage de la céruloplasmine permet de diagnostiquer la maladie de Wilson, un syndrome héréditaire qui se caractérise par une diminution du taux de production de céruloplasmine par le foie. En l'absence de cette glycoprotéine, le cuivre s'accumule dans le cerveau, les yeux, les reins et le foie. L'un des principaux signes de cette maladie est la présence de dépôts de cuivre autour de l'iris, que l'on appelle *anneaux de Kayser-Fleischer*.

CONSIDÉRATIONS CLINIQUES

On devrait procéder régulièrement au dosage de la céruloplasmine sérique pour évaluer des anomalies hépatiques, neurologiques ou psychiatriques inexpliquées chez les enfants et les adultes d'âge moyen.

VALEURS NORMALES

230−430 mg/L

INTERPRÉTATIONS POSSIBLES DES VALEURS ANORMALES

Augmentation	Diminution
Cancer	Hypocuprémie due à l'hyperalimentation
Cholangite sclérosante primitive	Kwashiorkor
Cirrhose	Malabsorption
Grossesse	Maladie de Wilson
Infection	Nourrissons de moins de 6 mois
Polyarthrite rhumatoïde	Sprue
Stress	Syndrome de Menkes
Thyrotoxicose	Syndrome néphrotique

FACTEURS CONTRIBUANT AUX VALEURS ANORMALES

- L'hémolyse de l'échantillon sanguin peut modifier les résultats.
- Médicaments pouvant faire *augmenter* les taux de céruloplasmine : contraceptifs oraux, méthadone, œstrogènes, phénytoïne.

INTERVENTIONS INFIRMIÈRES ET DÉROULEMENT DU TEST

Avant le test

- Il n'est pas nécessaire d'être à jeun pour passer ce test.

Procédure

- Prélever un échantillon de sang dans le tube requis par le laboratoire.

Après le test

- Étiqueter le spécimen et le faire parvenir au laboratoire.

C

- Les parents au premier degré de toute personne atteinte de la maladie de Wilson doivent subir le test de la céruloplasmine.

BIOCHIMIE

17-Cétostéroïdes
(17-CS)

Description du test

Le dosage des 17-cétostéroïdes (17-CS) renseigne sur certaines fonctions de la corticosurrénale, glande située au pôle supérieur rénal. Ce test mesure les hormones de la corticosurrénale et les métabolites des androgènes testiculaires. Étant donné que certains tests permettent de mesurer des hormones précises et leurs métabolites, celui-ci est moins utile que par le passé.

VALEURS NORMALES

Femmes >15 ans :	5,0 – 15,0 mg/jour (17,3 – 52,0 µmol/jour SI)
Hommes >15 ans :	9,0 – 22,0 mg/jour (31,2 – 76,3 µmol/jour SI)
11 – 14 ans :	2,0 – 7,0 mg/jour (6,9 – 24,2 µmol/jour SI)
0 – 10 ans :	0,1 – 3,0 mg/jour (0,4 – 10,4 µmol/jour SI)

INTERPRÉTATIONS POSSIBLES DES VALEURS ANORMALES

Augmentation	Diminution
Enfants prématurés	Castration
Grossesse	Goutte
Hirsutisme	Hypogénitalisme
Hyperpituitarisme	Hypopituitarisme
Hyperplasie de la glande surrénale	Maladie chronique
Infection grave	Maladie d'Addison
Obésité	Ménopause
Pseudohermaphrodisme chez la femme	Myxœdème
Stress	Néphrose
Syndrome de Cushing	Syndrome de Klinefelter
Syndrome de Stein-Leventhal	Thyrotoxicose
Syndrome génitosurrénal	

Augmentation	Diminution

Tumeurs de la glande corticosurrénale
Tumeurs des cellules interstitielles du testicule
Tumeurs des cellules lutéales de l'ovaire

C

FACTEURS CONTRIBUANT AUX VALEURS ANORMALES

- Le stress et l'activité physique peuvent modifier les résultats.
- Médicaments pouvant faire *augmenter* les taux de 17-CS : acide ascorbique, acide nalidixique, ampicilline, céphalexine, chloramphénicol, chlordiazépoxide, chlorpromazine, cloxacilline, corticotrophine, cortisone, dexaméthasone, digitoxine, érythromycine, hydralazine, méprobamate, méthicilline, morphine, oxacilline, pénicilline, phénazopyridine, phénothiazines, pipéridine, quinidine, salicylates, sécobarbital, spironolactone, testostérone.
- Médicaments pouvant faire *diminuer* les taux de 17-CS : chlordiazépoxide, chlorpromazine, contraceptifs oraux, corticostéroïdes, dexaméthasone, digoxine, glucose, méprobamate, métyrapone, œstrogènes, paraldéhyde, pénicilline, phénytoïne, probénécide, promazine, propoxyphène, pyrazinamide, quinidine, quinine, réserpine, salycilates, sécobarbital, spironolactone.

INTERVENTIONS INFIRMIÈRES ET DÉROULEMENT DU TEST

Avant le test

- Expliquer au client comment recueillir son urine pendant 24 heures.
- Insister sur l'importance de conserver *toute* l'urine au cours de cette période. Expliquer au client comment éviter de contaminer l'urine avec du papier hygiénique ou des selles.
- Demander au client d'éviter les situations de stress de même que les activités physiques intenses durant toute cette période.
- Demander au client d'éviter, si possible, de prendre des médicaments qui pourraient altérer les résultats du test.

Procédure

- Se procurer auprès du laboratoire le contenant approprié.
- Commencer la période de prélèvement le matin, après la première miction du client; celle-ci est jetée.
- Conserver *toute* l'urine produite pendant 24 heures dans le même contenant. Le réfrigérer ou le mettre sur de la glace.
- Si de l'urine est jetée pendant cette période, il faut mettre fin au test et en effectuer un nouveau.
- Afficher l'heure marquant la fin de la période de collecte de 24 heures dans la chambre du client.

Après le test

- À la fin de la période de 24 heures, étiqueter le contenant, le mettre sur de la glace et l'expédier le plus rapidement possible au laboratoire.
- Aviser le client qu'il peut reprendre sa médication habituelle.

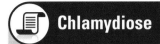

Chlamydiose

Description du test

Au Canada, la *Chlamydia trachomatis* est l'agent responsable du plus grand nombre d'infections transmises sexuellement (ITS). Cette bactérie cause également le trachome, une grave infection de l'œil, et des infections du col de l'utérus, de l'urètre, de l'épididyme et du rectum. La *C. trachomatis* se transmet par contact direct des partenaires au cours de relations sexuelles, ou du nouveau-né avec le col de sa mère au cours de l'accouchement. Malgré sa prévalence, cette maladie est souvent méconnue. En effet, de nombreuses femmes infectées par cette bactérie sont asymptomatiques. Chez ces dernières cependant, les conséquences d'une chlamydiose non traitée sont un syndrome inflammatoire pelvien susceptible de causer la stérilité. L'identification de cette bactérie, qui demeure essentielle, s'effectue par une culture à partir d'un prélèvement du col utérin ou de l'œil, ou en détectant l'antigène grâce à la méthode ELISA, une méthode immuno-enzymatique. L'examen de l'ADN par la PCR (amplification en chaîne par polymérase) est la méthode la plus récente pour mettre en évidence la *Chlamydia*. On a besoin, pour ce faire, d'un prélèvement de la cavité du col utérin, de l'urètre masculin ou d'un échantillon d'urine.

CONSIDÉRATIONS CLINIQUES

Au Canada, on recommande le dépistage dans les cas suivants :

- femmes ayant une infection du col ou présentant un écoulement vaginal purulent ;
- femmes enceintes ;
- hommes ayant de la dysurie, des écoulements du pénis, une prostatite ou une rectite ;
- personnes présentant des risques accrus (facteurs de risque : partenaires sexuels nouveaux ou multiples, activités sexuelles avec une personne qui a d'autres partenaires, non-utilisation de contraceptifs barrières comme les condoms).

VALEURS NORMALES

Cultures :	négatives
Tests d'anticorps :	négatifs

INTERPRÉTATIONS POSSIBLES DES VALEURS ANORMALES

Augmentation

Infection à *Chlamydia*

FACTEURS CONTRIBUANT AUX VALEURS ANORMALES

- Médicaments pouvant entraîner des résultats *faussement négatifs* : antibiotiques, immunodépresseurs.

INTERVENTIONS INFIRMIÈRES ET DÉROULEMENT DU TEST

Avant le test

- Il n'est pas nécessaire d'être à jeun pour passer ce test.

Procédure

Pour la recherche d'anticorps

- Prélever un échantillon de sang dans le tube requis par le laboratoire.

Pour une culture de l'œil

- Enlever tout le mucus de l'œil à l'aide d'une tige montée sèche.
- À l'aide d'un écouvillon, nettoyer la commissure de la paupière interne ou la conjonctive inférieure.
- Placer l'écouvillon dans le milieu de transport.

Pour une culture du col (exécutée par une infirmière ou un médecin)

- Aider la cliente à prendre la position gynécologique, la recouvrir d'un drap et l'encourager à relaxer en prenant de profondes inspirations.
- Insérer un spéculum vaginal lubrifié avec de l'eau chaude.
- Prélever du mucus cervical à l'aide d'un écouvillon.
- Introduire ensuite, en le faisant tourner, un deuxiéme écouvillon dans le canal endocervical.
- Placer les écouvillons dans les milieux de transport.

Pour une culture de l'urètre

- Aider l'homme à s'allonger sur le dos. Dans cette position, celui-ci ne risque pas de tomber si un choc vagal se produisait au cours de l'intervention. Une telle réaction se manifesterait par des signes d'hypotension profonde, de bradycardie, de pâleur et de diaphorèse.
- Nettoyer le méat urétral à l'aide d'une gaze stérile.
- Introduire, en le faisant tourner, un écouvillon à une profondeur de 2 à 3 cm dans l'urètre.
- Placer l'écouvillon dans le milieu de transport.

Pour l'examen de l'urine

- Demander au client de ne pas uriner pendant une heure avant la collecte d'urine.
- Le client recueille de 15 à 50 ml du premier jet d'urine dans un contenant stérile.

Après le test

- Réfrigérer immédiatement tout échantillon d'urine à des températures de 2 °C à 8 °C.
- Étiqueter les spécimens et les faire parvenir au laboratoire le plus rapidement possible.

ALERTES CLINIQUES

- Les partenaires sexuels des personnes ayant des résultats positifs devraient subir des tests.
- Rappeler aux femmes que les contraceptifs oraux n'accordent *aucune* protection contre les ITS.

Chlorure sanguin

C

Description du test

Le chlorure (Cl⁻) est le principal anion du liquide extracellulaire. Parce que les taux de chlorure sont en relation inverse avec les taux de bicarbonates, ils reflètent le statut acido-basique de l'organisme. Le chlorure a de nombreuses fonctions, y compris celle de conserver la neutralité électrique en contrebalançant les cations comme le Na⁺ et le H⁺, en agissant comme l'un des composants du système tampon de l'organisme, en participant à la digestion et en jouant un rôle dans le maintien de la pression osmotique et de l'équilibre hydrique. Parce que le chlorure est souvent combiné avec le sodium, des modifications des taux de sodium correspondent à des modifications des taux de chlorure.

Les clients qui ont des taux élevés de chlorure sérique (*hyperchlorémie*) peuvent éprouver les symptômes suivants : faiblesse, respiration rapide et profonde, léthargie et état de stupeur pouvant évoluer vers le coma. Les clients souffrant d'*hypochlorémie* peuvent présenter les symptômes suivants : hypertonicité musculaire, tétanie et respiration superficielle.

Le dosage des chlorures sanguins fait souvent partie des tests de dépistage en laboratoire. On peut aussi prescrire ce test pour évaluer les clients qui souffrent de vomissements prolongés, de diarrhée ou de faiblesse.

VALEURS NORMALES

96 – 106 mmol/L

INTERPRÉTATIONS POSSIBLES DES VALEURS ANORMALES

Augmentation (hyperchlorémie)	Diminution (hypochlorémie)
Acidose métabolique	Acidose diabétique
Acidose rénale tubulaire	Alcalose métabolique
Alcalose respiratoire	Aldostéronisme primaire
Alcoolisme	Aspiration gastrique par voie nasale
Anémie	Brûlures
Décompensation cardiaque	Colite ulcéreuse
Déshydratation	Diaphorèse
Diabète insipide	Diarrhée
Éclampsie	Emphysème pulmonaire
Hyperparathyroïdisme	Épuisement dû à la chaleur
Hyperventilation	Hypokaliémie
Insuffisance rénale aiguë	Hyponatrémie
Intoxication aux salicylates	Infections aiguës
Myélome multiple	Insuffisance cardiaque congestive
Perfusion hypertonique excessive	Insuffisance rénale chronique
Syndrome de Cushing	Insuffisance surrénale

Augmentation (hyperchlorémie)	Diminution (hypochlorémie)
	Maladie d'Addison
	Obstruction du pylore
	Vomissements

C

FACTEURS CONTRIBUANT AUX VALEURS ANORMALES

- L'hémolyse de l'échantillon sanguin peut modifier les résultats.
- L'usage d'un garrot durant le prélèvement sanguin peut modifier les résultats.
- Médicaments pouvant faire *augmenter* les taux de chlorure : acétazolamide, acide borique, androgènes, anti-inflammatoires non stéroïdiens, bromure de sodium, chlorure d'ammonium, chlorure de sodium, choléstyramine, cyclosporine, diurétiques thiazidiques, glucocorticoïdes, imipénème/cilastatine, méthyldopa, œstrogènes, phénylbutazone, spironolactone.
- Médicaments pouvant faire *diminuer* les taux de chlorure de sodium : acide étacrynique, aldostérone, amiloride, bicarbonate de sodium, bumétanide, corticostéroïdes, corticotrophine, diurétiques de l'anse, diurétiques mercuriels, diurétiques thiazidiques, furosémide, perfusions de dextrose, prednisolone, spironolactone, triamtérène.

INTERVENTIONS INFIRMIÈRES ET DÉROULEMENT DU TEST

Avant le test

- Il n'est pas nécessaire d'être à jeun pour passer ce test.

Procédure

- Prélever un échantillon de sang dans le tube requis par le laboratoire, de préférence sans utiliser de garrot.

Après le test

- Étiqueter le spécimen et le faire parvenir au laboratoire.

BIOCHIMIE

Chlorure urinaire

Description du test

Le chlorure (Cl⁻) est le principal anion du liquide extracellulaire. Parce que les taux de chlorure sont en relation inverse avec les taux de bicarbonates, ils reflètent le statut acido-basique de l'organisme. Chez les individus ayant un surplus de bases, le dosage du chlorure urinaire permet de différencier les causes du problème : perte de sels par suite de déshydratation, vomissements ou usage de diurétiques (le taux de chlorure urinaire serait alors très faible) ou hormones en surplus, comme le cortisol ou l'aldostérone (le taux de chlorure urinaire serait alors très élevé).

Le chlorure a de nombreuses fonctions, notamment celle de conserver la neutralité électrique en contrebalançant les cations comme le Na^+ et le H^+, en agissant comme l'un des composants du système tampon de l'organisme, en participant à la digestion et en jouant un rôle dans le maintien de la pression osmotique et de l'équilibre hydrique. La quantité de chlorure excrété par les reins en 24 heures donne une idée de l'équilibre électrolytique de la personne et reflète l'apport alimentaire de chlorure et de sodium.

C

VALEURS NORMALES

80–250 mmol/L

INTERPRÉTATIONS POSSIBLES DES VALEURS ANORMALES

Augmentation	Diminution
Consommation excessive de sel	Aspiration gastrique par voie nasale
Déshydratation	Diaphorèse
Inanition	Diarrhée
Intoxication aux salicylates	Emphysème
Syndrome d'antidiurèse inappropriée	Insuffisance cardiaque congestive
Syndrome de Cushing	Lésions rénales
	Malabsorption
	Maladie d'Addison
	Obstruction du pylore
	Régime alimentaire pauvre en sel

FACTEURS CONTRIBUANT AUX VALEURS ANORMALES

- Médicaments pouvant faire *augmenter* les taux urinaires de chlorure : bromures, diurétiques mercuriels, diurétiques thiazidiques.

INTERVENTIONS INFIRMIÈRES ET DÉROULEMENT DU TEST

Avant le test

- Expliquer au client comment recueillir son urine pendant 24 heures.
- Insister sur l'importance de conserver *toute* l'urine au cours de cette période. Expliquer au client comment éviter de contaminer l'urine avec du papier hygiénique ou des selles.

Procédure

- Se procurer auprès du laboratoire le contenant approprié.
- Commencer la période de prélèvement le matin, après la première miction du client; celle-ci est jetée.
- Conserver *toute* l'urine produite pendant 24 heures dans le même contenant. Le réfrigérer ou le mettre sur de la glace.

- Si de l'urine est jetée pendant cette période, il faut mettre fin au test et en effectuer un nouveau.
- Afficher l'heure marquant la fin de la période de collecte de 24 heures dans la chambre du client.

Après le test

- À la fin de la période de 24 heures, étiqueter le contenant d'urine, le mettre sur de la glace et l'expédier le plus rapidement possible au laboratoire.

ALERTES CLINIQUES

- Si on veut tester la créatinine urinaire en même temps que le chlorure urinaire, l'urine doit toujours être conservée au froid pendant la collecte.

BIOCHIMIE

Cholestérol total

Description du test

Le cholestérol est synthétisé par le foie à partir des lipides alimentaires. Il est non seulement nécessaire à la production de sels biliaires et à la synthèse de plusieurs hormones stéroïdiennes, mais il est aussi un constituant important des membranes cellulaires. Le cholestérol est transporté dans le sang grâce à des lipoprotéines de faible densité (LDL ou mauvais cholestérol) et à des lipoprotéines de haute densité (HDL ou bon cholestérol). Plusieurs recherches ont porté sur le rôle joué par le cholestérol dans les maladies cardiaques. On a observé qu'une *hypercholestérolémie*, particulièrement associée à de faibles taux de HDL, augmente les risques d'athérosclérose et de cardiopathies. L'évaluation du cholestérol total permet de mesurer le potentiel de risque, d'aider à choisir les traitements possibles et d'évaluer l'efficacité des traitements.

CONSIDÉRATIONS CLINIQUES

L'Association médicale canadienne recommande une surveillance régulière du taux de cholestérol chez les personnes suivantes :

- femmes ménopausées ou âgées de 50 ans et plus ;
- hommes âgés de 40 ans et plus ;
- personnes présentant les facteurs suivants : diabète, histoire familiale, hypertension, obésité abdominale, tabagisme.

VALEURS NORMALES

Souhaitables : <5,18 mmol/L

VALEURS ANORMALES

Limites supérieures :	5,18 – 6,19 mmol/L
Valeurs élevées :	>6,20 mmol/L

INTERPRÉTATIONS POSSIBLES DES VALEURS ANORMALES

Augmentation	Diminution
Athérosclérose	Anémie chronique
Cirrhose biliaire	Anémie hémolytique
Diabète non contrôlé	Anémie pernicieuse
Dysfonctionnement du pancréas	Hyperthyroïdie
Grossesse	Hypolipoprotéinémie
Hypercholestérolémie	Infections graves
Hyperlipidémie	Malabsorption
Hypertriglycéridémie	Maladies hépatiques
Hypothyroïdie	Malnutrition
Maladies cardiovasculaires	Septicémie
Maladies hépatiques/Obstruction biliaire	Sida
Obésité	Stress
Prééclampsie	
Syndrome néphrotique	
Xanthomatose	

FACTEURS CONTRIBUANT AUX VALEURS ANORMALES

- L'apport alimentaire des 2 semaines précédentes peut modifier les résultats.
- Médicaments pouvant faire *augmenter* les taux de cholestérol : antipsychotiques atypiques, bêtabloquants, contraceptifs oraux, corticostéroïdes, disulfirame, diurétiques thiazidiques, lansoprazole, lévodopa, lithium, pergolide, phénobarbital, phénytoïne, sulfamides, testostérone, ticlopidine, venlafaxine.
- Médicaments pouvant faire *diminuer* les taux de cholestérol : allopurinol, androgènes, érythromycine, filgrastime, hypocholestérolémiants, inhibiteurs d'ECA, lévothyroxine, metformine, œstrogènes, phénytoïne, prazosine, tamoxifène, térazosine.

INTERVENTIONS INFIRMIÈRES ET DÉROULEMENT DU TEST

Avant le test
- Il est nécessaire d'être à jeun pour passer ce test.
- Il n'est pas permis de boire de l'alcool pendant 24 heures avant le test.

Procédure
- Prélever un échantillon de sang dans le tube requis par le laboratoire.

Après le test
- Étiqueter le spécimen et le faire parvenir au laboratoire.

C

ALERTES CLINIQUES

- Si les résultats du test sont >6,20 mmol/L, il est nécessaire d'enseigner à la personne à :
  - adopter une alimentation faible en gras saturés et en cholestérol;
  - augmenter son activité physique;
  - surveiller son poids.
- Selon ses taux des autres lipoprotéines et son degré d'hypercholestérolémie, une personne pourrait devoir prendre des hypocholestérolémiants et modifier ses habitudes de vie.

BIOCHIMIE

Cholinestérase
(Acétylcholinestérase, Pseudocholinestérase)

Description du test

Il y a deux enzymes qui hydrolysent l'acétylcholine (Ach): l'acétylcholinestérase, ou cholinestérase vraie, et la pseudocholinestérase, ou cholinestérase sérique. L'*acétylcholinestérase*, présente dans le tissu nerveux, la rate et la substance grise du cerveau, participe à la transmission des influx nerveux depuis les extrémités nerveuses jusqu'aux fibres musculaires. La *pseudocholinestérase*, principalement produite dans le foie, est présente en faible quantité dans le pancréas, l'intestin, le cœur et la substance blanche du cerveau.

Deux groupes d'agents chimiques anticholinestérases, soit les phosphates organiques et les relaxants musculaires, agissent sur ces enzymes ou sont perturbés par elles. Un bon nombre d'insecticides et de gaz nerveux renferment des organophosphates qui sont des inhibiteurs de la cholinestérase. Les relaxants musculaires, comme la succinylcholine, sont habituellement détruits par la pseudo-cholinestérase. Toutefois, en cas de manque de pseudocholinestérase, une personne peut subir une longue période d'apnée si on lui donne des relaxants musculaires durant une chirurgie. Les personnes qui reçoivent de tels médicaments devraient être préalablement testées pour la cholinestérase.

VALEURS NORMALES

1 900 – 3 800 U/L

INTERPRÉTATIONS POSSIBLES DES VALEURS ANORMALES

Diminution
Anémie
Cirrhose ictérique
Déficit congénital
Dermatomyosite
Empoisonnement par des insecticides organophosphorés

Diminution
Hépatite
Infarctus du myocarde
Infections aiguës
Malnutrition chronique
Métastases
Mononucléose infectieuse
Tuberculose
Urémie

FACTEURS CONTRIBUANT AUX VALEURS ANORMALES

- L'hémolyse de l'échantillon sanguin peut modifier les résultats.
- En raison de la médication utilisée en chirurgie, les taux de cholinestérase ne doivent pas être évalués en salle de réveil.
- Médicaments pouvant faire *diminuer* les taux de cholinestérase : acide folique, atropine, bromure de pyridostigmine, caféine, chlorhydrate de chloroquine, codéine, contraceptifs oraux, cyclophosphamide, inhibiteurs de la monoamine-oxydase, iodure de phospholine, néostigmine, œstrogènes, phénothiazines, physostigmine, quinidine, succinylcholine, sulfate de morphine, sulfate de quinine, théophylline, vitamine K.

INTERVENTIONS INFIRMIÈRES ET DÉROULEMENT DU TEST

Avant le test

- Il n'est pas nécessaire d'être à jeun pour passer ce test.
- Pendant une période de 24 heures avant la prise de sang, ne pas prendre de médicaments qui pourraient modifier le taux de cholinestérase.
- Si une chirurgie est prévue, la prise de sang devrait être faite 2 jours avant.

Procédure

- Prélever un échantillon de sang dans le tube requis par le laboratoire.

Après le test

- Étiqueter le spécimen et le faire parvenir au laboratoire.

BIOCHIMIE

Clairance de la créatinine

Description du test

La créatinine est un produit de déchet de la créatine, un composé présent dans les muscles squelettiques, qui est complètement excrété par les reins. Une augmentation des taux de créatinine témoigne d'une diminution du taux de filtration glomérulaire. Pour mesurer la clairance de la créatinine, il faut une collecte des urines de 24 heures ainsi qu'un échantillon sanguin. L'analyse des urines et du sang permet de comparer les taux de créatinine sérique et excrétée dans l'urine. Ce test s'avère être

C

un meilleur révélateur de la fonction rénale qu'un dosage de la créatinine sérique. La clairance de la créatinine diminue normalement avec l'âge en raison d'une diminution du taux de filtration glomérulaire.

Le terme « clairance » fait référence à la quantité de créatinine éliminée du sang en 1 minute. Le monitorage du taux de clairance fournit des renseignements précieux sur la progression d'une maladie rénale. Un taux minimal de clairance de 10 ml/min est nécessaire au maintien des activités vitales sans l'obligation de subir une hémodialyse ou une dialyse péritonéale. Le taux de clairance de la créatinine se calcule à l'aide de la formule suivante :

$$\frac{\text{Créatinine urinaire} \times \text{Volume d'urine}}{\text{Créatinine sérique}} = \text{Taux de clairance de la créatinine exprimé en ml/min/1,73 m}^2 \text{ de surface corporelle}$$

VALEURS NORMALES

Femmes :	85 – 125 ml/min
Hommes :	95 – 135 ml/min
Femmes enceintes :	valeurs augmentées
Personnes âgées :	valeurs diminuées
Enfants :	valeurs diminuées

INTERPRÉTATIONS POSSIBLES DES VALEURS ANORMALES

Augmentation	Diminution
Exercice	Chocs
Grossesse	Déshydratation
	Glomérulonéphrite
	Insuffisance cardiaque congestive
	Maladie polykystique des reins
	Nécrose tubulaire aiguë
	Obstruction de l'artère rénale
	Prééclampsie
	Pyélonéphrite
	Tuberculose rénale
	Tumeur maligne des reins

FACTEURS CONTRIBUANT AUX VALEURS ANORMALES

- Les résultats peuvent être modifiés si l'échantillon d'urine n'est pas conservé au froid.
- Médicaments pouvant faire *augmenter* le taux de clairance de la créatinine : aminoglycosides, androgènes, céfoxitine, chlorpromazine, cimétidine, cisplatine, diurétiques thiazidiques, marijuana, stéroïdes anabolisants, vancomycine.

INTERVENTIONS INFIRMIÈRES ET DÉROULEMENT DU TEST

Avant le test

- Expliquer au client comment recueillir son urine pendant 24 heures.
- Insister sur l'importance de conserver *toute* l'urine pendant cette période. Expliquer au client comment éviter de contaminer l'urine avec du papier hygiénique ou des selles.
- Avertir le client qu'on fera aussi un prélèvement sanguin.
- Demander au client de ne pas faire d'activités physiques pendant 8 heures avant le test.

Procédure

- Bien qu'on puisse utiliser des prélèvements d'urine de 2, 6 ou 12 heures, il est préférable de fournir un prélèvement fait sur 24 heures.
- Se procurer auprès du laboratoire le contenant approprié.
- Commencer la période de prélèvement le matin, après la première miction du client; celle-ci est jetée.
- Conserver *toute* l'urine produite pendant 24 heures dans le même contenant. Le réfrigérer ou le mettre sur de la glace.
- Si de l'urine est jetée pendant cette période, il faut mettre fin au test et en effectuer un nouveau.
- Afficher l'heure marquant la fin de la période de collecte de 24 heures dans la chambre du client.
- Prélever un échantillon de sang, de préférence au début de la collecte d'urine.

Après le test

- À la fin de la période de 24 heures, étiqueter le contenant d'urine, le mettre sur de la glace et l'expédier le plus rapidement possible au laboratoire.
- Étiqueter le spécimen de sang et le faire parvenir au laboratoire.

Coagulation intravasculaire disséminée
(CIVD, Dépistage de la CIVD)

Description du test

La coagulation intravasculaire disséminée (CIVD) est un trouble paradoxal, souvent mortel, au cours duquel la fréquence d'hémorragies et de coagulations est anormalement élevée. De nombreuses situations peuvent déclencher une CIVD, par exemple une embolie du liquide amniotique, une longue chirurgie, des réactions transfusionnelles, des traumatismes tissulaires massifs, des tumeurs malignes, un décollement prématuré du placenta durant la grossesse, un fœtus mort *in utero* non expulsé, une septicémie, des brûlures graves et un état de choc. Lorsqu'une CIVD se déclenche, une coagulation considérable se produit dans les petits vaisseaux de l'organisme, entraînant une pénurie de facteurs de coagulation et de plaquettes sanguines. Les personnes atteintes manifestent alors des troubles hémorragiques dus à l'absence de facteurs de coagulation; ces troubles peuvent se manifester par de

C

faibles hémorragies au site d'une ponction sanguine ou au niveau des muqueuses jusqu'à des hémorragies massives dans tous leurs orifices. Ces personnes peuvent aussi subir un dysfonctionnement de certains organes, comme une insuffisance rénale et pulmonaire, des infarctus multifocaux du système nerveux central et pulmonaire dus à une occlusion microvasculaire.

Il existe un bon nombre de tests pour diagnostiquer une CIVD. Chacun est décrit plus en détail dans le présent manuel. Voici les résultats attendus de ces tests chez les personnes souffrant d'une CIVD.

- Antithrombine III :   diminution
- Temps de saignement :   prolongation
- Facteurs de coagulation :   diminution
- D-dimères :   augmentation
- Produits de dégradation de la fibrine : augmentation
- Fibrinogène :   diminution
- Fibrinopeptide A :   augmentation
- Temps de céphaline :   prolongation
- Numération plaquettaire :   diminution
- Temps de prothrombine :   prolongation
- Temps de thrombine :   augmentation

BIOCHIMIE

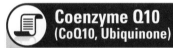

Coenzyme Q10
(CoQ10, Ubiquinone)

Description du test

La coenzyme Q10 (CoQ10) est une enzyme essentielle à la production d'ATP par les mitochondries; elle a également une fonction antioxydante dans les membranes cellulaires et mitochondriales. Selon l'Association américaine des endocrinologues cliniciens (2003), cette enzyme a des effets bénéfiques dans les cas de troubles mitochondriaux, d'insuffisance cardiaque congestive et de lésions d'ischémie. Un déficit en CoQ10 témoigne d'une diminution des activités de transport d'électrons dans les mitochondries, qui entraîne à son tour une diminution de la quantité d'énergie nécessaire aux activités cellulaires et crée une condition susceptible d'être particulièrement stressante pour les tissus ou les organes, comme le muscle cardiaque, dont les besoins en énergie sont très élevés.

On étudie également le rôle de la CoQ10 dans la myopathie associée à l'usage de statines. Il a été démontré que ces dernières créent un déficit en CoQ10, surtout chez les personnes âgées. La concentration de cette enzyme diminue aussi avec l'âge, de même que chez les personnes atteintes d'insuffisance cardiaque congestive. La consommation de suppléments de CoQ10 par les personnes atteintes d'une myopathie associée aux statines est de plus en plus acceptée, étant donné que les sources alimentaires de cette enzyme sont insuffisantes. On peut aussi envisager d'amorcer une thérapie prophylactique en même temps que la thérapie à l'aide de statines. Une thérapie au CoQ10 pourrait aussi convenir aux personnes qui se plaignent de myalgies associées aux statines et dont les tests de laboratoire ne démontrent pas des taux élevés de créatine kinase, comme dans une myosite ou une rhabdomyolyse.

C

VALEURS NORMALES

Marge thérapeutique pour les maladies cardiovasculaires : >2,5 mg/L

INTERPRÉTATIONS POSSIBLES DES VALEURS ANORMALES

Diminution
Déficit en CoQ10
Myopathie associée aux statines

INTERVENTIONS INFIRMIÈRES ET DÉROULEMENT DU TEST

Avant le test

- Il n'est pas nécessaire d'être à jeun pour passer ce test.

Procédure

- Prélever un échantillon de sang dans le tube requis par le laboratoire.

Après le test

- Étiqueter le spécimen et le faire parvenir au laboratoire.

ALERTES CLINIQUES

- L'absorption de la CoQ10 est plus efficace lorsque combinée avec des repas équilibrés.
- Le médecin devrait évaluer les avantages et les effets secondaires de la CoQ10 avant de la recommander aux clients.

BIOCHIMIE

Complément
(Compléments C3 et C4)

Description du test

Le système du complément est un ensemble de protéines jouant un rôle enzymatique dans les réactions antigène-anticorps du système immunitaire, notamment dans la phagocytose et la médiation de l'ensemble de la réaction inflammatoire. Le produit final du travail du complément est une protéine complexe capable de détruire la membrane cellulaire de l'agent microbien qui a déclenché cette réaction.

Pour vérifier le fonctionnement de la cascade du complément et pour déterminer si des déficits de ses protéines contribuent à l'augmentation du taux d'infections ou

C

de l'activité auto-immune, on mesure généralement l'activité de deux composantes du système du complément, à savoir les protéines C3 et C4. La protéine C3 participe à la voie classique et à la voie alterne et comprend environ 70 % de l'ensemble des protéines du complément. La protéine C4 ne joue un rôle que dans la voie classique. Les personnes ayant un faible taux de C4 sont moins résistantes aux infections.

VALEURS NORMALES

| C3 : | 0,5 – 1,5 g/L |
| C4 : | 0,15 – 0,45 g/L |

INTERPRÉTATIONS POSSIBLES DES VALEURS ANORMALES
Complément C3

Augmentation	Diminution
Infection	Anémie
Inflammation	Anorexie mentale
Polyarthrite rhumatoïde	Arthralgie
Rhumatisme articulaire aigu	Cirrhose
Troubles nécrosants	Coagulation intravasculaire disséminée
Tumeur maligne métastatique	Déficit congénital en C3
	Endocardite maligne lente
	Glomérulonéphrite aiguë
	Hépatite chronique active
	Hépatopathie chronique
	Lupus érythémateux disséminé
	Maladie cœliaque
	Maladie des complexes immuns
	Maladie sérique
	Malnutrition
	Myélomes multiples
	Rejet de greffe rénale
	Sclérose en plaques
	Septicémie
	Urémie

Complément C4

Augmentation	Diminution
Cancer	Cryoglobulinémie
Polyarthrite juvénile	Déficit congénital en C4
Spondylarthrite ankylosante	Endocardite maligne lente
	Glomérulonéphrite
	Hépatite chronique active
	Lupus érythémateux disséminé
	Lupus néphrétique
	Maladie des complexes immuns
	Maladie du sérum
	Œdème angioneurotique héréditaire
	Rejet de greffe rénale

FACTEURS CONTRIBUANT AUX VALEURS ANORMALES

- L'hémolyse de l'échantillon sanguin de même qu'un séjour prolongé du spécimen à la température de la pièce peuvent modifier les résultats.
- Un traitement récent à l'héparine peut modifier les résultats.

C

INTERVENTIONS INFIRMIÈRES ET DÉROULEMENT DU TEST

Avant le test

- Il n'est pas nécessaire d'être à jeun pour passer ce test.

Procédure

- Prélever un échantillon de sang dans le tube requis par le laboratoire.

Après le test

- Étiqueter le spécimen et le faire parvenir au laboratoire.

ALERTES CLINIQUES

- Il y a un risque d'infection au site de la ponction si le client est immunodéprimé. Lui demander d'avertir le clinicien s'il remarque des écoulements, de la rougeur, de la chaleur, de l'œdème, de la douleur ou s'il est fiévreux.

BIOCHIMIE

 Coombs direct

Description du test

À la suite de certaines maladies comme la mononucléose infectieuse et le lupus érythémateux disséminé, de même qu'au cours de réactions de sensibilisation à un antigène comme le facteur Rh, les globules rouges se tapissent d'anticorps. Le Coombs direct peut dépister la présence de tels anticorps sur la surface des globules rouges.

Le Coombs a de nombreux objectifs, notamment le typage et l'épreuve de compatibilité croisée. Il permet aussi de détecter la sensibilisation des globules rouges à des médicaments ou à des transfusions sanguines comme dans la vérification de l'éventualité d'une réaction transfusionnelle hémolytique. Dans les cas d'érythroblastose fœtale, cette épreuve peut révéler la présence d'anticorps dirigés contre les globules rouges du nouveau-né.

VALEURS NORMALES

Négatives

INTERPRÉTATIONS POSSIBLES DES VALEURS ANORMALES

Positives	Négatives
Anémie hémolytique (auto-immune, médicamenteuse)	Anémie hémolytique (non auto-immune, non médicamenteuse)
Érythroblastose fœtale	État normal
Lupus érythémateux disséminé	
Lymphomes	
Mononucléose infectieuse	
Personnes âgées	
Polyarthrite rhumatoïde	
Réaction transfusionnelle	
Troubles rénaux	
Tumeurs	

FACTEURS CONTRIBUANT AUX VALEURS ANORMALES

- L'hémolyse de l'échantillon sanguin peut modifier les résultats.
- Médicaments pouvant entraîner un résultat *positif* à l'épreuve de Coombs : acide méfénamique, acide para-aminosalicylique, ampicilline, captopril, céphalosporines, chlorpromazine, chlorpropamide, éthosuximide, hydralazine, indométhacine, insuline, isoniazide, lévodopa, melphalan, méthyldopa, pénicilline, phénylbutazone, phénytoïne, procaïnamide, quinidine, rifampicine, streptomycine, sulfamides, sulfate de quinine, tétracyclines.

INTERVENTIONS INFIRMIÈRES ET DÉROULEMENT DU TEST

Avant le test

- Il n'est pas nécessaire d'être à jeun pour passer ce test.

Procédure

- Prélever un échantillon de sang dans le tube requis par le laboratoire.
- Dans le cas de nouveau-nés, un échantillon de sang de cordon ombilical suffit.

Après le test

- Étiqueter le spécimen et le faire parvenir au laboratoire.

BIOCHIMIE

Coombs indirect

Description du test

Le Coombs indirect met en évidence des anticorps inattendus circulant dans le sérum d'une personne et qui peuvent réagir contre des globules rouges transfusés. Ces anticorps sont différents des anticorps des groupes sanguins ABO. Cette épreuve diffère du Coombs direct, qui reconnaît des anticorps déjà liés aux globules rouges.

Dans le Coombs indirect, on considère le sérum d'une personne comme la source d'anticorps, et les globules rouges du donneur, comme l'antigène. Lorsque ce test est positif, on pratique d'autres examens pour identifier l'anticorps présent.

VALEURS NORMALES

Négatives

INTERPRÉTATIONS POSSIBLES DES VALEURS ANORMALES

Positives

Anémie hémolytique d'origine médicamenteuse
Épreuve de compatibilité croisée incompatible
Érythroblastose fœtale
Incompatibilité Rhésus entre la mère et le fœtus
Réaction transfusionnelle antérieure

FACTEURS CONTRIBUANT AUX VALEURS ANORMALES

- L'hémolyse de l'échantillon sanguin peut modifier les résultats.
- L'administration de dextran ou d'un produit de contraste par voie IV avant le test peut modifier les résultats.
- Médicaments pouvant entraîner une réaction *positive* au Coombs indirect : acide méfénamique, céphalosporines, chlorpromazine, insuline, isoniazide, lévodopa, méthyldopa, pénicilline, phénytoïne, procaïnamide, quinidine, sulfamides, tétracyclines.

INTERVENTIONS INFIRMIÈRES ET DÉROULEMENT DU TEST

Avant le test

- Il n'est pas nécessaire d'être à jeun pour passer ce test.

Procédure

- Prélever un échantillon de sang dans le tube requis par le laboratoire.

Après le test

- Étiqueter le spécimen et le faire parvenir au laboratoire.

ALERTES CLINIQUES

- Des réactions positives au Coombs indirect obligent de procéder à l'identification des anticorps.

BIOCHIMIE

 Cortisol sanguin

Description du test

En réponse à un stimulus comme le stress, l'hypothalamus sécrète l'hormone de libération de la corticotrophine. Cette hormone stimule à son tour la sécrétion de la corticotrophine (ACTH) par l'hypophyse antérieure. L'ACTH stimule ensuite la

C

corticosurrénale à libérer du *cortisol*, une hormone glucocorticoïde. Le cortisol a diverses fonctions, dont les suivantes :

- la stimulation de la néoglucogenèse;
- la dégradation de molécules riches en énergie, principalement les lipides et les polysaccharides;
- une augmentation de la réactivité du système nerveux sympathique aux agents stressants;
- une diminution de la réaction inflammatoire et des fonctions immunitaires;
- une stimulation de la sécrétion d'acide gastrique.

Les taux de cortisol sanguin fournissent une information précieuse quant au fonctionnement du cortex surrénalien. La sécrétion de cortisol se fait normalement selon un cycle diurne avec des pics entre 6 h et 8 h; les creux sont observés vers minuit.

VALEURS NORMALES

Adulte, matin :	5,0 – 25,0 mg/dl
Adulte, après-midi :	<10,0 mg/dl
Enfant, matin :	3,1 – 21,0 mg/dl
Enfant, après-midi :	3,0 – 10 mg/dl

INTERPRÉTATIONS POSSIBLES DES VALEURS ANORMALES

Augmentation	Diminution
Adénome surrénalien	Hypoglycémie
Brûlures	Hypopituitarisme
Chirurgie	Hypothyroïdie
Chocs	Insuffisance surrénalienne
Éclampsie	Maladie d'Addison
Exercice physique	Maladies hépatiques
Grossesse	Nécrose hypophysaire post-partum
Hyperpituitarisme	
Hypertension	
Hyperthyroïdie	
Maladie de Cushing	
Maladies infectieuses	
Obésité	
Pancréatite aiguë	
Stress	
Syndrome de Cushing	
Tumeur ectopique produisant de l'ACTH	

FACTEURS CONTRIBUANT AUX VALEURS ANORMALES

- Les taux de cortisol peuvent varier en fonction de l'activité physique, de la prise d'alcool ou de tabac, du sommeil et du stress.
- L'hémolyse de l'échantillon sanguin peut modifier les résultats.

- Médicaments pouvant faire *augmenter* les taux de cortisol : amphétamines, carbonate de lithium, contraceptifs oraux, glucocorticoïdes synthétiques (prednisone, prednisolone), méthadone, nicotine, œstrogènes, spironolactone.
- Médicaments pouvant faire *diminuer* les taux de cortisol : androgènes, barbituriques, dexaméthasone, lévodopa, phénytoïne.

C

INTERVENTIONS INFIRMIÈRES ET DÉROULEMENT DU TEST

Avant le test
- Il est nécessaire de ne pas pratiquer d'activités physiques, de limiter le stress et de dormir une nuit de 8 heures avant le test.

Procédure
- Prélever un échantillon de sang dans le tube requis par le laboratoire tôt le matin et un autre dans l'après-midi.

Après le test
- Étiqueter les spécimens et les faire parvenir au laboratoire. Indiquer l'heure du prélèvement sur la requête et signaler tout médicament qui pourrait modifier les résultats.

BIOCHIMIE

Cortisol urinaire

Description du test

En réponse à un stimulus comme le stress, l'hypothalamus sécrète l'hormone de libération de la corticotrophine. Cette hormone provoque à son tour la sécrétion de corticotrophine (ACTH) par l'hypophyse antérieure, puis l'ACTH stimule la corticosurrénale à libérer du *cortisol*, une hormone glucocorticoïde. Le cortisol a diverses fonctions, dont les suivantes :

- il stimule la néoglucogenèse;
- il stimule la dégradation de molécules riches en énergie, principalement les lipides et les polysaccharides;
- il augmente la réactivité du système nerveux sympathique aux agents stressants;
- il diminue l'intensité de la réaction inflammatoire et des fonctions immunitaires;
- il stimule la sécrétion d'acide gastrique.

Presque tout le cortisol présent dans l'organisme est lié à l'albumine et à la globuline. Le reste, soit environ 5 % à 10 %, est libre, c'est-à-dire non conjugué, et est donc filtré par les reins pour se retrouver dans l'urine. C'est le cortisol libre urinaire que l'on mesure pour évaluer l'activité des glandes surrénales, surtout l'hyperfonctionnement. Dans des conditions normales, le taux de cortisol urinaire augmente et diminue en même temps que le taux de cortisol sanguin. On mesure aussi les taux de créatinine et de cortisol urinaires à partir d'un échantillon d'urine récolté pendant 24 heures pour confirmer que la diurèse est adéquate.

VALEURS NORMALES

10−100 mg/24 h

INTERPRÉTATIONS POSSIBLES DES VALEURS ANORMALES

Augmentation	Diminution
Aménorrhée	Dysfonction glomérulaire rénale
Cancer du poumon	Hypopituitarisme
Grossesse	Hypothyroïdie
Hyperthyroïdie	Maladie d'Addison
Stress	
Syndrome de Cushing	
Tumeur de l'hypophyse	

FACTEURS CONTRIBUANT AUX VALEURS ANORMALES

- Les taux de cortisol peuvent varier en fonction des activités physiques et du stress.
- Médicaments pouvant faire *augmenter* les taux de cortisol urinaire : amphétamines, contraceptifs oraux, corticotrophine, glucocorticoïdes synthétiques (prednisone, prednisolone), nicotine, œstrogènes, spironolactone.
- Médicament pouvant faire *diminuer* les taux de cortisol urinaire : dexaméthasone.

INTERVENTIONS INFIRMIÈRES ET DÉROULEMENT DU TEST

Avant le test

- Expliquer au client comment recueillir son urine pendant 24 heures.
- Insister sur l'importance de conserver *toute* l'urine pendant cette période. Expliquer au client comment éviter de contaminer l'urine avec du papier hygiénique ou des selles.

Procédure

- Se procurer auprès du laboratoire le contenant approprié.
- Commencer la période de prélèvement le matin, après la première miction du client; celle-ci est jetée.
- Conserver *toute* l'urine produite pendant 24 heures dans le même contenant. Le réfrigérer ou le mettre sur de la glace.
- Si de l'urine est jetée pendant cette période, il faut mettre fin au test et en effectuer un nouveau.
- Afficher l'heure marquant la fin de la période de collecte de 24 heures dans la chambre du client.

Après le test

- À la fin de la période de 24 heures, étiqueter le contenant d'urine, le mettre sur de la glace et l'expédier le plus rapidement possible au laboratoire.

ALERTES CLINIQUES

- Ce test ne devrait pas être effectué chez une personne qui suit une thérapie de prednisone/prednisolone, en raison de l'activité croisée entre ces médicaments et l'anticorps utilisé dans le test.

Créatine kinase et isoenzymes
(CK, CPK, Créatine phosphokinase)

Description du test

La créatine kinase (CK) est une enzyme que l'on observe principalement dans le myocarde et les muscles squelettiques, de même que dans le tissu cérébral, mais en moins grande quantité. Des taux de CK totale particulièrement élevés sont généralement un signe de blessure ou de stress dans l'un ou l'autre de ces tissus. À la suite d'une lésion musculaire, par exemple, il y a libération de CK dans la circulation sanguine. Puisque la créatinine kinase existe sous trois formes dites isoenzymes, on peut déterminer la catégorie de tissu endommagé en identifiant l'isoenzyme la plus abondante dans le sang.

On peut mesurer la CK sérique totale ou chacune des isoenzymes suivantes en particulier :

- CK_1 (CPK-BB): produite surtout par le tissu cérébral et les muscles lisses pulmonaires;
- CK_2 (CPK-MB): produite surtout par le tissu cardiaque;
- CK_3 (CPK-MM): produite principalement par les muscles squelettiques.

Lorsqu'on soupçonne un infarctus du myocarde, on détermine les taux de CK ainsi que ceux de l'aspartate aminotransférase (ASAT) et de la troponine. Ces substances apparaissent typiquement dans la circulation sanguine 3 à 6 heures après un traumatisme tissulaire et elles ont des pics maximums 18 à 24 heures après l'occurrence de la blessure. Les taux de CK demeurent habituellement élevés durant 2 à 3 jours. À la suite d'un infarctus du myocarde, la CK est l'une des premières enzymes cardiaques à apparaître en quantité supérieure à la normale.

CONSIDÉRATIONS CLINIQUES

Le troisième *Rapport de la Table ronde sur le traitement à porter aux adultes* recommande que les taux de base de la CK soient vérifiés dès le début d'un traitement aux statines, étant donné que des augmentations asymptomatiques de CK sont relativement courantes dans ces circonstances. Le fait de mesurer à ce moment les taux de CK empêchera d'attribuer à tort leur augmentation aux statines dans l'éventualité de douleurs musculaires se manifestant tardivement et en supposant une rhabdomyolyse.

VALEURS NORMALES

CK totale :	femmes :	40 – 150 U/L
	hommes :	38 – 174 U/L
Isoenzymes :	CK_1 (CPK-BB) :	0 – 1 %
	CK_2 (CPK-MB) :	<3 %
	CK_3 (CPK-MM) :	95 – 100 %

INTERPRÉTATIONS POSSIBLES DES VALEURS ANORMALES

CK totale

Augmentation	Diminution
Accident vasculaire cérébral aigu	Début de grossesse
Alcoolisme	Faible masse musculaire
Chirurgie cardiaque	Hyposécrétion adénohypophysaire
Convulsions	Maladie d'Addison
Défibrillation cardiaque	Maladie du tissu conjonctif
Delirium tremens	Maladies hépatiques
Dermatomyosite	Tumeur métastatique
Dystrophie musculaire progressive	
Électrocution	
Hypokaliémie	
Hypothyroïdie	
Infarctus du myocarde	
Infarctus pulmonaire	
Inflammation musculaire	
Injections intramusculaires	
Myxœdème	
Polymyosite	
Psychose aiguë	
Rhabdomyolyse	
Traumatisme cérébral	

Isoenzyme CK_1 (CPK-BB)

Augmentation
Accident vasculaire cérébral
Cancer du sein, du poumon, de la prostate
Chocs
Convulsions
Infarctus pulmonaire
Lésion du tissu cérébral
Tumeurs cérébrales

Isoenzyme CK_2 (CPK-MB)

Augmentation
Chirurgie cardiaque
Défibrillation cardiaque
Électrocution
Hyperthermie maligne
Infarctus aigu du myocarde
Insuffisance cardiaque congestive
Myocardite
Syndrome de Reye
Traumatisme cardiaque

Isoenzyme CK$_3$ (CPK-MM)

Augmentation

Chirurgie
Chocs
Dystrophie musculaire
Exercices intenses
Hypokaliémie
Hypothyroïdie
Infarctus du myocarde
Inflammation musculaire
Injections intramusculaires
Myosite
Nécrose musculaire
Période postopératoire
Polymyosite
Rhabdomyolyse
Syndrome neuroleptique

FACTEURS CONTRIBUANT AUX VALEURS ANORMALES

- L'hémolyse de l'échantillon sanguin peut modifier les résultats.
- Facteurs pouvant modifier les résultats : cathétérisme cardiaque, chirurgie récente, exercices prolongés, injections intramusculaires, prise d'alcool et traumatismes musculaires.
- Médicaments pouvant faire *augmenter* la CK totale : acide acétylsalicylique, amphotéricine B, ampicilline, anticoagulants, clofibrates, cocaïne, dexaméthasone, furosémide, lithium, morphine et certains anesthésiques.

INTERVENTIONS INFIRMIÈRES ET DÉROULEMENT DU TEST

Avant le test

- Informer le client que ce test se pratique souvent pendant 3 jours consécutifs, puis de nouveau une semaine plus tard, et que ceci implique de nombreux prélèvements.
- Il n'est pas nécessaire d'être à jeun pour passer ce test.
- Il est préférable de ne pas faire d'injections intramusculaires pendant l'investigation.

Procédure

- Prélever un échantillon de sang dans le tube requis par le laboratoire.

Après le test

- Étiqueter le spécimen et le faire parvenir au laboratoire.

Créatinine sanguine

C

Description du test

La créatinine est un produit de déchet de la créatine, un composé présent dans les muscles squelettiques et qui est complètement excrété par les reins. Puisqu'une augmentation du taux de créatinine est d'abord due à un dysfonctionnement rénal, la mesure de son taux sanguin s'avère donc très utile lorsqu'il s'agit d'examiner la fonction de cet organe. En effet, une augmentation des taux de créatinine témoigne d'une diminution du taux de filtration glomérulaire. Parce que les taux de créatinine demeurent généralement constants, même chez les personnes âgées, ce test est particulièrement utile pour évaluer une insuffisance rénale causée par la destruction d'un grand nombre de néphrons. On mesure généralement le taux de créatinine en même temps que celui de l'azote uréique sanguin pour évaluer la fonction rénale. Le rapport normal de l'azote uréique sanguin et de la créatinine varie de 6:1 à 20:1. La mesure du taux de créatinine sanguin permet aussi de surveiller l'état de personnes qui prennent des médicaments considérés néphrotoxiques, les aminosides par exemple.

VALEURS NORMALES

Femmes :	0,6 – 1,2 mg/dl
Hommes :	0,8 – 1,4 mg/dl
Enfants :	0,2 – 1,0 mg/dl

INTERPRÉTATIONS POSSIBLES DES VALEURS ANORMALES

Augmentation	Diminution
Chocs	Atrophie musculaire
Déshydratation	Grossesse
Diabète	
Endocardite maligne lente	
Glomérulonéphrite	
Goutte	
Hyperthyroïdie	
Insuffisance cardiaque congestive	
Insuffisance rénale	
Lupus érythémateux disséminé	
Myélome multiple	
Néphrite	
Obstruction urinaire	
Polyarthrite rhumatoïde	
Pyélonéphrite	
Urémie	

FACTEURS CONTRIBUANT AUX VALEURS ANORMALES

- Les taux de créatinine mesurés à la fin de l'après-midi sont supérieurs de 20 % à 40 % à ceux du matin.

- L'hémolyse de l'échantillon sanguin ainsi que l'ingestion d'un repas très riche en protéines (comme la viande) peuvent modifier les résultats.
- Médicaments pouvant faire *augmenter* les taux de créatinine : acide ascorbique, amphotéricine B, androgènes, arginine, barbituriques, captopril, céphalosporines, chlortalidone, cimétidine, clofibrate, clonidine, corticostéroïdes, dextran, disopyramide, doxycycline, fructose, gentamicine, glucose, hydralazine, hydroxyurée, kanamycine, lévodopa, lithium, mannitol, méclofénamate, méthicilline, méthyldopa, métoprolol, minoxidil, nitrofurantoïne, propanolol, pyruvate, streptokinase, sulfamides, testostérone, triamtérène, triméthoprime.
- Médicaments pouvant faire *diminuer* les taux de créatinine : céfoxitine, chlorpromazine, cimétidine, diurétiques thiazidiques, marijuana, vancomycine.

C

INTERVENTIONS INFIRMIÈRES ET DÉROULEMENT DU TEST

Avant le test
- Il n'est pas nécessaire d'être à jeun pour passer ce test.

Procédure
- Prélever un échantillon de sang dans le tube requis par le laboratoire.

Après le test
- Étiqueter le spécimen et le faire parvenir au laboratoire.

ALERTES CLINIQUES

- L'azote uréique sanguin et la créatinine devraient être mesurés avant l'administration de tout médicament néphrotoxique.
- Évaluer le taux de base de la créatinine et répéter ce test au moins une fois tous les ans chez les personnes qui prennent de la metformine pour soigner un diabète de type 2. En effet, ce médicament peut s'accumuler et causer une acidose lactique chez les personnes souffrant d'insuffisance rénale.

HÉMATOLOGIE

Cryoglobulines

Description du test

Les cryoglobulines sont des protéines sériques anormales qui précipitent à de basses températures et qui se dissolvent de nouveau après avoir été réchauffées. Lorsque des personnes ayant des cryoglobulines dans leur sang sont soumises au froid, elles peuvent ressentir des problèmes vasculaires à leurs extrémités et présenter des symptômes semblables au syndrome de Raynaud, comme de la douleur, une cyanose ainsi qu'une sensation de froid aux doigts et aux orteils en raison de la formation de complexes qui bloquent les petits vaisseaux. La présence de cryoglobulines dans le sang (cryoglobulinémie) est généralement associée à une maladie immunitaire.

C

CONSIDÉRATIONS CLINIQUES

Pour mettre en évidence une néphropathie chez les individus infectés par le virus de l'hépatite C, un examen médical chez un néphrologue doit être effectué promptement. Le symptôme le plus courant observé chez ces personnes est une glomérulonéphrite membranoproliférative qui peut aussi être associée à la cryoglobulinémie. Il peut toutefois s'avérer nécessaire de doser les taux du complément et de vérifier la présence de cryoglobulines avant d'orienter toute personne en néphrologie.

VALEURS NORMALES

Négatives

INTERPRÉTATIONS POSSIBLES DES VALEURS ANORMALES

Positives

Cirrhose biliaire primitive
Cryoglobulinémie mixte essentielle
Endocardite infectieuse
Glomérulonéphrite post-streptococcique
Hépatite C
Infection au cytomégalovirus
Infections chroniques
Infections virales
Kala-azar
Lèpre
Leucémie lymphoïde chronique
Lupus érythémateux disséminé
Lymphome
Macroglobulinémie primaire
Maladie de Hodgkin
Maladie de Raynaud
Mononucléose infectieuse
Myélome multiple
Polyarthrite rhumatoïde
Pseudopolyarthrite rhizomélique
Sclérodermie
Syndrome de Sjögren

INTERVENTIONS INFIRMIÈRES ET DÉROULEMENT DU TEST

Avant le test

- Il est nécessaire d'être à jeun pour passer ce test.

Procédure

- Prélever un échantillon de sang selon la technique requise par le laboratoire.

Après le test

- Étiqueter le spécimen et le faire parvenir au laboratoire.

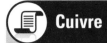 **Cuivre**

C

Description du test

Le cuivre est un oligoélément essentiel à la synthèse d'hémoglobine et aux réactions d'oxydoréduction. Dans des conditions normales, l'urine contient une très faible quantité de cuivre libre. Sa plus grande partie, présente dans le plasma, est liée à la céruloplasmine, une glycoprotéine appartenant au groupe des a-globulines. Le dosage du cuivre urinaire permet de diagnostiquer la *maladie de Wilson*, un syndrome héréditaire à transmission autosomale récessive qui se caractérise par une diminution de la synthèse de céruloplasmine par le foie. On observe alors une diminution du taux de cuivre sanguin et une augmentation du cuivre urinaire. En l'absence de céruloplasmine pour transporter le cuivre, la maladie de Wilson se traduit par une accumulation de cuivre dans les tissus du cerveau, des yeux, des reins et du foie. L'un des principaux signes de cette maladie est la présence d'anneaux de Kayser-Fleischer autour de l'iris des yeux, dus à un dépôt de cuivre.

VALEURS NORMALES

Plasma :	11 – 25 mcmol/L
Urine :	<100 mcg par 24 h

INTERPRÉTATIONS POSSIBLES DES VALEURS ANORMALES

Augmentation

Arthrite rhumatoïde
Cirrhose biliaire
Hépatite chronique active
Hypocéruloplasminémie
Maladie d'Alzheimer
Maladie de Wilson
Pellagre
Protéinurie
Syndrome néphrotique

FACTEURS CONTRIBUANT AUX VALEURS ANORMALES

- Augmentation des œstrogènes, épisode inflammatoire et mauvaise technique de collecte.

INTERVENTIONS INFIRMIÈRES ET DÉROULEMENT DU TEST

Avant le test

- Demander au client de ne pas prendre de suppléments vitaminiques, minéraux ou phytothérapeutiques pendant au moins une semaine avant la collecte d'urine.

- Expliquer au client comment recueillir son urine pendant 24 heures.
- Insister sur l'importance de conserver *toute* l'urine au cours de cette période. Expliquer au client comment éviter de contaminer l'urine avec du papier hygiénique ou des selles.

Procédure

- Se procurer auprès du laboratoire le contenant approprié.
- Commencer la période de prélèvement le matin, après la première miction du client; celle-ci est jetée.
- Conserver *toute* l'urine produite pendant 24 heures dans le même contenant. Le réfrigérer ou le mettre sur de la glace.
- Si de l'urine est jetée pendant cette période, il faut mettre fin au test et en effectuer un nouveau.
- Afficher l'heure marquant la fin de la période de collecte de 24 heures dans la chambre du client.

Après le test

- À la fin de la période de 24 heures, étiqueter le contenant d'urine, le mettre sur de la glace et l'expédier le plus rapidement possible au laboratoire.

BIOCHIMIE

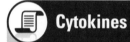

Cytokines

Description du test

Les cytokines, des protéines sécrétées par certaines cellules du système immunitaire, jouent un rôle dans la médiation et la régulation des réactions immunitaires, de l'inflammation et de l'hématopoïèse. Les cytokines peuvent également exercer leur action sur d'autres cellules immunitaires, surtout celles qui sont à proximité. Par exemple, lorsque les monocytes sont stimulés par des cytokines, ils quittent le courant sanguin pour se loger dans les tissus et se transformer en macrophages.

Les cytokines possèdent de nombreuses propriétés intéressantes. Par exemple, une même catégorie de cytokines peut être synthétisée par plusieurs cellules différentes. Une même cytokine peut également exercer différents effets dans différentes situations et des cytokines différentes peuvent produire un même effet. Les cytokines peuvent aussi exercer leurs fonctions en synergie ou de façon antagoniste.

On connaît des cytokines qui stimulent la formation de colonies de monocytes et de granulocytes, ainsi que la synthèse d'interleukines, d'interférons, du facteur de croissance des tumeurs et du facteur de nécrose tumorale. La mesure des taux de cytokines permet d'évaluer les fonctions et réactions immunitaires, de même que les traitements potentiels appropriés et les réponses à ces traitements. On peut étudier les cytokines qui sont non seulement présentes dans le sang, mais aussi dans d'autres catégories de liquides biologiques, comme le liquide cérébrospinal, le liquide synovial, les selles et l'urine.

VALEURS NORMALES

Taux normalement indétectables (inférieurs à 10 mg/L)

INTERPRÉTATIONS POSSIBLES DES VALEURS ANORMALES

C

Déficit immunitaire
Polyarthrite rhumatoïde
Sida
Tumeurs malignes

FACTEURS CONTRIBUANT AUX VALEURS ANORMALES

- Les cytokines peuvent autant se produire que se dégrader dans le contenant où elles sont conservées.

INTERVENTIONS INFIRMIÈRES ET DÉROULEMENT DU TEST

Avant le test

- Il n'est pas nécessaire d'être à jeun pour passer ce test.

Procédure

- Prélever un échantillon de sang dans le tube requis par le laboratoire.

Après le test

- Étiqueter le spécimen et le faire parvenir au laboratoire.

MICROBIOLOGIE

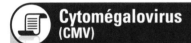 **Cytomégalovirus**
(CMV)

Description du test

Le cytomégalovirus (CMV) fait partie de la famille des herpèsvirus. C'est un virus très courant et on estime que, selon les régions, de 40 % à 100 % de la population peut en être infectée. Chez un grand nombre de personnes, le virus demeure latent et ne provoque aucun symptôme. Cependant, chez les personnes immunodéprimées, le CMV peut avoir des effets dévastateurs. Les sidéens, par exemple, peuvent éprouver les troubles suivants : pneumonie, œsophagite, colite, encéphalite, hépatite et rétinite conduisant à la cécité. Le CMV peut aussi être une complication majeure, souvent mortelle, chez les personnes subissant une greffe d'organe. Au cours de la grossesse, une infection par ce virus peut causer une déficience mentale ou une microencéphalie chez le fœtus.

Le CMV est présent dans tous les liquides biologiques des personnes infectées. Aussi, les travailleuses de la santé qui sont enceintes devraient être informées des risques d'infection par ce virus. Comme on ne peut les empêcher de soigner des personnes potentiellement infectées dont elles ont la responsabilité, le lavage des mains et une application stricte des mesures de prévention universelles doivent s'inscrire dans les soins au client.

C

Si le test sert à diagnostiquer une infection aiguë par le CMV, on fait un premier prélèvement sanguin dit *titre aigu*. Un second échantillon sanguin, appelé *titre convalescent*, est effectué 10 à 14 jours plus tard. On porte un diagnostic positif au CMV si le titre convalescent est de 4 fois supérieur au titre aigu.

VALEURS NORMALES

Négatives

VALEURS ANORMALES

Positives pour les anticorps : infection passée

INTERPRÉTATIONS POSSIBLES DES VALEURS ANORMALES

Augmentation	Diminution
Infection par le cytomégalovirus	Sensibilité au cytomégalovirus

FACTEURS CONTRIBUANT AUX VALEURS ANORMALES

- On a observé des résultats faussement positifs chez des personnes infectées par le virus d'Epstein-Barr ou dont le sang contenait le facteur rhumatoïde.

INTERVENTIONS INFIRMIÈRES ET DÉROULEMENT DU TEST

Avant le test

- Il n'est pas nécessaire d'être à jeun pour passer ce test.

Procédure

- Prélever un échantillon de sang dans le tube requis par le laboratoire.
- Si le test vise à déterminer la présence d'anticorps anti-CMV, un seul échantillon de sang est nécessaire.

Après le test

- Étiqueter le spécimen et le faire parvenir au laboratoire.
- Si on a besoin d'évaluer un titre convalescent, aviser le client de la date où il devra revenir pour fournir un autre échantillon de sang.

ALERTES CLINIQUES

- Il est aussi possible de prélever des échantillons d'urine, d'expectoration ou de mucus pour rechercher le cytomégalovirus.
- Les transfusions sanguines et les transplantations d'organes faites à des personnes immunodéprimées dépourvues d'anticorps anti-CMV devraient provenir de donneurs qui sont également séronégatifs.
- Chez les personnes immunodéprimées, il y a risque d'infection au site de la ponction. Enseigner au client à surveiller le site et à déceler tout signe d'infection (écoulement, rougeur, chaleur, œdème et douleur au site de la ponction ainsi que présence de fièvre).

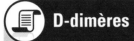 **D-dimères**

Description du test

Au cours du processus de coagulation, la thrombine stimule la formation de fibrine à partir du fibrinogène. Cette fibrine, avec le facteur de stabilisation de la fibrine, forme un caillot au site d'un saignement. Une fois que le caillot n'a plus de raison d'être, il est dissous par des agents fibrinolytiques et des produits de dégradation de la fibrine apparaissent. Les D-dimères comptent parmi ces dérivés du système fibrinolytique que l'on peut doser.

Le dosage des D-dimères témoigne de l'activation de la fibrinolyse et de la présence d'une thrombose intravasculaire. C'est un test très utile qui permet d'*exclure* une affection veineuse thromboembolique aiguë telle une thrombose veineuse profonde (TVP) ou une embolie pulmonaire. Pratiqué en même temps que d'autres tests, le dosage des D-dimères permet de diagnostiquer une coagulation intravasculaire disséminée (CIVD). Les recherches actuelles visent à utiliser les D-dimères pour déterminer la durée d'une thérapie d'anticoagulation.

CONSIDÉRATIONS CLINIQUES

Chez les personnes ayant une faible probabilité clinique de souffrir d'une thrombose veineuse profonde (TVP) des membres inférieurs, un résultat négatif peut exclure une TVP.

Par contre, chez celles dont la probabilité de souffrir d'une grippe dans les membres inférieurs est de modérée à élevée, on ne peut rejeter cette probabilité à partir d'un seul dosage D-dimères et dont le résultat est négatif.

VALEURS NORMALES

<250 µg/L

INTERPRÉTATIONS POSSIBLES DES VALEURS ANORMALES

Augmentation

Cancer
Cardiopathie
Coagulation intravasculaire disséminée
Éclampsie
Embolie pulmonaire
Fibrinolyse
Fin de grossesse
Infection
Maladies hépatiques
Période postopératoire
Thrombose artérielle
Thrombose artérielle et/ou veineuse
Traumatisme
Tumeur maligne

D

FACTEURS CONTRIBUANT AUX VALEURS ANORMALES

- Médicaments qui font *augmenter* les résultats : agents thrombolytiques, anticoagulants.
- Des résultats faussement négatifs peuvent être observés en présence de titres élevés du facteur rhumatoïde.

INTERVENTIONS INFIRMIÈRES ET DÉROULEMENT DU TEST

Avant le test

- Il n'est pas nécessaire d'être à jeun pour passer ce test.

Procédure

- Prélever un échantillon de sang dans le tube requis par le laboratoire.

Après le test

- Placer le tube sur de la glace et l'envoyer rapidement au laboratoire.
- Appliquer une pression sur le site de la ponction veineuse pendant 3 à 5 minutes. Mettre un pansement compressif et vérifier régulièrement un possible saignement.
- Enseigner au client à surveiller le site : en cas de saignement, le client doit appliquer une pression directe et, s'il est incapable de maîtriser le saignement, retourner au centre de prélèvements ou aviser le responsable des soins.

ALERTES CLINIQUES

- Complication possible : hématome au site de la ponction en raison d'un saignement prolongé.
- Un dosage positif témoigne de la présence d'un taux anormalement élevé de produits de dégradation de la fibrine. Cela signifie qu'il s'est formé un thrombus important et qu'une fibrinolyse s'est déroulée dans l'organisme. Des tests supplémentaires sont nécessaires pour identifier le site ou la cause du thrombus.
- Un dosage normal révèle l'absence d'une condition aiguë pouvant causer la formation anormale d'un caillot ainsi que sa dégradation.

BIOCHIMIE-TOXICOLOGIE

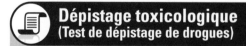

Dépistage toxicologique
(Test de dépistage de drogues)

Description du test

On utilise le test de dépistage toxicologique pour déterminer la cause d'une intoxication aiguë (par une drogue ou un médicament) chez une personne inconsciente, pour vérifier si un client respecte son traitement contre la dépendance aux drogues et pour déceler la présence de drogues dans l'organisme à des fins d'embauche ou à des fins légales. Le sang ou l'urine peuvent servir pour le test. Les substances visées par un test de dépistage toxicologique comprennent les amphétamines, les barbituriques, les benzodiazépines, les cannabinoïdes, la cocaïne, l'éthanol, les hypnotiques et les narcotiques.

D

VALEURS NORMALES

Négatives

INTERPRÉTATIONS POSSIBLES DES VALEURS ANORMALES

Positives

Consommation de la substance évaluée
Intoxication

FACTEURS CONTRIBUANT AUX VALEURS ANORMALES

- Médicaments pouvant entraîner des résultats *faussement positifs :* antibiotiques, ibuprofène, médicaments antitussifs, médicaments contre le rhume.

INTERVENTIONS INFIRMIÈRES ET DÉROULEMENT DU TEST

Avant le test
- Il n'est pas nécessaire d'être à jeun pour passer ce test.

Procédure
- Si le test doit servir de preuve légale, suivre la procédure de l'établissement.

Analyse sanguine
- Utiliser une solution désinfectante autre que l'alcool.
- Prélever un échantillon de sang dans le tube requis par le laboratoire.

Analyse urinaire
- Prélever au hasard un spécimen de 50 ml d'urine dans le contenant requis.

Après le test
- Étiqueter le spécimen et le faire parvenir au laboratoire.
- Si le spécimen doit servir de preuve légale, suivre la procédure requise.

ALERTES CLINIQUES

- Un test toxicologique positif doit être confirmé par une analyse plus spécifique de la substance identifiée.

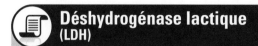

Déshydrogénase lactique
(LDH)

D

Description du test

La déshydrogénase lactique (LDH) est une enzyme principalement présente dans le cœur, le foie, les muscles squelettiques et les érythrocytes. On la retrouve en concentration plus faible dans le cerveau, les reins, les poumons, le pancréas et la rate. Cette enzyme est libérée à la suite de dommages tissulaires.

On peut mesurer la LDH sérique totale ou chacune des cinq isoenzymes qui la constituent.

Le fait de connaître le taux des différentes isoenzymes permet de déterminer quel tissu est à l'origine de la concentration élevée de LDH.

Voici les différentes isoenzymes et les principaux tissus où on les retrouve :

- LDH_1 : cœur et érythrocytes;
- LDH_2 : sérum;
- LDH_3 : poumons;
- LDH_4 : reins, pancréas et placenta;
- LDH_5 : foie et muscles squelettiques.

Traditionnellement, on évaluait la LDH de même que l'aspartate aminotransférase (ASAT ou AST) et la créatine kinase (CK) dans les cas probables d'infarctus du myocarde (IM). Toutefois, le fait de pouvoir doser la troponine a réduit l'utilité du présent test dans l'établissement de ce diagnostic. La LDH apparaît habituellement dans le sang dans les 12 heures suivant une lésion tissulaire et le taux maximal est observé de 24 à 48 heures plus tard. La valeur maximale peut atteindre 300 UI/L à 800 UI/L à la suite d'un IM. Le taux de LDH demeure habituellement élevé pendant une dizaine de jours. Ainsi, à la suite d'un infarctus du myocarde, on observe d'abord une augmentation du taux de CK, suivie d'une augmentation de LDH. Lorsqu'on soupçonne un IM, on mesure généralement le taux de LDH total ainsi que ceux de la LDH_1 et de la LDH_2, celui de la LDH_1 étant alors supérieur à celui de la LDH_2. En l'absence de problèmes physiologiques, il peut y avoir des augmentations isolées des taux de LDH.

VALEURS NORMALES

LDH totale :	110 – 210 UI/L (1,83 – 3,50 μkat/L SI)
Isoenzymes :	LDH_1 : 17 – 27 %
	LDH_2 : 28 – 38 %
	LDH_3 : 17 – 28 %
	LDH_4 : 5 – 15 %
	LDH_5 : 5 – 15 %

INTERPRÉTATIONS POSSIBLES DES VALEURS ANORMALES

Augmentation

Anémie due à une maladie chronique
Anémie hémolytique

D

Augmentation

Anémie macrocytaire
Anémie pernicieuse
Cancer de la prostate
Cancer du foie
Choc
Convulsions
Delirium tremens
Dystrophie musculaire
Éclampsie
Fractures
Hématome rétroplacentaire
Hépatite
Hyperthermie
Hypothyroïdie
Infarctus du myocarde
Infarctus pulmonaire
Insuffisance cardiaque congestive
Lésion hépatique
Leucémie
Maladie des muscles squelettiques
Métastases osseuses
Mononucléose infectieuse
Obstruction biliaire
Pancréatite aiguë
Pneumonie à *Pneumocystis carinii*
Traumatisme
Tumeurs malignes

FACTEURS CONTRIBUANT AUX VALEURS ANORMALES

- L'hémolyse de l'échantillon sanguin, des activités physiques intenses ainsi que l'ingestion d'alcool peuvent modifier les résultats.
- Médicaments pouvant faire *augmenter* les taux de LDH : anesthésiques, antibiotiques, anti-inflammatoires non stéroïdiens, bêtabloquants, clofibrate, diltiazem, fluorures, itraconazole, lévodopa, narcotiques, nifédipine, paroxétine, procaïnamide, propylthiouracile, stéroïdes anabolisants, sulfasalazine, vérapamil.
- Médicaments pouvant faire *diminuer* les taux de LDH : acide ascorbique, oxalates.

INTERVENTIONS INFIRMIÈRES ET DÉROULEMENT DU TEST

Avant le test

- Il n'est pas nécessaire d'être à jeun pour passer ce test.

Procédure

- Prélever un échantillon de sang dans le tube requis par le laboratoire.

Après le test

- Étiqueter le spécimen et le faire parvenir au laboratoire.

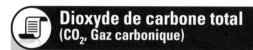

Dioxyde de carbone total
(CO₂, Gaz carbonique)

Description du test

Le contenu total en dioxyde de carbone du sang se présente sous deux formes. La première, qui compte pour 95 %, est le bicarbonate (HCO_3) régulé par les reins. L'autre forme (moins de 5 % du total) est du dioxyde de carbone dissous et de l'acide carbonique (H_2CO_3), et elle est régulée par les poumons. Ce sont ces substances qui contribuent au maintien de l'équilibre acido-basique de l'organisme par l'intermédiaire de ses systèmes tampons. Le dosage du dioxyde de carbone total dans le sang fournit donc une indication générale de la capacité tampon de l'organisme.

VALEURS NORMALES

20−29 mEq/L (20−29 mmol/L SI)

INTERPRÉTATIONS POSSIBLES DES VALEURS ANORMALES

Augmentation	Diminution
Acidose respiratoire compensée	Acidocétose diabétique
Alcalose métabolique	Acidose métabolique
Alcoolisme	Alcalose respiratoire compensée
Aldostéronisme primaire	Déshydratation
Aspiration nasogastrique	Diarrhée (sévère)
Embolie graisseuse	Forte fièvre
Emphysème	Hyperventilation
Hypoventilation	Inanition
Maladie de Cushing	Insuffisance rénale aiguë
Obstruction pylorique	Intoxication aux salicylates
Pneumonie	Malabsorption
Vomissements	Traumatisme crânien
	Urémie

FACTEURS CONTRIBUANT AUX VALEURS ANORMALES

- L'utilisation d'un garrot ou l'action de pompage de la main du client lors du prélèvement sanguin peuvent modifier les résultats du test.
- La consommation de réglisse peut modifier les résultats du test.
- Médicaments pouvant faire *augmenter* le dioxyde de carbone total : aldostérone, antiacides, barbituriques, bicarbonate de sodium, corticotrophine, cortisone, diurétiques de l'anse, diurétiques mercuriels, hydrocortisone.
- Médicaments pouvant faire *diminuer* le dioxyde de carbone total : acétazolamide, acide acétylsalicylique, amiloride, chlorure d'ammonium, dimercaprol, diurétiques chlorothiazidiques, metformine, méthicilline, nitrofurantoïne, pentamidine, salicylates, streptomycine, tétracycline, triamtérène.

INTERVENTIONS INFIRMIÈRES ET DÉROULEMENT DU TEST

Avant le test
- Il n'est pas nécessaire d'être à jeun pour passer ce test.

Procédure
- Prélever un échantillon de sang dans le tube requis par le laboratoire.

D

Après le test
- Étiqueter le spécimen et le faire parvenir au laboratoire immédiatement. Si cela n'est pas possible, le garder au froid.

BIOCHIMIE

2,3-Diphosphoglycérate érythrocytaire
(2,3-DPG)

Description du test
Le 2,3-diphosphoglycérate (2,3-DPG) est le phosphate organique intracellulaire le plus abondant dans les globules rouges. Il participe au transport de l'oxygène jusqu'aux tissus et se lie à des acides aminés précis. L'affinité de l'oxygène pour les globules rouges est inversement proportionnelle aux taux de 2,3-DPG. Lorsque les taux d'hémoglobine sont faibles, comme dans les cas d'anémie, les taux de 2,3-DPG augmentent et entraînent une diminution de la quantité d'oxygène qui se lie à l'hémoglobine. Une plus grande quantité d'oxygène est donc libérée dans les tissus lorsque les pressions partielles d'oxygène y sont faibles. Un déficit de 2,3-DPG est responsable de problèmes de libération d'oxygène aux tissus.

VALEURS NORMALES

Adultes : 3 – 5 mmol/L de globules rouges concentrés

INTERPRÉTATIONS POSSIBLES DES VALEURS ANORMALES

Augmentation	Diminution
Anémie	Acidose
Cirrhose	Déficit en 2,3-DPG
Déficit en pyruvate kinase	Polycythémie
Hyperthyroïdie	Syndrome de détresse respiratoire aiguë
Insuffisance rénale chronique	
Maladies cardiaques	
Maladies pulmonaires	
Mucoviscidose	
Thyréotoxicose	
Urémie	

FACTEURS CONTRIBUANT AUX VALEURS ANORMALES

- Facteurs pouvant faire augmenter les taux de 2,3-DPG : activités physiques intenses, hautes altitudes.
- Facteurs pouvant faire diminuer les taux de 2,3-DPG : acidose, transfusion provenant d'une banque de sang.

D

INTERVENTIONS INFIRMIÈRES ET DÉROULEMENT DU TEST

Avant le test

- Il n'est pas nécessaire d'être à jeun pour passer ce test.

Procédure

- Prélever un échantillon de sang dans le tube requis par le laboratoire.

Après le test

- Étiqueter le spécimen, le mettre sur de la glace et le faire parvenir au laboratoire.

HÉMATOLOGIE

Durée de vie des globules rouges

Description du test

Normalement, les globules rouges restent en circulation jusqu'à leur mort naturelle, c'est-à-dire à la fin de leur durée de vie prévue de 80 à 120 jours. En cas de maladie hémolytique toutefois, la mort des globules rouges survient plus tôt. Pour réaliser une étude de la durée de vie des globules rouges d'un client, un échantillon de ceux-ci est marqué avec du chrome radioactif. Les cellules marquées sont réinjectées au client, puis surveillées à intervalles réguliers pendant plusieurs semaines grâce à des prélèvements sanguins. On pratique une scintigraphie de la région précordiale, du foie et de la rate aux mêmes intervalles pour observer une éventuelle séquestration des globules rouges dans la rate. Si ce cas se présente, le traitement pourrait consister en une splénectomie.

VALEURS NORMALES

Demi-vie des globules rouges marqués au Cr^{51} : 25 – 35 jours

INTERPRÉTATIONS POSSIBLES DES VALEURS ANORMALES

Diminution
Anémie falciforme
Anémie hémolytique acquise idiopathique
Anémie hémolytique congénitale non sphérocytaire
Anémie pernicieuse
Elliptocytose

Diminution
Hémoglobinose C
Hémoglobinose C drépanocytaire
Hémoglobinurie paroxystique nocturne
Leucémie lymphocytaire chronique
Microsphérocytose héréditaire
Urémie

D

FACTEURS CONTRIBUANT AUX VALEURS ANORMALES

- Tout mouvement du client peut altérer la qualité des images prises.
- La durée de vie des globules rouges peut diminuer en raison d'une transfusion sanguine récente, d'une augmentation de la production de globules rouges, d'un saignement actif, de leucocytose et de thrombocytose.

INTERVENTIONS INFIRMIÈRES ET DÉROULEMENT DU TEST

Avant le test

- Aviser le client que le seul inconfort ressenti pendant l'examen est attribuable aux ponctions veineuses. Le rassurer en lui précisant qu'une infime quantité d'isotope est utilisée pour le test.
- Le client doit rester immobile pendant que la scintigraphie est pratiquée.
- Il n'est pas nécessaire d'être à jeun pour passer ce test.

Procédure (exécutée par un spécialiste en médecine nucléaire)

- Prélever un échantillon de 20 ml de sang et le mélanger avec l'isotope.
- Laisser le mélange incuber à la température ambiante, puis le réinjecter au client.
- Prélever un échantillon de 10 ml de sang le premier jour, puis à intervalles réguliers pendant les deux ou trois semaines suivantes.
- Au moment du prélèvement de chaque échantillon sanguin, réaliser une scintigraphie de la région précordiale, du foie et de la rate pour évaluer la séquestration des globules rouges dans la rate.

Après le test

- Aviser le client de bien s'hydrater pour éliminer l'isotope.

CONTRE-INDICATIONS

- Femmes enceintes

  Avertissement : une femme en âge d'avoir des enfants devrait subir une radiographie seulement durant ses menstruations, ou 12 à 14 jours après leur début, pour éviter d'exposer le fœtus aux radiations
- Femmes allaitantes
- Clients incapables de coopérer en raison de leur âge, de leur état mental, de la douleur ou d'autres facteurs

Électrophorèse de l'hémoglobine

Description du test

L'électrophorèse de l'hémoglobine (Hb) est un procédé qui permet de déceler des catégories ou des taux anormaux d'hémoglobine. Il consiste à insérer de l'hémoglobine dans une solution à travers laquelle circule un courant électrique. Les différentes catégories d'Hb migrent à des vitesses différentes selon les charges électriques qu'elles portent. C'est ainsi qu'on peut déterminer les catégories et les proportions relatives des différentes variétés d'Hb dans un échantillon.

Hémoglobines normalement présentes dans le sang:

- HbA_1: Principale hémoglobine présente dans le sang d'un adulte.
- HbA_2: Hémoglobine présente en plus faible concentration.
- HbF: Cette hémoglobine, dite *hémoglobine fœtale,* est normalement présente en très faible quantité chez l'adulte. Un taux plus élevé peut être dû à l'anémie falciforme, à la leucémie, à la thalassémie ou à la persistance héréditaire de cette forme d'Hb. L'HbF est la principale hémoglobine présente chez le fœtus; son affinité avec l'oxygène étant plus élevée que celle des autres hémoglobines, elle peut transporter ce gaz plus efficacement.

Hémoglobines généralement absentes du sang:

- HbC: La présence de cette hémoglobine cause des hémolyses plus fréquentes chez les porteurs. De surcroît, les globules rouges ont une durée de vie plus courte.
- HbD et E: Chez les personnes souffrant d'anémie falciforme ou de thalassémie, ces maladies tendent à être plus graves en présence d'HbD et E.
- HbH: Cette hémoglobine perturbe généralement le transport de l'oxygène aux tissus. L'oxygène qui s'y fixe n'est plus disponible pour les tissus.
- HbS: Lorsque cette hémoglobine est présente, les globules rouges adoptent un aspect de faucille lorsque les concentrations d'oxygène diminuent. L'anémie falciforme se manifeste chez le bébé qui hérite de deux gènes de cette Hb. Aux États-Unis, 1 personne de race noire sur 625 est affectée par cette maladie.

VALEURS NORMALES

Adultes:	HbA_1: $95-98\,\%$
	HbA_2: $2-3\,\%$
	HbF: $<0,8-2\,\%$
	HbC, D, E et H: $0\,\%$
Nouveau-nés:	HbF: $50-80\,\%$
6 mois:	HbF: $8\,\%$
Plus de 6 mois:	HbF: $1-2\,\%$

INTERPRÉTATIONS POSSIBLES DES VALEURS ANORMALES

Trait de l'hémoglobine C :	HbC : >45 %
Hémoglobinose C :	HbC : >90 %
Anémie hémolytique :	HbD et HbE présentes
Porteur du trait de l'anémie falciforme :	HbS : >20−40 %
	HbA_1 : 60−80 %
	HbF : <2 %
Anémie falciforme :	HbS : <80−100 %
	HbF : <2 %
	HbA_1 : absente
Thalassémie mineure :	HbF : 2−8 %
	HbA_2 : <1 %
Thalassémie majeure :	HbF : >20−90 %
	HbA_1 diminution
	HbA_2 normale, faible ou élevée

E

FACTEURS CONTRIBUANT AUX VALEURS ANORMALES

- L'hémolyse de l'échantillon sanguin peut modifier les résultats.
- La prise d'anticonvulsivants avant de passer le test ou des transfusions sanguines ayant eu lieu de 3 à 4 mois auparavant peuvent modifier les résultats.

INTERVENTIONS INFIRMIÈRES ET DÉROULEMENT DU TEST

Avant le test

- Il n'est pas nécessaire d'être à jeun pour passer ce test.

Procédure

- Prélever un échantillon de sang dans le tube requis par le laboratoire.

Après le test

- Étiqueter le spécimen et le faire parvenir au laboratoire.

ALERTES CLINIQUES

- Si on observe des anomalies génétiques, comme la présence du caractère de l'anémie falciforme ou la maladie elle-même, le client devrait être référé en génétique.

BIOCHIMIE

Électrophorèse des protéines
(Protéines totales)

Description du test

Les protéines totales se composent de l'albumine et des globulines. L'*albumine*, synthétisée par le foie, est essentielle au maintien de la pression oncotique. Elle transporte diverses substances de l'organisme, comme la bilirubine, les acides gras, les médicaments et les hormones, qui se lient à elle pour circuler dans le sang.

Il existe trois types principaux de *globulines*: les globulines alpha, bêta et gamma. Les *alphaglobulines* (*α-globulines*) sont synthétisées par le foie et comprennent les α_1-globulines, comme l'α_1-antitrypsine, l'alphafœtoprotéine et la globuline fixant la thyroxine, ainsi que les α_2-globulines, comprenant l'haptoglobine, la céruloplasmine, les lipoprotéines de haute densité et l'α_2-macroglobuline. Les *bêtaglobulines* (*β-globulines*) sont aussi synthétisées par le foie et comprennent la transferrine, le plasminogène, les lipoprotéines de basse densité et les protéines du complément. Les *gammaglobulines* (*γ-globulines*), qu'on appelle aussi *immunoglobulines*, sont produites par les lymphocytes B en réaction à une stimulation antigénique; elles comprennent les anticorps IgA, IgD, IgE, IgG et IgM, dont on discute de façon plus détaillée dans la section *Immunoélectrophorèse*.

L'*électrophorèse des protéines sériques* est une méthode couramment utilisée pour doser l'albumine et chacun des types de globulines. On l'utilise pour identifier les clients atteints de myélome multiple ou d'autres affections touchant les protéines sériques, de conditions inflammatoires, de maladie auto-immune, d'infection ou de pathologies accompagnées de déperdition protéique. On utilise aussi l'électrophorèse des protéines sériques pour le suivi de résultats de laboratoire anormaux, dont le dosage des protéines totales, de l'albumine, des protéines urinaires, du calcium et la numération des globules blancs et rouges. Elle peut aussi servir à surveiller l'évolution d'une maladie et la réponse à un traitement.

VALEURS NORMALES

Protéines totales :	6,0–8,0 g/dl
Albumine :	3,3–5,5 g/dl
α_1-globuline :	0,1–0,4 g/dl
α_2-globuline :	0,5–1,0 g/dl
β-globuline :	0,7–1,2 g/dl
γ-globuline :	0,8–1,6 g/dl

INTERPRÉTATIONS POSSIBLES DES VALEURS ANORMALES

Protéines totales

Augmentation	Diminution
Macroglobulinémie	Analbuminémie
Myélome multiple	Cholécystite aiguë
Sarcoïdose	Glomérulonéphrite
	Hypertension
	Hypogammaglobulinémie
	Leucémie
	Maladie de Hodgkin
	Néphrose
	Rectocolite hémorragique
	Ulcère gastroduodénal

Albumine

Augmentation	Diminution
Déshydratation	Analbuminémie
Pancréatite aiguë	Cholécystite aiguë
	Déperdition protéique gastro-intestinale
	Déperdition protéique glomérulaire
	Diabète
	Grossesse
	Hyperthyroïdie
	Inflammation
	Leucémie
	Lupus érythémateux aigu disséminé
	Malabsorption
	Maladie de Hodgkin
	Maladie hépatique
	Maladie rénale
	Malnutrition
	Polyarthrite rhumatoïde
	Rectocolite hémorragique
	Sarcoïdose
	Stress
	Syndromes associés à une déperdition protéique
	Ulcère gastroduodénal

Alphaglobulines

Augmentation	Diminution
Atteinte hépatique	Anémie hémolytique
Carcinome	Cirrhose
Cirrhose	Déficit d'alpha-1-antitrypsine
Déperdition protéique glomérulaire	Emphysème pulmonaire
Diabète	Hépatite virale
Dysprotéinémie	Hyperthyroïdie
Glomérulonéphrite chronique	Inanition
Grossesse	Malabsorption
Hypoalbuminémie	Maladie hépatique
Infarctus du myocarde	Métastases hépatiques
Infection aiguë	Sclérodermie
Inflammation aiguë	Stéatorrhée
Lupus érythémateux aigu disséminé	
Maladie de Hodgkin	
Maladie inflammatoire	
Maladie rénale	
Ostéomyélite	
Polyarthrite rhumatoïde	
Rectocolite hémorragique	
Sarcoïdose	
Stress	
Ulcère gastroduodénal	

E

Bêtaglobulines

Augmentation	Diminution
Analbuminémie	Cancer métastatique
Anémie ferriprive	Inanition
Déperdition protéique glomérulaire	Leucémie
Diabète	Lupus érythémateux aigu disséminé
Dysprotéinémie	Lymphome
Grossesse	Malabsorption
Hépatite virale	Maladie auto-immune
Hypercholestérolémie	Maladie hépatique
Ictère par obstruction	Malnutrition
Inflammation aiguë	Néphrose
Myélome multiple	Rectocolite hémorragique
Polyarthrite rhumatoïde	Sclérodermie
Sarcoïdose	
Syndrome néphrotique	

Gammaglobulines

Augmentation	Diminution
Cancer à un stade avancé	Agammaglobulinémie
Fibrose kystique	Déperdition protéique glomérulaire
Gammapathie monoclonale	Hypogammaglobulinémie
Hépatite chronique	Leucémie
Infection sévère	Lymphome
Infections virales	Malabsorption
Leucémie	Néphrose
Lupus érythémateux aigu disséminé	Inanition
Macroglobulinémie de Waldenström	Rectocolite hémorragique
Maladie de Hodgkin	Syndrome néphrotique
Maladie hépatique	
Myélome multiple	
Polyarthrite rhumatoïde	
Réaction d'hypersensibilité	
Sarcoïdose	

FACTEURS CONTRIBUANT AUX VALEURS ANORMALES

- Une immunisation reçue dans les 6 derniers mois peut faire augmenter les immunoglobulines.
- Médicaments pouvant *modifier* les résultats du test : acide acétylsalicylique, contraceptifs oraux, corticostéroïdes, œstrogènes, pénicillines, phénytoïne, procaïnamide, progestatifs.

INTERVENTIONS INFIRMIÈRES ET DÉROULEMENT DU TEST

Avant le test

- Il n'est pas nécessaire d'être à jeun pour passer ce test.

Procédure

- Prélever un échantillon de sang dans le tube requis par le laboratoire.

Après le test
- Étiqueter le spécimen et le faire parvenir au laboratoire.

 Enzyme de conversion de l'angiotensine (ECA)

E

Description du test

L'enzyme de conversion de l'angiotensine (ECA) est surtout présente dans les cellules épithéliales des poumons et en concentrations plus faibles dans les vaisseaux sanguins et les reins. Cette enzyme stimule la conversion de l'angiotensine I en angiotensine II, un agent vasoconstricteur qui stimule à son tour la production d'aldostérone par la corticosurrénale.

On a observé une forte corrélation entre des taux élevés d'ECA et les clients souffrant de sarcoïdose évolutive. On pratique donc ce test pour diagnostiquer cette maladie et pour surveiller comment la personne réagit aux traitements. Il permet aussi de diagnostiquer la maladie de Gaucher.

VALEURS NORMALES

<40 mcg/L (<670 nkat/L SI)

INTERPRÉTATIONS POSSIBLES DES VALEURS ANORMALES

Augmentation
Diabète
Hyperthyroïdie
Lèpre
Maladie de Gaucher
Maladie hépatique
Sarcoïdose

FACTEURS CONTRIBUANT AUX VALEURS ANORMALES

- Médicaments pouvant faire *diminuer* les taux d'ECA : cortisone, inhibiteurs d'ECA.

INTERVENTIONS INFIRMIÈRES ET DÉROULEMENT DU TEST

Avant le test
- Il n'est pas nécessaire d'être à jeun pour passer ce test.

Procédure
- Prélever un échantillon de sang dans le tube requis par le laboratoire.

Après le test
- Étiqueter le spécimen et le faire parvenir au laboratoire.

E

 Épreuve à la dexaméthasone
(Test de freinage de l'ACTH, Test de freinage de la sécrétion de cortisol)

Description du test

En réponse à un stimulus comme le stress, l'hypothalamus sécrète l'*hormone de libération de la corticotrophine*. Cette hormone stimule la sécrétion de l'*hormone adrénocorticotrophe* (ACTH) par l'adénohypophyse. À son tour, l'ACTH stimule la corticosurrénale à libérer du *cortisol*. Puis, à mesure que le taux de cortisol sanguin augmente, l'hypophyse, par un mécanisme de rétroaction négative, se met à sécréter de moins en moins d'ACTH.

L'épreuve de freinage à la dexaméthasone consiste à administrer de la dexaméthasone, un corticostéroïde. Dans des conditions normales, cette substance diminue la synthèse d'ACTH en inhibant l'hypophyse. Toutefois, chez les personnes souffrant d'un hyperfonctionnement de la corticosurrénale (syndrome de Cushing), l'inhibition de l'hypophyse n'empêche pas une corticosurrénale hyperactive de continuer à sécréter de grandes quantités de cortisol. Cette épreuve permet de diagnostiquer le syndrome de Cushing.

VALEURS NORMALES

<2 µg/dl

INTERPRÉTATIONS POSSIBLES DES VALEURS ANORMALES

Aucun freinage	Freinage présent
Adénome surrénalien	Dépression clinique
Carcinome surrénalien	Hypercorticisme (syndrome de Cushing)
Tumeur ectopique produisant de l'ACTH	

FACTEURS CONTRIBUANT AUX VALEURS ANORMALES

- Des résultats faussement positifs peuvent découler des conditions suivantes : alcoolisme, anorexie mentale, déshydratation, diabète, fièvre, grossesse, maladies aiguës, malnutrition, nausées, obésité, stress physique et émotif intense, de même que de la prise des médicaments suivants : barbituriques, caféine, carbamazépine, contraceptifs oraux, diéthylstilbestrol, glutéthimide, méprobamate, œstrogènes, phénytoïne, réserpine, spironolactone, tétracycline.
- Des résultats faussement négatifs peuvent être observés dans la maladie d'Addison et l'hypopituitarisme et avec les médicaments suivants : benzodiazépines, corticostéroïdes, cyproheptadine.

INTERVENTIONS INFIRMIÈRES ET DÉROULEMENT DU TEST

Avant le test

- Expliquer au client la nécessité d'effectuer des collectes urinaires sur plusieurs jours.
- Il n'est pas nécessaire d'être à jeun pour passer ce test.

- Le client ne devrait pas prendre de boissons contenant de la caféine à partir de minuit la journée de l'examen.
- Dans les 24 et 48 heures précédant le test, le client ne devrait pas prendre de médicaments susceptibles d'en modifier les résultats.

Procédure

- Ce test se fait généralement sur 5 ou 6 jours. Se référer au protocole de laboratoire de l'établissement pour les exigences du déroulement.
- Normalement, commencer par l'administration de dexaméthasone la veille de la première collecte.
- Commencer la période de prélèvement le matin, après la première miction du client le jour 1; celle-ci est jetée.
- Des doses additionnelles de déxaméthasone sont données les jours 3, 4, 5 et 6. Les urines sont recueillies pendant les 24 heures de chaque journée. Aucune urine n'est jetée à l'échéance des 24 heures, puisque les collectes se succèdent.

Après le test

- Étiqueter chaque spécimen et le faire parvenir au laboratoire.

E

BIOCHIMIE

Épreuve d'absorption du D-xylose
(Épreuve de tolérance au xylose)

Description du test

Le D-xylose est un monosaccharide normalement absorbé par l'intestin grêle et excrété par les reins. Étant donné qu'il n'est pas métabolisé par l'organisme, la concentration sérique correspond au taux absorbé par l'intestin. Lorsqu'il est bien absorbé par l'intestin, on retrouve le xylose en concentrations élevées dans le sérum et l'urine. Des troubles de malabsorption dans la partie proximale du grêle, dans les cas de maladie cœliaque ou de sprue, sont mis en évidence par une diminution de la concentration de D-xylose sanguin ou urinaire.

Cette épreuve permet de différencier les personnes ayant des diarrhées dues à une digestion déficiente en raison de troubles pancréatiques ou biliaires, et celles dont la diarrhée est due à des troubles de malabsorption comme dans la maladie de Crohn. On exécute cette épreuve en faisant ingérer du D-xylose et en prélevant des échantillons de sang et d'urine. L'élimination normale est d'environ 15 % à 35 % de la dose ingérée.

VALEURS NORMALES

Adultes :	sérum :	>25 mg/dl 2 heures après l'ingestion de xylose
	urine :	>3,5-4,0 g de D-xylose excrété en 5 heures
Enfants :	sérum :	>20 mg/dl 2 heures après l'ingestion de xylose
	urine :	>4,0 g de D-xylose excrété en 5 heures

INTERPRÉTATIONS POSSIBLES DES VALEURS ANORMALES

Diminution
Gastroentérite virale
Insuffisance mésentérique artérielle
Lipodystrophie intestinale
Lymphome non hodgkinien
Malabsorption intestinale
Maladie cœliaque
Maladie de Crohn
Prolifération bactérienne
Sprue tropicale

Normal

Malabsorption due à une insuffisance pancréatique

FACTEURS CONTRIBUANT AUX VALEURS ANORMALES

- Des activités physiques modifieront les résultats.
- Médicaments pouvant faire *diminuer* les résultats : acide acétylsalicylique, atropine, colchicine, diurétiques, glipizide, indométhacine, néomycine.

INTERVENTIONS INFIRMIÈRES ET DÉROULEMENT DU TEST

Avant le test

- Il est nécessaire d'être à jeun pour passer ce test.
- Pendant une période de 24 heures avant le test, ne prendre aucun médicament qui pourrait en modifier les résultats et ne consommer aucun aliment contenant du pentose, par exemple des fruits, des confitures, des sucreries et des pâtisseries.
- Expliquer au client comment recueillir son urine pendant 5 heures.
- Insister sur l'importance de conserver toute l'urine au cours de cette période. Expliquer au client comment éviter de contaminer l'urine avec du papier hygiénique ou des selles.
- Remettre au client un contenant pour l'urine.

Procédure

- Rappeler au client qu'il doit demeurer au repos et qu'à part le xylose et l'eau, il ne devra rien ingérer durant toute la durée de l'examen.
- Demander au client de vider complètement sa vessie. Cette urine est jetée.
- Prélever un échantillon de sang dans le tube requis par le laboratoire.
- Faire parvenir immédiatement cet échantillon au laboratoire.
- Administrer du D-xylose selon la procédure de l'établissement.
- Attendre deux heures avant de prélever un autre échantillon sanguin chez un adulte ; pour un enfant, attendre une heure. Utiliser le tube requis par le laboratoire.
- *Toute* l'urine éliminée pendant les 5 heures suivantes est récupérée dans le contenant, que l'on conserve au froid ou sur de la glace.

Après le test

- Étiqueter le spécimen sanguin et le faire parvenir au laboratoire.
- Étiqueter le contenant d'urine, prendre en note le volume total et le faire parvenir au laboratoire dès que possible après la période de collecte de 5 heures.

ALERTES CLINIQUES

- Complication possible : l'ingestion de D-xylose peut être la cause d'un malaise gastro-intestinal : diarrhée légère, nausées et/ou vomissements.

CONTRE-INDICATIONS

- Clients atteints d'un dysfonctionnement rénal
- Clients déshydratés

BIOCHIMIE

Épreuve de Schilling
(Épreuve d'absorption de la vitamine B$_{12}$)

Description du test

L'épreuve de Schilling permet d'évaluer la capacité d'absorption de la vitamine B$_{12}$ par l'intestin grêle. Une fois ingérée, la vitamine B$_{12}$ se combine avec le facteur intrinsèque produit par la muqueuse gastrique et elle peut alors être absorbée dans la portion distale de l'iléum.

Pour ce test, on administre de la vitamine B$_{12}$ radioactive par voie orale et de la vitamine B$_{12}$ non radioactive par voie intramusculaire afin de saturer les sites de liaison de la vitamine B$_{12}$, puis on recueille les urines pendant 24 heures. Les personnes normales absorberont puis excréteront jusqu'à 25 % de la vitamine B$_{12}$ radioactive, puisque leur facteur intrinsèque leur permet d'absorber la vitamine dans leur tube digestif. Les personnes atteintes d'anémie pernicieuse, maladie qui se caractérise par l'absence de facteur intrinsèque, n'absorbent qu'une faible partie de la dose orale de vitamine B$_{12}$ ou même pas du tout, de sorte que peu ou pas de produit radioactif se retrouve dans l'urine.

Si les résultats de l'épreuve de Schilling indiquent une faible absorption de vitamine B$_{12}$ radioactive, on répète le test en y adjoignant l'administration de facteur intrinsèque, de façon à écarter la possibilité de malabsorption intestinale. Si l'excrétion urinaire s'élève à des niveaux normaux, cela indique que le client manque de facteur intrinsèque. Si l'excrétion urinaire demeure faible, la malabsorption est vraisemblablement la cause de son anémie.

VALEURS NORMALES

Excrétion de 8 – 40 % de la dose-test de vitamine B$_{12}$ radioactive

INTERPRÉTATIONS POSSIBLES DES VALEURS ANORMALES

Diminution
Anémie pernicieuse
Hypothyroïdie
Malabsorption intestinale
Maladie hépatique

E

FACTEURS CONTRIBUANT AUX VALEURS ANORMALES

- Un examen avec un produit radioactif moins de 10 jours avant celui-ci peut en modifier les résultats.
- Affections pouvant faire diminuer l'excrétion : âge avancé, diabète, hypothyroïdie, insuffisance rénale.
- Médicaments pouvant *modifier* les résultats du test : laxatifs.

INTERVENTIONS INFIRMIÈRES ET DÉROULEMENT DU TEST

Avant le test

- Il est nécessaire d'être à jeun pour passer ce test.
- Il ne faut absorber aucun supplément contenant de la vitamine B_{12} pendant au moins trois jours avant de passer ce test.
- Il ne faut utiliser aucun laxatif pendant les 24 heures précédant le test.
- Expliquer au client comment recueillir son urine pendant 24 heures.
- Insister sur l'importance de conserver *toute* l'urine au cours de cette période. Expliquer au client comment éviter de contaminer l'urine avec du papier hygiénique ou des selles.

Procédure

Première phase

- Administrer une capsule de vitamine B_{12} radioactive par voie orale.
- Donner ensuite au client de la vitamine B_{12} non radioactive par voie intramusculaire.
- Se procurer auprès du laboratoire le contenant approprié.
- L'urine doit être recueillie pendant 24 heures.

Si le résultat de la première phase est inférieur à la normale, passer à la seconde phase, 3 à 7 jours plus tard.

- Administrer une capsule de vitamine B_{12} radioactive par voie orale en même temps que du facteur intrinsèque.
- Donner ensuite au client de la vitamine B_{12} non radioactive par voie intramusculaire.
- Se procurer auprès du laboratoire le contenant approprié.
- L'urine doit être recueillie pendant 24 heures.

Après le test

- À la fin de la période de prélèvement de 24 heures, étiqueter le contenant d'urine et le faire parvenir au laboratoire le plus tôt possible.

ALERTES CLINIQUES

- Si le client est atteint d'anémie pernicieuse, un traitement consistant en injections mensuelles de vitamine B_{12} sera nécessaire.

CONTRE-INDICATIONS

E

- Femmes enceintes
  - Avertissement : une femme en âge d'avoir des enfants devrait subir une radiographie seulement durant ses menstruations, ou 12 à 14 jours après leur début, pour éviter d'exposer le fœtus aux radiations
- Femmes allaitantes
- Clients incapables de coopérer en raison de leur âge, de leur état mental, de la douleur ou d'autres facteurs

BIOCHIMIE

Épreuve de stimulation de l'ACTH
(Épreuve à la cosyntrophine, Stimulation par le Cortrosyn)

Description du test

L'hypothalamus sécrète l'hormone de libération de la corticotrophine et celle-ci stimule la sécrétion de l'hormone corticotrope (ACTH) par l'hypophyse antérieure. L'ACTH stimule à son tour la corticosurrénale à sécréter le cortisol, un glucocorticoïde. Les troubles apparaissant dans la corticosurrénale sont dits primaires, alors que ceux qui sont issus de l'hypophyse sont dits secondaires. Il importe de déterminer si le problème de la personne est de nature primaire ou secondaire.

Différents tests permettent d'évaluer l'hypofonction surrénalienne en stimulant les glandes surrénales. Le test le plus courant consiste à stimuler la sécrétion d'ACTH par l'administration de cosyntrophine (Cortrosyn). La stimulation de l'ACTH est particulièrement utile pour établir le diagnostic de la maladie d'Addison. Si les concentrations de cortisol plasmatique augmentent après avoir administré de l'ACTH, c'est que la surrénale fonctionne normalement lorsqu'elle est stimulée et que l'insuffisance en hormones surrénaliennes serait causée par un trouble hypophysaire. Si toutefois les concentrations de cortisol plasmatique n'augmentent pas ou augmentent très peu, le problème réside dans la surrénale. Ce test permet également de vérifier le rétablissement de l'axe hypothalamo-hypophysaire-surrénalien au cours de la diminution progressive des stéroïdes à la suite d'une utilisation à long terme.

VALEURS NORMALES

Augmentation d'au moins 7 mcg/dl au-dessus du taux de base, avec un niveau maximal à 20 mcg/dl

INTERPRÉTATIONS POSSIBLES DES VALEURS ANORMALES

Augmentation minimale ou nulle

Insuffisance surrénalienne
Maladie d'Addison
Tumeur de la corticosurrénale

FACTEURS CONTRIBUANT AUX VALEURS ANORMALES

- Les taux d'ACTH peuvent varier en fonction de l'activité physique, du sommeil et du stress.
- Médicaments pouvant *modifier* les résultats : amphétamines, carbonate de lithium, corticostéroïdes, gluconate de calcium, œstrogènes, spironolactone.

INTERVENTIONS INFIRMIÈRES ET DÉROULEMENT DU TEST

Avant le test

- Aviser le client qu'il doit être à jeun et diminuer ses activités physiques pendant 10 à 12 heures avant de passer ce test.

Procédure

- Prélever un échantillon de sang dans le tube requis par le laboratoire afin de mesurer le taux plasmatique de référence du cortisol; étiqueter le spécimen.
- Moins de 30 minutes plus tard, faire une injection intraveineuse (de préférence) ou intramusculaire de cosyntrophine (Cortrosyn).
- Prélever de nouveau du sang 30 minutes et 60 minutes après l'injection de cosyntrophine.

Après le test

- Étiqueter chaque échantillon sanguin en inscrivant l'heure du prélèvement et en précisant s'il s'agit du prélèvement de référence, de celui effectué 30 minutes ou 60 minutes après l'injection de cosyntrophine.
- Faire parvenir les spécimens au laboratoire.

ALERTES CLINIQUES

- Lorsqu'on évalue le rétablissement de l'axe hypothalamo-hypophysaire-surrénalien pendant la diminution des doses de stéroïdes, il est recommandé de diminuer les stéroïdes plus progressivement et de refaire le test de provocation plus tard si l'augmentation de cortisol est <7 mcg/dl et/ou si la valeur maximale de cortisol est <20 mcg/dl.

BIOCHIMIE

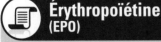

Érythropoïétine
(EPO)

Description du test

L'érythropoïétine est une glycoprotéine produite par les reins, en réaction à une hypoxie tissulaire. Elle stimule la production de globules rouges par la moelle osseuse rouge. Le dosage de l'érythropoïétine aide au diagnostic de la polyglobulie primitive, de la polyglobulie secondaire et de divers états anémiques, de même qu'il permet de déterminer si la quantité d'érythropoïétine produite est adaptée à l'importance de l'anémie présente. Le test peut aussi être prescrit lorsque le dosage de l'hémoglobine et de l'hématocrite révèle une anémie, mais que la numération réticulocytaire indique que la moelle osseuse n'a pas réagi en augmentant sa production de globules rouges.

E

VALEURS NORMALES

Les valeurs varient selon le laboratoire

INTERPRÉTATIONS POSSIBLES DES VALEURS ANORMALES

Augmentation	Diminution
Anémie aplastique	Anémie des maladies chroniques
Anémie hémolytique	Insuffisance rénale terminale
Anémies sans complications	Polyarthrite rhumatoïde
Grossesse	Polyglobulie primitive
Polyglobulie secondaire	Sida
Syndrome myélodysplasique	
Tumeurs produisant de l'érythropoïétine	

FACTEURS CONTRIBUANT AUX VALEURS ANORMALES

- Médicaments pouvant faire *augmenter* le taux d'EPO : époétine alfa, fluoxymestérone, stéroïdes anabolisants, zidovudine.
- Médicaments pouvant faire *diminuer* le taux d'EPO : acétazolamide, amphotéricine B, cisplatine, énalapril, époétine alfa, furosémide.

INTERVENTIONS INFIRMIÈRES ET DÉROULEMENT DU TEST

Avant le test
- Il n'est pas nécessaire d'être à jeun pour passer ce test.
- Il est préférable d'effectuer le prélèvement tôt le matin.

Procédure
- Prélever un échantillon de sang dans le tube requis par le laboratoire.

Après le test
- Étiqueter le spécimen et le faire parvenir au laboratoire.

BIOCHIMIE

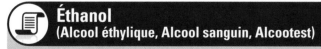

Éthanol
(Alcool éthylique, Alcool sanguin, Alcootest)

Description du test
L'éthanol est le type d'alcool contenu dans les boissons alcoolisées. On le considère comme étant un dépresseur du système nerveux central susceptible d'entraîner le

coma et la mort quand le taux sanguin atteint 300 mg/dl ou plus. La détermination du taux d'alcool sanguin fait généralement partie d'une enquête judiciaire impliquant la conduite avec facultés affaiblies. Chaque province détermine elle-même la limite de ce qu'elle considère comme étant une intoxication. Étant donné sa fonction de preuve légale, l'échantillon sanguin doit être manipulé selon la procédure de l'établissement.

E

VALEURS NORMALES

0 mg/dl (0 mmol/L SI)

INTERPRÉTATIONS POSSIBLES DES VALEURS ANORMALES

Augmentation

Consommation d'alcool

FACTEURS CONTRIBUANT AUX VALEURS ANORMALES

- Le taux sanguin d'alcool peut être plus élevé si l'alcool est consommé en même temps que des médicaments tels antihistaminiques, barbituriques, chlordiazépoxide, diazépam, isoniazide, méprobamate, opiacés, phénytoïne, tranquillisants.

INTERVENTIONS INFIRMIÈRES ET DÉROULEMENT DU TEST

Avant le test

- Il n'est pas nécessaire d'être à jeun pour passer ce test.

Procédure

- Si le test doit servir de preuve légale, s'assurer qu'un témoin assiste au prélèvement de l'échantillon.
- Nettoyer le site de la ponction veineuse avec une solution désinfectante autre que l'alcool.
- Prélever un échantillon de sang dans le tube requis par le laboratoire.
- *Ne pas* utiliser d'alcool pour nettoyer le capuchon du tube de prélèvement.
- Suivre la politique de l'établissement concernant la manipulation des preuves légales.

Après le test

- Étiqueter le spécimen et le faire parvenir au laboratoire selon la procédure.

ALERTES CLINIQUES

- On prescrit souvent d'autres tests, comme un hémogramme et le dosage du glucose et des électrolytes, en même temps que le dosage de l'éthanol, car d'autres conditions peuvent entraîner des symptômes similaires à ceux de l'ivresse alcoolique.

Facteur rhumatoïde

Description du test

La polyarthrite rhumatoïde est une affection inflammatoire évolutive chronique du tissu conjonctif qui affecte surtout les petites articulations périphériques comme celles des doigts et des poignets. Bien que l'on songe le plus souvent à une destruction des articulations lorsqu'il est question de la polyarthrite rhumatoïde, c'est une maladie systémique qui peut aussi toucher d'autres systèmes de l'organisme. Une réaction auto-immune se produit dans le tissu synovial, entraînant une tuméfaction douloureuse et dégageant de la chaleur, de l'érythème et la perte de la fonction de l'articulation atteinte. Au cours du processus inflammatoire, les anticorps IgM se lient aux antigènes correspondants pour former des complexes immuns. Ceux-ci se déposent dans le tissu synovial et déclenchent la réaction inflammatoire qui conduit aux dommages que l'on observe dans les articulations des personnes atteintes.

Le dosage du facteur rhumatoïde est l'une des analyses de diagnostic de la polyarthrite rhumatoïde. Le facteur rhumatoïde est une immunoglobuline présente chez plus de 80 % des personnes atteintes de polyarthrite rhumatoïde; mais un test positif peut aussi s'observer dans nombre d'autres maladies. L'anticorps, qui est produit par la membrane synoviale, apparaît dans les maladies auto-immunes et les maladies du tissu conjonctif, ainsi que dans les infections chroniques. Des titres faibles suggèrent un diagnostic autre que la polyarthrite rhumatoïde et s'observent chez 4 % des individus normaux et jusqu'à 20 % des personnes âgées en santé.

CONSIDÉRATIONS CLINIQUES

L'Association des médecins rhumatologues du Québec utilise les critères de classification de l'American Rheumatism Association pour diagnostiquer la polyarthrite rhumatoïde. Ces critères sont :

1. raideur articulaire matinale (durant au moins 1 heure avant l'amélioration maximale);
2. arthrite dans 3 régions articulaires ou plus;
3. arthrite dans les articulations des mains;
4. arthrite symétrique;
5. nodosités rhumatismales;
6. facteur rhumatoïde sérique;
7. modifications radiographiques.

Les critères 1 à 4 doivent être présents depuis au moins 6 semaines. Pour établir un diagnostic, 4 des 7 critères doivent être présents.

VALEURS NORMALES

Qualitatif :	négatives
Quantitatif :	<60 U/ml
	titre <1:80

INTERPRÉTATIONS POSSIBLES DES VALEURS ANORMALES

Augmentation

Allogreffes
Arthrose
Cancer
Cirrhose
Cryoglobulinémie
Cytomégalovirus
Dermatomyosite
Endocardite bactérienne
Hépatite
Infections virales
Influenza
Lupus érythémateux aigu disséminé
Maladie hépatique
Maladie pulmonaire
Maladie rénale
Mononucléose infectieuse
Paludisme
Parodontopathie
Polyarthrite rhumatoïde
Rubéole
Sarcoïdose
Sclérodermie
Spondylarthrite ankylosante
Syndrome de Sjögren
Syphilis
Tuberculose

FACTEURS CONTRIBUANT AUX VALEURS ANORMALES

- Des résultats faussement positifs peuvent se produire chez les personnes âgées et chez des individus ayant reçu de nombreuses vaccinations ou transfusions sanguines, de même que lorsque les lipides ou les cryoglobulines sont élevés.
- L'acide acétylsalicylique et les anti-inflammatoires non stéroïdiens n'influencent pas le dosage du facteur rhumatoïde.

INTERVENTIONS INFIRMIÈRES ET DÉROULEMENT DU TEST

Avant le test
- Il n'est pas nécessaire d'être à jeun pour passer ce test.

Procédure
- Prélever un échantillon de sang dans le tube requis par le laboratoire.

Après le test
- Étiqueter le spécimen et le faire parvenir au laboratoire.

- En général, en même temps que le dosage du facteur rhumatoïde, on réalise le dosage de l'anticorps antinucléaire et de la protéine C-réactive, une évaluation de la vitesse de sédimentation (VS) et une formule sanguine complète.
  - Les clients atteints de polyarthrite rhumatoïde font souvent de l'anémie inflammatoire et la vitesse de sédimentation est élevée.
- Pour faciliter le diagnostic du syndrome de Sjögren, on peut effectuer un dosage du facteur rhumatoïde en même temps que la recherche d'anticorps SSA/Ro et SSB/La.

F

HÉMATOLOGIE

 # Facteurs de coagulation

Description du test

Chaque fois qu'un tissu ou des vaisseaux sanguins sont endommagés, les plaquettes sanguines s'agglutinent sur le site de la lésion. Ces plaquettes libèrent des facteurs qui déclenchent le début de l'hémostase, c'est-à-dire la coagulation. Selon le type de lésion, la coagulation pourra emprunter la *voie intrinsèque* ou la *voie extrinsèque*.

La *voie intrinsèque* est empruntée quand des cellules sanguines sont brisées ou que le sang est exposé au collagène mis à nu lorsque les parois des vaisseaux sanguins sont endommagées. La mise en route de la voie intrinsèque nécessite l'activation séquentielle de plusieurs facteurs de coagulation: le facteur XII (facteur de Hageman), le facteur XI (facteur Rosenthal), le facteur IX (facteur de Christmas) et le facteur VIII (facteur antihémophilique A).

La *voie extrinsèque* est empruntée lorsque ce sont les tissus ou les parois des vaisseaux qui sont lésés. Ici, la coagulation est déclenchée par la libération de thromboplastine tissulaire (facteur III) par des cellules vasculaires ou tissulaires endommagées. Lorsque le facteur III vient en contact avec le facteur VII (proconvertine), la voie extrinsèque est déclenchée.

Ces deux voies finissent par activer le facteur X (facteur Stuart), déclenchant ainsi l'étape ultérieure, soit la transformation de la prothrombine (facteur II) en thrombine (facteur IIa activé). La thrombine stimule alors la formation de fibrine (facteur Ia) à partir du fibrinogène (facteur I). Cette fibrine, associée au facteur de stabilisation de la fibrine (facteur XIII), forme un caillot de fibrine stable au site de la lésion. Lorsque le caillot de fibrine n'est plus nécessaire, il est dissous par des agents fibrinolytiques comme la plasmine, libérant ainsi des produits de la dégradation de la fibrine.

Tous les facteurs de coagulation excédentaires qui sont encore présents à la suite de l'hémostase sont inactivés par les inhibiteurs de fibrine, tels l'antiplasmine, l'antithrombine III et la protéine C; ainsi, la coagulation ne peut se produire au hasard.

Le dosage des facteurs de coagulation permet de déterminer la présence d'une déficience congénitale ou acquise de l'un ou l'autre des facteurs de coagulation. Grâce à ce test, on peut donc diagnostiquer l'hémophilie et/ou d'autres troubles de coagulation. Ici, le sang du client est mélangé avec du sérum normal ou avec du sérum préparé à l'avance et dont on connaît le déficit. On effectue ce dosage après avoir évalué les résultats d'autres tests qui peuvent indiquer lequel des facteurs était probablement déficient.

VALEURS NORMALES

40–150 % (selon le laboratoire de référence qui fournit les valeurs normales pour des facteurs spécifiques)

INTERPRÉTATIONS POSSIBLES DES VALEURS ANORMALES
Facteur I (fibrinogène)

Diminution
Coagulation intravasculaire disséminée
Déficit congénital
Fibrinolyse
Maladies hépatiques

Facteur II (prothrombine)

Diminution
Carence en vitamine K
Déficit congénital
Maladies hépatiques

Facteur V (proaccélérine ou facteur A labile)

Diminution
Coagulation intravasculaire disséminée
Déficit congénital
Embolie pulmonaire
Fibrinolyse
Maladies hépatiques
Thrombose veineuse profonde

Facteur VII (proconvertine)

Diminution
Carence en vitamine K
Déficit congénital
Kwashiorkor
Maladie hémolytique du nouveau-né
Maladies hépatiques

Facteur VIII (facteur antihémophilique)

Augmentation	Diminution
Conditions thromboemboliques	Coagulation intravasculaire disséminée
Grossesse avancée	Déficit congénital
Hyperthyroïdie	Fibrinolyse
Hypoglycémie	Hémophilie A
Inflammation	Maladies auto-immunes

Augmentation	Diminution
Macroglobulinémie	Maladie de von Willebrand
Maladies coronariennes	
Myélome	
Période postopératoire	
Phénomène de rebond après l'arrêt de warfarine	
Syndrome de Cushing	
Usage de progestérone	

F

Facteur IX (facteur de Christmas)

	Diminution
	Carence en vitamine K
	Cirrhose
	Coagulation intravasculaire disséminée
	Déficit congénital
	Hémophilie B
	Maladie hémorragique du nouveau-né
	Maladies hépatiques
	Nouveau-né normal
	Syndrome néphrotique

Facteur X (facteur Stuart)

Augmentation	Diminution
Grossesse	Carence en vitamine K
	Coagulation intravasculaire disséminée
	Déficit congénital
	Maladies hépatiques

Facteur XI (facteur Rosenthal)

	Diminution
	Cardiopathie congénitale
	Déficit congénital
	Déficit en vitamine K
	Hémophilie C
	Malabsorption intestinale de la vitamine K
	Maladies hépatiques
	Nouveau-né normal
	Stress

Facteur XII (facteur Hageman)

Augmentation	Diminution
Exercice	Déficit congénital
	Grossesse
	Nouveau-né normal
	Syndrome néphrotique

Facteur XIII (facteur de stabilisation de la fibrine)

Diminution
Agammaglobulinémie
Anémie pernicieuse
Hyperfibrinémie
Intoxication par le plomb
Maladies hépatiques
Myélome
Période postopératoire

F

FACTEURS CONTRIBUANT AUX VALEURS ANORMALES

- L'hémolyse de l'échantillon sanguin peut modifier les résultats.
- Médicaments pouvant *modifier* les résultats : anticoagulants.

INTERVENTIONS INFIRMIÈRES ET DÉROULEMENT DU TEST

Avant le test

- Il n'est pas nécessaire d'être à jeun pour passer ce test.
- Le client ne devrait pas prendre de warfarine pendant 2 semaines avant le test, ni d'héparine pendant 2 jours avant le test. Vérifier avec le clinicien s'il est pertinent d'empêcher le client de prendre ces médicaments.

Procédure

- Prélever un échantillon de sang dans le tube requis par le laboratoire.

Après le test

- Appliquer une pression sur le site de la ponction veineuse pendant 3 à 5 minutes. Mettre un pansement compressif et vérifier régulièrement un possible saignement.
- Étiqueter le spécimen, le mettre sur de la glace et le faire parvenir au laboratoire.
- Enseigner au client à surveiller le site : en cas de saignement, le client doit appliquer une pression directe et, s'il est incapable de maîtriser le saignement, retourner au centre de prélèvements ou aviser le responsable des soins.

ALERTES CLINIQUES

- Complication possible : hématome au site de la ponction en raison d'un saignement prolongé.
- Le temps de prothrombine et le temps de céphaline peuvent aider à déterminer lequel ou lesquels des facteurs de coagulation peuvent être déficients.
- Si le temps de prothrombine (interprété par le INR) et le temps de céphaline (PTT) se prolongent tous deux de façon anormale, le déficit est probablement dû aux facteurs II, V ou X.
- Si le INR est anormal, mais que celui du PTT est normal, c'est le facteur VII qui est probablement déficient.
- Si le INR est normal, mais que celui du PTT est anormal, le ou les facteurs déficients sont ceux de la voie intrinsèque, soit les facteurs VII, IX, XI et XII.

Fer
(Fe)

Description du test

Dans notre organisme, la plus grande partie du fer se trouve dans l'hémoglobine des globules rouges (65 %); il est également entreposé sous forme de ferritine et d'hémosidérine (30 %) dans le foie, la moelle osseuse et la rate. Sa fonction est de transporter de l'oxygène aux tissus; il participe également, de façon indirecte, au transport du CO_2 vers les poumons. Le dosage du fer permet de poser un diagnostic d'anémie, d'en déterminer la cause lorsque le taux d'hémoglobine et l'hématocrite sont faibles, et de suivre une personne dont l'anémie est traitée à l'aide de suppléments en fer. Le même test permet également de diagnostiquer l'hémochromatose, un trouble héréditaire du métabolisme du fer dû à une absorption de fer plus élevée que nécessaire.

Le dosage du fer est généralement évalué en même temps que la capacité de fixation du fer, de la ferritine et de la transferrine. Étant donné que le taux de fer dans l'organisme varie selon le moment de la journée, on spécifie généralement l'heure de prélèvement du sang.

F

CONSIDÉRATIONS CLINIQUES

L'Agence de la santé publique du Canada recommande aux femmes enceintes le dépistage de l'anémie en début de grossesse.

VALEURS NORMALES

50–160 µg/dl (9,0–28,8 µmol/L SI)

Personnes âgées : valeurs plus faibles

INTERPRÉTATIONS POSSIBLES DES VALEURS ANORMALES

Augmentation	Diminution
Anémie aplastique	Anémie ferriprive
Anémie hémolytique	Brûlures
Anémie pernicieuse	Cancer
Atteinte hépatique grave	Grossesse
Hémochromatose	Hémorragie
Hémosidérose due à une consommation excessive de fer	Infarctus du myocarde
	Infection
Intoxication par le plomb	Inflammation
Néphrite	Malnutrition/malabsorption du fer
Polyglobulie	Polyarthrite rhumatoïde
Thalassémie	Syndrome néphrotique
	Urémie

FACTEURS CONTRIBUANT AUX VALEURS ANORMALES

- Un taux de fer faussement élevé peut être dû à l'hémolyse de l'échantillon sanguin ou à la consommation de vitamine B_{12} moins de 48 heures avant le test.
- Les taux de fer sont à leur maximum le matin et à leur minimum en soirée.
- Un taux de fer faussement bas peut être dû à un surplus de lipides dans l'échantillon sanguin.
- Médicaments pouvant faire augmenter le taux de fer : céfotaxime, chloramphénicol, méthimazole, méthotrexate, œstrogènes, sulfate ferreux.
- Médicaments pouvant faire *diminuer* le taux de fer : acide acétylsalicylique, allopurinol, cholestyramine, corticotrophine, metformine, pergolide, progestines, rispéridone, testostérone.

INTERVENTIONS INFIRMIÈRES ET DÉROULEMENT DU TEST

Avant le test

- Il est nécessaire d'être à jeun pour passer ce test.
- Aucun supplément en fer ne doit être pris pendant 24 à 48 heures avant le test.

Procédure

- Prélever un échantillon de sang dans le tube requis par le laboratoire.

Après le test

- Étiqueter le spécimen et le faire parvenir au laboratoire.

ALERTES CLINIQUES

- Si le taux de fer est faible, renseigner le client sur les aliments riches en fer.
- Si le client doit prendre des suppléments en fer, l'absorption peut s'en trouver améliorée par l'ingestion simultanée d'aliments riches en vitamine C, comme le jus d'orange.
- La ferritine et la transferrine, ainsi que la capacité totale de fixation du fer et le coefficient de saturation de la transferrine, sont généralement mesurées en même temps que le fer sérique.

BIOCHIMIE

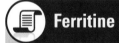 **Ferritine**

Description du test

La ferritine est la principale protéine de l'organisme à emmagasiner le fer. Le dosage de la ferritine donne donc une bonne idée des réserves de fer de l'organisme. Le taux de ferritine diminue avant l'apparition de symptômes d'anémie. Le dosage de la ferritine, en conjonction avec le dosage du fer et la détermination de la capacité de fixation du fer, est utilisé dans le diagnostic différentiel des divers types d'anémie.

CONSIDÉRATIONS CLINIQUES

Parmi les individus à haut risque de présenter une carence en fer, on compte les femmes, les immigrants récents et, parmi les adolescentes, celles qui suivent un régime ou qui sont obèses. Les nourrissons prématurés ou de faible poids à la naissance présentent aussi un risque accru de carence en fer. Le dosage de la ferritine peut favoriser le dépistage chez ces individus, car ce test offre sa plus grande sensibilité et sa plus grande spécificité dans le diagnostic d'une carence en fer chez les clients anémiques.

VALEURS NORMALES

Hommes :	12 – 300 ng/ml
Femmes :	12 – 150 ng/ml
Enfants >5 mois :	7 – 140 ng/ml
2 – 5 mois :	50 – 200 ng/ml
1 mois :	50 – 200 ng/ml
Nouveau-nés :	25 – 200 ng/ml

F

INTERPRÉTATIONS POSSIBLES DES VALEURS ANORMALES

Augmentation	Diminution
Anémie autre que ferriprive	Anémie ferriprive
Cirrhose du foie	Chirurgie gastro-intestinale
Hémochromatose	Grossesse
Hémosidérose	Hémodialyse
Hépatite aiguë	Maladie inflammatoire de l'intestin
Hyperthyroïdie	Malnutrition
Infarctus du myocarde à la phase aiguë	Menstruation
Infection	
Leucémie	
Maladie de Hodgkin	
Maladie inflammatoire chronique	
Maladie rénale chronique	
Polyarthrite rhumatoïde	
Polyglobulie	
Thalassémie	
Tumeur maligne	

FACTEURS CONTRIBUANT AUX VALEURS ANORMALES

- Des taux faussement élevés de ferritine peuvent apparaître :
  - à la suite de l'absorption de suppléments de fer ou de repas ayant un contenu en fer élevé;
  - après une transfusion sanguine;
  - après avoir reçu des médicaments utilisés pour les scintigraphies;
  - durant une grossesse ou un traitement par œstrogènes;
  - selon le moment de la journée.

INTERVENTIONS INFIRMIÈRES ET DÉROULEMENT DU TEST

Avant le test

- Il est nécessaire d'être à jeun pour passer ce test.
- Demander au client s'il a reçu des transfusions ou pris des repas riches en fer récemment.

Procédure

- Prélever un échantillon de sang dans le tube requis par le laboratoire.

Après le test

- Étiqueter le spécimen et le faire parvenir au laboratoire.

ALERTES CLINIQUES

- L'hémolyse de l'échantillon peut modifier les résultats.
- L'ingestion de vitamine C potentialise l'absorption du fer.

HÉMATOLOGIE

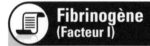

Fibrinogène
(Facteur I)

Description du test

Le fibrinogène est un polypeptide synthétisé par le foie. Au cours de l'hémostase, la thrombine stimule la formation de fibrine à partir du fibrinogène. Grâce au facteur de stabilisation de la fibrine (facteur XIII), cette dernière forme un caillot stable au site de la lésion.

On utilise le dosage du fibrinogène pour étudier la possibilité de troubles hémorragiques, en particulier lorsque les autres tests de coagulation, comme le temps de prothrombine, le temps de céphaline activée, le dosage des produits de dégradation de la fibrine et du D-dimère, sont anormaux. On peut également l'utiliser pour surveiller l'état d'une maladie hépatique évolutive.

CONSIDÉRATIONS CLINIQUES

Les recherches actuelles étudient la signification de taux élevés de fibrinogène. Ceux-ci pourraient légèrement ou modérément augmenter le risque de formation d'un caillot sanguin et, avec le temps, accroître le risque de maladie cardio-vasculaire.

VALEURS NORMALES

2−4 g/L

INTERPRÉTATIONS POSSIBLES DES VALEURS ANORMALES

Augmentation	Diminution
AVC	Afibrinogénémie héréditaire
Brûlures	Anémie
Cancer (sein, rein, estomac)	Avortement
Dommages ou lésions tissulaires	Cancer avancé
Fin de grossesse	Cirrhose
Glomérulonéphrite	Coagulation intravasculaire disséminée
Hépatite	Décollement prématuré du placenta
Infarctus du myocarde	Dysfibrinogénémie
Infection aiguë	Éclampsie
Inflammation	Embolie amniotique
Maladie cardiaque	Embolie graisseuse
Menstruation	Embolie méconiale
Myélome multiple	État de choc
Néphrose	Fibrinolyse
Période postopératoire	Hémophilie A et B
Pneumonie	Leucémie
Polyarthrite rhumatoïde	Maladie hépatique
Rhumatisme articulaire aigu	Malnutrition
Tuberculose	Réaction transfusionnelle
Urémie	Septicémie

F

FACTEURS CONTRIBUANT AUX VALEURS ANORMALES

- Les résultats du dosage du fibrinogène peuvent être modifiés par l'hémolyse de l'échantillon sanguin ou par une transfusion sanguine reçue au cours du mois précédant le test.
- Médicaments pouvant faire *augmenter* le taux de fibrinogène : contraceptifs oraux, œstrogènes.
- Médicaments pouvant faire *diminuer* le taux de fibrinogène : acide valproïque, aténolol, corticostéroïdes, fluoro-uracile, hypocholestérolémiants, œstrogènes, progestatifs, thrombolytiques, ticlopidine.

INTERVENTIONS INFIRMIÈRES ET DÉROULEMENT DU TEST

Avant le test
- Il n'est pas nécessaire d'être à jeun pour passer ce test.

Procédure
- Prélever un échantillon de sang dans le tube requis par le laboratoire.

Après le test
- Appliquer une pression sur le site de la ponction veineuse pendant 3 à 5 minutes. Mettre un pansement compressif et vérifier régulièrement un possible saignement.
- Enseigner au client à surveiller le site de la ponction : en cas de saignement, le client doit appliquer une pression directe et, s'il est incapable de maîtriser

le saignement, retourner au centre de prélèvements ou aviser le responsable des soins.

- Étiqueter le spécimen et le faire parvenir sur de la glace au laboratoire immédiatement.

ALERTES CLINIQUES

- Complication possible : hématome au site de la ponction veineuse dû à un saignement prolongé.

F

HÉMATOLOGIE

Fibrinopeptide A

Description du test

Au cours du processus de l'hémostase, les voies intrinsèque et extrinsèque conduisent à l'activation du facteur de coagulation X, ce qui entraîne la conversion de la prothrombine en thrombine. Celle-ci stimule alors la formation de fibrine à partir du fibrinogène. Cette fibrine, grâce au facteur de stabilisation de la fibrine, forme un caillot stable au site de la lésion.

Le fibrinopeptide A est une substance libérée au cours du processus de coagulation. Ce test est un indicateur qui détermine le taux de conversion du fibrinogène en fibrine grâce à la thrombine. Une coagulation anormale, comme la coagulation intravasculaire disséminée, entraîne des taux élevés de fibrinopeptide A.

VALEURS NORMALES

0,6 – 1,9 ng/ml

INTERPRÉTATIONS POSSIBLES DES VALEURS ANORMALES

Augmentation	Diminution
Cellulite	Anticoagulothérapie
Coagulation intravasculaire disséminée	
Embolie pulmonaire	
Infarctus du myocarde	
Infection	
Leucémie	
Lupus érythémateux aigu disséminé	
Thrombose	
Tumeurs malignes	

FACTEURS CONTRIBUANT AUX VALEURS ANORMALES

- Médicaments causant une *diminution* du taux de fibrinopeptide A : anticoagulants.

INTERVENTIONS INFIRMIÈRES ET DÉROULEMENT DU TEST

Avant le test

- Il n'est pas nécessaire d'être à jeun pour passer ce test.

Procédure

- Prélever un échantillon de sang dans le tube requis par le laboratoire.

Après le test

- Appliquer une pression sur le site de la ponction veineuse pendant 3 à 5 minutes. Mettre un pansement compressif et vérifier régulièrement un possible saignement.
- Inverser doucement le tube de prélèvement.
- Étiqueter le spécimen, le mettre sur de la glace et le faire parvenir au laboratoire.
- Enseigner au client à surveiller le site de la ponction : en cas de saignement, le client doit appliquer une pression directe et, s'il est incapable de maîtriser le saignement, retourner au centre de prélèvements ou aviser le responsable des soins.

ALERTES CLINIQUES

- Complication possible : hématome au site de la ponction veineuse dû à un saignement prolongé.

BIOCHIMIE

Fixation de la triiodothyronine

Description du test

Cette analyse constitue une mesure indirecte de la quantité de globuline liant la thyroxine (TBG) qui est insaturée; elle se fonde sur la quantité totale de TBG présente et sur la quantité de thyroxine (T_4) qui lui est liée. Pour effectuer ce test, on ajoute une quantité connue de T_3 radioactive et de résine à un échantillon de sang du client. La T_3 radioactive se liera à tous les sites disponibles de la TBG. On détermine ensuite le pourcentage de T_3 radioactive qui reste disponible pour se lier à la résine. Une fixation plus élevée de T_3 signifie qu'il y a moins de TBG disponible, possiblement en lien avec une hyperthyroïdie.

VALEURS NORMALES

24 – 37 %

INTERPRÉTATIONS POSSIBLES DES VALEURS ANORMALES

Augmentation	Diminution
Déficit congénital en TBG	Excès congénital de TBG
Hyperthyroïdie	Grossesse
Hypoprotéinémie	Hépatite aiguë
Insuffisance rénale	Hypothyroïdie
Malnutrition	Tumeurs sécrétant des œstrogènes
Néphrose	
Syndrome néphrotique	

FACTEURS CONTRIBUANT AUX VALEURS ANORMALES

- Médicaments pouvant faire *augmenter* la fixation de T_3 : barbituriques, corticostéroïdes, furosémide, héparine, phénylbutazone, phénytoïne, salicylates, stéroïdes anabolisants, thyroxine, warfarine.
- Médicaments pouvant faire *diminuer* la fixation de T_3 : agents antithyroïdiens, clofibrate, contraceptifs oraux, diurétiques thiazidiques, œstrogènes.

INTERVENTIONS INFIRMIÈRES ET DÉROULEMENT DU TEST

Avant le test
- Il n'est pas nécessaire d'être à jeun pour passer ce test.

Procédure
- Prélever un échantillon de sang dans le tube requis par le laboratoire.

Après le test
- Étiqueter le spécimen et le faire parvenir au laboratoire.

HÉMATOLOGIE

Formule sanguine complète
(FSC, Hémogramme)

Description du test

La FSC est le test le plus couramment effectué en soins de santé en raison de la très grande quantité de données qu'elle fournit sur les différentes composantes du sang. L'hémogramme comprend de nombreux tests qui sont présentés individuellement dans le présent ouvrage.

Lorsque cela s'avère approprié, un seul de ces examens peut être effectué. Par exemple, avant d'opérer une personne pour une arthroplastie par prothèse totale, on demande une analyse sanguine complète avec numération globulaire. Après l'opération, le chirurgien peut décider de répéter le test, mais seulement pour l'hémoglobine et l'hématocrite, afin de déterminer la quantité de sang qui peut avoir été perdue au cours de la chirurgie.

Ci-dessous, on indique les pages où est décrit chacun des tests.

- Frottis sanguin, p. 200
- Hématocrite, p. 231
- Hémoglobine, p. 235
- Indices globulaires : CGMH, TGMH et VGM, p. 267
- Numération des globules rouges, p. 291
- Numération des leucocytes et formule leucocytaire, p. 293
- Numération plaquettaire, p. 299
- Vitesse de sédimentation des hématies, p. 407

F

HÉMATOLOGIE

Fragment 1 + 2 de prothrombine
(F1 + 2, Peptide d'activation de la prothrombine)

Description du test

Au cours du processus de l'hémostase, les voies intrinsèques et extrinsèques conduisent à l'activation du facteur de coagulation X, ce qui entraîne la conversion de la prothrombine en thrombine. La thrombine stimule ensuite la formation de fibrine à partir du fibrinogène. Cette fibrine, grâce au facteur stabilisateur de la fibrine, forme un caillot stable au site de la lésion.

Lors de la conversion de la prothrombine en thrombine, le fragment 1 + 2 de prothrombine (F1 + 2) est produit. On considère donc que le F1 + 2 est un indicateur de préthrombose ou d'un état d'hypercoagulabilité. C'est à ce stade préthrombotique que l'intervention à l'aide d'anticoagulants peut le mieux prévenir l'apparition d'une thrombose. Étant donné qu'il n'est pas possible de mesurer la thrombine elle-même, le F1 + 2 fournit une indication de la formation de thrombine. On peut aussi l'utiliser pour vérifier l'efficacité des anticoagulants.

VALEURS NORMALES

7,4 – 103 µg/ml (0,2 – 2,8 nmol/L SI)

♦ Il est à noter que les valeurs varient selon la méthode utilisée, il n'existe pas de valeur standard internationale.

INTERPRÉTATIONS POSSIBLES DES VALEURS ANORMALES

Augmentation	Diminution
Après un infarctus du myocarde	Anticoagulothérapie

Augmentation	Diminution
Coagulation intravasculaire disséminée	
Leucémie	
Maladie hépatique grave	
Thrombose	

FACTEURS CONTRIBUANT AUX VALEURS ANORMALES

- Le taux de F1 + 2 augmente au tout début d'une période postopératoire.
- Médicaments pouvant faire *diminuer* le taux de F1 + 2 : anticoagulants.

INTERVENTIONS INFIRMIÈRES ET DÉROULEMENT DU TEST

Avant le test

- Il n'est pas nécessaire d'être à jeun pour passer ce test.

Procédure

- Prélever un échantillon de sang dans le tube requis par le laboratoire.

Après le test

- Appliquer une pression sur le site de la ponction veineuse pendant 3 à 5 minutes. Mettre un pansement compressif et vérifier régulièrement un possible saignement.
- Étiqueter le spécimen et le faire parvenir au laboratoire.
- Enseigner au client à surveiller le site : en cas de saignement, le client doit appliquer une pression directe et, s'il est incapable de maîtriser le saignement, retourner au centre de prélèvements ou aviser le responsable des soins.

ALERTES CLINIQUES

- Complication possible : hématome au site de la ponction dû à un temps de saignement prolongé.

HÉMATOLOGIE

Frottis sanguin

Description du test

Les professionnels de la santé disposent de plusieurs tests sanguins quantitatifs qui fournissent un très grand nombre de renseignements concernant les différentes composantes sanguines. Cependant, le frottis sanguin est un test de type qualitatif qui est reconnu pour fournir autant de renseignements, sinon plus que les autres tests.

Ce test consiste à étaler un très mince film de sang sur une lame de verre. On examine ensuite le frottis au microscope pour analyser l'apparence des globules rouges, des globules blancs et des plaquettes sanguines. L'examen des globules rouges tient compte des éléments suivants: taille, forme, couleur et structure. Celui des globules blancs renseigne sur le nombre total et les différentes catégories de ces cellules (voir *Numération des leucocytes et formule leucocytaire*). On examine également les plaquettes sanguines pour estimer leur nombre et la présence d'anomalies morphologiques, soit une thrombopathie.

VALEURS NORMALES

Nombre et apparence normaux des globules rouges, des globules blancs et des plaquettes sanguines

INTERPRÉTATIONS POSSIBLES DES VALEURS ANORMALES

GLOBULES BLANCS: Voir *Numération et formule leucocytaires*

PLAQUETTES: Voir *Numération plaquettaire*

ANOMALIES ÉRYTHROCYTAIRES:

Couleur anormale

Hyperchromie (globules rouges fortement colorés parce que l'hémoglobine est concentrée): observée dans les situations de déshydratation.

Hypochromie (globules rouges faiblement colorés parce qu'il y a peu d'hémoglobine): observée dans les cas d'anémie.

Taille anormale

Anisocytes (variation de la taille): observés dans les cas d'anémie.

Macrocytes (globules rouges plus gros que la normale): observés dans les cas d'anémie macrocytaire (comme l'anémie pernicieuse), de carence en acide folique, d'augmentation du taux de l'érythropoïèse et d'anémie consécutive à une splénectomie.

Microcytes (globules rouges plus petits que la normale): observés dans les cas d'anémie microcytaire causée par une carence en fer ou de thalassémie majeure (maladie de Cooley).

Forme anormale

Cellules falciformes (globules rouges en forme de croissant en raison d'une hémoglobine anormale [HbS]): observées dans les cas d'anémie falciforme.

Hématies en cible ou *en cocarde* (globules rouges amincis, contenant moins d'hémoglobine): observées dans les cas d'hémoglobinose C, de thalassémie mineure, d'anémie ferriprive, d'hépatite et d'anémie consécutive à une splénectomie.

Ovalocytes ou elliptocytes (globules rouges de forme ovale ou elliptique): observés dans les cas d'anémie microcytaire (carence en fer, thalassémie), d'anémie mégaloblastique et d'hémoglobinoses (hémoglobinopathies).

Poikilocytes (globules rouges de formes inégales): observés dans les cas d'anémie.

Schizocytes (globules rouges fragmentés et présentant des formes inhabituelles [casques, spirales, triangles]): observés dans les cas d'anémie hémolytique, de prothèses valvulaires cardiaques, de valvulopathie cardiaque grave et de brûlures graves.

Sphérocytes (globules rouges minces et ronds, au lieu de la forme biconcave habituelle) : observés dans les cas de sphérocytose héréditaire et d'anémie hémolytique immunologique.

Autres anomalies érythrocytaires

Corps de Heinz (inclusions d'hémoglobine dénaturée liées à la membrane cellulaire) : observés dans les cas de déficit congénital en glucose-6-phosphate déshydrogénase et de troubles d'hémoglobine instable consécutifs à une splénectomie.

Corps de Howell-Jolly (corps colorés en pourpre [résidus de matériel nucléaire]) : observés occasionnellement dans les cas d'anémie hémolytique grave, d'anémie pernicieuse, de leucémie, de thalassémie, de myélodysplasie et à la suite d'une splénectomie.

Hématies en rouleaux (globules rouges accolés les uns aux autres) : observées dans les cas de cryoglobulinémie, d'artérite temporale, de macroglobulinémie et de myélome multiple.

Ponctuations basophiles (inclusions foncées dues à une synthèse d'hémoglobine anormale) : observées dans les cas de thalassémie et d'intoxication par le plomb ou les métaux lourds.

Stomatocytes (région centrale des globules rouges allongée donnant l'apparence d'une bouche) : observés dans les cas d'alcoolisme aigu, de stomatocytose congénitale, d'administration de médicaments comme les phénothiazines ainsi que dans les cas de maladies néoplasiques, cardiovasculaires et hépatobiliaires.

FACTEURS CONTRIBUANT AUX VALEURS ANORMALES

- La qualité de l'examen au microscope dépend considérablement des connaissances et de l'expérience de la personne qui l'effectue.
- L'hémolyse du spécimen sanguin peut modifier les résultats.

INTERVENTIONS INFIRMIÈRES ET DÉROULEMENT DU TEST

Avant le test
- Il n'est pas nécessaire d'être à jeun pour passer ce test.

Procédure (exécutée par un technicien de laboratoire)
- Le frottis sanguin peut être fait à partir du sang obtenu en piquant le bout du doigt ou le talon (chez le nourrisson) ou à partir d'une ponction veineuse.
- Si le sang provient d'une ponction veineuse, il doit être prélevé dans le tube requis par le laboratoire.

Après le test
- Étiqueter le spécimen et le faire parvenir au laboratoire.

ALERTES CLINIQUES

- Si le frottis sanguin est anormal, on peut faire d'autres observations à partir d'une aspiration ou d'une biopsie de la moelle osseuse.

FROTTIS SANGUIN

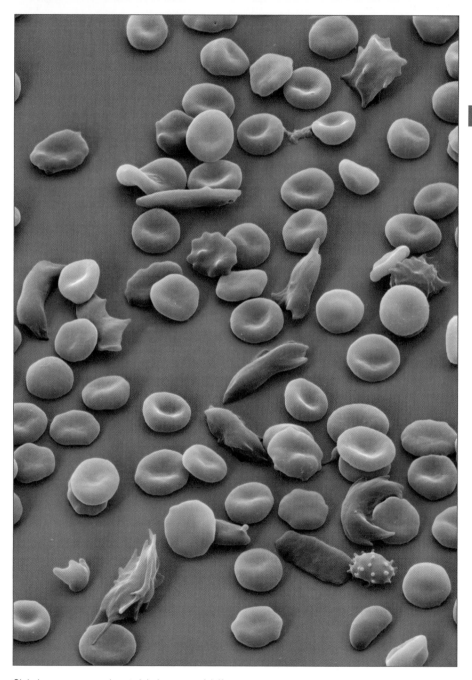

Globules rouges normales et globules rouges falciformes.

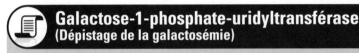

Galactose-1-phosphate-uridyltransférase
(Dépistage de la galactosémie)

Description du test

On utilise ce test pour dépister la galactosémie, un trouble héréditaire transmis par un gène autosomique récessif qui empêche la transformation du galactose en glucose. Normalement, le galactose est converti en glucose dans le foie grâce à l'enzyme galactose-1-phosphate-uridyl-transférase; au cours du processus, cette enzyme favorise la transformation du galactose-1-phosphate en glucose-1-phosphate. Lorsque cette enzyme est insuffisante, le galactose-1-phosphate s'accumule dans l'organisme, causant des problèmes tels des cataractes, des maladies du foie, des maladies rénales et un retard mental.

G

VALEURS NORMALES

18,5 – 28,5 U/g d'hémoglobine

INTERPRÉTATIONS POSSIBLES DES VALEURS ANORMALES

Diminution
Galactosémie

INTERVENTIONS INFIRMIÈRES ET DÉROULEMENT DU TEST

Avant le test

- Il n'est pas nécessaire d'être à jeun pour passer ce test.

Procédure

- Dans le cas d'un adulte, prélever un échantillon de sang dans le tube requis par le laboratoire. Dans le cas d'un nourrisson, on peut utiliser un prélèvement de sang au talon ou du sang ombilical.

Après le test

- Étiqueter le spécimen et le faire parvenir au laboratoire.

ALERTES CLINIQUES

- Si les résultats du test indiquent la présence de galactosémie, informer le client (ou ses parents) de la nécessité de retirer de son alimentation les aliments contenant du galactose, en particulier le lait.

Gamma-glutamyl-transférase
(Gamma-glutamyl transpeptidase, GGT)

Description du test

Le dosage de la gamma-glutamyl-transférase (GGT) contribue au diagnostic des problèmes hépatiques, en particulier la cirrhose alcoolique et les tumeurs hépatiques. La GGT est une enzyme principalement présente dans le foie et les voies biliaires et, dans une moindre mesure, dans le cœur, les reins, le pancréas, la prostate et la rate. Elle a pour fonction de favoriser le transport des acides aminés à travers les membranes cellulaires. On effectue souvent le dosage de la GGT en même temps que celui de la phosphatase alcaline, afin de déterminer si l'élévation de la phosphatase alcaline est attribuable à une maladie hépatique. Alors que la phosphatase alcaline peut s'élever en raison de troubles hépatobiliaires ou osseux, la GGT est plus particulière aux problèmes hépatiques. Le dosage de la GGT est plus sensible que celui de la phosphatase alcaline, des transaminases et de la leucine aminopeptidase quant à la détection de l'ictère par obstruction, de la cholangite et de la cholécystite.

G

VALEURS NORMALES

Femmes :	5 – 29 U/L
Hommes :	5 – 38 U/L
Enfants :	3 – 30 U/L
Nouveau-nés :	4 – 5 fois la normale de l'adulte

INTERPRÉTATIONS POSSIBLES DES VALEURS ANORMALES

Augmentation

Alcoolisme
Cancer du pancréas
Cancer du rein
Cholangite
Cholécystite
Cholélithiase
Cirrhose
Hépatite
Infarctus du myocarde
Insuffisance cardiaque congestive
Lupus érythémateux aigu disséminé
Maladie hépatique
Métastases hépatiques
Obstruction biliaire
Pancréatite aiguë

FACTEURS CONTRIBUANT AUX VALEURS ANORMALES

- L'hémolyse de l'échantillon sanguin peut modifier les résultats.
- Médicaments pouvant faire *augmenter* le taux de GGT : alcool, aminosides, antagonistes H_2 de l'histamine, anti-inflammatoires non stéroïdiens, barbituriques, phénobarbital, phénytoïne.
- Médicaments pouvant faire *diminuer* le taux de GGT : clofibrate, contraceptifs oraux.

INTERVENTIONS INFIRMIÈRES ET DÉROULEMENT DU TEST

Avant le test

- L'alcool n'est pas permis pendant les 24 heures qui précèdent le test.

Procédure

- Prélever un échantillon de sang dans le tube requis par le laboratoire.

Après le test

- Appliquer une pression sur le site de la ponction veineuse pendant 3 à 5 minutes. Mettre un pansement compressif et vérifier régulièrement un possible saignement.
- Étiqueter le spécimen et le faire parvenir au laboratoire.
- Enseigner au client à surveiller le site : en cas de saignement, le client doit appliquer une pression directe et, s'il est incapable de maîtriser le saignement, retourner au centre de prélèvements ou aviser le responsable des soins.

ALERTES CLINIQUES

- Complication possible : un client souffrant d'un dysfonctionnement hépatique peut avoir un temps de coagulation plus long.

BIOCHIMIE

Gastrine

Description du test

Le dosage de la gastrine aide au diagnostic de divers troubles gastriques. La gastrine est une hormone polypeptidique produite et entreposée par les cellules G de l'antre pylorique et par les îlots de Langerhans du pancréas. La gastrine facilite la digestion en déclenchant la sécrétion acide de l'estomac. Lorsque le milieu gastrique devient acide, la sécrétion de gastrine est inhibée. En plus d'augmenter la motilité gastro-intestinale, la gastrine stimule également la libération des enzymes pancréatiques, de la pepsine, du facteur intrinsèque, ainsi que de la bile provenant du foie. On utilise une épreuve de provocation, par l'injection intraveineuse de gluconate de calcium par exemple, pour distinguer un ulcère gastrique du syndrome de Zollinger-Ellison.

VALEURS NORMALES

<100 pg/ml

INTERPRÉTATIONS POSSIBLES DES VALEURS ANORMALES

Augmentation

Âge avancé
Anachlorhydrie
Anémie pernicieuse
Après une vagotomie
Cancer de l'estomac
Gastrite atrophique
Hyperparathyroïdie
Hyperplasie des cellules G
Insuffisance rénale terminale
Obstruction pylorique
Syndrome de Zollinger-Ellison
Ulcère duodénal
Ulcère gastrique
Ulcère gastroduodénal
Urémie
Utilisation de médicaments qui suppriment l'acidité (antiacides, antagonistes H$_2$ de l'histamine ou inhibiteurs de la pompe à proton)

FACTEURS CONTRIBUANT AUX VALEURS ANORMALES

- L'hémolyse de l'échantillon sanguin peut modifier les résultats.
- Des résultats faussement élevés peuvent apparaître dans des échantillons de sang lipémique et après l'ingestion d'aliments à forte teneur en protéines.
- Médicaments pouvant faire *augmenter* le taux de gastrine : agents bêta-bloquants, antiacides, caféine, carbonate de calcium, chlorure d'acétylcholine, chlorure de calcium, cholinergiques, cimétidine, famotidine, inhibiteurs de la pompe à proton, insuline, nizatidine, ranitidine.
- Médicaments pouvant faire *diminuer* le taux de gastrine : adrénolytiques, anticholinergiques, antidépresseurs tricycliques, corticostéroïdes, éthanol, *Rauwolfia serpentina*, réserpine, sels de calcium.

INTERVENTIONS INFIRMIÈRES ET DÉROULEMENT DU TEST

Avant le test

- Il est nécessaire d'être à jeun pour passer ce test.
- Il faut éviter de boire de l'alcool et d'ingérer de la caféine pendant 24 heures avant le test.

Procédure

- Prélever un échantillon de sang dans le tube requis par le laboratoire.

Après le test

- Étiqueter le spécimen et le faire parvenir au laboratoire.

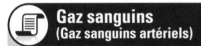

Gaz sanguins
(Gaz sanguins artériels)

Description du test

On détermine la concentration des gaz sanguins artériels lorsqu'on a besoin d'être renseigné au sujet du statut acido-basique, c'est-à-dire de l'équilibre du pH du sang du client. Les mécanismes suivants contribuent à régler l'équilibre acido-basique de l'organisme : le système tampon, l'appareil respiratoire et l'appareil urinaire.

Le système tampon maintient l'équilibre acido-basique en conservant ou en éliminant des ions hydrogène (H^+). Le sang renferme aussi des substances tampons, les phosphates et les protéines, qui jouent un rôle mineur.

L'appareil respiratoire exerce son activité grâce au système tampon acide carbonique-bicarbonate (H_2CO_3/HCO_3^-). Pour que le pH sanguin soit maintenu dans ses limites normales, ces deux substances doivent être présentes dans un rapport 20:1, soit 20 parties de bicarbonate (HCO_3^-) pour 1 partie d'acide carbonique (H_2CO_3). Étant donné que la décomposition de l'acide carbonique donne du dioxyde de carbone et de l'eau, le taux d'acide carbonique peut être déterminé indirectement par la PCO_2 (pression partielle du CO_2) qui est régulée par les poumons. Les poumons peuvent réagir assez rapidement à des modifications de l'équilibre acido-basique de l'organisme à partir de la quantité de CO_2 retenu. Plus le CO_2 est retenu, plus il y a d'acide carbonique dans l'organisme, causant un état physiologique appelé *acidose*. Quand moins de CO_2 est retenu, il en résulte une *alcalose*, soit une diminution de la concentration d'acide carbonique dans le sang.

Bien que les poumons puissent effectuer des changements rapides dans l'équilibre acido-basique de l'organisme, ils ne sont efficaces qu'à 80 %, puisqu'ils demeurent, en permanence, le site des échanges d'O_2. Afin d'assurer la normalité de l'équilibre acido-basique de l'organisme, un autre mécanisme entre en jeu. Il fait participer les reins, qui régulent aussi l'équilibre acido-basique, mais plus lentement que le font les poumons; il faut en effet quelques jours avant d'observer leur effet. Les reins régularisent le pH sanguin en excrétant ou en retenant des ions H^+, des ions bicarbonates (HCO_3^-), du sodium, du potassium et des chlorures.

L'efficacité des reins, contrairement à celle des poumons, est de 100 %. En cas de déséquilibre acido-basique, les reins travailleront jusqu'à ce que le pH sanguin soit revenu à la normale, un état appelé *compensation entière,* ou jusqu'à ce que les conditions s'aggravent. Si l'ensemble des mécanismes de compensation (système tampon, poumons et reins) ne réussit pas à rétablir l'équilibre acido-basique, le problème s'intensifie. Une acidose grave entraîne le coma et la mort, en raison de la dépression du système nerveux central. Une alcalose stimule le système nerveux central en causant de l'irritabilité, la tétanie et possiblement la mort. Les états d'acidose sont généralement considérés comme étant plus mortels que les états d'alcalose.

G

CONSIDÉRATIONS CLINIQUES

Chez les clients présentant une bronchopneumopathie chronique obstructive (BPCO), il est recommandé d'obtenir la mesure des gaz artériels si la saturation d'O_2 est <88 % et que le client présente des antécédents d'hypercapnie, une mesure incertaine d'oxymétrie, de la somnolence ou d'autres signes d'insuffisance respiratoire grave, par exemple une fréquence respiratoire supérieure à 40/minute.

pH

Le pH sanguin correspond au logarithme inverse de la concentration des ions H^+ dans le sang. Par exemple, si la concentration des ions H^+ est de 1×10^{-7}, le pH est de 7; si la concentration est de 1×10^{-6}, le pH est alors de 6. Donc, lorsque le pH est de 6, la concentration des ions H^+ est plus élevée et le milieu est plus acide. Un pH sanguin doit être maintenu dans les limites normales pour qu'un grand nombre de réactions chimiques aient lieu dans l'organisme. Le pH sanguin normal varie entre 7,35 et 7,45. On considère qu'il y a une *acidose* lorsqu'il est inférieur à 7,35 et une *alcalose* lorsqu'il est supérieur à 7,45.

G

VALEURS NORMALES

7,35 – 7,45

FACTEURS CONTRIBUANT AUX VALEURS ANORMALES

- Médicament pouvant faire *augmenter* le pH sanguin (pour le rendre plus alcalin) : le bicarbonate de sodium.

PRESSION PARTIELLE DU DIOXYDE DE CARBONE (PaCO$_2$, PCO$_2$)

La pression partielle du dioxyde de carbone (gaz carbonique) dans le sang artériel, dite PCO_2 ou $PaCO_2$, est la pression qu'exerce le CO_2 dissous dans le sang; on la mesure en millimètres de mercure (mm Hg). La $PaCO_2$ normale varie entre 35 et 45 mm Hg, mais des valeurs plus faibles sont normales à des altitudes plus élevées (où la pression atmosphérique est plus faible).

Lorsque les poumons retiennent du CO_2, la concentration de CO_2 sanguin augmente, créant ainsi un état d'hypercapnie, soit un état acidosique. Les signes et symptômes cliniques de cet état sont des maux de tête, des étourdissements et une diminution du niveau de conscience. Lorsque les poumons expirent plus de CO_2 que normalement, le taux de CO_2 sanguin diminue, créant un état d'*hypocapnie*. Le client se plaint alors de fourmillements au bout des doigts, de contractions musculaires, de vertige et d'étourdissements.

VALEURS NORMALES

35 – 45 mm Hg

FACTEURS CONTRIBUANT AUX VALEURS ANORMALES

- L'expulsion incomplète de l'air d'une seringue peut fausser le résultat d'une PCO_2 ou $PaCO_2$.
- Médicaments pouvant *augmenter* la $PaCO_2$: acide étacrynique, aldostérone, bicarbonate de sodium, diurétiques thiazidiques, hydrocortisone, métolazone, prednisone.
- Médicaments pouvant *diminuer* la $PaCO_2$: acétazolamide, dimercaprol, méthicilline, nitrofurantoïne, tétracycline, triamtérène.

G BICARBONATE (HCO_3^-)

Comme nous l'avons vu précédemment, le bicarbonate agit avec l'acide carbonique pour participer à la régulation du pH sanguin. On peut mesurer le bicarbonate de deux façons : la première, en déterminant directement le taux de bicarbonate et la seconde, indirecte, en utilisant les valeurs totales du CO_2 et de la PCO_2 dans la formule suivante : $HCO_3^- = CO_2$ total $- (0,03 \times PCO_2)$. Lorsque le taux de bicarbonate est inférieur à 22, on considère qu'il y a une acidose; il y a une alcalose s'il est supérieur à 26.

VALEURS NORMALES

22 – 26 mEq/L (22 – 26 mmol/L)

FACTEURS CONTRIBUANT AUX VALEURS ANORMALES

- Médicaments pouvant *augmenter* le bicarbonate : diurétiques, sels alcalins.
- Médicaments pouvant *diminuer* le bicarbonate : sels acides.

EXCÈS OU DÉFICIT DE BASES

La mesure de l'excès ou du déficit de bases renseigne sur la quantité totale des anions tampons (bicarbonate, hémoglobine, phosphates et protéines plasmatiques) et indique si les modifications de l'équilibre acido-basique sont d'ordre respiratoire ou non respiratoire (métabolique). Des valeurs inférieures à – 2 mEq/L signalent un déficit de bases correspondant à une diminution du taux de bicarbonate. Les valeurs supérieures à 2 mEq/L démontrent un excès de bases. Cette information permet de planifier une thérapie appropriée au client.

VALEURS NORMALES

– 2 à + 2 mEq/L

ANALYSE DES GAZ ARTÉRIELS SANGUINS

Suivre les étapes ci-dessous devrait simplifier l'analyse des gaz artériels sanguins.

1. Déterminer si le pH est acide (<7,35) ou alcalin (>7,45).
   (Note : si le pH est normal et que la PCO_2 et les HCO_3^- sont anormaux, passer à l'étape 6.)

2. Déterminer si la PaCO$_2$ indique une acidose (>45) ou une alcalose (<35).

3. Déterminer si les HCO$_3^-$ indiquent une acidose (<22) ou une alcalose (>26).

4. Comparer les trois valeurs ci-dessus et trouver les deux qui donnent les mêmes résultats (soit une acidose, soit une alcalose) afin de déterminer le type de déséquilibre acido-basique.

Le tableau 1 résume cette étape.

TABLEAU 1	Détermination des déséquilibres acido-basiques		
pH	PaCO$_2$ Composante respiratoire	HCO$_3^-$ Composante métabolique (rénale)	Déséquilibre acido-basique
Acide	Acidose		Acidose respiratoire
Alcalin	Alcalose		Alcalose respiratoire
Acide		Acidose	Acidose métabolique
Alcalin		Alcalose	Alcalose métabolique

5. Si une troisième valeur du tableau ci-dessus ne correspond pas au résultat obtenu à l'étape 4 et qu'elle est *normale*, c'est que le déséquilibre *n'est pas compensé*. Si cette valeur est *anormale*, le déséquilibre est alors *partiellement compensé*. Par exemple, si le pH et la PaCO$_2$ désignent tous deux un état d'acidose et que les HCO$_3^-$ indiquent une alcalose, il s'agit alors d'une acidose respiratoire partiellement compensée.

6. Si le pH est normal, mais que les valeurs de la PaCO$_2$ et des HCO$_3^-$ sont anormales, on considère que le déséquilibre est *entièrement compensé*. Pour déterminer la cause du déséquilibre sous-jacent ou initial, il faut étudier l'excès de bases, désigné par EB sur le rapport de laboratoire. Si cette valeur est normale et que le pH l'est également, le problème est d'ordre *métabolique*. On réfère alors à la valeur des HCO$_3^-$, qui est considérée comme la composante métabolique, pour déterminer de quel ordre est le problème, soit acide ou alcalin.

Les étapes ci-dessus sont résumées dans le tableau 2.

TABLEAU 2	Analyse de gaz artériels respiratoires			
pH (7,35 – 7,45)	PaCO$_2$ (35 – 45)	HCO$_3^-$ (22 – 26)	Excès de bases (–/+ 2)	Déséquilibre acido-basique
Acide (<7,35)	Acide (>45)	Normal		Acidose respiratoire décompensée
Acide (<7,35)	Acide (>45)	Alcalin (>26)		Acidose respiratoire partiellement compensée
Normal	Acide (>45)	Alcalin (>26)	Anormal	Acidose respiratoire compensée
Acide (<7,35)	Normal	Acide (<22)		Acidose métabolique décompensée
Acide (<7,35)	Alcalin (<35)	Acide (<22)		Acidose métabolique partiellement compensée

TABLEAU 2	Analyse de gaz artériels respiratoires (*suite*)			
pH (7,35 – 7,45)	PaCO$_2$ (35 – 45)	HCO$_3^-$ (22 – 26)	Excès de bases (–/+ 2)	Déséquilibre acido-basique
Normal	Alcalin (<35)	Acide (<22)	Normal	Acidose métabolique compensée
Alcalin (>7,45)	Alcalin (<35)	Normal		Alcalose respiratoire décompensée
Alcalin (>7,45)	Alcalin (<35)	Acide (<22)		Alcalose respiratoire partiellement compensée
Normal	Alcalin (<35)	Acide (<22)	Anormal	Alcalose respiratoire compensée
Alcalin (>7,45)	Normal	Alcalin (>26)		Alcalose métabolique décompensée
Alcalin (>7,45)	Acide (>45)	Alcalin (>26)		Alcalose métabolique partiellement compensée
Normal	Acide (>45)	Alcalin (>26)	Normal	Alcalose métabolique compensée

INTERPRÉTATIONS POSSIBLES DES VALEURS ANORMALES

Acidose respiratoire (augmentation de la PaCO$_2$ par hypoventilation)

Anesthésie/médicaments
Arrêt cardiaque
Asthme
Bronchite chronique
Emphysème
Faiblesse neuromusculaire
Insuffisance cardiaque congestive
Insuffisance respiratoire
Obésité
Œdème pulmonaire
Pneumonie
Syndrome de Pickwick
Traumatisme crânien

Alcalose respiratoire (diminution de la PaCO$_2$ par hyperventilation)

Anémie
Anxiété
Douleur
Embolie pulmonaire
Fibrose kystique chez l'adulte
Fièvre
Grossesse (troisième trimestre)
Hémorragie cérébrale
Hypoxie
Infarctus du myocarde
Insuffisance cardiaque
Intoxication par le monoxyde de carbone
Respirateur mal réglé

Acidose métabolique (diminution des HCO$_3^-$ par surplus de production d'acide ou perte de bicarbonate)

Acidocétose diabétique
Acidose tubulaire rénale
Arrêt cardiaque (acidose lactique)
Diarrhée
Inanition (acidocétose)
Insuffisance rénale

Alcalose métabolique (augmentation des HCO$_3^-$ par consommation excessive de bicarbonate ou de lactate ou par augmentation de la perte d'ions chlore, hydrogène et potassium)

Aspiration gastrique par voie nasale
Diurétiques
Hypochlorémie
Hypokaliémie
Ingestion de bicarbonate de sodium, d'antiacides
Perfusion de bicarbonate de sodium
Vomissements

PRESSION PARTIELLE D'OXYGÈNE (PaO$_2$, PO$_2$)

La pression partielle de l'oxygène dans le sang artériel, dite PaO$_2$ ou PO$_2$, est la pression qu'exerce l'O$_2$ dissous dans le sang. On la mesure en millimètres de mercure (mm Hg). La PaO$_2$ évalue si les poumons oxygènent le sang adéquatement. Lorsque cette valeur est sous la normale, le client est en *hypoxie*. Étant donné que la PaO$_2$ dépend directement de la quantité d'oxygène inhalé, cette mesure sert également à déterminer l'efficacité de l'oxygénothérapie.

VALEURS NORMALES

75 – 100 mm Hg (torr) dans l'air ambiant

Personnes âgées :   valeurs diminuant avec l'âge

INTERPRÉTATIONS POSSIBLES DES VALEURS ANORMALES

Augmentation	Diminution
Concentrations d'oxygène élevées	Anémie
Polycythémie	Atélectasie
	Atmosphère pauvre en oxygène
	Décompensation cardiaque
	Embolie pulmonaire
	Emphysème
	Hypoventilation
	Œdème pulmonaire
	Pneumonie

FACTEURS CONTRIBUANT AUX VALEURS ANORMALES

- L'expulsion incomplète de l'air d'une seringue utilisée pour prélever le sang peut fausser la PO_2 à la hausse.

TENEUR EN OXYGÈNE (O_2)

La quantité d'oxygène que le sang peut contenir dépend de la quantité d'O_2 transporté par l'hémoglobine et de la quantité d'O_2 dissous dans le plasma. Un gramme d'hémoglobine peut transporter jusqu'à 1,34 ml d'oxygène et 100 ml de plasma peuvent en contenir jusqu'à 0,3 ml.

On détermine la teneur en oxygène en mesurant la quantité d'oxygène transporté dans le sang à l'aide de la formule suivante :

$$\text{Teneur en } O_2 : \frac{SaO_2\%}{100\%} \times \text{Hgb} \times 1,34 + (PO_2 \times 0,003)$$

VALEURS NORMALES

Sang artériel :	$15-22$ ml/100 ml de sang $(15-22\ \%)$
Sang veineux :	$11-16$ ml/100 ml de sang $(11-16\ \%)$

INTERPRÉTATIONS POSSIBLES DES VALEURS ANORMALES

Diminution
Asthme
Bronchite chronique
Complications respiratoires postopératoires
Cyphoscoliose
Déficience neuromusculaire
Emphysème
Hypoventilation
Obésité
Volet costal

SATURATION DU SANG EN O_2 (SAT O_2)

On détermine le taux de saturation du sang en O_2 en comparant la quantité réelle d'O_2 transporté par l'hémoglobine avec la quantité d'O_2 que l'hémoglobine peut transporter. Donc, si l'hémoglobine transporte tout l'O_2 qu'il lui est possible de faire, la saturation en O_2 correspond à 100 % environ. On peut mesurer la saturation en O_2 avec les gaz sanguins artériels ou grâce à l'oxymétrie de pouls, une méthode non invasive. (Voir *Oxymétrie*.)

VALEURS NORMALES

$95-100\ \%$

INTERPRÉTATIONS POSSIBLES DES VALEURS ANORMALES

Augmentation	Diminution
Oxygénothérapie adéquate	Hypoxie
	Intoxication au monoxyde de carbone

FACTEURS CONTRIBUANT AUX VALEURS ANORMALES

- La saturation du sang en O_2 dépend de la pression partielle de l'O_2 dans le sang, de la température corporelle, du pH sanguin et de la structure de l'hémoglobine.

G

INTERVENTIONS INFIRMIÈRES ET DÉROULEMENT DU TEST

Avant le test

- Informer le client que la ponction sanguine est momentanément douloureuse.
- Procéder au test d'Allen pour s'assurer d'une circulation sanguine collatérale adéquate dans l'artère ulnaire (cubitus). La circulation collatérale joue ici un rôle important si l'artère radiale est obstruée par un thrombus à la suite de la ponction veineuse.
- Pour effectuer ce test, appliquer une pression simultanée sur les pouls radial et ulnaire d'un poignet du client jusqu'à ce qu'ils ne soient plus perceptibles. La main pâlira, en raison de l'arrêt de la circulation sanguine. Libérer ensuite la pression sur l'artère ulnaire. Si la main retrouve immédiatement sa coloration normale, on considère que le test est positif et qu'on peut exécuter la ponction artérielle sur ce poignet. Si la main demeure pâle, on ne peut l'utiliser pour y prélever du sang et il faut alors vérifier l'autre poignet. Si aucun des bras ne convient, il faut alors considérer l'artère fémorale.
- Il n'est pas nécessaire d'être à jeun pour passer ce test.

Procédure (habituellement exécutée par un médecin)

- Anesthésier, si l'établissement le permet, la région au-dessus de l'artère radiale du poignet avec de la xylocaïne 1 %.
- Utiliser une seringue spéciale pour ce prélèvement et extraire de 3 à 5 ml de sang artériel. (À noter qu'on peut retirer du sang veineux s'il n'est pas possible de retirer du sang artériel. Toutefois, on ne peut alors qu'évaluer le pH, la PCO_2 et les excès de bases.)
- Éliminer toutes les bulles d'air de la seringue. Celle-ci est couverte d'un capuchon pour empêcher les pertes de gaz.
- Étiqueter la seringue, la mettre sur de la glace et la faire parvenir immédiatement au laboratoire.

Après le test

- Appliquer une pression continue pendant au moins 5 minutes sur le site de la ponction radiale, 10 minutes pour l'artère fémorale.
- Mettre un pansement compressif et s'assurer régulièrement qu'il n'y a pas de saignement, surtout si le client a des problèmes de coagulation ou s'il reçoit des anticoagulants.

- Examiner les extrémités des membres pour y déceler des signes de problèmes circulatoires tels que des changements de couleur, de mouvement, de température et de sensibilité; si l'artère fémorale a été utilisée, vérifier le pouls distal par rapport au site de la ponction.
- Indiquer sur la requête de laboratoire si le client respirait l'air ambiant ou s'il recevait de l'oxygène. Préciser le pourcentage.

ALERTES CLINIQUES

- Complications possibles : déficience circulatoire due à l'occlusion de l'artère ou lésions nerveuses faites en effectuant la ponction artérielle.

CONTRE-INDICATIONS

- Aucun pouls perceptible aux extrémités
- Coagulopathies graves
- Test d'Allen négatif
- Tout shunt artérioveineux dans la région envisagée pour la ponction artérielle
- Toute infection cutanée au site envisagé pour la ponction artérielle

HÉMATOLOGIE

Gènes BRCA1 et BRCA2

Description du test

Parmi tous les cas de cancer du sein chez la femme, 5 % à 10 % sont associés à une forme héréditaire de la maladie. La plupart de ces cas héréditaires sont dus aux gènes BRCA1 ou BRCA2, dont les mutations sont en lien avec le cancer du sein. Le taux de mutation est un peu plus élevé chez les femmes juives de l'Europe de l'Est. On associe aussi ces mutations à une augmentation du risque de cancer des ovaires chez les femmes et de cancer du sein chez les hommes. La probabilité d'avoir un cancer du sein pour les femmes dont l'un des deux gènes BRCA est modifié s'élève à 85 % et n'est que de 13 % pour les autres femmes. Quant au risque de cancer des ovaires, celui-ci augmente à 60 % pour les premières, par comparaison à 2 % pour la population féminine en général. Les résultats de plusieurs études ne sont cependant pas tous unanimes.

Toutes les cellules de l'organisme possèdent les gènes BRCA. Les protéines codées par ces gènes n'agissent que sur les tissus des seins et des ovaires. Le test consiste à vérifier la présence de mutation des gènes BCRA dans un échantillon d'ADN de leucocytes. Les femmes qui envisagent de passer ce test devraient se voir offrir une consultation afin de bien comprendre la signification des résultats et les possibilités qui existent en matière de prévention du cancer. Toutefois, toutes les femmes ayant des liens de parenté étroits avec des hommes ou des femmes atteints du cancer du sein et avec des femmes atteintes du cancer des ovaires peuvent subir ce test, plus particulièrement si le cancer a été diagnostiqué avant que la personne n'ait 50 ans. Certaines personnes ayant eu un test positif peuvent opter pour une chirurgie prophylactique, même si une telle pratique n'assure pas que le cancer ne se développera pas dans les tissus à la suite de la chirurgie. En raison du risque élevé de cancer du sein chez ces femmes, on pourrait envisager une imagerie du sein par résonance magnétique (IRM), en plus d'une mammographie pour poser un diagnostic. Le rapport bénéfice-risque et les coûts de ces examens sont à prendre en considération.

G

CONSIDÉRATIONS CLINIQUES

Actuellement, l'Agence de la santé publique du Canada ne recommande pas d'offrir le dépistage des gènes BRCA1 et BRCA2 aux personnes dont les antécédents familiaux ne sont pas associés à une augmentation du risque pour des mutations délétères des gènes BCRA1 et BCRA2.

VALEURS NORMALES

Gènes BRCA normaux

INTERPRÉTATIONS POSSIBLES DES VALEURS ANORMALES

Positives	Négatives
Augmentation du risque de développer un cancer du sein et/ou un cancer de l'ovaire	Absence de risque d'avoir un cancer du sein dû à des mutations des gènes BCRA, mais possibilité de développer d'autres types de cancer

INTERVENTIONS INFIRMIÈRES ET DÉROULEMENT DU TEST

Avant le test
- Expliquer au client le but du test.
- Il n'est pas nécessaire d'être à jeun pour passer ce test.

Procédure
- Prélever un échantillon de sang dans le tube requis par le laboratoire.

Après le test
- Étiqueter le spécimen avant de le faire parvenir au laboratoire.

ALERTES CLINIQUES

- Les personnes ayant des mutations d'un gène BCRA, ou des deux gènes, devraient bénéficier d'une consultation en génétique et de recommandations quant à la surveillance et à l'évitement des risques.

BIOCHIMIE

Globuline liant la thyroxine
(TBG)

G

Description du test

Les deux hormones thyroïdiennes, la triiodothyronine (T_3) et la thyroxine (T_4), sont présentes dans le sang sous deux formes, la thyroxine « libre », qui permet à l'hormone d'être biologiquement active, et la fraction qui est liée à des protéines plasmatiques. Cette analyse évalue le taux de globuline liant la thyroxine (TBG) qui est le principal vecteur protéique de la T_3 et la T_4. L'information qu'elle fournit contribue au diagnostic différentiel des véritables troubles thyroïdiens et des problèmes reliés à une modification du taux de TBG.

VALEURS NORMALES

1,3 – 2,0 mg/dl (dosage par la méthode radio-immunologique)

INTERPRÉTATIONS POSSIBLES DES VALEURS ANORMALES

Augmentation	Diminution
Excès congénital de TBG	Acromégalie
Grossesse	Déficit congénital de TBG
Hépatite active	Faible taux d'albumine
Hypothyroïdie	Hyperthyroïdie
Maladie hépatique	Maladie aiguë
Nouveau-né	Malnutrition
Porphyrie intermittente aiguë	Néphrose
Thyroïdite subaiguë	Stress
Tumeurs sécrétant des œstrogènes	Syndrome néphrotique
VIH	Tumeurs produisant de la testostérone

FACTEURS CONTRIBUANT AUX VALEURS ANORMALES

- L'hémolyse de l'échantillon sanguin peut modifier les résultats du test.
- Médicaments pouvant faire *augmenter* le taux de TBG : clofibrate, contraceptifs oraux, héroïne, méthadone, œstrogènes, phénothiazines.
- Médicaments pouvant faire *diminuer* le taux de TBG : acide valproïque, androgènes, phénytoïne, prednisone, salicylates, testostérone.

INTERVENTIONS INFIRMIÈRES ET DÉROULEMENT DU TEST

Avant le test
- Il n'est pas nécessaire d'être à jeun pour passer ce test.
- Demander au client de cesser, si possible, la prise de médicaments qui pourraient modifier le test, 12 à 24 heures avant de le passer.

Procédure
- Prélever un échantillon de sang dans le tube requis par le laboratoire.

Après le test
- Étiqueter le spécimen et le faire parvenir au laboratoire.

G

BIOCHIMIE

 Glucagon

Description du test

Le glucagon est une hormone sécrétée par les cellules alpha du pancréas. Il a pour fonction d'élever le taux sanguin de glucose en favorisant la conversion du glycogène en glucose. Sa sécrétion est stimulée par l'hypoglycémie et inhibée par les autres hormones pancréatiques, l'insuline et la somatostatine. On utilise ce test pour déceler la présence d'un *glucagonome* (néoplasme des cellules alpha des îlots pancréatiques) qui provoque une élévation du taux de glucagon, ou encore celle d'une hypoglycémie due à un déficit en glucagon ou à un dysfonctionnement du pancréas, lequel entraîne la diminution du taux de glucagon. Le déficit en glucagon se trouve confirmé si le taux de glucagon ne s'élève pas selon les prévisions au cours d'une perfusion d'arginine.

VALEURS NORMALES

30 – 210 ng/L

INTERPRÉTATIONS POSSIBLES DES VALEURS ANORMALES

Augmentation	Diminution
Cirrhose	Après une pancréatectomie
Diabète type 2	Déficit en glucagon idiopathique
Glucagonome	Fibrose kystique
Infection	Hypoglycémie
Pancréatite aiguë	Néoplasme pancréatique
Période postopératoire	Pancréatite chronique
Phéochromocytome	
Stress	
Traumatisme	
Urémie	

FACTEURS CONTRIBUANT AUX VALEURS ANORMALES

- L'hémolyse de l'échantillon sanguin et le fait d'avoir subi une scintigraphie moins de 48 heures avant le test sont deux facteurs qui peuvent modifier les résultats du test.
- Un exercice exigeant et le stress peuvent faire *augmenter* le taux de glucagon.
- L'absorption d'un isotope moins d'une semaine avant le test peut influer sur les résultats.
- Médicaments pouvant faire *augmenter* le taux de glucagon : chlorhydrate d'arginine, danazol, gastrine, glucocorticoïdes, insuline, nifédipine.
- Médicaments pouvant faire *diminuer* le taux de glucagon : aténolol, propranolol, sécrétine.

G

INTERVENTIONS INFIRMIÈRES ET DÉROULEMENT DU TEST

Avant le test

- Il est nécessaire d'être à jeun pour passer ce test.

Procédure

- Prélever un échantillon de sang dans le tube requis par le laboratoire.

Après le test

- Étiqueter le spécimen, le mettre sur de la glace et le faire parvenir au laboratoire immédiatement.

BIOCHIMIE

Glucose-6-phosphate-déshydrogénase
(G-6-PD)

Description du test

Cette épreuve mesure la glucose-6-phosphate-déshydrogénase (G-6-PD), l'une des nombreuses enzymes qui se trouvent normalement dans les globules rouges. Cette enzyme protège les cellules contre les dommages causés par les agents oxydants. Lorsque survient un déficit en G-6-PD, il se produit une hémolyse des globules rouges qui entraîne une anémie.

Le déficit en G-6-PD est un trait héréditaire récessif lié au sexe porté par le chromosome X, de sorte que ce sont les hommes qui en sont presque exclusivement atteints. Les femmes peuvent être porteuses du trait et, dans de rares cas, en être atteintes, si leurs deux chromosomes X portent le gène. Aux États-Unis, ce problème génétique touche de 10 % à 14 % des Afro-Américains. La maladie tend aussi à affecter les gens d'origine moyen-orientale, en particulier les descendants des Juifs séfarades et les hommes kurdes.

Normalement, les personnes atteintes de ce trouble ne sont pas anémiques et ne présentent pas de symptômes de la maladie tant que leurs globules rouges ne sont pas exposés à un oxydant ou au stress. Les nouveau-nés atteints peuvent présenter un ictère néonatal prolongé et plus prononcé que les autres nouveau-nés. Les conditions pouvant précipiter les épisodes hémolytiques chez les personnes atteintes du déficit en G-6-PD comprennent les infections bactériennes ou virales, l'acidose diabétique, l'ingestion de fèves et la septicémie.

VALEURS NORMALES

Dépistage :	négatives pour le déficit en G-6-PD
Quantitatif :	5 – 8,6 U/g d'hémoglobine

G

INTERPRÉTATIONS POSSIBLES DES VALEURS ANORMALES

Augmentation	Diminution
Anémie mégaloblastique	Anémie hémolytique
Anémie pernicieuse	Déficit congénital en G-6-PD
Coma hépatique	État acidosique
Hyperthyroïdie	Infection
Infarctus du myocarde	
Perte chronique de sang	
Purpura thrombocytopénique idiopathique	

FACTEURS CONTRIBUANT AUX VALEURS ANORMALES

- Des résultats faussement négatifs peuvent apparaître s'il y a eu de l'hémolyse de l'échantillon sanguin ou chez des clients ayant récemment reçu une transfusion sanguine.
- Divers médicaments peuvent aussi *provoquer* des épisodes hémolytiques chez ces clients, tels : acide acétylsalicylique, acide ascorbique, acide nalidixique, analgésiques, antipaludéens, antipyrétiques, antipyrines, bleu de méthylène, chloramphénicol, ciprofloxacine, dapsone, doses élevées de vitamine K, doxorubicine, naphtalène, nitrofurantoïne, phénazopyridine, primaquine, probénécide, quinidine, quinine, sulfacétamide, sulfaméthoxazole, sulfonamides, tolbutamide.

INTERVENTIONS INFIRMIÈRES ET DÉROULEMENT DU TEST

Avant le test
- Il n'est pas nécessaire d'être à jeun pour passer ce test.

Procédure
- Prélever un échantillon de sang dans le tube requis par le laboratoire.

Après le test
- Étiqueter le spécimen, le mettre sur de la glace et le faire parvenir au laboratoire.

ALERTES CLINIQUES

- Si on découvre un déficit en G-6-PD, il est nécessaire d'informer le client des médicaments et des autres conditions qui peuvent provoquer l'hémolyse. La prudence s'impose dans l'utilisation de médicaments vendus sans ordonnance, comme l'acide acétylsalicylique.
- Si un client masculin a un taux de G-6-PD normal, il est probable qu'il n'a pas de déficit. Toutefois, si le test a été réalisé pendant un épisode d'anémie hémolytique, on devrait l'effectuer de nouveau quelques semaines plus tard, quand la population de globules rouges a eu le temps de se reconstituer et d'atteindre sa maturité.

G

BIOCHIMIE

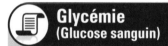

Glycémie
(Glucose sanguin)

Description du test

Le glucose se forme normalement de deux façons : grâce au métabolisme des glucides ingérés et à partir de la conversion du glycogène en glucose dans le foie. Le maintien d'une glycémie normale est assujetti au fonctionnement adéquat de deux hormones. Le *glucagon* provoque une augmentation de la glycémie en accélérant la dégradation du glycogène dans le foie. L'*insuline* permet au glucose de pénétrer dans les cellules comme source d'énergie et de provoquer ainsi une diminution de la glycémie.

La mesure de la glycémie permet de déceler des problèmes liés au métabolisme du glucose.

Bien que des stress dus à des brûlures ou à des traumatismes puissent faire augmenter la glycémie, la cause la plus fréquente d'un métabolisme anormal du glucose est le diabète. La mesure de la glycémie à jeun en est un excellent outil de dépistage.

Les critères servant au diagnostic du diabète sont les suivants :

- Symptômes classiques du diabète et concentration occasionnelle du glucose plasmatique de 11,1 mmol/L. Par « occasionnelle », on entend que cette concentration peut être atteinte à tout moment de la journée, sans égard au temps écoulé depuis le dernier repas. Les symptômes classiques du diabète comprennent la polyurie, la polydipsie et un amaigrissement inexpliqué.
- Glycémie à jeun ≥7,0 mmol/L. À jeun signifie qu'il n'y a aucun apport calorique pendant au moins 8 heures.
- Glycémie 2 heures après la charge en glucose ≥11,1 mmol/L lors d'une épreuve d'hyperglycémie provoquée par voie orale (HGPO).

En l'absence d'hyperglycémie non équivoque, ces critères devraient être confirmés par des épreuves auxquelles on procédera un autre jour. On ne recommande pas la troisième mesure (HGPO) pour un usage clinique de routine.

CONSIDÉRATIONS CLINIQUES

Selon Diabète Québec, le dépistage du diabète doit être fait par une glycémie auprès des personnes de 40 ans et plus, tous les 3 ans.

On devrait aussi le considérer pour cibler les états prédiabétiques chez les adultes et les enfants présentant les symptômes suivants :

- glycémie à jeun anormalement élevée (5,6 – 6,9 mmol/L);
- glycémie anormalement élevée (7,8 – 11,1 mmol/L) après 75 g de surcharge glucidique;
- intolérance au glucose;
- syndrome métabolique ou risque cardiométabolique.

VALEURS NORMALES

Glycémie à jeun normale :	3,5 – 6 mmol/L
Glycémie à jeun anormale :	5,6 – 6,9 mmol/L
Diagnostic provisoire de diabète :	glycémie à jeun ≥7 mmol/L

INTERPRÉTATIONS POSSIBLES DES VALEURS ANORMALES

Augmentation	Diminution
Acromégalie	Adénome insulaire du pancréas
Adénome du pancréas	Anxiété
Brûlures	Après une gastrectomie
Cancer du pancréas	Exercice excessif
Diabète	Glycogénose
Éclampsie	Hypofonctionnement de l'hypophyse
État de choc	Hypoglycémie réactionnelle due à un apport important de glucides
Hyperlipoprotéinémie	Hypothyroïdie
Hyperthyroïdie	Insulinome
Inactivité prolongée	Malabsorption
Infarctus du myocarde	Maladie d'Addison
Insuffisance rénale chronique	Nécrose hépatique
Maladie hépatique	Septicémie bactérienne
Malnutrition	Stress
Obésité	
Pancréatite	
Phéochromocytome	
Syndrome de Cushing	
Thyrotoxicose	
Traumatisme	
Traumatisme cérébral	
Tumeurs de l'hypophyse	

FACTEURS CONTRIBUANT AUX VALEURS ANORMALES

- Médicaments pouvant faire *augmenter* la glycémie à jeun : adrénaline, agents bêtabloquants, antipsychotiques atypiques, azathioprine, basiliximab, bicalutamide, corticostéroïdes, diazoxide, diurétiques thiazidiques, furosémide, gemfibrozil, inhibiteurs de protéases, isoniazide, lévothyroxine, lithium, niacine, œstrogènes.

- Médicaments pouvant faire *diminuer* la glycémie à jeun : acétaminophène, agents hypoglycémiants, basiliximab, carvédilol, désipramine, éthanol, gemfibrozil, inhibiteurs de la monoamine-oxydase (IMAO), insuline, phénothiazines, rispéridone, théophylline.

INTERVENTIONS INFIRMIÈRES ET DÉROULEMENT DU TEST

Avant le test
- Il est nécessaire d'être à jeun pour passer ce test. Demander au client d'avertir en cas de symptômes d'hypoglycémie.
- La prise d'insuline et d'agents hypoglycémiants oraux est suspendue jusqu'à ce que l'échantillon sanguin soit prélevé.

Procédure
- Prélever un échantillon de sang dans le tube requis par le laboratoire.

Après le test
- Étiqueter le spécimen et le faire parvenir au laboratoire immédiatement. Le taux de glucose sanguin diminue quand le sang est laissé à la température de la pièce.

ALERTES CLINIQUES

- Les clients ayant une glycémie à jeun élevée doivent voir leur diagnostic confirmé par d'autres tests de laboratoire.
- Si on découvre que le client a le diabète, il est nécessaire de le renseigner quant à sa condition et quant à la façon de la maîtriser.

BIOCHIMIE

Graisses fécales

Description du test
L'absorption normale des graisses (lipides) requiert de la bile, provenant de la vésicule biliaire ou du foie, des enzymes pancréatiques et des intestins normaux. Chez un client dont le régime alimentaire est normal, la quantité de graisses éliminées dans les selles ne devrait pas être supérieure à 20 % de tous les solides. Diverses substances grasses sont éliminées dans les selles, composées notamment de cellules intestinales détachées, de lipides alimentaires non absorbés et de sécrétions des voies gastro-intestinales. Dans des conditions normales, lorsque les sécrétions biliaires et pancréatiques sont adéquates, la plus grande partie des graisses alimentaires est absorbée dans l'intestin grêle.

Toutefois, s'il y a malabsorption, les graisses fécales sont éliminées dans les selles. C'est ce qu'on nomme la *stéatorrhée*, condition qu'on observe dans la maladie de Crohn, la fibrose kystique et la lipodystrophie intestinale.

VALEURS NORMALES

<5 g/jour

INTERPRÉTATIONS POSSIBLES DES VALEURS ANORMALES

Dégénérescence amyloïde
Diarrhée
Diverticulose
Entérite
Fibrose kystique
Lipodystrophie intestinale
Lymphome
Maladie cœliaque/sprue
Maladie de Crohn
Maladie hépatobiliaire
Maladie pancréatique
Résection intestinale passée

G

FACTEURS CONTRIBUANT AUX VALEURS ANORMALES

- Les résultats du test peuvent être modifiés par l'ingestion de baryum, de bismuth, d'huile de ricin, d'huile minérale ou de psyllium, par un régime riche en fibres ou par l'utilisation de suppositoires rectaux, de laxatifs et de lavements.

INTERVENTIONS INFIRMIÈRES ET DÉROULEMENT DU TEST

Avant le test

- Demander au client d'adopter un régime riche en graisses (environ 100 g/jour) pendant les 3 jours précédant le test et pendant les 3 jours que dure le test.
- Demander au client de recueillir toutes ses selles (même les selles liquides) durant la période de 3 jours du test, afin qu'elles soient toutes acheminées au laboratoire.
- Expliquer au client comment éviter de contaminer les selles avec de l'urine ou du papier hygiénique. L'utilisation d'un contenant de prélèvement en plastique placé dans la toilette facilitera l'opération.
- Le client doit s'abstenir de prendre de l'huile de ricin ou de l'huile minérale au cours des 6 jours que durent la préparation au test et le test lui-même.

Procédure

- Chaque selle recueillie durant la période de 72 heures peut être envoyée directement au laboratoire ou l'ensemble des selles recueillies peut être conservé au congélateur dans le contenant requis par le laboratoire.

Après le test

- Étiqueter le spécimen et le faire parvenir au laboratoire.
- Le client peut reprendre son régime alimentaire normal et sa médication habituelle.

Groupe sanguin
(Code 50, Détermination du facteur Rh, Épreuve de compatibilité croisée)

Description du test

La détermination des groupes sanguins a pour fonction la reconnaissance des antigènes ABO et Rh sur les globules rouges d'un individu. Chaque individu a un groupe sanguin (A, B, AB ou O) génétiquement déterminé. Le nom donné à chacun de ces groupes sanguins désigne l'antigène présent sur la surface des globules rouges d'un individu. Par exemple, les globules rouges d'une personne de groupe B portent des antigènes B, alors que les globules rouges d'une personne de groupe O n'en ont aucun.

Un autre aspect important de la détermination des groupes sanguins a trait aux anticorps sériques et à leur importance dans les transfusions sanguines. Pour qu'une personne puisse recevoir le sang d'un donneur avec un minimum de risque, le sang du donneur ne doit produire aucun anticorps contre les globules rouges du receveur; il en va de même du sang de celui-ci à l'égard des globules rouges du donneur. Par exemple, une personne du groupe AB n'a pas d'anticorps et peut, en théorie, recevoir du sang de n'importe quel groupe (A, B, O ou AB); on l'appelle communément receveur universel. D'autre part, une personne du groupe O produit des anticorps anti-A et anti-B et ne peut par conséquent recevoir que du sang O, la seule catégorie dont les globules rouges sont dépourvus d'antigènes; il s'agit du donneur universel, étant donné que ses globules rouges, dépourvus d'antigènes, ne déclenchent théoriquement aucune réaction lorsqu'on les transfuse à l'un ou l'autre des quatre types sanguins.

Le tableau ci-dessous résume les particularités de chacun des groupes sanguins, ainsi que les antigènes et les anticorps qui leur sont propres, et détermine les groupes donneurs ou receveurs. Il est à noter que si plusieurs groupes sanguins semblent pouvoir convenir à certaines transfusions sanguines, cette mention ne s'applique qu'à de faibles quantités de sang reçues. Dans le cas de transfusions de volumes de sang plus importants, il est essentiel que les groupes du donneur et du receveur soient compatibles.

TABLEAU 3	Groupes sanguins			
Groupe sanguin	**O**	**A**	**B**	**AB**
Antigène(s) sur les globules rouges	Aucun	A	B	A et B
Anticorps présents	Anti-A et Anti-B	Anti-B	Anti-A	Aucun
Peut recevoir le sang des personnes de groupe	O	A, O	B, O	A, B, AB, O
Peut donner du sang à des personnes de groupe	A, B, AB, O	A, AB	B, AB	AB

Voir le site d'Héma-Québec au www.hema-quebec.qc.ca/francais/sang/grousanguins.htm.

Le facteur Rh, aussi appelé *facteur rhésus*, est un autre élément dont il faut tenir compte dans les transfusions sanguines. Ce facteur est ainsi nommé parce que des singes rhésus ont servi aux expériences portant sur sa mise en évidence. Une personne est Rh$^+$ ou Rh$^-$. Chez une personne Rh$^+$, des antigènes Rh sont présents à la surface des globules rouges; cette personne n'a aucun anticorps anti-Rh. Une personne Rh$^-$ n'a pas d'antigènes Rh ni d'anticorps anti-Rh *à moins* d'avoir déjà été en contact avec du sang Rh$^+$. Chez un homme, ce phénomène n'est possible que s'il reçoit du sang d'une personne Rh$^+$. Une femme Rh$^-$ développe des anticorps anti-Rh si elle reçoit du sang d'une personne Rh$^+$ ou si elle porte un fœtus Rh$^+$.

Il est essentiel de déterminer la présence du facteur Rh chez une femme enceinte. Si une femme est Rh$^-$ et que son conjoint est Rh$^+$, le fœtus sera Rh$^+$. Si la femme est Rh$^-$, on lui fait subir le test de Coombs indirect qui met en évidence les anticorps anti-Rh. Si le test est positif, les anticorps sont présents chez la mère; on détermine alors les titres d'anticorps anti-Rh. Si le test est négatif, on l'effectue de nouveau plus tard durant la grossesse. S'il est encore négatif, il n'y a aucun danger pour le fœtus. Cependant, un test positif révèle que la mère Rh$^-$ fabrique des anticorps contre les globules rouges du fœtus Rh$^+$. Ces anticorps peuvent traverser la barrière placentaire et détruire les globules rouges fœtaux avant ou pendant la naissance, provoquant ainsi une maladie hémolytique appelée *maladie hémolytique du nouveau-né* ou *érythroblastose fœtale*. On peut prévenir cette réaction en donnant à la mère à risque, vers la 28e semaine de la grossesse et en période post-partum, des immunoglobulines anti-Rh (Win-Rho). Le mode d'action du Win-Rho consiste à inhiber la production d'anticorps anti-Rh chez la mère en réponse à un contact avec des antigènes Rh. Toutes les femmes Rh$^-$ devraient recevoir le Win-Rho chaque fois qu'il y a une probabilité d'hémorragie transplacentaire, quelle que soit son importance. De telles hémorragies peuvent survenir lors d'un prélèvement de villosités chorioniques, d'une amniocentèse, d'un avortement spontané ou thérapeutique ou lors de l'accouchement.

Lorsqu'une personne reçoit du sang non compatible, ses anticorps attaquent les antigènes des globules rouges du donneur. Par exemple, le sang d'une personne de groupe A possède des anticorps anti-B. Si l'on donne à cette personne du sang de groupe B, qui a des antigènes B sur ses globules rouges, les anticorps anti-B du receveur vont attaquer les antigènes B pour provoquer une *réaction hémolytique* ou *transfusionnelle*, laquelle peut causer une insuffisance rénale et la mort du receveur. Pour éviter ces réactions, on teste le sang du donneur et du receveur afin de s'assurer de leur compatibilité. Il existe deux catégories d'épreuves, soit l'*épreuve de compatibilité croisée* et l'*épreuve de dépistage d'anticorps*.

L'*épreuve de compatibilité croisée* (*Cross match*) comporte plusieurs étapes; il faut prévoir environ une heure pour les effectuer. Il s'agit d'abord de déterminer le groupe sanguin et le facteur Rh du receveur. Ensuite, à partir de la banque de sang, on choisit un sang aux propriétés identiques (ABO et Rh) pour le test de compatibilité. Le test indirect de Coombs dépiste des anticorps dans le sang du receveur et du donneur potentiel. D'autres tests plus spécifiques peuvent mettre en évidence des anticorps inhabituels. Une fois ces tests réalisés, on combine le sang du receveur avec celui du donneur (compatibilité croisée). En l'absence d'une réaction antigène-anticorps, on considère que le sang du donneur est compatible et qu'il peut être transfusé au receveur.

L'*épreuve de dépistage d'anticorps* ne contribue qu'à déterminer le groupe ABO, le facteur Rh. Elle comporte aussi le test indirect de Coombs. Toutefois, le sang du donneur et celui du receveur ne sont pas combinés. Ce test est pratiqué dans des situations urgentes ou dans le cas d'une faible probabilité de transfusion.

CONSIDÉRATIONS CLINIQUES

La Société des obstétriciens et gynécologues du Canada (SOGC) recommande le typage sanguin et la détermination des anticorps chez toutes les femmes enceintes dès leur première visite à un centre de grossesse. La SOGC croit que le typage Rh, la recherche d'anticorps anti-Rh et l'injection d'immunoglobuline anti-Rh sont appropriés et qu'ils empêchent la sensibilisation maternelle tout en améliorant le sort des nouveau-nés.

VALEURS NORMALES

Compatibilité (aucune réaction antigène-anticorps entre le sang du donneur et celui du receveur)

FACTEURS CONTRIBUANT AUX VALEURS ANORMALES

- L'hémolyse de l'échantillon sanguin peut modifier les résultats.
- L'administration de dextran ou d'un produit de contraste intraveineux avant le test peut modifier les résultats.

INTERVENTIONS INFIRMIÈRES ET DÉROULEMENT DU TEST

Avant le test

- Il n'est pas nécessaire d'être à jeun pour passer ce test.
- Prélever le sang avant l'administration de dextran (s'il y a lieu), un agent qui augmente le volume du plasma.

Procédure

- Prélever un échantillon de sang dans le tube requis par le laboratoire.

Après le test

- Étiqueter le spécimen et le faire parvenir au laboratoire.

ALERTES CLINIQUES

- Il est essentiel d'éviter toute erreur.
- Suivre les directives de l'établissement quant au protocole d'identification des clients avant l'administration de sang. Normalement, deux professionnels de la santé doivent vérifier que le groupe sanguin et le facteur Rh du donneur et du receveur sont compatibles et qu'on manipule correctement le sang avant de l'administrer.

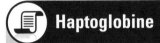

Haptoglobine

Description du test

L'haptoglobine est une protéine synthétisée dans le foie qui a pour fonction de se lier à l'hémoglobine libre du sang. Dans des conditions normales, il y en a très peu. Cependant, lorsque les globules rouges sont hémolysés, leur hémoglobine est libérée; l'haptoglobine se lie alors à cette hémoglobine libre pour former un complexe qui est ramené au foie, où ses composantes, telles le fer et l'hème, sont recyclées. Cette activité permet de conserver le fer dans l'organisme et d'empêcher son excrétion dans l'urine. En même temps, l'haptoglobine est dégradée.

Lorsque les globules rouges sont détruits en grand nombre, le taux de dégradation d'haptoglobine par le foie devient supérieur à son taux de synthèse, et cela entraîne une diminution de sa concentration dans le sang. Toute condition qui détruit les globules rouges peut donc occasionner une diminution très rapide des taux d'haptoglobine, étant donné que cette dernière ne peut être remplacée aussi rapidement que nécessaire. Parmi ces conditions, notons l'anémie hémolytique, la destruction mécanique des hématies due à des prothèses valvulaires cardiaques, de même que la synthèse d'anticorps par suite de réactions transfusionnelles.

Des troubles hépatiques peuvent aussi influer sur les taux d'haptoglobine en faisant diminuer la production et/ou la synthèse d'haptoglobine ainsi que l'élimination des complexes d'haptoglobuline-hémoglobine libre.

H

VALEURS NORMALES

Nouveau-nés :	0 – 10 mg/dl
Adultes :	27 – 139 mg/dl

INTERPRÉTATIONS POSSIBLES DES VALEURS ANORMALES

Augmentation	Diminution
Colite ulcéreuse	Anémie falciforme
Granulomatose	Anémie hémolytique auto-immune
Grossesse	Déficit en G-6-PD
Infection aiguë	Dégénérescence hépatocellulaire
Infection chronique	Haptoglobinémie congénitale
Inflammation	Hémoglobinurie nocturne paroxystique
Maladie artérielle	(HPN)
Maladies du collagène	Hémolyse
Nécrose tissulaire	Hypertension
Obstruction biliaire	Ictère hémolytique congénital
Pneumonie	Infection paludéenne
Post-infarctus du myocarde	Lupus érythémateux disséminé

Augmentation	Diminution
Rhumatisme articulaire aigu	Maladie hémolytique du nouveau-né
Tuberculose	Maladie hépatique
Tumeurs malignes	Mononucléose infectieuse
Ulcère gastroduodénal	Prothèses valvulaires cardiaques
	Purpura thrombotique thrombocytopénique
	Réaction transfusionnelle
	Thalassémie
	Urémie

FACTEURS CONTRIBUANT AUX VALEURS ANORMALES

H

- L'hémolyse de l'échantillon sanguin peut modifier les résultats.
- Médicaments pouvant faire *augmenter* les taux d'haptoglobine : androgènes, corticostéroïdes.
- Médicaments pouvant faire *diminuer* les taux d'haptoglobine : chlorpromazine, contraceptifs oraux, diphénhydramine, indométhacine, isoniazide, nitrofurantoïne, œstrogènes, quinidine, streptomycine.

INTERVENTIONS INFIRMIÈRES ET DÉROULEMENT DU TEST

Avant le test

- Il n'est pas nécessaire d'être à jeun pour passer ce test.

Procédure

- Prélever un échantillon de sang dans le tube requis par le laboratoire.

Après le test

- Étiqueter le spécimen et le faire parvenir immédiatement au laboratoire en évitant de l'agiter.

ALERTES CLINIQUES

- Lorsqu'on évalue une anémie, on peut mesurer les taux d'haptoglobine en même temps qu'on effectue un hémogramme et une numération des réticulocytes.
- Une anémie hémolytique entraîne généralement une numération élevée des réticulocytes, une diminution du nombre de globules rouges, des taux d'haptoglobine, d'hémoglobine et d'hématocrite.
- Si le taux d'haptoglobine est normal alors que le nombre de réticulocytes est plus élevé, il est peu probable que la destruction des globules rouges se déroule dans les vaisseaux sanguins; elle se produirait plutôt dans le foie et la rate. Dans ces conditions, il n'y a donc pas d'hémoglobine libérée dans le sang et pas de liaison avec l'haptoglobine.
- Si le taux d'haptoglobine et la numération des réticulocytes sont normaux, il est fort probable que l'anémie ne soit pas causée par l'hémolyse.

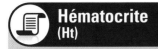

Hématocrite
(Ht)

Description du test

L'hématocrite est le rapport du volume des globules rouges avec celui du plasma dans un échantillon sanguin. Après avoir été prélevé, l'échantillon de sang est centrifugé. En raison de leur poids, les globules rouges sont entraînés au fond de l'éprouvette. C'est à ce moment que le volume des cellules entassées au fond du tube est comparé avec le volume de plasma.

L'hématocrite permet de déterminer la quantité de sang perdu par une personne. Une chute de 3 % de l'hématocrite correspond à la perte d'environ une unité de sang. Toutefois, il est important de tenir compte du fait qu'une diminution de l'hématocrite n'est pas immédiate. Après une perte de sang considérable, les pertes de globules rouges et de plasma sont de proportions égales, ce qui explique un hématocrite normal pendant un certain temps. Afin de compenser la perte de sang et de rétablir son volume, l'organisme déplace des liquides depuis les compartiments intracellulaires et interstitiels jusqu'au compartiment intravasculaire. Parce que les globules rouges ne peuvent être remplacés en une si courte période, il y aura une diminution de la proportion relative de globules rouges, comme le démontrera l'hématocrite.

L'hématocrite est un outil utile si l'hydratation de la personne est normale. Lorsque l'hydratation, la numération des globules rouges et l'hémoglobine sont normales, l'hématocrite correspond environ au triple des valeurs de l'hémoglobine.

VALEURS NORMALES

Femmes :	37−48 %
Hommes :	42−52 %
Femmes enceintes :	valeurs plus faibles (hémodilution)
Personnes âgées :	valeurs légèrement plus faibles
Nouveau-nés :	39−67 %

INTERPRÉTATIONS POSSIBLES DES VALEURS ANORMALES

Augmentation	Diminution
Brûlures	Anémie
Cancer du foie	Cirrhose
Choc	Déficit en vitamines B_6, B_{12} et en acide
Déshydratation	folique (B_9)
Diarrhée importante	Endocardite maligne à évolution lente
Érythrocytose	Grossesse
Maladie cardiovasculaire	Hémodilution
Maladie de Cushing	Hémolyse
Maladie pulmonaire chronique	Hémorragie
Malformation cardiaque congénitale	Hypothyroïdie
Polyglobulie primitive	Infection chronique

H

Augmentation	Diminution
Polyglobulie secondaire	Lupus érythémateux disséminé
	Lymphome
	Maladie d'Addison
	Maladie de Hodgkin
	Malnutrition
	Myélome multiple
	Néphropathie
	Prothèses valvulaires cardiaques
	Rhumatisme articulaire aigu
	Suppression médullaire

H

FACTEURS CONTRIBUANT AUX VALEURS ANORMALES

- Les procédures ci-dessous peuvent modifier les résultats :
  - la prise d'un échantillon de sang dans le bras recevant une perfusion IV cause une hémodilution et une diminution de la valeur de l'hématocrite ;
  - un tourniquet laissé en place pendant plus d'une minute occasionnera une hémoconcentration susceptible de faire augmenter les valeurs de l'hématocrite de 2,5 % à 5 %.
- On peut observer de fausses augmentations lorsque la concentration de glucose sanguin est supérieure à 21,3 mmol/L, lorsque la personne est déshydratée ou qu'elle souffre d'une hyperleucocytose.
- Pendant la grossesse, l'hématocrite est légèrement diminué en raison de l'augmentation du volume total de sang, produisant ainsi un effet de dilution.
- Les valeurs de l'hématocrite sont plus élevées chez les personnes vivant en haute altitude.
- Le tabagisme et certains médicaments (diurétiques, entre autres) peuvent *modifier* l'hématocrite.

INTERVENTIONS INFIRMIÈRES ET DÉROULEMENT DU TEST

Avant le test

- Il n'est pas nécessaire d'être à jeun pour passer ce test.

Procédure

- Prélever le sang avant que le client prenne un bain ou une douche, ou avant qu'il reçoive un massage, car ces activités font augmenter temporairement les valeurs de l'hématocrite.
- Prélever un échantillon de sang dans le tube requis par le laboratoire.

Après le test

- Étiqueter le spécimen et le faire parvenir au laboratoire.

ALERTES CLINIQUES

- Les résultats de l'hématocrite peuvent être de 5 % à 10 % plus élevés si on prélève du sang capillaire plutôt que veineux.
- En même temps qu'on procède au dosage de l'hématocrite, on mesure l'hémoglobine.

- On peut évaluer en série l'hématocrite et l'hémoglobine pour déterminer la perte de sang ou la réponse au traitement de l'anémie.
- Dans l'analyse des données, il faut tenir compte qu'un déplacement des liquides depuis le système vasculaire jusqu'aux tissus environnants entraînera une augmentation de l'hématocrite. Un tel déplacement de liquide augmente en effet la concentration des globules rouges.
- Une pathologie physique qui diminue la capacité d'une personne à oxygéner son sang, comme une maladie pulmonaire, entraînera une augmentation de l'hémoglobine et de l'hématocrite. L'organisme tente de compenser la diminution d'oxygène en fournissant encore plus de transporteurs d'oxygène, c'est-à-dire de l'hémoglobine et des globules rouges.
- À la suite d'une perte de sang considérable causée par un traumatisme ou une hémorragie par exemple, l'hématocrite sera normal puisque des proportions égales de globules rouges et de plasma auront été perdues. L'organisme tend à compenser en augmentant sa capacité vasculaire, ce qui attire des liquides depuis les tissus environnants et entraîne une diminution de l'hématocrite. La concentration d'hémoglobine diminuera immédiatement après l'hémorragie.

H

Hémoculture et antibiogramme

Description du test

Une hémoculture est pratiquée pour déceler des infections sanguines. Celles-ci peuvent être d'origine bactérienne (telles méningite, ostéomyélite ou septicémie) ou d'origine fongique (infection à levures). Les bactéries peuvent entrer dans la circulation sanguine de diverses manières, notamment en envahissant le système lymphatique à partir d'infections rénales, intestinales ou de la vésicule biliaire, par des cathéters ou à la suite d'une endocardite bactérienne associée à des prothèses valvulaires cardiaques. Des frissons et de la fièvre peuvent indiquer la présence de bactéries dans le sang. Pour les détecter et confirmer une *bactériémie*, on pratique généralement une hémoculture. Ces bactéries peuvent être aérobies, comme le *Staphylococcus pneumoniæ,* ou anaérobies, comme le *Clostridium difficile.*

Dès qu'il est prélevé, le sang est ensemencé dans des milieux de culture particuliers où les bactéries ont le temps de croître. On peut identifier les bactéries après 48 à 72 heures, alors qu'il faut parfois attendre jusqu'à 30 jours pour les cultures fongiques. Si des bactéries sont présentes, d'autres tests serviront à déterminer quel antibiotique est le plus efficace pour les éliminer (c'est l'antibiogramme). Si aucune croissance n'est observée dans un milieu de culture après une semaine, on considère qu'il n'y a pas de bactéries.

CONSIDÉRATIONS CLINIQUES

Au départ, une thérapie anti-infectieuse devrait consister en l'administration d'un médicament susceptible d'être efficace contre l'agent pathogène présumé (bactérien ou fongique). Il faut aussi tenir compte d'autres facteurs, comme la source présumée de l'infection et les résistances aux antibiotiques dans l'établissement ou dans la communauté. Une fois l'agent pathogène responsable identifié, il n'y a pas d'assurance qu'un traitement combiné sera plus efficace qu'une monothérapie. Le traitement devrait toutefois dépendre de la réaction clinique du client.

VALEURS NORMALES

Négatives (aucune croissance bactérienne ou fongique)

INTERPRÉTATIONS POSSIBLES DES VALEURS ANORMALES

Positives

Bactériémie
Septicémie

H

FACTEURS CONTRIBUANT AUX VALEURS ANORMALES

- L'administration d'antibiotiques avant le prélèvement peut entraîner des résultats faussement négatifs ou une croissance retardée.
- La contamination du spécimen en raison d'une préparation inadéquate de la peau ou par l'utilisation du cathéter intraveineux pour retirer du sang.

INTERVENTIONS INFIRMIÈRES ET DÉROULEMENT DU TEST

Avant le test

- Dans certains établissements, il faut prélever deux échantillons sanguins de deux sites différents. Cette pratique permet de vérifier si des cultures positives sont le résultat d'une contamination au cours du prélèvement ou si des bactéries sont réellement présentes. S'il y a contamination, une seule culture sera généralement contaminée; dans le cas contraire, on observera des bactéries pathogènes dans les deux cultures.
- Il faut parfois prélever deux échantillons sanguins à des intervalles de 20 minutes. D'autres échantillons peuvent être prélevés 24 ou 48 heures plus tard.
- Il n'est pas nécessaire d'être à jeun pour passer ce test.
- Chaque fois que cela est possible, prélever les hémocultures avant de commencer une thérapie antibiotique.

Procédure

- Si le client a déjà un cathéter intraveineux dans un bras, prélever dans l'autre bras.
- Nettoyer le site de la ponction veineuse depuis le centre en allant vers l'extérieur en effectuant un mouvement circulaire. Nettoyer le site avec la solution désinfectante recommandée par l'établissement.
- Laisser la peau s'assécher à l'air.
- Nettoyer les bouchons des bouteilles de culture.
- À l'aide du matériel approprié, prélever le sang en prenant soin de bien remplir les bouteilles d'hémoculture avec la quantité de sang demandée.
- Si deux milieux de culture sont requis, l'un pour les organismes anaérobies et l'autre pour les organismes aérobies, prélever le milieu aérobique en premier.
- Agiter doucement les bouteilles.

Après le test

- Appliquer une pression sur le site de la ponction veineuse.
- Étiqueter le spécimen et le faire parvenir au laboratoire en prenant soin d'y mentionner que le client prend un antibiotique, le cas échéant. S'il y a plus d'un prélèvement, noter l'heure de chacun sur la requête et la bouteille. Noter également si le prélèvement est aérobique ou anaérobique.

ALERTES CLINIQUES

- Une fois le spécimen prélevé, le client peut recevoir un antibiotique prescrit par le médecin dont l'efficacité est reconnue contre la bactérie suspecte.
- Le rapport de culture et d'antibiogramme identifie l'agent pathogène et fournit les noms des antibiotiques auxquels celui-ci est sensible ou résistant.
- L'antibiotique déjà administré au client peut être remplacé au besoin si l'antibiogramme le suggère.

H

HÉMATOLOGIE

Hémoglobine
(Hb)

Description du test

L'hémoglobine est une molécule qui comprend une portion *hème*, soit un pigment rouge contenant du fer et de la porphyrine, et une portion *globine*, la composante protéique de la molécule. La mesure de la concentration d'hémoglobine dans le sang donne sa capacité de transport d'oxygène. Des taux élevés ou faibles d'hémoglobine témoignent d'un trouble d'équilibre des globules rouges dans le sang et peuvent être un signe de maladie. On effectue généralement ce test pour déterminer la présence d'une anémie ou d'une polycythémie et pour évaluer la réponse du client aux traitements de ces troubles hématologiques. Lorsque le taux d'hydratation est normal, la proportion d'hémoglobine correspond environ au tiers de la valeur de l'hématocrite.

CONSIDÉRATIONS CLINIQUES

Au Canada, il y a une importante variabilité de pratiques transfusionnelles chez les anesthésiologistes. Le type de chirurgie, l'âge du client et une histoire de cardiopathie ischémique influent sur le seuil de transfusion choisi. La diversité de la pratique de sous-groupes particuliers renforce la nécessité de rechercher à l'avenir des seuils de transfusion optimaux.

La Société américaine des anesthésistes (2006) fait les recommandations suivantes :

- Mesurer le taux d'hémoglobine ou faire un hématocrite lorsqu'il y a eu d'importantes pertes de sang ou si l'on soupçonne une ischémie dans un organe.
- On devrait normalement transfuser des globules rouges lorsque la concentration d'hémoglobine est faible (inférieure à 60 g/L chez une personne jeune et en santé), surtout dans les cas d'anémie aiguë. Lorsque la concentration d'hémoglobine est supérieure à 100 g/L, il n'est habituellement pas nécessaire de transfuser de globules rouges.

- Si des pertes de sang sont prévues, les recommandations précédentes peuvent être modifiées.
- Lorsque les concentrations d'hémoglobine varient entre 60 g/L et 100 g/L, la décision de transfuser ou non des globules rouges devrait être fondée sur les observations suivantes : signes d'ischémie dans un organe, signes de saignement potentiel ou en cours (taux et importance) et statut du volume sanguin intravasculaire. Il faut également tenir compte des facteurs de risque si des complications résultent d'une oxygénation insuffisante, comme une réserve cardiopulmonaire faible, et d'une consommation d'oxygène élevée.

VALEURS NORMALES

Femmes :	120 – 160 g/L
Hommes :	130 – 180 g/L
Femmes enceintes :	valeurs plus faibles (hémodilution)
Personnes âgées :	valeurs légèrement plus faibles
Nouveau-nés :	140 – 240 g/L

INTERPRÉTATIONS POSSIBLES DES VALEURS ANORMALES

Augmentation	Diminution
Brûlures	Anémie
Cancer du foie	Cirrhose
Choc	Déficit en vitamines B_6, B_{12} et en acide
Déshydratation	folique (B_9)
Érythrocytose	Endocardite maligne à évolution lente
Kyste rénal	Grossesse
Maladie cardiovasculaire	Hémodilution
Maladie de Cushing	Hémolyse
Maladie pulmonaire chronique	Hémorragie
Malformation cardiaque congénitale	Hypothyroïdie
Polyglobulie primitive	Infection chronique
Polyglobulie secondaire	Leucémie
	Lupus érythémateux disséminé
	Lymphome
	Maladie d'Addison
	Maladie de Hodgkin
	Malnutrition
	Myélomes multiples
	Néphropathie
	Prothèses valvulaires cardiaques
	Rhumatisme articulaire aigu
	Suppression médullaire

FACTEURS CONTRIBUANT AUX VALEURS ANORMALES

- Un tourniquet laissé en place pendant plus d'une minute causera une hémoconcentration.

- De fausses augmentations peuvent être observées dans le cas d'échantillons riches en lipides ou d'une hyperleucocytose.
- Les personnes vivant en haute altitude ont des taux d'hémoglobine plus élevés.
- Les fumeurs ont des taux d'hémoglobine plus élevés.
- L'hémolyse de l'échantillon sanguin peut modifier les résultats.
- Médicaments pouvant faire *augmenter* les taux d'hémoglobine : gentamicine, méthyldopa.
- Médicaments pouvant faire *diminuer* les taux d'hémoglobine : acide acétylsalicylique, agents anticancéreux, antibiotiques, apresoline, indométhacine, inhibiteurs de la monoamine-oxydase, primaquine, rifampicine, sulfamides.

INTERVENTIONS INFIRMIÈRES ET DÉROULEMENT DU TEST

Avant le test

H

- Il n'est pas nécessaire d'être à jeun pour passer ce test.

Procédure

- Prélever un échantillon de sang dans le tube requis par le laboratoire.

Après le test

- Étiqueter le spécimen et le faire parvenir au laboratoire.

ALERTES CLINIQUES

- On peut mesurer l'hématocrite au même moment que le dosage de l'hémoglobine.
- On peut évaluer en série l'hématocrite et l'hémoglobine pour déterminer la perte de sang ou la réponse au traitement de l'anémie.
- Une pathologie physique, comme une maladie pulmonaire, qui diminue la capacité du client à oxygéner son sang, entraînera une augmentation de l'hémoglobine et de l'hématocrite. L'organisme tente de compenser la diminution d'oxygène en fournissant encore plus de transporteurs d'oxygène, c'est-à-dire de l'hémoglobine et des globules rouges.

HÉMATOLOGIE

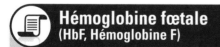

Hémoglobine fœtale
(HbF, Hémoglobine F)

Description du test

L'hémoglobine fœtale, ou HbF, se retrouve normalement en très petites quantités chez l'adulte. Une augmentation d'HbF chez celui-ci peut être attribuable à l'anémie à hématies falciformes, à la leucémie, à la thalassémie ou à la persistance héréditaire d'hémoglobine fœtale. Chez le fœtus, il s'agit de la principale forme d'hémoglobine, responsable du transport de l'oxygène lorsque celui-ci est peu disponible. La synthèse d'HbF diminue en général durant la première année de vie et est remplacée par celle des hémoglobines A_1 et A_2 de l'adulte.

VALEURS NORMALES

Âge :		
0 – 10 jours :	56 – 87 %
11 – 20 jours :	55 – 83 %
21 – 30 jours :	51 – 76 %
31 – 40 jours :	46 – 70 %
41 – 50 jours :	38 – 62 %
51 – 60 jours :	31 – 54 %
61 – 70 jours :	24 – 44 %
71 – 80 jours :	17 – 34 %
81 – 90 jours :	12 – 28 %
91 – 100 jours :	8 – 24 %
101 – 110 jours :	7 – 18 %
111 – 120 jours :	5 – 15 %
121 – 130 jours :	4 – 10 %
131 – 140 jours :	<6,1 %
141 – 364 jours :	<4,1 %
1 an et plus :	<2,1 %

INTERPRÉTATIONS POSSIBLES DES VALEURS ANORMALES

Augmentation

Anémie falciforme
Fuite de sang fœtal dans la circulation maternelle
Hyperthyroïdie
Leucémie
Persistance héréditaire de l'hémoglobine fœtale
Thalassémie majeure (HbF 20 – 90 %)
Thalassémie mineure (HbF 2 – 8 %)

INTERVENTIONS INFIRMIÈRES ET DÉROULEMENT DU TEST

Avant le test

- Il n'est pas nécessaire d'être à jeun pour passer ce test.

Procédure

- Prélever un échantillon de sang dans le tube requis par le laboratoire.

Après le test

- Étiqueter le spécimen et le faire parvenir au laboratoire.

BIOCHIMIE

Hémoglobine glyquée
(Glycohémoglobine, HbA$_{1c}$ Hémoglobine A$_{1c}$)

Description du test

Il existe plusieurs formes d'hémoglobine (Hb) et l'HbA$_1$ compte pour 90 % d'entre elles. Une portion de l'HbA$_1$, appelée HbA$_{1c}$, est glyquée, c'est-à-dire qu'elle absorbe du glucose.

Lorsque le taux sanguin de glucose est au-dessus de la normale durant une longue période, l'hémoglobine des globules rouges se sature de glucose sous forme de *glycohémoglobine*. Cette saturation est présente pendant les 120 jours de durée de vie du globule rouge. En évaluant l'hémoglobine glyquée, le responsable des soins peut découvrir quelle a été la glycémie moyenne au cours des 2 ou 3 mois précédents, ce qui peut s'avérer particulièrement utile lorsqu'il s'agit de surveiller des diabétiques dont la glycémie change de façon spectaculaire de jour en jour et pour contrôler le diabète à long terme. Alors que l'adhésion récente du client à un régime thérapeutique prescrit peut avoir une incidence sur la glycémie à jeun, l'hémoglobine glyquée est irréversible; elle montre quel type de contrôle diabétique a eu lieu pendant plusieurs mois. C'est pour cette raison que le dosage de l'hémoglobine glyquée est devenu une précieuse composante des soins diabétiques.

Le contrôle glycémique se fonde sur des recherches montrant que la diminution de l'HbA_{1c} est associée à une réduction des complications du diabète. Les clients diabétiques doivent en général viser un taux d'HbA_{1c} inférieur à 7 % et l'objectif pour le client individuel est d'être aussi près que possible de la normale (<6 %) sans présenter d'hypoglycémie significative. Cet objectif peut ne pas être approprié pour des clients ayant un historique d'hypoglycémie grave, pour ceux qui ont une espérance de vie limitée, pour les très jeunes enfants, les personnes âgées et les personnes présentant des facteurs de comorbidité.

H

CONSIDÉRATIONS CLINIQUES

On ne recommande pas à ce jour d'utiliser le dosage de l'hémoglobine glyquée (HbA_{1c}) pour le diagnostic du diabète.

VALEURS NORMALES (VARIABLES SELON LE LABORATOIRE)

Adultes non diabétiques :	4,5−6 %
Adultes diabétiques :	6−7 %
Diabète mal contrôlé :	>8 %

INTERPRÉTATIONS POSSIBLES DES VALEURS ANORMALES

Augmentation	Diminution
Alcool	Anémie falciforme
Diabète mal contrôlé	Anémie hémolytique
Diabète récemment diagnostiqué	Grossesse
Hyperglycémie	Insuffisance rénale chronique
Intoxication au plomb	Perte chronique de sang
	Splénectomie
	Thalassémie

INTERVENTIONS INFIRMIÈRES ET DÉROULEMENT DU TEST

Avant le test

- Il n'est pas nécessaire d'être à jeun pour passer ce test.

Procédure
- Prélever un échantillon de sang dans le tube requis par le laboratoire.

Après le test
- Étiqueter le spécimen et le faire parvenir au laboratoire.

ALERTES CLINIQUES

- Le moment où l'échantillon de sang est prélevé, l'absorption de nourriture, l'exercice, le stress ou l'administration préalable de médicaments antidiabétiques n'influent pas sur ce test.
- Le dosage d'HbA$_{1c}$ doit être pratiqué :
  - au moins deux fois par année chez les personnes qui atteignent leurs objectifs de traitement et qui ont un contrôle stable de leur glycémie;
  - tous les trois mois chez les personnes dont la thérapie a changé ou qui n'atteignent pas leurs objectifs glycémiques;
  - au besoin, pour aider à décider d'une possible modification de traitement.

BIOCHIMIE

Hexosaminidase

Description du test

L'hexosaminidase est une enzyme qui joue un rôle dans l'hydrolyse des molécules contenant des hexoses. Elle existe sous trois formes : A, B et S. À la suite d'un déficit en hexosaminidase, certains lipides vont s'accumuler dans les lysosomes. L'exemple le plus connu d'un tel déficit est la maladie de Tay-Sachs au cours de laquelle les lysosomes se surchargent de gangliosides GM2 en raison d'un manque d'hexasominidase A. Dans la forme infantile aiguë de la maladie de Tay-Sachs, les symptômes apparaissent entre 3 et 6 mois après la naissance. Une neurodégénérescence progressive entraîne une incapacité totale et la mort, vers l'âge de 4 ans habituellement. Il existe des variantes juvéniles (subaiguës) ou adultes qui se déclarent plus tard et dont les symptômes progressent plus lentement.

Le diagnostic d'un déficit en hexosaminidase A repose sur la démonstration de l'absence ou de la quasi-absence de l'activité enzymatique de la β-hexosaminidase A (HEX A) dans le sérum ou les globules blancs d'une personne symptomatique, alors qu'il y a une activité normale ou élevée de l'isoenzyme β-hexosaminidase B (HEX B). Le déficit en hexosaminidase A est transmis selon un mode héréditaire autosomique récessif. Les épreuves sériques peuvent être effectuées chez les femmes qui ne sont pas enceintes et chez les hommes. Chez les femmes enceintes, le seul test qui puisse être pratiqué se fait à partir des globules blancs; l'épreuve sérique est contre-indiquée étant donné que la grossesse fait normalement diminuer les taux de HEX A et que cela pourrait faussement indiquer que la femme est porteuse du gène de la maladie de Tay-Sachs.

VALEURS NORMALES

Consulter le protocole de l'établissement pour connaître ces valeurs.

INTERPRÉTATIONS POSSIBLES DES VALEURS ANORMALES

Diminution
Hexosaminidase A : maladie de Tay-Sachs
Hexosaminidases A et B : maladie de Sandhoff

H

FACTEURS CONTRIBUANT AUX VALEURS ANORMALES

- La grossesse et l'usage de contraceptifs oraux peuvent faire diminuer les taux d'hexosaminidase A et entraîner des résultats faussement négatifs. On ne doit pas effectuer de tests sérologiques au cours de la grossesse ni chez une femme qui prend des contraceptifs oraux.

INTERVENTIONS INFIRMIÈRES ET DÉROULEMENT DU TEST

Avant le test

- Il peut être nécessaire d'être à jeun avant de passer ce test.

Procédure

- Prélever un échantillon de sang dans le tube requis par le laboratoire.

Après le test

- Étiqueter le spécimen et le faire parvenir au laboratoire.

ALERTES CLINIQUES

- Une consultation en génétique est recommandée avant le début de la grossesse chez les personnes d'origine juive ashkénazi.

CONTRE-INDICATIONS

- Femmes enceintes
- Femmes qui prennent des anovulants

Homocystéine

Description du test

L'homocystéine (Hcy) est un acide aminé comportant un atome de soufre qui résulte de la conversion de la méthionine en cystéine. La méthionine est l'un des acides aminés essentiels que l'organisme doit puiser dans l'alimentation; dans les cellules saines, cet acide aminé est rapidement transformé en d'autres produits. Depuis les années 1990, on sait qu'une forte concentration d'homocystéine plasmatique est associée à une augmentation du risque de maladie cardiovasculaire. Ce qu'on ne sait pas, c'est si un taux élevé d'homocystéine est un facteur de risque ou une conséquence de maladie cardiovasculaire.

L'acide folique et les vitamines B_6 et B_{12} sont essentiels au métabolisme de l'homocystéine. Un déficit de l'une de ces vitamines entraîne une augmentation des taux d'homocystéine, parfois avant même que l'on constate le déficit vitaminique. L'ajout d'acide folique et de vitamines B_6 et B_{12} au régime alimentaire fait diminuer efficacement le taux d'homocystéine, mais on ignore si cette diminution améliore les perspectives cliniques de la personne.

L'autre cause de l'augmentation des taux d'homocystéine est l'*homocystinurie*, un trouble héréditaire rare. La personne touchée a une enzyme non fonctionnelle qui ne permet pas la dégradation habituelle de la méthionine. Cette dernière, ainsi que l'homocystéine, s'accumule dans l'organisme et entraîne des taux très élevés d'homocystéine dans le sang et l'urine. Les personnes atteintes d'homocystinurie souffrent de difformités squelettiques, d'anomalies oculaires, de retard mental, de stéatose hépatique et meurent prématurément. Ces personnes sont aussi à très haut risque de souffrir de thrombo-embolie et d'athérosclérose conduisant à une maladie cardiovasculaire prématurée.

CONSIDÉRATIONS CLINIQUES

L'hyperhomocystéinémie n'est pas reconnue comme étant un important facteur de risque de maladies cardiovasculaires.

VALEURS NORMALES

Hommes :	1 – 2,12 mg/L (7,4 – 15,7 μmol/L SI)
Femmes :	0,53 – 2 mg/L (3,9 – 14,8 μmol/L SI)
Personnes âgées :	valeurs en augmentation

INTERPRÉTATIONS POSSIBLES DES VALEURS ANORMALES

Augmentation

Alcool
Café
Homocystinurie
Risque de maladie cardiovasculaire
Tabagisme

FACTEURS CONTRIBUANT AUX VALEURS ANORMALES

- Les taux d'homocystéine peuvent augmenter avec l'âge et l'usage du tabac.
- Médicaments pouvant faire *augmenter* les taux d'homocystéine : carbamazépine, cyclosérine, isoniazide, méthotrexate, pénicillamine, phénytoïne, procarbazine.

INTERVENTIONS INFIRMIÈRES ET DÉROULEMENT DU TEST

Avant le test

- Il n'est pas nécessaire d'être à jeun pour passer ce test.

Procédure

- Prélever un échantillon de sang dans le tube requis par le laboratoire.

Après le test

- Étiqueter le spécimen et le faire parvenir au laboratoire.

H

BIOCHIMIE

Hormone adrénocorticotrope
(ACTH, Corticotrophine)

Description du test

En réaction à un stimulus tel le stress, l'hypothalamus sécrète l'hormone de libération de la corticotrophine. Celle-ci stimule la sécrétion de l'hormone adrénocortico-trope (ACTH) par la glande hypophyse antérieure. L'ACTH stimule alors la corticosurrénale à libérer le cortisol, une hormone glucocorticoïde. À mesure que le taux de cortisol sanguin augmente, l'hypophyse est amenée à diminuer la production d'ACTH par un mécanisme de rétroaction négative.

Les taux d'ACTH varient au cours de la journée, avec un pic entre 6 h et 8 h et un creux entre 18 h et 23 h. Ce creux se situe approximativement entre la moitié et les deux tiers des taux maximums.

L'évaluation des taux d'ACTH se fait conjointement avec les taux de cortisol pour évaluer le dysfonctionnement de la corticosurrénale. Prenons par exemple une personne atteinte de la maladie d'Addison chez qui la corticosurrénale est hypoactive et produit des taux de cortisol sanguin anormalement faibles. L'hypophyse antérieure est sensible aux faibles concentrations de cortisol sérique et réagit en augmentant la libération d'ACTH. Il s'agit là d'une tentative pour stimuler la glande surrénale à augmenter sa production de cortisol. Inversement, si la surrénale produit trop de cortisol, comme dans le cas d'une tumeur, le taux d'ACTH sera faible alors que l'hypophyse antérieure réagit à un taux élevé de cortisol. Dans le cas où il y aurait un taux élevé d'ACTH en raison d'un cancer de l'hypophyse ou d'un cancer non endocrinien produisant de l'ACTH, il y aura aussi une augmentation du taux de cortisol tandis que la surré-nale réagit à une stimulation par l'ACTH.

VALEURS NORMALES

6,0 – 76,0 pg/ml (1,3 – 16,7 pmol/L SI)

INTERPRÉTATIONS POSSIBLES DES VALEURS ANORMALES

Augmentation	Diminution
Adénome surrénalien	Hyperactivité corticosurrénale primaire
Hypercorticisme ectopique	Hypocorticisme secondaire
Insuffisance surrénalienne primaire	Hypopituitarisme
Maladie d'Addison	Syndrome de Cushing
Stress	
Syndrome de Cushing	

FACTEURS CONTRIBUANT AUX VALEURS ANORMALES

- Les taux d'ACTH peuvent varier en fonction de l'exercice, du sommeil, du stress et avec la prise d'alcool.
- Après tout test diagnostique comprenant des substances radioactives, attendre au moins une semaine avant de faire des tests d'ACTH.
- Médicaments pouvant faire *diminuer* les concentrations d'ACTH : amphétamines, carbonate de lithium, corticostéroïdes, gluconate de calcium, œstrogènes, spironolactone.

INTERVENTIONS INFIRMIÈRES ET DÉROULEMENT DU TEST

Avant le test

- De préférence, prélever l'échantillon le matin, mais si une hypersécrétion d'ACTH est pressentie, effectuer un deuxième prélèvement en soirée.
- Demander au client de suivre un régime alimentaire pauvre en glucides pendant 48 heures avant le test.
- Aviser le client qu'il doit être à jeun et diminuer ses activités physiques pendant 10 à 12 heures avant de passer ce test.

Procédure

- Prélever un échantillon de sang dans le tube requis par le laboratoire.

Après le test

- Étiqueter le spécimen, le mettre sur de la glace et le faire parvenir immédiatement au laboratoire.

BIOCHIMIE

Hormone antidiurétique
(ADH, Vasopressine)

Description du test

L'hormone antidiurétique (ADH), autrefois appelée vasopressine, est produite par l'hypothalamus, puis entreposée dans la neurohypophyse et libérée selon les besoins exprimés par les taux d'osmolalité sérique. Une osmolalité élevée signifie que la concentration du sérum est élevée et que la quantité d'eau y est plus faible que la normale. Ces conditions déclenchent la libération d'ADH. L'ADH augmente la perméabilité des tubules distaux et collecteurs des néphrons, entraînant ainsi une réabsorption de l'eau. Dans le cas contraire, une faible osmolalité sérique indique qu'il y a un surplus d'eau et que le sérum est dilué. Dans ce cas, la sécrétion d'ADH diminue, ce qui entraîne une augmentation de la diurèse.

Certaines conditions permettent d'expliquer une sécrétion anormale ou absente d'ADH, ou l'absence de réactivité rénale à l'ADH. Dans le cas du *diabète insipide*, on observe soit une sécrétion insuffisante d'ADH, soit une réaction anormale des reins à l'ADH. Le diabète insipide peut être causé par un trauma crânien, une tumeur ou une inflammation cérébrale, des interventions neurochirurgicales ou des affections rénales primaires. Le *syndrome d'antidiurèse inappropriée (SIADH)* se caractérise par une libération continue d'ADH, avec une osmolalité plasmatique faible. Le SIADH peut être dû à des tumeurs ectopiques des poumons, du thymus, du pancréas, des intestins et des voies urinaires qui produisent tous de l'ADH, de même qu'à certains troubles pulmonaires ou à un stress extrême.

H

VALEURS NORMALES

1 − 5 pg/ml (1 − 5 n/L SI)

INTERPRÉTATIONS POSSIBLES DES VALEURS ANORMALES

Augmentation	Diminution
Cancer bronchogène	Diabète insipide hypophysaire
Choc circulatoire	Hypervolémie
Diabète insipide néphrogénique	Infection virale
Hémorragie	Interventions neurochirurgicales
Hépatite	Maladie métastatique
Hypothyroïdie	Sarcoïdose
Hypovolémie	Syphilis
Maladie d'Addison	Traumatisme crânien
Pneumonie	Tumeur de l'hypothalamus
Porphyrie aiguë	
Sécrétion d'ADH ectopique	
Stress	
Syndrome d'antidiurèse inappropriée d'ADH (SIADH)	
Tuberculose	
Tumeur cérébrale	

FACTEURS CONTRIBUANT AUX VALEURS ANORMALES

- Le stress physique et psychologique, la ventilation mécanique à pression positive ou l'utilisation d'un tube de verre pour le prélèvement de l'échantillon sanguin peuvent modifier les résultats.

- L'alcool peut faire diminuer les résultats.
- Médicaments pouvant faire *augmenter* les taux d'ADH : acétaminophène, anesthésiques, barbituriques, carbamazépine, chlorothiazide, chlorpropamide, cyclophosphamide, lithium, morphine, nicotine, ocytocine, œstrogènes, vincristine.
- Médicament pouvant faire *diminuer* les taux d'ADH : phénytoïne.

INTERVENTIONS INFIRMIÈRES ET DÉROULEMENT DU TEST

Avant le test
- Il est nécessaire d'être à jeun pour passer ce test. Éviter tout stress et toute activité physique au cours de cette période.

Procédure
- Demander au client de s'asseoir.
- Prélever un échantillon de sang dans le tube requis par le laboratoire.

Après le test
- Étiqueter le spécimen, le mettre sur de la glace et le faire parvenir immédiatement au laboratoire.

Hormone de croissance : épreuve de stimulation/freinage
(GH, Hormone de croissance humaine [hGH], Somatotrophine)

Description du test

L'hormone de croissance est un polypeptide produit par l'adénohypophyse, dont la fonction principale est de stimuler la croissance de l'organisme. Elle joue aussi un rôle important dans la synthèse des protéines, l'utilisation des acides gras, la mobilisation de l'insuline et la production d'ARN. L'hypothalamus régule la synthèse et la libération de GH par l'intermédiaire de la somatocrinine (GH-RH) et de la somatostatine (GH-IH).

L'hyposécrétion de GH entraîne le nanisme alors que son hypersécrétion mène au gigantisme chez l'enfant et à l'acromégalie chez l'adulte. On utilise ce test pour déceler un hypo ou un hyperfonctionnement de l'hypophyse afin d'intervenir de façon appropriée.

Un dosage du taux de GH effectué au hasard peut être insuffisant pour diagnostiquer une déficience. Pour fournir un supplément d'information, on peut réaliser une épreuve de stimulation ou de freinage de la GH. On réalise l'*épreuve de stimulation de l'hormone de croissance* pour diagnostiquer un déficit en hormone de croissance. Pour mener ce test, on utilise diverses méthodes pour stimuler la sécrétion de GH, dont l'hypoglycémie induite par l'insuline, l'exercice vigoureux et des médicaments. L'*épreuve de freinage de l'hormone de croissance* sert à diagnostiquer l'hypersécrétion de GH. Une hyperglycémie provoquée par voie orale induit une suppression de la libération de GH chez une personne ayant des taux normaux de GH, alors que s'il y a une hypersécrétion de GH, ce test ne provoquera qu'une diminution faible ou nulle de la GH.

VALEURS NORMALES

Taux de GH (échantillon prélevé au hasard) :	hommes :	<5 ng/ml
	femmes :	<10 ng/ml
Épreuve de stimulation de la GH :	>10 ng/ml	
Épreuve de freinage de la GH :	<2 ng/ml	

INTERPRÉTATIONS POSSIBLES DES VALEURS ANORMALES

Échantillon prélevé au hasard

Augmentation	Diminution
Acromégalie	Déficit en hormone de croissance
Anorexie mentale	Hyperglycémie
Chirurgie	Insuffisance hypophysaire
Gigantisme	Nanisme
Hyperpituitarisme	Retard staturo-pondéral
Hypoglycémie	
Inanition	
Sommeil (2 heures après)	
Tumeur de l'hypophyse	
Tumeur de l'hypothalamus	

Épreuve de stimulation

Pas d'augmentation
Déficit en hormone de croissance

Épreuve de freinage

Diminution légère ou nulle
Acromégalie

FACTEURS CONTRIBUANT AUX VALEURS ANORMALES

- L'exercice, l'état nutritionnel, le sommeil et le stress sont des facteurs pouvant faire varier le taux d'hormone de croissance.
- Il ne faudrait prévoir aucune épreuve de l'hormone de croissance moins de 48 heures après un test diagnostique utilisant des matières radioactives.
- Médicaments pouvant faire *augmenter* le taux d'hormone de croissance : amphétamines, arginine, clonidine, contraceptifs oraux, dopamine, glucagon, indométhacine, insuline, interféron, lévodopa, niacine, œstrogènes, phénytoïne.
- Médicaments pouvant faire *diminuer* le taux d'hormone de croissance : acide valproïque, antipsychotiques, bromocriptine, corticostéroïdes, dexaméthasone, octréotide, progestatifs.

INTERVENTIONS INFIRMIÈRES ET DÉROULEMENT DU TEST

Avant le test

Échantillon prélevé au hasard

- Il est nécessaire d'être à jeun pour passer ce test.
- Le client doit être au repos dans un environnement calme pendant 30 minutes avant le test.

Épreuve de stimulation ou de freinage

- Si possible, le client doit cesser de prendre tout médicament stéroïdien avant le test. S'ils doivent tout de même être administrés, indiquer le nom du médicament sur la requête de laboratoire.
- Aviser le client qu'il sera nécessaire d'effectuer plusieurs prélèvements sanguins.
- Il est nécessaire d'être à jeun pour passer ce test.
- Le client doit être au repos dans un environnement calme pendant 90 minutes avant le test.

Procédure

Échantillon prélevé au hasard

- Prélever un échantillon de sang dans le tube requis par le laboratoire.

Épreuve de stimulation (exécutée par un technicien)

- Effectuer un prélèvement sanguin de référence.
- La procédure variera selon le type de stimulateur utilisé. Vérifier les procédures particulières auprès du laboratoire de référence.
- Prélever des échantillons sanguins 30, 60 et 90 minutes après le début du test.

Épreuve de freinage (exécutée par un technicien)

- Effectuer un prélèvement sanguin de référence.
- Administrer une charge orale en glucose. Vérifier les procédures particulières auprès du laboratoire de référence.
- Prélever des échantillons sanguins 30, 60 et 90 minutes après l'ingestion de glucose.

Après le test

- Étiqueter les spécimens en y inscrivant soigneusement l'heure du prélèvement. Les échantillons doivent être acheminés vers le laboratoire immédiatement, étant donné que l'hormone de croissance a une demi-vie de 20 à 25 minutes seulement.

ALERTES CLINIQUES

- Dans les tests de stimulation ou de freinage, l'utilisation d'un dispositif d'injection intermittente permet d'administrer le médicament et de prélever les échantillons sanguins sans avoir à pratiquer de nombreuses ponctions veineuses.

CONTRE-INDICATIONS

- Clients atteints d'accidents vasculaires cérébraux
- Clients ayant des troubles convulsifs
- Clients ayant subi un infarctus du myocarde
- Clients ayant un faible taux de cortisol plasmatique de base

BIOCHIMIE

 Hormone folliculostimulante
(FSH)

Description du test

Ce test sert au diagnostic de l'hypogénitalisme, de la stérilité, des troubles menstruels, de la puberté précoce et de la ménopause. L'hormone folliculostimulante (FSH) est sécrétée par l'adénohypophyse. Au cours de la phase folliculaire du cycle menstruel, la FSH déclenche la production d'œstradiol par le follicule et les deux hormones agissent de concert pour stimuler le développement du follicule ovarien. Un afflux de FSH et d'hormone lutéinisante (LH) au milieu du cycle est suivi par l'ovulation. Durant la phase lutéale, la FSH stimule la production de progestérone qui, avec l'œstradiol, favorise la réponse ovarienne à la LH. Au début de la ménopause, les ovaires cessent de fonctionner, ce qui entraîne une élévation des taux de FSH. Chez l'homme, la FSH stimule la production de spermatozoïdes matures par les testicules, en plus de favoriser la production des protéines de liaison des androgènes.

H

CONSIDÉRATIONS CLINIQUES

En ce qui concerne l'évaluation et le traitement de la stérilité, on a établi une corrélation entre un taux élevé de FSH au 3e jour du cycle menstruel et un rendement insatisfaisant des techniques de procréation médicalement assistée.

VALEURS NORMALES

Femmes :	phase folliculaire	1,68 – 15 UI/L
	pic ovulatoire :	21,9 – 56,6 UI/L
	phase lutéinique :	0,61 – 16,3 UI/L
	postménopause :	14,2 – 52,3 UI/L
Hommes :		1,24 – 7,8 UI/L
Prépuberté :		1,0 – 4,2 UI/L

INTERPRÉTATIONS POSSIBLES DES VALEURS ANORMALES

Augmentation	Diminution
Acromégalie	Aménorrhée (secondaire)
Aménorrhée (primaire)	Anorexie mentale
Anorchidie	Dysfonctionnement de l'hypothalamus
Castration	Hyperplasie surrénale
Insuffisance génitale	Hypogonadotrophisme
Hyperpituitarisme	Hypophysectomie
Hypogénitalisme	Prépuberté
Hystérectomie	Puberté tardive
Insuffisance ovarienne	Tumeur (surrénale, ovarienne, testiculaire)
Insuffisance testiculaire	

Augmentation	Diminution
Ménopause	
Menstruation	
Orchidectomie	
Puberté précoce	
Syndrome de Klinefelter	
Syndrome de Stein-Leventhal	
Syndrome de Turner	
Tumeur de l'hypophyse	
Tumeur hypothalamique	

H

FACTEURS CONTRIBUANT AUX VALEURS ANORMALES

- L'hémolyse de l'échantillon sanguin ou le fait d'avoir subi une scintigraphie dans la semaine précédant le test sont deux éléments qui peuvent modifier les résultats.
- Médicaments qui *diminuent* le taux de FSH : chlorpromazine, contraceptifs oraux, œstrogènes, progestérone, testostérone.

INTERVENTIONS INFIRMIÈRES ET DÉROULEMENT DU TEST

Avant le test

- Il n'est pas nécessaire d'être à jeun pour passer ce test.
- Si possible, interrompre la prise de médicaments pouvant influer sur les résultats 48 heures avant le test.

Procédure

- Prélever un échantillon de sang dans le tube requis par le laboratoire.

Après le test

- Étiqueter le spécimen et le faire parvenir au laboratoire.
- Pour les sujets féminins : indiquer sur la requête de laboratoire la date du début de la dernière menstruation.
- Aviser le client qu'il peut recommencer à prendre sa médication habituelle.

ALERTES CLINIQUES

- On effectue en général le dosage de la FSH et de la LH en même temps.

BIOCHIMIE

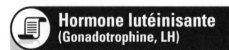

Hormone lutéinisante
(Gonadotrophine, LH)

Description du test

Tout comme l'hormone folliculostimuline (FSH), l'hormone lutéinisante (LH) est sécrétée par le lobe antérieur de l'hypophyse. La FSH stimule la maturation des follicules ovariens et la production d'œstrogènes par ces derniers. À mesure que les taux d'œstrogènes augmentent, ceux de la LH augmentent aussi. Des taux élevés de FSH et de LH sont nécessaires à l'ovulation et à la transformation d'un follicule ovarien en corps jaune; cette transformation est appelée *lutéinisation*. À la suite de l'ovulation, la LH maintient le corps jaune en place et celui-ci sécrète la progestérone. En l'absence de grossesse, le corps jaune se désintègre une dizaine de jours plus tard. La LH stimule également les ovaires à sécréter des stéroïdes, principalement l'œstradiol. Ces stéroïdes aident la glande hypophyse à régulariser la production de LH. Durant la ménopause, les ovaires cessent de fonctionner et les taux de LH augmentent. Chez l'homme, la LH et la FSH stimulent la libération de testostérone par les testicules; cette hormone est nécessaire à la spermatogenèse. Ce test permet de déterminer s'il y a eu ovulation et d'évaluer l'aménorrhée ou l'infertilité.

H

VALEURS NORMALES

Femmes :	phase folliculaire :	5 – 30 mUI/ml (5 – 30 UI/L SI)
	milieu du cycle :	75 – 150 mUI/ml (75 – 150 UI/L SI)
	phase lutéale :	3 – 40 mUI/ml (3 – 40 UI/L SI)
	postménopause :	30 – 200 mUI/ml (30 – 200 UI/L SI)
Hommes :		6 – 23 mUI/ml (6 – 23 UI/L SI)

INTERPRÉTATIONS POSSIBLES DES VALEURS ANORMALES

Augmentation	Diminution
Absence congénitale d'ovaires	Anorexie mentale
Acromégalie précoce	Dysfonctionnement hypothalamique
Alcoolisme	Hypogénitalisme
Aménorrhée	Hypopituitarisme
Déficit ovarien	Malnutrition
Hyperpituitarisme	Prolactinome
Insuffisance gonadique primaire	Syndrome de Shehaan
Ménopause	
Menstruations	
Puberté précoce	
Syndrome de Klinefelter	
Syndrome des ovaires polykystiques	
Syndrome de Turner	

FACTEURS CONTRIBUANT AUX VALEURS ANORMALES

- L'hémolyse de l'échantillon sanguin de même qu'une scintigraphie moins d'une semaine avant le test peuvent modifier les résultats.
- Médicaments pouvant faire *augmenter* les taux de LH: acide valproïque, bromocriptine, clomiphène, finastéride, hydrocortisone, kétoconazole, leuprolide, spironolactone, tamoxifène.

- Médicaments pouvant faire *diminuer* les taux de LH : anticonvulsivants, digoxine, kétoconazole, metformine, octréotide, œstrogènes, phénothiazines, progestatifs, stéroïdes anabolisants, tamoxifène.

INTERVENTIONS INFIRMIÈRES ET DÉROULEMENT DU TEST

Avant le test
- Il n'est pas nécessaire d'être à jeun pour passer ce test.
- Demander au client, si possible, de ne pas prendre de médicaments susceptibles de modifier les résultats pendant 48 heures avant le test.

Procédure
- Prélever un échantillon de sang dans le tube requis par le laboratoire.

Après le test
- Étiqueter le spécimen et le faire parvenir au laboratoire.
- Si pertinent, indiquer sur l'étiquette la date du début de la dernière période menstruelle.
- Aviser le client qu'il peut recommencer à prendre sa médication habituelle.

ALERTES CLINIQUES

- On mesure généralement la FSH en même temps que la LH.
- Des échantillons sanguins mis en commun donnent parfois une évaluation plus précise des taux de LH.

BIOCHIMIE

Hormone parathyroïdienne
(Parathormone, PTH)

Description du test

La parathormone (PTH) est produite par les glandes parathyroïdes. Elle joue un rôle majeur dans le maintien des taux de calcium et de phosphore de l'organisme. Cet équilibre se réalise par la stimulation de l'absorption intestinale du calcium, par la mobilisation du calcium et du phosphore des os, ainsi que par la réabsorption tubulaire du calcium et l'excrétion du phosphore par les reins. Règle générale, on vérifie le taux de PTH si le taux de calcium d'un client est anormal ou afin de surveiller des conditions pouvant affecter ce taux, comme l'insuffisance rénale chronique.

CONSIDÉRATIONS CLINIQUES

En général, on n'évalue pas isolément le taux de PTH. Étant donné que cette hormone peut influencer à la fois les taux de calcium et de phosphore, on mesure généralement ceux-ci en même temps que la PTH. La fonction rénale pouvant affecter le taux de PTH, on peut aussi surveiller le taux de créatinine sérique. De même, il faudrait mesurer les taux sériques de calcium, de phosphore et la concentration plasmatique de PTH chez les clients souffrant d'une maladie rénale chronique.

VALEURS NORMALES

10–65 pg/ml

INTERPRÉTATIONS POSSIBLES DES VALEURS ANORMALES

Augmentation	Diminution
Carence en vitamine D	Hypercalcémie
Épithélioma malpighien	Hypoparathyroïdie
Grossesse	Intoxication par les vitamines A et D
Hypercalciurie rénale	Maladie auto-immune
Hyperparathyroïdie primaire	Maladie de Basedow
Hyperparathyroïdie secondaire	Parathyroïdectomie
Hypocalcémie	Sarcoïdose
Insuffisance rénale chronique	Syndrome du lait et des alcalins
Lactation	
Malabsorption du calcium	
Production ectopique de PTH	
Rachitisme	

H

FACTEURS CONTRIBUANT AUX VALEURS ANORMALES

- Des valeurs faussement faibles peuvent apparaître à la suite d'ingestion de lait.
- Autres facteurs pouvant influencer le taux de PTH : allaitement, examen en médecine nucléaire récent, grossesse, hyperlipidémie.
- Médicaments pouvant faire *augmenter* le taux de PTH : anticonvulsivants, diurétiques thiazidiques, furosémide, isoniazide, lithium, médicaments contenant du phosphate, rifampicine et stéroïdes.
- Médicaments pouvant faire *diminuer* légèrement le taux de PTH : cimétidine et propranolol.

INTERVENTIONS INFIRMIÈRES ET DÉROULEMENT DU TEST

Avant le test

- Il est nécessaire d'être à jeun 8 à 10 heures avant le prélèvement.
- Le taux de PTH variant au cours de la journée pour atteindre son maximum aux alentours de 2 h, prélever généralement les échantillons vers 8 h.

Procédure

- Prélever un échantillon de sang dans le tube requis par le laboratoire.

Après le test

- Étiqueter le spécimen et le faire parvenir au laboratoire.

ALERTES CLINIQUES

- Si les taux sériques de PTH et de calcium sont élevés, le client risque de présenter diverses conditions cliniques, dont la formation de calculs rénaux à cause de l'hypercalciurie, l'ostéoporose, attribuable à la perte de calcium par les os, l'insuffisance rénale et l'hypertension.

BIOCHIMIE

Hormone lactogène placentaire
(HLP)

Description du test

Ce test permet d'évaluer la fonction placentaire. L'hormone lactogène placentaire (HLP) est une hormone protéique synthétisée par le placenta. Au cours de la grossesse, celle-ci fait augmenter le taux de glucose sanguin. Le taux de HLP augmente lentement tout au long de la grossesse, pour atteindre un pic de 7 µg/ml à terme et chuter à zéro après l'accouchement. De faibles taux de HLP durant la grossesse peuvent être un signe de souffrance fœtale et justifier des examens de la viabilité du fœtus au moyen d'une épreuve de réactivité fœtale et d'une amniocentèse.

VALEURS NORMALES

Les valeurs augmentent au cours de la grossesse :

5e–27e semaine :	<4,6 µg/ml
28e–31e semaine :	2,4–6,1 µg/ml
32e–35e semaine :	3,7–7,7 µg/ml
36e → terme :	5–8,6 µg/ml

INTERPRÉTATIONS POSSIBLES DES VALEURS ANORMALES

Augmentation	Diminution
Allo-immunisation fœtomaternelle	Choriocarcinome
Anémie falciforme maternelle	Insuffisance placentaire
Diabète maternel	Menace d'avortement
Grossesse multiple	Môle hydatiforme
Maladie hépatique maternelle	Retard de croissance intra-utérine
	Souffrance fœtale
	Syndrome de post-maturité
	Toxémie gravidique

FACTEURS CONTRIBUANT AUX VALEURS ANORMALES

- L'hémolyse de l'échantillon sanguin et des scintigraphies récentes peuvent modifier les résultats.

H

INTERVENTIONS INFIRMIÈRES ET DÉROULEMENT DU TEST

Avant le test
- Il n'est pas nécessaire d'être à jeun pour passer ce test.

Procédure
- Prélever un échantillon de sang dans le tube requis par le laboratoire.

Après le test
- Étiqueter le spécimen et le faire parvenir au laboratoire.

Hybridation *in situ* en fluorescence
(Technique de FISH)

Description du test

L'hybridation *in situ* en fluorescence (FISH) est une technique de laboratoire permettant d'étudier des anomalies chromosomiques. Elle peut mettre en évidence plusieurs types d'anomalies. Si un segment de gène a *muté*, la région de la mutation devient fluorescente lorsqu'elle se lie à une sonde spéciale. S'il existe une *microdélétion* sur l'un des deux chromosomes de la septième paire, comme cela se produit pour le gène de l'élastine chez les personnes souffrant du syndrome de Williams et Beuren, la région de délétion ne sera pas fluorescente. Ce test peut aussi détecter des *translocations*, dans lesquelles un segment de chromosome se brise et se rattache à un autre chromosome. Certaines tumeurs cancéreuses, comme la leucémie myéloïde chronique et le lymphome de Burkitt, sont causées par des translocations. L'hybridation *in situ* en fluorescence ne remplace pas l'analyse chromosomique, surtout en raison de son coût plus élevé et de sa disponibilité limitée. On la réalise souvent en conjonction avec une étude chromosomique standard, selon la condition soupçonnée de la personne.

CONSIDÉRATIONS CLINIQUES

Lorsque le caryotype standard est normal, l'hybridation *in situ* en fluorescence, utilisée pour étudier des remaniements subtélomériques, est un complément diagnostique important dans l'évaluation d'un enfant présentant un retard de développement et/ou un retard mental.

VALEURS NORMALES

Nombre et composition des chromosomes normaux

INTERPRÉTATIONS POSSIBLES DES VALEURS ANORMALES

Exemple d'états évalués à l'aide de l'hybridation *in situ* en fluorescence

Leucémies :	Leucémie lymphoblastique aiguë pédiatrique (translocation 12/21)
	Leucémie lymphoïde chronique des lymphocytes B
	Leucémie myéloïde aiguë (translocation 8/21)
	Leucémie myéloïde chronique (translocation 9/22)
	Leucémie promyélocytaire aiguë (translocation 15/17)
Syndromes de microdélétion :	Syndrome de Di George
	Syndrome de Miller-Dieker
	Syndrome de Prader-Labhart-Willi et Fanconi et syndrome d'Angelman
	Syndrome de Smith-Magenis
	Syndrome de Williams et Beuren
	Syndrome du cri du chat

INTERVENTIONS INFIRMIÈRES ET DÉROULEMENT DU TEST

Avant le test
- Le type de condition à évaluer déterminera le type d'échantillon nécessaire (sang, liquide amniotique, produit de conception, moelle osseuse, biopsie des villosités choriales, tissu solide ou tissu tumoral).
- Il n'est pas nécessaire d'être à jeun pour passer ce test.

Procédure
- Pour une épreuve sanguine, prélever un échantillon de sang dans le tube requis par le laboratoire.
- Pour obtenir et traiter d'autres spécimens pour le test, s'en remettre aux directives du laboratoire.

Après le test
- Étiqueter le spécimen et le faire parvenir au laboratoire.

ALERTES CLINIQUES
- Il est recommandé de tenir une consultation en génétique après le test pour discuter des résultats et de leur interprétation.

BIOCHIMIE

17-Hydroxycorticostéroïdes

Description du test

La corticosurrénale sécrète trois catégories d'hormones : des glucocorticoïdes (le cortisol principalement), des minéralocorticoïdes (l'aldostérone) et des hormones sexuelles, soit des androgènes, œstrogènes et progestérones. Le dosage des 17-hydroxycorticoïdes mesure les produits de la dégradation des glucocorticoïdes comme la cortisone et l'hydrocortisone. Il s'agit donc d'un test qui évalue la fonction de la glande surrénale. Celui-ci a déjà été pratiqué dans le diagnostic différentiel du syndrome de Cushing et la maladie d'Addison. À l'heure actuelle, la mesure des taux de cortisol urinaire et plasmatique constitue une épreuve plus sensible que le présent test.

VALEURS NORMALES (VARIABLES SELON LE LABORATOIRE)

Femmes :	2,0 – 6,0 mg/jour (5,5 – 17 μmol/jour SI)
Hommes :	3,0 – 10,0 mg/jour (8 – 28 μmol/jour SI)

INTERPRÉTATIONS POSSIBLES DES VALEURS ANORMALES

Augmentation	Diminution
Acétonurie	Anorexie mentale
Acromégalie	Hémorragie surrénalienne
Fructosurie	Hyperplasie congénitale des surrénales
Glycosurie	Hypothyroïdie
Grossesse	Infarctus de la glande surrénale
Hirsutisme	Insuffisance adénohypophysaire
Hyperplasie de la surrénale	Maladie d'Addison
Hypertension (grave)	
Insomnie	
Maladie aiguë	
Obésité	
Stress	
Syndrome de Cushing	
Thyrotoxicose	
Tumeur de la surrénale	
Tumeur ectopique produisant de l'ACTH	
Tumeur hypophysaire	
Virilisme	

FACTEURS CONTRIBUANT AUX VALEURS ANORMALES

- Médicaments pouvant faire *augmenter* les taux de 17-hydroxycorticostéroïdes : acétate de cortisone, acétazolamide, acide ascorbique, céfoxitine, chlordiazépoxide, chlorpromazine, colchicine, corticotrophine, digitale, érythromycine, gonadotropines, hydrate de chloral, hydrocortisone, hydroxyzine, iodures, méprobamate, méthénamine, méthicilline, paraldéhyde, quinidine, quinine, spironolactone.

- Médicaments pouvant faire *diminuer* les taux de 17-hydroxycorticostéroïdes : acétate de médroxyprogestérone, apresoline, carbamazépine, contraceptifs oraux, corticostéroïdes, diurétiques thiazidiques, mépéridine, morphine, œstrogènes, pentazocine, phénothiazines, phénytoïne, prométhazine, réserpine, salicylates.

INTERVENTIONS INFIRMIÈRES ET DÉROULEMENT DU TEST

Avant le test

- Expliquer au client comment recueillir son urine pendant 24 heures.
- Insister sur l'importance de conserver *toute* l'urine au cours de cette période. Expliquer au client comment éviter de contaminer l'urine avec du papier hygiénique ou des selles.
- Demander au client de s'abstenir, si possible, de prendre des médicaments qui nuiraient aux résultats.

Procédure

- Se procurer au laboratoire le contenant requis.
- Commencer la période de prélèvement le matin, après la première miction du client; celle-ci est jetée.
- Conserver *toute* l'urine produite pendant 24 heures dans le même contenant. Le réfrigérer ou le mettre sur de la glace.
- Si de l'urine est jetée pendant cette période, il faut mettre fin au test et en effectuer un nouveau.
- Afficher l'heure marquant la fin de la période de collecte de 24 heures dans la chambre du client.

Après le test

- À la fin de la période de 24 heures, étiqueter le contenant d'urine, le mettre sur de la glace et l'expédier le plus rapidement possible au laboratoire.

BIOCHIMIE

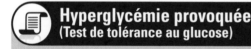

Hyperglycémie provoquée
(Test de tolérance au glucose)

Description du test

On pratique l'épreuve d'hyperglycémie provoquée pour exclure un diagnostic de diabète, en évaluant le rythme auquel le glucose est retiré de la circulation sanguine. Après avoir administré une charge orale en glucose, on prélève des échantillons de sang 30 minutes, 1 heure, 2 heures et 3 heures plus tard. Chez les clients non diabétiques, l'augmentation de la glycémie est relativement faible. Chez les clients diabétiques toutefois, le taux de glucose présente une augmentation spectaculaire et demeure très élevé durant plusieurs heures. On utilise aussi ce test pour dépister un diabète gestationnel au cours de la grossesse.

CONSIDÉRATIONS CLINIQUES

Pour le dépistage du diabète et des états prédiabétiques, le test de glycémie à jeun ou l'épreuve d'hyperglycémie provoquée (2 heures après une charge en glucose de 75 g) sont tous deux appropriés.

VALEURS NORMALES

Épreuve de 75 g (diabète de type 2) :	à jeun :	3,3 – 5,6 mmol/L
	1 heure :	<11,1 mmol/L
	2 heures :	<7,8 mmol/L
Épreuve de 50 g (diabète gestationnel) :	1 heure :	<7,8 mmol/L
Épreuve de 100 g (diabète gestationnel) :	à jeun :	<5,3 mmol/L
	1 heure :	<10 mmol/L
	2 heures :	<8,6 mmol/L
	3 heures :	<7,8 mmol/L

H

INTERPRÉTATIONS POSSIBLES DES VALEURS ANORMALES

Augmentation	Diminution
Hyperplasie des cellules insulaires du pancréas	Diabète
Hypoglycémie réactionnelle	Diabète gestationnel
Hypoparathyroïdie	Gastrectomie
Hypothyroïdie	Hémochromatose
Maladie d'Addison	Hyperlipidémie
Maladie hépatique	Hyperthyroïdie
Tumeur des cellules insulaires du pancréas	Insuffisance hépatique sévère
	Intolérance au glucose
	Lésions du système nerveux central
	Phéochromocytome
	Syndrome de Cushing

FACTEURS CONTRIBUANT AUX VALEURS ANORMALES

- Le repos au lit, les infections, le tabagisme et le stress peuvent modifier les résultats.
- Un régime faible en glucides peut faussement suggérer un diabète ou une intolérance au glucose.
- Médicaments pouvant faire *augmenter* la tolérance au glucose : agents hypoglycémiants, insuline.
- Médicaments pouvant faire *diminuer* la tolérance au glucose : corticostéroïdes, diurétiques thiazidiques, niacine, œstrogènes.

INTERVENTIONS INFIRMIÈRES ET DÉROULEMENT DU TEST

Avant le test

- Il est nécessaire d'être à jeun pour passer ce test.
- L'absorption d'alcool ou de café ou une activité physique excessive ne sont pas autorisées dans les huit heures précédant le test.
- Il n'est pas permis de fumer pendant l'épreuve.
- Si possible, la prise de médicaments risquant d'influer sur les résultats est suspendue pendant les 3 jours précédant le test.
- Aviser le client de signaler tout malaise ressenti durant le test.

Procédure (exécutée par un technicien)

- Prélever un échantillon de sang dans le tube requis par le laboratoire.
- Donner au client une charge orale en glucose : 75 – 100 g de glucose dissous dans de l'eau ou du jus de citron (pour améliorer le goût de la substance très sucrée).
- Prélever d'autres échantillons sanguins après 30 minutes, 1 heure, 2 heures et 3 heures.
- L'absorption d'eau est autorisée et encouragée pendant la durée de l'épreuve.
- Le client doit se reposer pendant l'épreuve.

Après le test

- Il faut surveiller le client afin de déceler des signes de faiblesse, des tremblements, de l'anxiété, de la transpiration ou une perte de conscience. Si ces symptômes apparaissent, prélever un échantillon de sang et vérifier le taux de glucose. En cas d'hypoglycémie, donner du jus d'orange additionné de sucre ou administrer du glucose intraveineux. En cas d'hyperglycémie, administrer de l'insuline. Dans les deux cas, interrompre le test.
- Étiqueter les spécimens, les mettre sur de la glace et les faire parvenir au laboratoire immédiatement. Le taux de glucose diminue lorsque le sang est laissé à la température de la pièce.

ALERTES CLINIQUES

- Complications possibles : hypoglycémie, hyperglycémie
- Normalement, on ne pratique pas d'hyperglycémie provoquée chez les enfants.

CONTRE-INDICATIONS

- Toute condition où il y a une intolérance au glucose : chirurgie récente, infarctus du myocarde, infections graves, période post-partum, troubles endocriniens

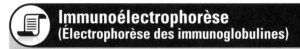

Immunoélectrophorèse
(Électrophorèse des immunoglobulines)

Description du test

Les protéines du sang sont l'albumine et les globulines, ces dernières étant divisées en alpha, bêta et gammaglobulines. Les gammaglobulines sont appelées *immunoglobulines (Ig)* étant donné que ce sont des anticorps et qu'elles jouent un rôle essentiel dans la réaction immunitaire. Grâce à l'électrophorèse, on peut mettre en évidence cinq catégories d'immunoglobulines, à savoir les IgA, IgD, IgE, IgG et IgM.

Les *immunoglobulines G (IgG)* sont les plus abondantes des immunoglobulines, constituant environ 75 % du total. Les IgG protègent contre les virus, les bactéries et les toxines et sont les seules Ig à pouvoir franchir la barrière placentaire. Les IgG jouent un rôle important dans la réponse secondaire du système immunitaire. Lorsque ce système vient en contact avec un antigène pour la première fois, une réponse *primaire* est produite par les IgM; ces dernières sont rapidement remplacées par les IgG, dont les taux augmentent. Les IgG conservent l'antigène en mémoire: lorsque le système immunitaire est de nouveau mis en contact avec le même antigène, les IgG réagissent immédiatement.

Les *immunoglobulines A (IgA)* représentent 10 % à 15 % des immunoglobulines. On retrouve des IgA dans de nombreux liquides organiques tels le colostrum, la salive et les larmes. On considère que les IgA forment la première ligne de défense contre les organismes qui tentent d'envahir les voies respiratoires, gastro-intestinales et urinaires.

Les *immunoglobulines M (IgM)* représentent 7 % à 10 % des immunoglobulines. Ce sont les premières à réagir à un antigène qui entre en contact avec le système immunitaire pour la première fois. Puisque ce sont les taux d'IgM qui augmentent les premiers au cours de la réponse primaire, les IgM constituent un indicateur d'un début d'infection. Les IgM sont également responsables de la formation d'anticorps naturels, tels ceux du système ABO.

Les *immunoglobulines E (IgE)* sont présentes en très petite quantité. Elles jouent un rôle dans les réactions allergiques, comme les réactions d'hypersensibilité et anaphylactiques. On observe également une augmentation des taux d'IgE lors de parasitoses.

Les *immunoglobulines D (IgD)* sont présentes en très faible quantité. Leur fonction est inconnue.

Au cours de l'*immunoélectrophorèse,* le passage d'un courant électrique dans un échantillon de sérum sanguin entraîne la séparation des différentes immunoglobulines selon leurs charges électriques. Chaque immunoglobuline forme une bande qui lui est caractéristique. Cette bande change d'apparence lorsqu'une immunoglobuline anormale est présente.

VALEURS NORMALES (VARIABLES SELON L'ÂGE)

Adultes:	IgG:	639–1 349 mg/dl (6,39–13,49 g/L SI)
	IgA:	70–312 mg/dl (0,70–3,12 g/L SI)
	IgM:	56–352 mg/dl (0,56–3,52 g/L SI)

IgD :	0,5 – 3 mg/dl	(0,005 – 0,03 g/L SI)
IgE :	0,01 – 0,04 mg/dl	0,000 1 – 0,000 4 g/L SI)
Nouveau-nés : IgG :	640 – 1 250 mg/dl	(6,40 – 12,50 g/L SI)
IgA :	0 – 11 mg/dl	(0 – 0,11 g/L SI)
IgM :	5 – 30 mg/dl	(0,05 – 0,30 g/L SI)
IgD et IgE :	négligeables	

INTERPRÉTATIONS POSSIBLES DES VALEURS ANORMALES

IgG

Augmentation	Diminution
Lupus érythémateux disséminé	Agammaglobulinémie
Lymphomes	Aplasie lymphoïde
Maladie du foie	Immunodéficience humorale
Maladie infectieuse	Infections bactériennes
Malnutrition sévère	Leucémie
Myélome à IgG	Myélome à IgA
Neurosyphilis	Prééclampsie
Parasitose	Sida
Polyarthrite rhumatoïde	
Rhumatisme articulaire aigu	
Sarcoïdose	
Sclérose en plaques	
Syndrome de Sjögren	

IgA

Augmentation	Diminution
Alcoolisme	Agammaglobulinémie
Carcinome	Ataxie télangiectasie héréditaire
Cirrhose	Déficit de l'immunité humorale
Dysprotéinémie	Fin de grossesse
Exercice	Hypogammaglobulinémie
Infections chroniques	Infection sino-pulmonaire chronique
Jaunisse obstructive	Leucémie
Maladie du foie	Maladie intestinale inflammatoire
Myélome multiple	Syndrome néphrotique
Polyarthrite rhumatoïde	
Sinusite	

IgM

Augmentation	Diminution
Actinomycose	Agammaglobulinémie
Bartonellose	Amylose
Lupus érythémateux disséminé	Aplasie lymphoïde

Augmentation	Diminution
Macroglobulinémie primaire	Déficit immunitaire humoral
Mononucléose infectieuse	Hypogammaglobulinémie
Mycoses	Leucémie
Paludisme	Maladie intestinale inflammatoire
Polyarthrite rhumatoïde	Myélomes à IgG et à IgA
Trypanosomiase	Syndrome néphrotique

IgE

Augmentation	Diminution
Allergies aux aliments et aux médicaments	Agammaglobulinémie
Asthme	Ataxie télangiectasie
Dermatite	Carcinome avancé
Eczéma	Déficit en IgE
Myélome à IgE	Myélome non-IgE
Pemphigus	Sida
Périartérite noueuse	
Rhinite	
Rhume des foins	
Sinusite	
Syndrome de Wiskott-Aldrich	

IgD

Augmentation	Diminution
Dysprotéinémie	Myélome non-IgD
Infections chroniques	Sida
Maladie auto-immune	
Myélome à IgD	

FACTEURS CONTRIBUANT AUX VALEURS ANORMALES

- Une immunisation moins de 6 mois avant le test peut faire augmenter les taux d'immunoglobulines.
- Médicaments pouvant faire *augmenter* les concentrations d'immunoglobulines : acide valproïque, carbamazépine, chlorpromazine, contraceptifs oraux, dextran, méthylprednisolone, œstrogènes, pénicillamine, phénytoïne, sels d'or.

INTERVENTIONS INFIRMIÈRES ET DÉROULEMENT DU TEST

Avant le test

- Il n'est pas nécessaire d'être à jeun pour passer ce test.

Procédure

- Prélever un échantillon de sang dans le tube requis par le laboratoire.

Après le test

- Étiqueter le spécimen et le faire parvenir au laboratoire.

HÉMATOLOGIE

Immunophénotypage des lymphocytes
(Numération des lymphocytes T et B)

Description du test

Le système immunitaire comprend deux divisions : le système humoral et le système cellulaire. La principale cellule participant aux réactions humorales est le *lymphocyte B*; celui-ci se développe dans la moelle osseuse et est libéré dans le courant sanguin sous une forme inactive, mais quand ce lymphocyte est exposé pour la première fois à un antigène, il produit des anticorps (immunoglobulines) qui vont se lier à l'antigène. Cette production d'anticorps peut durer des semaines ou des années, mais ces derniers sont généralement mis en évidence moins de 6 mois après l'infection. Par suite d'un deuxième contact avec le même antigène, les anticorps dirigés contre cet antigène sont déjà présents, de sorte que la réponse immunitaire se produit presque immédiatement.

Les *lymphocytes T*, qui arrivent à maturité dans le thymus, sont les principales cellules faisant partie du système cellulaire immunitaire. Quand un lymphocyte T rencontre une protéine spécifique ou un micro-organisme contre lesquels il est programmé pour réagir, il peut les attaquer directement et les détruire. On a mis en évidence plusieurs sous-populations de lymphocytes T.

La numération des lymphocytes T et B permet d'évaluer l'état du système immunitaire. On pratique généralement une telle numération chez les personnes infectées par le VIH chez qui la numération lymphocytaire diminue en même temps que la fonction immunitaire. Quant aux lymphocytes T suppresseurs, leur nombre ne varie pas, mais il peut augmenter. À mesure que les lymphocytes T auxiliaires (CD4) sont infectés par le VIH, leur nombre diminue. Donc, à mesure que le nombre de lymphocytes CD4 va en diminuant, les lymphocytes T suppresseurs deviennent prédominants et freinent les réponses cellulaires et humorales, empêchant ainsi l'organisme de combattre l'infection.

VALEURS NORMALES

Numération lymphocytaire :	lymphocytes :	0,66 – 4,60 x103/ml
	lymphocytes B :	3 – 21 % (92 – 392 cellules/µl)
	lymphocytes T :	60 – 88 % (644 – 2 201 cellules/µl)
	lymphocytes T auxiliaires (CD4) :	34 – 67 % (493 – 1 191 cellules/µl)
	lymphocytes T suppresseurs (CD8) :	10 – 42 % (182 – 785 cellules/µl)
Rapport lymphocytaire :	lymphocytes T auxiliaires/ lymphocytes T suppresseurs :	>1,0

INTERPRÉTATIONS POSSIBLES DES VALEURS ANORMALES

Lymphocytes B

Augmentation	Diminution
Leucémie lymphoïde chronique	Déficit en IgG, en IgA et en IgM
Lupus érythémateux disséminé	Hypogammaglobulinémie
	Lymphomes
	Myélome multiple
	Syndrome néphrotique

Lymphocytes T

Augmentation	Diminution
Maladie de Basedow	Augmentation du risque d'être atteint de la forme clinique du sida
	Augmentation du risque d'être atteint d'infection opportuniste
	Infection par le VIH
	Infection virale aiguë
	Maladie de Hodgkin
	Tumeurs
	Syndrome d'Aldrich
	Syndrome de Di George
	Syndrome de Nezelof

FACTEURS CONTRIBUANT AUX VALEURS ANORMALES

- Les résultats varient selon le moment de la journée.

INTERVENTIONS INFIRMIÈRES ET DÉROULEMENT DU TEST

Avant le test

- Il n'est pas nécessaire d'être à jeun pour passer ce test.

Procédure

- Prélever un échantillon de sang dans le tube requis par le laboratoire.

Après le test

- Étiqueter le spécimen et le faire parvenir au laboratoire.
- Enseigner au client à surveiller le site de la ponction et lui demander d'informer son médecin traitant si les signes ou les symptômes d'infection suivants se manifestent : fièvre, écoulement, rougeur, chaleur, œdème, douleur au site de la ponction.

ALERTES CLINIQUES

- Complication possible : infection au site de la ponction en raison d'une immunodéficience.
- Les numérations périodiques des lymphocytes CD4 peuvent se révéler très éprouvantes pour la personne. Lui fournir un soutien émotif et la référer à d'autres spécialistes si nécessaire.

Index de thyroxine libre

Description du test

L'index de thyroxine libre est un calcul mathématique réalisé à partir du dosage de la T_4 et du test de fixation de la T_3. Le résultat indique combien il y a de thyroxine libre et active dans le sang. À la différence du seul dosage de la T_4, il n'est pas perturbé par le taux d'œstrogènes. L'utilisation de l'index de thyroxine libre n'est pas aussi fiable que le dosage direct de la T_4 libre dans le sang. Le calcul est le suivant :

$$\text{Index de thyroxine libre} = (T_4 \text{ totale} \times \text{Fixation de la } T_3 \text{ en \%}) / 100$$

I

VALEURS NORMALES

1,5 – 5,5

INTERPRÉTATIONS POSSIBLES DES VALEURS ANORMALES

Augmentation	Diminution
Hyperthyroïdie	Hypothyroïdie

FACTEURS CONTRIBUANT AUX VALEURS ANORMALES

- Médicaments pouvant faire *augmenter* l'index de thyroxine libre : amiodarone, carbamazépine, contraceptifs oraux, furosémide, phénobarbital, propranolol.
- Médicaments pouvant faire *diminuer* l'index de thyroxine libre : amiodarone, clomifène, corticostéroïdes, iodure, lovastatine, phénobarbital, phénytoïne, primidone, salicylates, thiamazole.

Indice de distribution érythrocytaire
(IDR)

Description du test

L'indice de distribution érythrocytaire se calcule à l'aide d'un appareil à partir du volume globulaire moyen (VGM) et de la numération des globules rouges. Il s'agit d'une mesure quantitative de l'anisocytose, une condition dans laquelle les globules rouges ont des tailles inégales. Ce test aide à faire la distinction entre une anémie ferriprive et la thalassémie. Dans les deux cas, le volume globulaire moyen est faible, mais l'indice de distribution érythrocytaire est élevé dans le cas d'une anémie ferriprive, alors qu'il est normal dans la thalassémie. L'indice de distribution érythrocytaire peut devenir anormal avant que le volume globulaire moyen le devienne et que l'anémie soit apparente.

VALEURS NORMALES

11,5 – 14,5 %

INTERPRÉTATIONS POSSIBLES DES VALEURS ANORMALES

Augmentation

Alcoolisme
Anémie falciforme
Anémie ferriprive
Anémie hémolytique
Anémie par carence en acide folique
Anémie pernicieuse

FACTEURS CONTRIBUANT AUX VALEURS ANORMALES

- L'hémolyse de l'échantillon sanguin peut modifier les résultats.
- Une transfusion sanguine récente peut modifier les résultats.
- Médicament pouvant faire *augmenter* l'indice de distribution érythrocytaire : époétine.

INTERVENTIONS INFIRMIÈRES ET DÉROULEMENT DU TEST

Avant le test

- Il n'est pas nécessaire d'être à jeun pour passer ce test.

Procédure

- Prélever un échantillon de sang dans le tube requis par le laboratoire.

Après le test

- Étiqueter le spécimen et le faire parvenir au laboratoire.

HÉMATOLOGIE

Indices globulaires
(Concentration globulaire moyenne en hémoglobine [CGMH], Teneur globulaire moyenne en hémoglobine [TGMH], Volume globulaire moyen [VGM])

Description du test

Les globules rouges transportent l'oxygène grâce à leurs molécules d'hémoglobine. La quantité d'oxygène que les tissus reçoivent dépend du nombre de globules rouges et de leur état, ainsi que de leur concentration en hémoglobine. Les indices globulaires sont le volume globulaire moyen (VGM), la teneur globulaire moyenne en hémoglobine (TGMH) et la concentration globulaire moyenne en hémoglobine (CGMH). Ces constantes permettent de déterminer si la taille des globules rouges est normale et s'ils contiennent une quantité adéquate d'hémoglobine.

Le *volume globulaire moyen (VGM)* est la mesure de la taille moyenne des globules rouges. S'il est élevé, les globules rouges sont plus grands que la normale et portent alors le nom de *macrocytes*. On les observe dans les anémies macrocytaires, comme celles qui sont dues à une carence en vitamine B_{12} ou en acide folique. Si le volume globulaire moyen est diminué, les globules rouges sont plus petits que la normale et sont appelés *microcytes*. Les affections microcytaires comprennent l'anémie ferriprive et la thalassémie. Si le volume globulaire moyen est normal, les globules rouges sont des *normocytes*. On calcule le volume globulaire moyen de la façon suivante :

$$VGM = \frac{\text{Hématocrite (en \%)} \times 10}{\text{Globules rouges (en millions/mm}^3)}$$

La *teneur globulaire moyenne en hémoglobine (TGMH)* est une mesure de la quantité d'hémoglobine contenue dans les globules rouges. Cette mesure, qui est en corrélation avec les résultats du volume globulaire moyen, se calcule comme suit :

$$TGMH = \frac{\text{Hémoglobine (en g/dl)} \times 10}{\text{Globules rouges (en millions/mm}^3)}$$

La *concentration globulaire moyenne en hémoglobine (CGMH)* est le contenu en hémoglobine par rapport à la taille de la cellule (concentration en hémoglobine) par globule rouge. Elle se calcule ainsi :

$$CGMH = \frac{\text{Hémoglobine (en g/dl)} \times 100}{\text{Hémotocrite}}$$

Des valeurs faibles de CGMH sont dites *hypochromes* et se rencontrent dans l'anémie ferriprive et la thalassémie. Les valeurs élevées de CGMH, dites *hyperchromes*, sont associées à la microsphérocytose héréditaire (maladie de Minkowski-Chauffard). Les globules rouges ne peuvent contenir plus de 37 g/dl d'hémoglobine, de sorte que même dans les cas d'anémie macrocytaire, les cellules seront *normochromes*, ce qui signifie qu'elles ont une CGMH normale.

Exemples de divers types d'anémie :

- Anémie normocytaire/normochrome : les indices globulaires sont normaux, mais la numération des globules rouges est faible. Elle peut être attribuable à une hémorragie ou à une destruction par des valves cardiaques artificielles.
- Anémie microcytaire/hypochrome : le VGM et la CGMH sont tous deux faibles, ce qui se produit dans les cas d'anémie ferriprive, d'intoxication par le plomb et de thalassémie.
- Anémie macrocytaire/normochrome : le VGM est élevé et la CGMH est normale, ce qui se produit en cas de carence en vitamine B_{12} et en folate.

VALEURS NORMALES

VGM :	$86-98 \ \mu^3$
	nouveau-nés : $96-108 \ \mu^3$
TGMH :	$28-33$ pg
	nouveau-nés : $32-40$ pg

CGMH :   30 – 36 %

nouveau-nés : 30 – 34 %

INTERPRÉTATIONS POSSIBLES DES VALEURS ANORMALES

Volume globulaire moyen (VGM)
Teneur glomérulaire moyenne en hémoglobine (TGMH)

Augmentation	Diminution
Alcoolisme	Anémie falciforme
Carence en acide folique	Anémie ferriprive
Carence en vitamine B_{12}	Anémie sidéroblastique
Hypothyroïdie	Anémie suite à une maladie chronique
Maladie hépatique chronique	Intoxication par le plomb
Myélodysplasie	Polyarthrite rhumatoïde
Sphérocytose	Thalassémie
	Tumeurs malignes

Concentration glomérulaire moyenne en hémoglobine (CGMH)

Augmentation	Diminution
Petite enfance	Anémie ferriprive
Sphérocytose	Anémie sidéroblastique
	Anémie suite à une maladie chronique
	Intoxication par le plomb
	Thalassémie

FACTEURS CONTRIBUANT AUX VALEURS ANORMALES

- L'hyperlipidémie peut entraîner des résultats faussement élevés pour la TGMH et le VGM.
- Les indices globulaires peuvent être faussement élevés en présence d'agglutinines froides.
- Médicaments pouvant faire *augmenter* le VGM : antimétabolites, colchicine, héparine, nitrofurantoïne, œstrogènes, phénytoïne, triamtérène, triméthoprime.
- Médicaments pouvant faire *augmenter* la TGMH : AZT, héparine, hydroxyurée, méthotrexate, phénytoïne.
- Médicaments pouvant faire *augmenter* la CGMH : contraceptifs oraux, héparine.

INTERVENTIONS INFIRMIÈRES ET DÉROULEMENT DU TEST

Avant le test
- Il n'est pas nécessaire d'être à jeun pour passer ce test.

Procédure
- Prélever un échantillon de sang dans le tube requis par le laboratoire.

Après le test
- Étiqueter le spécimen et le faire parvenir au laboratoire.

ALERTES CLINIQUES

- Après l'analyse des indices globulaires, des tests supplémentaires seront nécessaires : dosage du fer, de la ferritine, de la vitamine B_{12}, du folate, de la transferrine ou évaluation de la capacité totale de fixation du fer.

SÉROLOGIE

 Influenza A et B

Description du test

Les virus de l'influenza de type A et B sont responsables d'éclosions saisonnières de la grippe, dont la morbidité et le taux de mortalité sont élevés. Si l'influenza peut être diagnostiquée en moins de 48 heures après son apparition, elle pourra être soignée à l'aide d'une médication antivirale. Il est donc important de poser rapidement un diagnostic. Une culture virale traditionnelle donne des résultats très précis, mais il faut de 3 à 7 jours pour l'effectuer. Il existe maintenant une méthode rapide qui consiste à utiliser une culture cellulaire faite à partir de deux lignées cellulaires différentes qui sont déposées dans un seul puits de culture. À la suite de l'inoculation, on incube la culture de cellules mixtes pendant 24 heures, puis on l'analyse par une technique de typage à l'aide d'anticorps monoclonaux fluorescents.

VALEURS NORMALES

Négatives

INTERPRÉTATIONS POSSIBLES DES VALEURS ANORMALES

Influenza A ou B

INTERVENTIONS INFIRMIÈRES ET DÉROULEMENT DU TEST

Avant le test

- Il n'est pas nécessaire d'être à jeun pour passer ce test.

Procédure

- Demander au client de tousser et de pencher ensuite la tête vers l'arrière (la toux aide à diminuer les haut-le-cœur).
- Insérer un écouvillon à travers une narine jusque dans l'espace sous le cornet nasal inférieur (nasopharynx).
- Faire tourner doucement l'écouvillon, le temps qu'il absorbe les sécrétions, puis le retirer.
- Déposer l'écouvillon dans le médium de transport.

Après le test

- Étiqueter le spécimen et le faire parvenir au laboratoire.

Insuline

Description du test

Ce test mesure le taux d'insuline dans le sérum. L'insuline est une hormone produite par les cellules bêta des îlots de Langerhans du pancréas. Elle régularise le métabolisme et le transport des glucides, des acides aminés, des protéines et des lipides; elle facilite également la capture du glucose par le tissu adipeux et les muscles squelettiques. L'insuline stimule aussi la synthèse et l'entreposage des triglycérides et des protéines. L'augmentation du taux de glucose dans le sang stimule la sécrétion d'insuline. Puis, à mesure que la concentration sanguine de glucose diminue, la sécrétion d'insuline diminue également.

Ce test peut renseigner sur la présence d'une insulinorésistance. Si le taux d'insuline est élevé et que la concentration de glucose sanguin est normale ou élevée, il se peut que le pancréas travaille plus fort qu'il ne le devrait pour régulariser la glycémie. L'insulinorésistance est l'une des caractéristiques du *syndrome métabolique*, un état qui peut prédisposer à développer une maladie coronarienne et un diabète de type 2.

La mesure du taux d'insuline sérique permet aussi de diagnostiquer l'hypoglycémie et le diabète de type 1 ou 2. On mesure parfois le taux d'insuline en même temps qu'on fait une hyperglycémie provoquée. Dans le cas d'une transplantation d'îlots pancréatiques, on peut surveiller le taux d'insuline pour attester la viabilité de la greffe.

VALEURS NORMALES

6 – 29 μUI/ml (43 – 208 pmol/L SI)

INTERPRÉTATIONS POSSIBLES DES VALEURS ANORMALES

Augmentation	Diminution
Acromégalie	Diabète de type 1
Diabète de type 2	Hyperglycémie
Hyperinsulisme	Hypopituitarisme (insuffisance
Hypoglycémie	adénohypophysaire)
Hypoglycémie déclenchée par hypoglycémiants de la famille des sulfonylurées	
Injection d'insuline exogène	
Insulinome	
Intolérance au fructose	
Intolérance au galactose	
Lésion cellulaire des îlots pancréatiques	

Augmentation	Diminution
Maladie du foie	
Obésité	
Syndrome de Cushing	

FACTEURS CONTRIBUANT AUX VALEURS ANORMALES

- Une scintigraphie pratiquée 7 jours avant l'examen modifiera les résultats.
- L'hémodialyse détruit l'insuline.
- La présence d'anticorps anti-insuline peut modifier les résultats.
- Médicaments pouvant faire *augmenter* les taux d'insuline : acétate de médroxyprogestérone, adrénaline, contraceptifs oraux, fructose, glucagon, gluconate de calcium chez le nouveau-né, glucose, hormones thyroïdiennes, insuline, lévodopa, prednisolone, quinidine, saccharose, salbutamol, spironolactone, terbutaline, tolazamide, tolbutamide.
- Médicaments pouvant faire *diminuer* les taux d'insuline : acide étacrynique, asparaginase, bêtabloquants, calcitonine, cimétidine, diurétiques thiazidiques, éthanol, éther, furosémide, metformine, nifédipine, phénobarbital, phénytoïne.

INTERVENTIONS INFIRMIÈRES ET DÉROULEMENT DU TEST

Avant le test
- Il est nécessaire d'être à jeun pour passer ce test.
- Ne pas injecter d'insuline avant le test.
- Si ce test est accompagné de l'hyperglycémie provoquée, il faut déterminer le taux d'insuline avant de faire l'épreuve d'hyperglycémie.
- Surveiller les signes d'hypoglycémie ou d'hyperglycémie que peut présenter le client à la suite du jeûne.

Procédure
- Prélever un échantillon de sang dans le tube requis par le laboratoire.

Après le test
- Étiqueter le spécimen, le mettre sur de la glace et le faire parvenir immédiatement au laboratoire.

ALERTES CLINIQUES

- Pour établir un bilan d'hypoglycémie, on peut effectuer d'autres tests comme celui du glucose, de la pro-insuline, des anticorps anti-insuline et du peptide C.
- Il n'est pas inhabituel que des personnes à qui on vient de diagnostiquer un diabète de type 2 souffrent aussi d'hypertriglycéridémie. Le fait de normaliser le taux de glucose sanguin par des traitements peut aussi contribuer à la diminution du taux des triglycérides.

Leucine aminopeptidase
(LAP, Peptidase S)

Description du test

La leucine aminopeptidase (LAP) est une enzyme normalement présente dans les hépatocytes, le sang, la bile et l'urine. Elle est libérée dans la circulation sanguine à la suite de lésions aux cellules hépatiques causées par des médicaments hépatotoxiques ou par une infection comme l'hépatite. La LAP peut aussi être libérée dans le sang par des tumeurs hépatiques et jouer le rôle de marqueur tumoral.

Ce test sert au diagnostic de troubles hépatiques quand la phosphatase alcaline est également élevée. Le dosage de la LAP n'est pas aussi sensible que les autres tests d'enzymes hépatiques tels que l'ALAT, l'ASAT, la phosphatase alcaline, la LDH et la GGT. On peut aussi doser la LAP à partir de l'urine.

VALEURS NORMALES

Femmes :	75 – 185 U/ml (18,0 – 44,4 U/L SI)
Hommes :	80 – 200 U/ml (19,2 – 48,0 U/L SI)

L

INTERPRÉTATIONS POSSIBLES DES VALEURS ANORMALES

Augmentation

Anomalies fonctionnelles hépatiques
Cancer du foie
Cancer du pancréas
Cholélithiase
Cirrhose
Grossesse
Hépatite
Ictère
Lupus érythémateux disséminé
Pancréatite

FACTEURS CONTRIBUANT AUX VALEURS ANORMALES

- Médicaments pouvant faire *augmenter* les taux de LAP : médicaments hépatotoxiques, œstrogènes, progestérone.

INTERVENTIONS INFIRMIÈRES ET DÉROULEMENT DU TEST

Avant le test

- Il n'est pas nécessaire d'être à jeun pour passer ce test. Certains établissements peuvent toutefois demander un jeûne de 8 heures.

Procédure
- Prélever un échantillon de sang dans le tube requis par le laboratoire.

Après le test
- Appliquer une pression au site de la ponction veineuse pendant 3 à 5 minutes. Mettre un pansement compressif et vérifier régulièrement un possible saignement.
- Étiqueter le spécimen et le faire parvenir au laboratoire.
- Enseigner au client à surveiller le site : en cas de saignement, le client doit appliquer une pression directe et, s'il est incapable de maîtriser le saignement, retourner au centre de prélèvements ou aviser le responsable des soins.

ALERTES CLINIQUES

- Complications possibles : saignement prolongé au site de la ponction en raison d'un déficit en vitamine K dû à un dysfonctionnement hépatique.

L

BIOCHIMIE

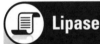

Lipase

Description du test
La lipase est une enzyme pancréatique qui transforme les graisses et les triglycérides en acides gras et en glycérol. On pratique le dosage de cette enzyme afin de distinguer une douleur abdominale due à une pancréatite aiguë d'une douleur due à d'autres causes. Le dosage de la lipase est généralement pratiqué en même temps que celui de l'amylase. Le taux de lipase augmente 24 à 36 heures après le début d'une pancréatite aiguë et demeure plus élevé que celui de l'amylase, qui augmente et diminue plus précocement, jusqu'à 14 jours.

CONSIDÉRATIONS CLINIQUES

Une pancréatite aiguë est suspectée chez les personnes présentant une douleur épigastrique ou abdominale haute avec irradiation dorsale dont l'apparition est soudaine, qui s'aggrave rapidement et qui persiste sans qu'il y ait de soulagement. On peut considérer les taux d'amylase et/ou de lipase diagnostiques lorsqu'ils sont égaux ou supérieurs à 3 fois la normale.

VALEURS NORMALES

0 – 160 U/L (0 – 160 U/L SI)

INTERPRÉTATIONS POSSIBLES DES VALEURS ANORMALES

Augmentation

Acidocétose diabétique
Cancer du pancréas
Cholécystite aiguë
Insuffisance rénale
Maladie hépatique
Obstruction biliaire
Occlusion intestinale
Pancréatite aiguë ou chronique
Pancréatite chronique récidivante
Péritonite
Pseudokyste pancréatique
Ulcère gastrique non perforé
Ulcère gastrique ou duodénal perforé

FACTEURS CONTRIBUANT AUX VALEURS ANORMALES

- L'hémolyse de l'échantillon sanguin peut modifier les résultats.
- L'ingestion d'alcool peut faire augmenter le taux de lipase.
- Médicaments pouvant faire *augmenter* le taux de lipase : acétaminophène, acide aminosalicylique, acide éthacrynique, antiviraux, azathioprine, béthanéchol, cholinergiques, codéine, contraceptifs oraux, corticostéroïdes, corticotrophine, dexaméthasone, furosémide, héparine, indométhacine, inhibiteurs d'ACE, mépéridine, mercaptopurine, méthacholine, morphine, phenformine, statines, triamcinolone.
- Médicaments pouvant faire *diminuer* les taux de lipase : ions calcium.

INTERVENTIONS INFIRMIÈRES ET DÉROULEMENT DU TEST

Avant le test

- Il est nécessaire d'être à jeun pour passer ce test.

Procédure

- Prélever un échantillon de sang dans le tube requis par le laboratoire.

Après le test

- Étiqueter le spécimen et le faire parvenir au laboratoire.

ALERTES CLINIQUES

- Certaines personnes peuvent souffrir d'une pancréatite aiguë, même en l'absence d'anomalies enzymatiques.

Lipoprotéines de faible densité
(LDL)

Description du test

Une partie du cholestérol est synthétisée dans le foie à partir des lipides alimentaires. Le transport du cholestérol dans le circuit sanguin s'effectue grâce à des lipoprotéines de faible densité appelées LDL, ou « mauvais cholestérol », et grâce à des lipoprotéines de haute densité, soit les HDL, ou « bon cholestérol ». Les LDL transportent le cholestérol depuis le foie jusqu'à d'autres parties de l'organisme où ils peuvent causer de l'athérosclérose. Des taux élevés de LDL sont associés à une augmentation des risques de maladies coronariennes.

Lorsque les taux de LDL doivent être abaissés, il est nécessaire de tenir compte des facteurs de risque, les principaux étant les suivants :

- tabagisme;
- hypertension artérielle;
- diabète;
- taux de HDL <1 mmol/L;
- antécédents familiaux de maladies coronariennes prématurées (<55 ans pour l'homme et <65 ans pour la femme);
- âge (homme : ≥45 ans; femme : ≥55 ans);
- sédentarité;
- mauvaise alimentation (riche en lipides et glucides);
- obésité.

Un taux élevé de HDL (≥1,5 mmol/L) est considéré comme étant un facteur de risque *négatif*, ce qui permet d'éliminer un facteur de risque du bilan lipidique.

Selon les Lignes directrices canadiennes sur la prise en charge de la dyslipidémie (recommandations de 2006), les taux de LDL cibles chez les clients à risque de maladies cardiaques sont les suivants :

- risque élevé : <2,0 mmol/L;
- risque modéré : ≥3,5 mmol/L;
- risque faible : ≥5,0 mmol/L.

Dans l'évaluation des risques de maladies coronariennes, le taux de LDL fait partie du bilan lipidique. On le calcule à l'aide de la formule suivante :

$$LDL = \text{Cholestérol total} - HDL - (\text{Triglycérides}/5).$$

CONSIDÉRATIONS CLINIQUES

La Fondation des maladies du coeur du Canada recommande un dépistage dans les cas suivants :

- hommes de 40 ans ou plus;
- femmes ménopausées de 50 ans ou plus;
- personnes atteintes d'une maladie du coeur, d'un AVC, de diabète ou d'hypertension artérielle;

- personnes dont le tour de taille dépasse 102 cm chez les hommes et 88 cm chez les femmes;
- personnes ayant des antécédents familiaux de maladie du coeur ou d'AVC.

VALEURS NORMALES

Valeurs optimales :	<2,6 mmol/L
Valeurs quasi optimales :	2,6 – 3,35 mmol/L

VALEURS ANORMALES

À la limite des valeurs à haut risque :	3,36 – 4,11 mmol/L
Valeurs à haut risque :	>4,11 mmol/L

INTERPRÉTATIONS POSSIBLES DES VALEURS ANORMALES

Augmentation	Diminution
Alcoolisme	Cancer
Alimentation riche en cholestérol	Hyperthyroïdie
Cholestase	Malabsorption
Diabète	Malnutrition
Grossesse	Syndrome myéloprolifératif
Hyperlipidémie	
Hypothyroïdie	
Insuffisance rénale chronique	
Myélome multiple	
Porphyrie	
Syndrome néphrotique	
Troubles hépatiques	

FACTEURS CONTRIBUANT AUX VALEURS ANORMALES

- Médicaments pouvant faire *augmenter* les taux de LDL : acide acétylsalicylique, carbamazépine, contraceptifs oraux, corticostéroïdes, phénothiazines, progestatifs, stéroïdes anabolisants, sulfonamides.
- Médicaments pouvant faire *diminuer* les taux de LDL : acide nicotinique, choléstyramine, clofibrate, œstrogènes, statines, sulfate de néomycine, thyroxine.

INTERVENTIONS INFIRMIÈRES ET DÉROULEMENT DU TEST

Avant le test
- Il est nécessaire d'être à jeun pour passer ce test.
- Il faut éviter de consommer de l'alcool pendant 24 heures avant le test.

Procédure
- Prélever un échantillon de sang dans le tube requis par le laboratoire.

Après le test
- Étiqueter le spécimen et le faire parvenir au laboratoire.

ALERTES CLINIQUES

- Il est nécessaire de faire un suivi relativement à l'alimentation, à la perte de poids et à la pratique d'activités physiques auprès des personnes ayant des taux élevés de LDL. Une pharmacothérapie peut aussi être proposée.

BIOCHIMIE

Lipoprotéines de haute densité
(HDL)

Description du test

Une partie du cholestérol est synthétisée dans le foie à partir des lipides alimentaires. Le transport du cholestérol dans le circuit sanguin s'effectue à l'aide de lipoprotéines de faible densité, appelées LDL ou « mauvais cholestérol », ainsi qu'à l'aide de lipoprotéines de haute densité, soit les HDL ou « bon cholestérol ». Les HDL ramènent le surplus de cholestérol vers le foie où il est dégradé et éliminé de l'organisme avec la bile. Des taux élevés de HDL sont donc souhaitables, car ceux-ci semblent faire diminuer les risques de maladies coronariennes.

On mesure les taux de HDL pour évaluer une partie du bilan lipidique. Un faible taux de HDL (<40 mg/dl) est considéré comme étant un facteur de risque important de maladie cardiovasculaire et aura donc une incidence chez une personne qui doit faire baisser son propre taux de LDL. Un taux élevé de HDL (≥60 mg/dl) est considéré comme étant un facteur de risque négatif, c'est-à-dire que sa présence élimine un facteur de risque du bilan lipidique. Un faible taux de HDL (<40 mg/dl chez les hommes et <50 mg/dl chez les femmes) constitue également l'un des facteurs de risque du syndrome métabolique.

CONSIDÉRATIONS CLINIQUES

La Fondation des maladies du cœur du Canada recommande un dépistage dans les cas suivants :

- hommes de 40 ans ou plus;
- femmes ménopausées de 50 ans ou plus;
- personnes atteintes d'une maladie du cœur, d'un AVC, de diabète ou d'hypertension artérielle;
- personnes dont le tour de taille dépasse 102 cm chez les hommes et 88 cm chez les femmes;
- personnes ayant des antécédents familiaux de maladies du cœur ou d'AVC.

VALEURS NORMALES

40–60 mg/dl

>60 mg/dl :	considérées comme étant un facteur de risque négatif de cardiopathies
<40 mg/dl :	considérées comme étant un facteur de risque majeur de cardiopathies

INTERPRÉTATIONS POSSIBLES DES VALEURS ANORMALES

Augmentation	Diminution
Alcoolisme	Augmentation du risque de cardiopathie ischémique
Diminution du risque de cardiopathie ischémique	Diabète sucré
Exercices aérobiques à long terme	Hépatite terminale
Hépatite chronique	Hyperthyroïdie
	Hypertriglycéridémie
	Inactivité chronique
	Insuffisance rénale
	Obésité
	Stress
	Syndrome métabolique
	Tabagisme

FACTEURS CONTRIBUANT AUX VALEURS ANORMALES

- La présence de produits de contraste radiologiques ainsi que de récents changements de poids peuvent modifier les résultats.
- Les taux de HDL peuvent être modifiés par suite d'une maladie aiguë, de stress et de grossesse. Attendre 6 semaines après la résolution de ces situations pour évaluer les HDL.
- Médicaments pouvant faire *augmenter* les taux de HDL : alphabloquants, carbamazépine, hydroxychloroquine, hypocholestérolémiants, hypoglycémiants oraux, indapamide, insuline, œstrogènes, phénobarbital, phénytoïne.
- Médicaments pouvant faire *diminuer* les taux de HDL : bêtabloquants, contraceptifs oraux, diurétiques thiazidiques, méthimazole, méthyldopa, néomycine, progestatifs, raloxifène, stéroïdes anabolisants, tamoxifène, vérapamil.

INTERVENTIONS INFIRMIÈRES ET DÉROULEMENT DU TEST

Avant le test
- Il est nécessaire d'être à jeun et de ne pas consommer d'alcool pendant 24 heures avant de passer ce test.

Procédure
- Prélever un échantillon de sang dans le tube requis par le laboratoire.

Après le test
- Étiqueter le spécimen et le faire parvenir au laboratoire.

ALERTES CLINIQUES

- Si on tient compte du taux des autres lipoprotéines et du degré d'hypercholestérolémie du client, un traitement avec des hypocholestérolémiants peut être amorcé, conjointement à une modification des habitudes de vie.

BIOCHIMIE

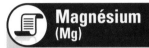

Magnésium
(Mg)

Description du test

Le magnésium est un ion du liquide intracellulaire. Il est essentiel au fonctionnement neuromusculaire normal, à la production d'énergie, à la coagulation sanguine et à l'activation de certaines enzymes. Il n'y a qu'une très petite quantité de magnésium dans le sang. La plus grande partie se trouve dans les os, combinée au calcium et au phosphore. En raison de cette relation étroite entre ces électrolytes, des variations du magnésium sérique affectent également les concentrations sériques de calcium et de phosphore. L'organisme maintient son taux de magnésium en contrôlant son absorption intestinale ainsi que son excrétion ou sa réabsorption par les reins. C'est pourquoi les taux anormaux de magnésium mettent souvent en cause le système gastro-intestinal et le système rénal.

Les clients présentant une *hypermagnésémie* présenteront de la léthargie, des bouffées congestives, de l'hypotension, une dépression respiratoire, de la bradycardie et des réflexes ostéo-tendineux faibles ou absents. Les clients atteints d'*hypomagnésémie* présenteront des crampes musculaires, des tremblements, de la tétanie, des arythmies cardiaques et des réflexes ostéo-tendineux très marqués.

VALEURS NORMALES

0,8 – 2,0 mmol/L

INTERPRÉTATIONS POSSIBLES DES VALEURS ANORMALES

Augmentation	Diminution
Acidose diabétique	Alcoolisme
Administration intraveineuse de sulfate de magnésium	Cirrhose
	Colite ulcéreuse
Adrénalectomie	Diabète non contrôlé
Déshydratation	Diarrhée (prolongée)
Hyperparathyroïdie	Faible apport alimentaire
Hypothyroïdie	Fistules gastro-intestinales
Insuffisance rénale	Hémodialyse
Maladie d'Addison	Hyperaldostéronisme
Myélome multiple	Hypercalcémie
Usage d'antiacides ou de laxatifs contenant du magnésium	Hyperthyroïdie
	Hypoalbuminémie
	Hypoparathyroïdie
	Malabsorption

M

Augmentation	Diminution
	Maladie rénale chronique
	Malnutrition chronique
	Pancréatite
	Pancréatite chronique
	Toxémie gravidique

FACTEURS CONTRIBUANT AUX VALEURS ANORMALES

- L'utilisation d'un garrot au cours du prélèvement de l'échantillon sanguin peut modifier les résultats du test.
- L'hémolyse de l'échantillon sanguin peut modifier les résultats du test.
- Médicaments pouvant faire *augmenter* le taux de magnésium : acide acétylsalicylique, amiloride, aminosides, antiacides, calcitriol, félodipine, laxatifs, lithium, médroxyprogestérone, salicylates, sulfate de magnésium, sulfate de magnésium intraveineux, tacrolimus, triamtérène.
- Médicaments pouvant faire *diminuer* le taux de magnésium : amphotéricine, azathioprine, cisplatine, contraceptifs oraux, cyclosporine, digoxine, diurétiques, gluconate de calcium, halopéridol, insuline, néomycine, théophylline, trastuzumab.

M

INTERVENTIONS INFIRMIÈRES ET DÉROULEMENT DU TEST

Avant le test
- Il n'est pas nécessaire d'être à jeun pour passer ce test.
- Demander au client d'interrompre la prise de médicaments contenant des sels de magnésium, tel le lait de magnésie, 3 jours avant de passer le test.

Procédure
- Prélever un échantillon de sang dans le tube requis par le laboratoire, de préférence sans utiliser de garrot.

Après le test
- Étiqueter le spécimen et le faire parvenir au laboratoire.

ALERTES CLINIQUES

- On peut exercer une surveillance fréquente du taux de magnésium pour évaluer la réponse à un traitement de suppléments de magnésium.
- On peut surveiller le magnésium ainsi que les taux de calcium et de phosphore pour évaluer la réaction à un supplément en calcium.

Maladie de Lyme
(Anticorps anti-*Borrelia burgdorferi*)

Description du test

La maladie de Lyme est causée par la *Borrelia burgdorferi*, une bactérie transmise par la morsure d'une tique. La période d'incubation varie de 14 à 23 jours. La maladie de Lyme se déroule en trois étapes. La première se manifeste par une lésion et un érythème entourant le site de la morsure, puis suivent ces manifestations : lymphadénopathie, malaises, fièvre, mal de tête, myalgies, arthralgies et parfois conjonctivites. Ensuite, des semaines ou des mois plus tard, la deuxième étape se caractérise par des éruptions et des troubles neurologiques comprenant la méningite, l'encéphalite et la paralysie de Bell. La troisième étape, soit la manifestation chronique de la maladie, se manifeste par de l'arthrite, des lésions cutanées et des problèmes neurologiques additionnels.

Le diagnostic de la maladie de Lyme se pratique par la mise en évidence d'anticorps anti-*Borrelia*. Les titres d'anticorps sont généralement faibles durant les premières semaines de l'infection et atteignent des sommets plusieurs mois plus tard, puis demeurent élevés durant des années.

M

CONSIDÉRATIONS CLINIQUES

Selon la Société internationale de la maladie de Lyme et des maladies associées, les décisions concernant le traitement ne devraient pas être fondées systématiquement ou exclusivement sur des données de laboratoire. Les critères de diagnostic sont insuffisamment sensibles et excluent un nombre important de personnes atteintes de la maladie de Lyme qui, n'ayant pas été officiellement diagnostiquées, n'ont pas été traitées. Les résultats de laboratoire ne devraient pas empêcher que les traitements requis soient administrés.

VALEURS NORMALES

Négatives

INTERPRÉTATIONS POSSIBLES DES VALEURS ANORMALES

Positives

Maladie de Lyme

FACTEURS CONTRIBUANT AUX VALEURS ANORMALES

- On peut observer des résultats faussement positifs chez des personnes ayant des taux élevés de facteur rhumatoïde, d'autres infections à spirochètes ou une infection antérieure à la *Borrelia burgdorferi*.

INTERVENTIONS INFIRMIÈRES ET DÉROULEMENT DU TEST

Avant le test

- Il n'est pas nécessaire d'être à jeun pour passer ce test.

Procédure

- Prélever un échantillon de sang dans le tube requis par le laboratoire.

Après le test

- Étiqueter le spécimen et le faire parvenir au laboratoire.

ALERTES CLINIQUES

- Une personne qui reçoit un diagnostic de maladie de Lyme devrait dès que possible prendre des antibiotiques, comme la doxycycline, pour éviter d'être infectée de nouveau ou de devenir réfractaire au traitement.

BIOCHIMIE

Mesure du pH sanguin du fœtus
(Étude du pH d'échantillons sanguins du cuir chevelu du fœtus)

Description du test

La détresse fœtale au cours de la période de travail conduit souvent à une césarienne. Lorsque le fœtus est en difficulté, le pH sanguin devient acide (<7,25). La surveillance du pH devient donc importante. Il est possible de prélever une quantité minime de sang sur le scalp du fœtus apparent lorsque le col utérin est suffisamment dilaté. Les principaux inconvénients de cette méthode tiennent à son caractère invasif et au besoin d'un volume de sang fœtal suffisant pour l'analyse (25 à 35 µl), aboutissant à un taux d'échecs de mesure non négligeable.

CONSIDÉRATIONS CLINIQUES

La corrélation entre le pH au scalp et le pH artériel au cordon à la naissance est bonne, avec une sensibilité de 93 %. De plus, on note un taux de faux positifs de 6 % pour la détection d'un pH artériel au cordon inférieur à 7,25.

La Société des obstétriciens et gynécologues du Canada recommande de ne pas poser le diagnostic d'asphyxie fœtale sur la simple mesure du pH du sang fœtal du cuir chevelu.

VALEURS NORMALES

pH normal :	7,25
Acidose (pH 7,20) :	souffrance fœtale
pH <7,20 :	souffrance sévère (l'accouchement doit être accéléré soit par l'utilisation des forceps, soit par une césarienne)

INTERPRÉTATIONS POSSIBLES DES VALEURS ANORMALES

Souffrance fœtale

FACTEURS CONTRIBUANT AUX VALEURS ANORMALES

- Les difficultés techniques suivantes peuvent fausser le résultat :
  - incision inadaptée et goutte de sang insuffisante ;
  - présence de bulles d'air dans le tube capillaire ;
  - coagulation du sang dans le tube capillaire ;
  - pH-mètre en cours de calibration au moment de l'analyse ;
  - volume de sang insuffisant pour l'analyse.

INTERVENTIONS INFIRMIÈRES ET DÉROULEMENT DU TEST

Avant le test

- Expliquer aux parents le but du test.
- Aviser la cliente que l'examen ne provoque qu'un léger inconfort pour elle.
- Installer la cliente en position gynécologique.

Procédure (exécutée par un médecin)

- Le col doit être suffisamment dilaté (3 à 4 cm).
- Exposer le scalp fœtal à l'aide d'un amnioscope de large diamètre.
- Écarter au besoin les cheveux du fœtus, nettoyer le site puis appliquer un peu de vaseline à l'aide d'une compresse et pratiquer l'incision.
- Recueillir la goutte de sang qui se forme à l'aide d'un tube capillaire hépariné (un minimum de 25 à 35 µl est nécessaire pour une analyse effectuée sur un pH-mètre, analyseur de gaz du sang).

Après le test

- Insérer immédiatement le tube capillaire dans l'appareil ou étiqueter le prélèvement et l'envoyer immédiatement au laboratoire.

ALERTES CLINIQUES

- Après l'accouchement, évaluer les points de ponction et les désinfecter.
- Des complications du prélèvement fœtal ont été exceptionnellement rapportées : saignement prolongé, hématome, abcès au point d'incision.
- Des interventions médicales invasives, comme l'amniocentèse, le prélèvement des villosités choriales, le prélèvement sur le cuir chevelu fœtal, le monitorage interne du fœtus pendant la phase de travail et la ponction du cordon ombilical contribuent à augmenter le risque que le bébé naisse avec le VIH si la mère est positive.
- Les antécédents d'herpès ne sont pas une contre-indication si l'examen clinique à l'admission ne révèle pas de lésions évocatrices de poussée.
- Un prélèvement vaginal positif à streptocoque B ou une fièvre maternelle ne sont pas non plus des contre-indications absolues lorsque la mère reçoit un traitement antibiotique au cours du travail.

CONTRE-INDICATIONS

- Liquide méconial
- Maladies infectieuses, en particulier une séropositivité maternelle pour le VIH ou pour le virus de l'hépatite C
- Prématurité
- Présomption de troubles de l'hémostase fœtale (hémophilie, par exemple)

Méthémoglobine
(Hémoglobine M)

Description du test

Normalement, l'hémoglobine transporte l'oxygène dans le sang. Dans certaines conditions ou après l'exposition à certaines substances, l'hémoglobine subit une modification qui l'empêche de transporter l'oxygène, ce qui entraîne une cyanose. Cette forme modifiée de l'hémoglobine porte le nom de *méthémoglobine* ou *hémoglobine M*.

La méthémoglobinémie peut être attribuable à l'introduction de certaines substances dans le sang, dont l'aniline, les chlorates, la dapsone, les nitrates, les nitrites, la phénacétine et les sulfamides. Elle peut aussi être due à une condition génétique autosomique dominante qui entraîne la production d'hémoglobine M (hémoglobinose M) ou à un déficit congénital autosomique récessif de l'enzyme nécessaire pour réduire l'hémoglobine M en hémoglobine normale (NADH-méthémoglobine-réductase). Le risque le plus élevé d'intoxication aux nitrates existe chez les nourrissons auxquels on donne de l'eau provenant de puits contaminés par des nitrates. La concentration d'azote nitrique dans l'eau devrait être inférieure à 10 ppm.

M

CONSIDÉRATIONS CLINIQUES

Les professionnels de la santé qui soupçonnent un enfant d'être atteint de méthémoglobinémie doivent consulter le centre antipoison local ou un toxicologue pour déterminer la conduite à tenir. En général, un nourrisson asymptomatique qui présente de la cyanose et qui a une concentration de méthémoglobine <20 % n'a pas besoin d'autre traitement que l'identification et l'élimination de la source d'exposition (en supposant que son hématocrite soit normal). Les enfants anémiques montreront des signes d'intoxication à des concentrations inférieures de méthémoglobine (Greer et Shannon, 2005).

VALEURS NORMALES

<2,5 % de l'hémoglobine totale

INTERPRÉTATIONS POSSIBLES DES VALEURS ANORMALES

Augmentation

Déficit en NADH-méthémoglobine-réductase
Effets toxiques de médicaments

Augmentation

Empoisonnement aux nitrates

Hémoglobinose M

INTERVENTIONS INFIRMIÈRES ET DÉROULEMENT DU TEST

Avant le test

- Il n'est pas nécessaire d'être à jeun pour passer ce test.

Procédure

- Prélever un échantillon de sang dans le tube requis par le laboratoire.

Après le test

- Étiqueter le spécimen et le faire parvenir au laboratoire.

ALERTES CLINIQUES

- On ne devrait pas faire absorber d'eau ayant de fortes concentrations de nitrates à un nourrisson ou en utiliser dans les préparations lactées ou les aliments pour nourrissons et enfants en bas âge.

M

BIOCHIMIE

Microalbumine

Description du test

L'albumine est l'une des protéines présentes dans l'organisme. Normalement, on ne trouve pas de protéines dans l'urine, car leur taille les empêche de traverser la membrane basale glomérulaire. Les molécules d'albumine sont relativement petites, de sorte que si la membrane basale se détériore et devient plus perméable, elles sont les premières protéines capables de la traverser et de se retrouver dans l'urine. On observe ce type de problème, appelé *albuminurie*, dans une néphropathie diabétique et chez les personnes souffrant d'hypertension.

Dans le cas d'un client diabétique, il est important de déceler rapidement les problèmes rénaux nécessitant une intervention. La première indication de problèmes rénaux est une *microalbuminurie*, soit la présence de très petites quantités d'albumine dans l'urine. Elle peut être présente plusieurs années avant l'apparition d'un dommage rénal significatif qui causera une *macroalbuminurie*.

On peut mesurer la microalbuminurie de plusieurs façons: dans un spécimen d'urine prélevé au hasard, par un prélèvement urinaire minuté et par le prélèvement des urines de 24 heures. Le taux d'albumine varie sur une période de 24 heures, de sorte que c'est le prélèvement des urines de 24 heures qui permet la mesure la plus précise de la microalbuminurie. Toutefois, cette méthode demande beaucoup de temps et sa précision dépend de la récolte de *toutes* les urines. On peut aussi faire des prélèvements urinaires minutés. Il s'agit de recueillir l'urine pendant une période de 4 heures, ou pendant une nuit. Les résultats de cette méthode ne sont pas aussi précis, mais on peut les corriger en utilisant le dosage de la créatinine, étant donné que la créatinine est excrétée de façon régulière. Le plus souvent, on utilise un spécimen d'urine prélevé au hasard pour mesurer la microalbuminurie, en raison de la simplicité de cette méthode. Là aussi, on peut effectuer une correction en utilisant la valeur de la créatinine, ce qui fournit un résultat nommé rapport microalbumine/créatinine, qui se calcule ainsi :

(Albumine urinaire en mg/Créatinine urinaire en mg) $\times$ 1 000

CONSIDÉRATIONS CLINIQUES

Voici les lignes directrices de pratique clinique 2008 de l'Association canadienne du diabète pour la prévention et le traitement du diabète au Canada :

- diabète de type 1 : chez les adultes, procéder au dépistage de microalbuminurie 5 ans après le diagnostic de diabète puis, en l'absence de néphropathie chronique, une fois par année par la suite;
- diabète de type 2 : procéder au dépistage au moment du diagnostic puis, en l'absence de néphropathie chronique, une fois par année par la suite;
- en présence de néphropathie chronique, vérifier la présence de microalbuminurie au moins tous les 6 mois.

VALEURS NORMALES

M

0 – 23 mg/L

INTERPRÉTATIONS POSSIBLES DES VALEURS ANORMALES

Augmentation

Athérosclérose
Exercice vigoureux
Grossesse
Infection urinaire
Médicaments néphrotoxiques
Néphropathie
Néphropathie diabétique
Néphropathie due à l'hypertension artérielle
Prééclampsie
Suppléments de protéines

FACTEURS CONTRIBUANT AUX VALEURS ANORMALES

- L'exercice, le tabagisme, les menstruations et la déshydratation peuvent influencer les résultats du test.

INTERVENTIONS INFIRMIÈRES ET DÉROULEMENT DU TEST

Avant le test

- Expliquer au client la procédure de prélèvement de l'urine, selon qu'il s'agit d'un spécimen prélevé au hasard, d'un prélèvement minuté ou du prélèvement des urines de 24 heures.

- Dans le cas des urines de 24 heures, insister sur l'importance de conserver *toute* l'urine au cours de cette période. Expliquer au client comment éviter de contaminer l'urine avec du papier hygiénique ou des selles.

Procédure

- Dans le cas d'un spécimen prélevé au hasard, recueillir simplement un échantillon d'urine au bureau du médecin.
- Dans le cas d'un prélèvement minuté, recueillir l'urine sur une période spécifique (4 heures, une nuit).

Pour les urines de 24 heures

- Se procurer auprès du laboratoire le contenant approprié.
- Commencer la période de prélèvement le matin, après la première miction du client; celle-ci est jetée.
- Conserver *toute* l'urine produite pendant 24 heures dans le même contenant. Le réfrigérer ou le mettre sur de la glace.
- Si de l'urine est jetée pendant cette période, il faut mettre fin au test et en effectuer un nouveau.
- Afficher l'heure marquant la fin de la période de collecte de 24 heures dans la chambre du client.

Après le test

M

- Étiqueter le spécimen et le faire parvenir immédiatement au laboratoire.

ALERTES CLINIQUES

- Étant donné que l'exercice, le tabagisme et les menstruations peuvent influencer les résultats et que l'excrétion d'albumine peut varier d'une journée à l'autre, un test présentant des valeurs anormales devrait être répété.
- Le diagnostic d'excrétion anormale persistante de microalbumine doit se baser sur 2 ou 3 valeurs anormales consécutives qui n'ont pas été obtenues le même jour.

BIOCHIMIE

Myoglobine

Description du test

La myoglobine est une protéine contenant l'hème capable de se lier à l'oxygène; elle est présente dans le cytoplasme des cellules musculaires cardiaques et squelettiques. Elle sert de réservoir d'oxygène pour combler les besoins à très court terme. S'il survient une lésion des cellules musculaires attribuable à une maladie tel l'infarctus du myocarde, ou à un traumatisme, de la myoglobine est libérée dans le sang. Cette libération commence en général de 2 à 6 heures après le dommage tissulaire au muscle, atteint son maximum en 8 à 12 heures, puis revient à la normale en une journée environ. La myoglobine est excrétée par les reins (myoglobinurie); elle peut être détectée dans l'urine jusqu'à une semaine après une lésion du tissu musculaire.

VALEURS NORMALES

<85 µg/L

INTERPRÉTATIONS POSSIBLES DES VALEURS ANORMALES

Augmentation

Brûlures graves
Convulsions
Déficit des enzymes musculaires
Dystrophie musculaire
État de choc
Exercice vigoureux
Hyperthermie maligne
Infarctus du myocarde
Insuffisance rénale
Intervention chirurgicale
Lésion musculaire
Polymyosite
Rhabdomyolyse
Traumatisme

M

FACTEURS CONTRIBUANT AUX VALEURS ANORMALES

- L'hémolyse de l'échantillon sanguin et une scintigraphie récente peuvent modifier les résultats.
- Les injections intramusculaires peuvent faire *augmenter* le taux de myoglobine.
- Médicaments pouvant faire *augmenter* le taux de myoglobine : statines, théophylline.

INTERVENTIONS INFIRMIÈRES ET DÉROULEMENT DU TEST

Avant le test

- Il n'est pas nécessaire d'être à jeun pour passer ce test.

Procédure

- Prélever un échantillon de sang dans le tube requis par le laboratoire.

Après le test

- Étiqueter le spécimen et le faire parvenir au laboratoire.

ALERTES CLINIQUES

- Étant donné que la myoglobine se trouve dans les muscles squelettiques aussi bien que dans le muscle cardiaque, il faut généralement effectuer des tests supplémentaires, comme le dosage de la créatine-kinase-MB (CK-MB) et de la troponine, pour déterminer si un taux élevé de myoglobine est dû à une atteinte cardiaque.

5'-Nucléotidase
(5'-NT)

Description du test

On réalise le dosage de la 5'-nucléotidase (5'-NT) en conjonction avec celui de la phosphatase alcaline pour distinguer une maladie hépatobiliaire d'une maladie osseuse. La 5'-NT est une enzyme qui se trouve dans les membranes plasmiques des cellules hépatiques et des cellules des conduits biliaires. Cette localisation limitée donne une nature relativement précise à ce test. Quand la 5'-NT et la phosphatase alcaline sont toutes deux élevées, la présence de métastases hépatiques est probable.

VALEURS NORMALES

1,5 – 5,5 UI/L

INTERPRÉTATIONS POSSIBLES DES VALEURS ANORMALES

Augmentation

Cholestase
Cirrhose
Grossesse de plus de 40 semaines
Hépatite
Maladie hépatique
Métastases hépatiques
Obstruction biliaire

FACTEURS CONTRIBUANT AUX VALEURS ANORMALES

- Médicaments pouvant faire *augmenter* le taux de 5'-NT: acide acétylsalicylique, antibiotiques, codéine, diurétiques thiazidiques, imipramine, indométhacine, médicaments hépatotoxiques, mépéridine, morphine, phénothiazines, phénytoïne, stéroïdes anabolisants.

INTERVENTIONS INFIRMIÈRES ET DÉROULEMENT DU TEST

Avant le test

- Il n'est pas nécessaire d'être à jeun pour passer ce test.

Procédure

- Prélever un échantillon de sang dans le tube requis par le laboratoire.

Après le test

- Appliquer une pression sur le site de la ponction veineuse pendant 3 à 5 minutes. Mettre un pansement compressif et vérifier régulièrement un possible saignement.

- Enseigner au client à surveiller le site : en cas de saignement, le client doit appliquer une pression directe et, s'il est incapable de maîtriser le saignement, retourner au centre de prélèvements ou aviser le responsable des soins.
- Étiqueter le spécimen et le faire parvenir au laboratoire.

ALERTES CLINIQUES

- La durée du saignement peut être plus longue chez un client ayant un dysfonctionnement hépatique.

HÉMATOLOGIE

Numération des globules rouges
(Numération des érythrocytes)

Description du test

La numération des globules rouges est une mesure du nombre de globules rouges (érythrocytes) par mm³ de sang (en 10^{12}/L). Les globules rouges, qui ont une durée de vie de 80 à 120 jours, sont produits par la moelle osseuse. L'importance de ces cellules tient à l'oxygène qu'elles transportent sur leurs molécules d'hémoglobine.

L'érythropoïétine est une hormone sécrétée par le rein qui stimule la production des globules rouges. La quantité d'érythropoïétine sécrétée augmente lorsqu'il y a une hypoxie tissulaire, ce qui peut se produire chez les personnes qui vivent en haute altitude ou chez celles qui fument. Il en résulte une production accrue de globules rouges, condition qui porte le nom de *polyglobulie*. Si le nombre de globules rouges diminue sous la normale, il s'agit plutôt d'*anémie*. Il existe plusieurs types d'anémie et des tests supplémentaires sont nécessaires pour établir la distinction entre eux.

N

VALEURS NORMALES

Hommes adultes :	$4,7-6,1 \times 10^{12}$/L
Femmes :	$4,2-5,4 \times 10^{12}$/L
Nouveau-nés :	$3,5-5,1 \times 10^{12}$/L
1−2 ans :	$3,6-5,2 \times 10^{12}$/L
3−7 ans :	$4,1-5,5 \times 10^{12}$/L
8−18 ans :	$4,0-5,4 \times 10^{12}$/L

INTERPRÉTATIONS POSSIBLES DES VALEURS ANORMALES

Augmentation	Diminution
Anomalies cardiaques congénitales	Alcoolisme
Cancer du foie	Anémie
Haute altitude	Aplasie médullaire
Hémoconcentration	Carence en vitamines (B_6, B_{12}, acide folique)

Augmentation	Diminution
Hypoxie chronique	Endocardite infectieuse
Maladie cardiovasculaire	Hémodilution
Maladie de Cushing	Hémolyse
Maladie pulmonaire chronique	Hémorragie
Polyglobulie primitive	Hypothyroïdie
Tabagisme	Infection chronique
	Insuffisance cardiaque chronique
	Leucémie
	Lupus érythémateux aigu disséminé
	Maladie d'Addison
	Maladie de Hodgkin
	Malnutrition
	Myélodysplasie
	Myélome multiple
	Rhumatisme articulaire aigu

FACTEURS CONTRIBUANT AUX VALEURS ANORMALES

- L'hémolyse de l'échantillon sanguin peut modifier les résultats.
- Facteurs pouvant modifier les résultats : âge, altitude, exercice, grossesse et posture.
- On a observé des résultats faussement faibles en présence d'agglutinines froides.
- La charge hydrique accrue pendant la grossesse entraîne une numération des globules rouges faussement faible.
- Des résultats faussement élevés accompagnent la déshydratation.
- Médicaments pouvant faire *augmenter* la numération des globules rouges : corticostéroïdes, danazol, diurétiques thiazidiques, époétine alfa, gentamicine, et tétracosactide.
- Médicaments pouvant faire *diminuer* la numération des globules rouges : acétaminophène, acyclovir, allopurinol, amitriptyline, amphétamines, amphotéricine B, antibiotiques, antipaludiques, barbituriques, captopril, chimiothérapie, chloramphénicol, digoxine, donépézil, indométhacine, inhibiteurs de la monoamine-oxydase, isoniazide, phénobarbital, phénytoïne, rifampicine, thrombolytiques et tolbutamide.

INTERVENTIONS INFIRMIÈRES ET DÉROULEMENT DU TEST

Avant le test

- Il n'est pas nécessaire d'être à jeun pour passer ce test.

Procédure

- Prélever un échantillon de sang dans le tube requis par le laboratoire.

Après le test

- Étiqueter le spécimen et le faire parvenir au laboratoire.

ALERTES CLINIQUES

- Aviser les clients qui ont reçu un diagnostic de polyglobulie primitive de demeurer physiquement actifs afin de prévenir la stase veineuse qui pourrait entraîner une thrombose veineuse, laquelle peut se produire à cause de la viscosité élevée du sang de ces clients.

HÉMATOLOGIE

 # Numération des leucocytes et formule leucocytaire
(Numération des globules blancs)

Description du test

La fonction des globules blancs est de protéger l'organisme contre les dangers que représentent des agents étrangers, telles les bactéries. Tous les éléments composant le sang, soit les globules blancs, les globules rouges et les plaquettes, tirent leur origine d'une cellule souche commune. Leur différenciation, qui se déroule dans la moelle osseuse, conduit à la production de globules blancs phagocytaires et de globules blancs immunitaires.

Les *neutrophiles* sont les premiers globules blancs à arriver au site d'une inflammation; ils y commencent leur travail en phagocytant les débris cellulaires qui encombrent la zone. Ces cellules ont une durée de vie d'environ 4 jours. Pendant un processus infectieux aigu, l'organisme réagit rapidement en libérant des neutrophiles avant qu'ils aient atteint leur maturité. Quand l'infection ou l'inflammation se résorbe, les neutrophiles immatures sont remplacés par des cellules matures.

Les *éosinophiles* jouent un rôle important dans la défense contre les infections parasitaires. Ils phagocytent aussi les débris cellulaires, mais à un degré moindre que les neutrophiles, et ils le font aux stades plus avancés de l'inflammation. Ils sont aussi actifs dans les réactions allergiques.

Les *basophiles* libèrent de l'histamine, de la bradykinine et de la sérotonine lorsqu'ils sont activés par une blessure ou une infection. Ces substances sont importantes dans le processus inflammatoire, car elles accroissent la perméabilité des capillaires. Les basophiles participent également à la production des réactions allergiques. En outre, les granules de leur surface sécrètent un anticoagulant naturel, l'héparine, qui apporte un certain contrepoids au mécanisme de coagulation.

Les *monocytes*, qui vivent des mois ou même des années, ne sont pas considérés comme étant des cellules phagocytaires quand ils se trouvent dans le sang circulant. Toutefois, après avoir passé quelques heures dans les tissus, ils se transforment en macrophages, qui eux sont des cellules phagocytaires.

Les *lymphocytes T* et les *lymphocytes B* acquièrent leur maturité dans le tissu lymphoïde et migrent entre le sang et la lymphe. Ils jouent un rôle primordial dans la réponse immunitaire aux antigènes. Les lymphocytes ont une durée de vie mesurée en jours ou en années, selon leur type.

La numération des leucocytes et la formule leucocytaire sont des tests compris dans un hémogramme. La numération des leucocytes mesure le nombre total de

N

leucocytes dans 1 mm³ de sang. La formule leucocytaire révèle le pourcentage de basophiles, d'éosinophiles, de lymphocytes, de monocytes et de neutrophiles dans un échantillon de 100 globules blancs. Étant donné que le pourcentage total est toujours égal à 100, une augmentation du pourcentage d'un des types de globules blancs provoque obligatoirement une diminution du pourcentage d'au moins un autre type. Le rapport indique aussi les valeurs absolues de numération pour chacun des cinq types de globules blancs.

VALEURS NORMALES

Numération des leucocytes :	adultes :	$4\,200 - 10\,000/mm^3$
	enfants de 6 à 12 ans :	$4\,500 - 10\,500/mm^3$
	enfants de 2 à 6 ans :	$5\,000 - 13\,500/mm^3$
	enfants de moins de 2 ans :	$5\,000 - 14\,000/mm^3$
	nouveau-nés :	$9\,000 - 30\,000/mm^3$

Formule leucocytaire	Pourcentages	Valeurs absolues
Basophiles	$0,5 - 1\ \%$	$15 - 100$ cellules/mm³
Éosinophiles	$1 - 4\ \%$	<450 cellules/mm³
Lymphocytes	$20 - 40\ \%$	$1\,000 - 4\,000$ cellules/mm³
Monocytes	$2 - 8\ \%$	<850 cellules/mm³
Neutrophiles matures	$40 - 60\ \%$	$3\,000 - 7\,000$ cellules/mm³

INTERPRÉTATIONS POSSIBLES DES VALEURS ANORMALES

Basophiles

Augmentation	Diminution
Après une splénectomie	Choc
Certaines maladies cutanées	Goitre exophtalmique
Irradiation	Grossesse
Leucémie myéloïde chronique	Infection aiguë
Myxœdème	Irradiation
Rectocolite hémorragique	Stimulation corticosurrénale
Rougeole	Stress
Sinusite chronique	
Troubles myéloprolifératifs	
Varicelle	
Variole	

Éosinophiles

Augmentation	Diminution
Anémie pernicieuse	Choc
Cancer du poumon, de l'estomac ou de l'ovaire	Infection sévère
	Maladie de Cushing

Augmentation	Diminution
Irradiation	Stimulation corticosurrénale
Leucémie myéloïde chronique	Stress
Lupus érythémateux aigu disséminé	Traumatisme
Maladie allergique	
Maladie d'Addison	
Maladie de Hodgkin	
Parasitoses (trichinose)	
Polyarthrite rhumatoïde	
Polyglobulie	
Rectocolite hémorragique	
Scarlatine	
Sclérodermie	

Lymphocytes

Augmentation	Diminution
Coqueluche	Anémie aplastique
Cytomégalovirus	Insuffisance cardiaque congestive
Hypersensibilité aux médicaments	Insuffisance rénale
Leucémie myéloïde chronique	Irradiation
Maladie d'Addison	Lupus érythémateux aigu disséminé
Maladie de Crohn	Lymphosarcome
Maladie du sérum	Maladie de Hodgkin
Maladies virales (oreillons, rubéole, rougeole, hépatite, varicelle)	Myasthénie grave
	Obstruction du drainage lymphatique
Mononucléose infectieuse	Sida
Rectocolite hémorragique	Stimulation corticosurrénale
Thyrotoxicose	Stress
Toxoplasmose	Tuberculose aiguë
Typhoïde	

Monocytes

Augmentation	Diminution
Brucellose	Infection fulgurante
Endocardite lente	Réaction aiguë au stress
Infections virales	
Maladie de Hodgkin	
Rectocolite hémorragique chronique	
Syphilis	
Troubles inflammatoires chroniques	
Troubles myéloprolifératifs	
Tuberculose	

Neutrophiles

Augmentation	Diminution
Acidose	Anémie aplastique
Angéite	Anémie pernicieuse

Augmentation	Diminution
Cancer du foie, du tube digestif ou de la moelle osseuse	Anorexie mentale
Crise thyréotoxique	Choc anaphylactique
Éclampsie	Hypersplénisme
Goutte	Infection par rickettsies
Hémolyse aiguë des globules rouges	Infection virale (rougeole, rubéole, mononucléose infectieuse, hépatite)
Hémorragie	
Infections pyogènes aiguës	Irradiation
Intoxication par des produits chimiques, des médicaments, du venin	Leucémie
	Lupus érythémateux aigu disséminé
	Polyarthrite rhumatoïde
Nécrose tissulaire (chirurgie, brûlures, infarctus du myocarde)	Septicémie
Rhumatisme articulaire aigu	
Septicémie	
Stress	
Stress émotionnel ou physique	
Syndromes myéloprolifératifs	
Urémie	

FACTEURS CONTRIBUANT AUX VALEURS ANORMALES

N

- Le stress, l'excitation, l'exercice et le travail peuvent faire augmenter le nombre de neutrophiles.
- Des conditions stressantes peuvent faire diminuer la numération des éosinophiles.
- Médicaments qui font *augmenter* le nombre de basophiles : traitement antithyroïdien.
- Médicaments qui font *diminuer* le nombre de basophiles : agents anticancéreux, glucocorticoïdes.
- Médicaments qui font *augmenter* le nombre d'éosinophiles : chlorhydrate de propranolol, digitale, héparine, pénicilline, streptomycine, tryptophane.
- Médicaments qui font *diminuer* le nombre d'éosinophiles : corticostéroïdes.
- Médicaments qui font *diminuer* le nombre de lymphocytes : agents anticancéreux, corticostéroïdes.
- Médicaments qui font *diminuer* le nombre de monocytes : glucocorticoïdes, immunosuppresseurs.
- Médicaments qui font *augmenter* le nombre de neutrophiles : adrénaline, endotoxine, héparine, histamine, stéroïdes.
- Médicaments qui font *diminuer* le nombre de neutrophiles : agents anticancéreux, analgésiques, antibiotiques, médicaments antithyroïdiens, phénothiazines, sulfamides.

INTERVENTIONS INFIRMIÈRES ET DÉROULEMENT DU TEST

Avant le test

- Il n'est pas nécessaire d'être à jeun pour passer ce test.

Procédure
- Prélever un échantillon de sang dans le tube requis par le laboratoire, sans laisser le garrot en place plus de 60 secondes.

Après le test
- Étiqueter le spécimen et le faire parvenir au laboratoire.

ALERTES CLINIQUES

- La numération des leucocytes et la numération des éosinophiles tendent à être plus faibles le matin et plus élevées le soir. Les tests répétés doivent donc être faits au même moment chaque jour, afin de fournir des comparaisons précises.

HÉMATOLOGIE

Numération des réticulocytes

Description du test

Un réticulocyte est un type de globule rouge immature. Après 1 à 4 jours dans la circulation sanguine, le réticulocyte devient un globule rouge mature. La numération des réticulocytes fournit de l'information sur la vitesse de production des globules rouges et, par conséquent, sur le fonctionnement de la moelle osseuse.

Si la moelle osseuse répond normalement à une demande accrue de globules rouges, elle permettra la libération précoce de réticulocytes, de sorte que leur numération augmentera. Ainsi, si une personne fait une hémorragie, sa numération réticulocytaire augmentera dans une tentative de l'organisme de compenser la perte de sang, ce qui se passe aussi dans le cas d'un saignement chronique. Si, par contre, la moelle osseuse est incapable de s'ajuster à la demande accrue de globules rouges, ou si elle ne fonctionne pas correctement, la numération des réticulocytes pourrait s'élever légèrement au début, mais diminuerait ensuite, puisque la production de globules rouges par la moelle osseuse est inadéquate.

Ce test sert au diagnostic différentiel de l'anémie. Si la numération des réticulocytes reste à l'intérieur des limites normales chez une personne atteinte d'anémie, le problème est vraisemblablement attribuable à un dysfonctionnement de la moelle osseuse ou à une insuffisance d'érythropoïétine.

VALEURS NORMALES

Adultes :	0,5 – 2 % des globules rouges
Nouveau-nés :	3 – 7 %
>6 mois :	0,5 – 1,0 %

INTERPRÉTATIONS POSSIBLES DES VALEURS ANORMALES

Augmentation	Diminution
Anémie falciforme	Alcoolisme
Anémie hémolytique	Anémie aplastique
Érythroblastose fœtale	Anémie ferriprive
Grossesse	Anémie pernicieuse
Hémorragie	Aplasie médullaire
Thalassémie majeure	Cancer
Traitement efficace de l'anémie	Carence en folate
	Cirrhose du foie
	Dysfonction hypophysaire ou surrénalienne
	Infection chronique
	Myélodysplasie
	Myxœdème
	Radiothérapie

FACTEURS CONTRIBUANT AUX VALEURS ANORMALES

- L'hémolyse de l'échantillon sanguin peut modifier les résultats du test.
- Des valeurs faussement faibles peuvent apparaître après une transfusion sanguine.
- L'hémodilution de l'échantillon sanguin, attribuable à une grossesse ou au prélèvement du sang dans le bras recevant une perfusion intraveineuse, peut modifier les résultats.
- Médicament pouvant *élever* le résultat du test : époétine alfa.
- Médicaments pouvant *abaisser* le résultat du test : AZT, chimiothérapie, chloramphénicol.

INTERVENTIONS INFIRMIÈRES ET DÉROULEMENT DU TEST

Avant le test

- Il n'est pas nécessaire d'être à jeun pour passer ce test.

Procédure

- Prélever un échantillon de sang dans le tube requis par le laboratoire.

Après le test

- Étiqueter le spécimen et le faire parvenir au laboratoire.

ALERTES CLINIQUES

- Chez les clients présentant une anémie ferriprive, il faudrait vérifier à nouveau la numération des réticulocytes 7 jours après le début du traitement. La numération devrait augmenter si la réaction au fer est appropriée.

Numération plaquettaire

Description du test

Les plaquettes sont formées dans la moelle osseuse. Elles circulent dans le sang pendant leur durée de vie, soit de 8 à 12 jours, puis elles sont retirées de la circulation par la rate. Les plaquettes sont essentielles pour l'hémostase et la coagulation du sang. Lorsque la paroi d'un vaisseau sanguin est lésée, les plaquettes y adhèrent et s'agglutinent pour former un clou hémostatique (clou plaquettaire). Elles libèrent aussi des phospholipides nécessaires pour la voie intrinsèque de la coagulation.

Les clients dont la numération plaquettaire se situe entre 50 000/mm^3 et 150 000/mm^3 ne présentent que peu, voire aucun signe de saignements. On a observé des saignements spontanés mineurs et des saignements prolongés à la suite d'une chirurgie ou d'un traumatisme chez des clients dont la numération plaquettaire se situait entre 20 000/mm^3 et 50 000/mm^3. Le risque le plus sérieux se trouve chez les clients dont le nombre de plaquettes est inférieur à 20 000/mm^3. Chez ces derniers, des saignements spontanés d'une nature plus sérieuse se produisent.

Cette analyse est utile pour le diagnostic de la *thrombopénie* (faible numération plaquettaire) et de la *thrombocytose* (augmentation du nombre de plaquettes); elle fournit de l'information sur la production des plaquettes et permet de surveiller l'effet d'un traitement anticancéreux (thérapie médicamenteuse ou radiothérapie) sur la production des plaquettes.

N

VALEURS NORMALES

150 000 – 400 000/mm^3

INTERPRÉTATIONS POSSIBLES DES VALEURS ANORMALES

Augmentation	Diminution
Anémie falciforme	Anémie aplastique
Anémie ferriprive	Anémie hémolytique
Anémie posthémorragique	Anémie pernicieuse
Après une splénectomie	Autotransfusion
Asphyxie	Circulation extracorporelle
Cirrhose	Coagulation intravasculaire disséminée
Grossesse	Conditions allergiques
Infection aiguë	Exposition au DDT
Infections virales	Hypersplénisme
Inflammation	Infection à Clostridium
Leucémie chronique	Irradiation
Maladie cardiaque	Leucémie aiguë
Maladie du collagène	Lupus érythémateux aigu disséminé
Myélome multiple	Menstruation
Pancréatite chronique	Myélome multiple
Période post-partum	Purpura thrombopénique idiopathique

Augmentation	Diminution
Polyarthrite rhumatoïde	Sida
Polyglobulie primitive	Splénomégalie
Syndrome myéloprolifératif	Syndromes lymphoprolifératifs
Traumatisme	Valve cardiaque artificielle
Tuberculose	
Tumeur maligne	

FACTEURS CONTRIBUANT AUX VALEURS ANORMALES

- Conditions dans lesquelles la numération plaquettaire augmente : excitation, exercices intenses, haute altitude, températures froides persistantes.
- Condition dans laquelle la numération plaquettaire diminue : avant les menstruations.
- Médicaments pouvant faire *augmenter* la numération plaquettaire : céphalosporines, clindamycine, clozapine, contraceptifs oraux, corticostéroïdes, danazol, dipyridamole, donépézil, époétine, gemfibrozil, lithium, zidovudine.
- Médicaments pouvant faire *diminuer* la numération plaquettaire : acétaminophène, agents chimiothérapeutiques, allopurinol, antiarythmiques, antibiotiques, anti-inflammatoires non stéroïdiens, barbituriques, diurétiques, donépézil, infliximab, inhibiteurs de l'enzyme de conversion de l'angiotensine, phénothiazines.

N

INTERVENTIONS INFIRMIÈRES ET DÉROULEMENT DU TEST

Avant le test
- Il n'est pas nécessaire d'être à jeun pour passer ce test.

Procédure
- Prélever un échantillon de sang dans le tube requis par le laboratoire.

Après le test
- Appliquer une pression sur le site de la ponction veineuse pendant 3 à 5 minutes. Mettre un pansement compressif et vérifier régulièrement un possible saignement.
- Étiqueter le spécimen et le faire parvenir au laboratoire.
- Enseigner au client à surveiller le site : en cas de saignement, le client doit appliquer une pression directe et, s'il est incapable de maîtriser le saignement, retourner au centre de prélèvements ou aviser le responsable des soins.

ALERTES CLINIQUES

- Complications possibles :
  - hématome au site de la ponction dû à un temps de saignement prolongé;
  - saignements spontanés si la numération plaquettaire est <20 000/mm^3.
- Surveiller les signes de saignement spontané chez le client : douleur articulaire, douleur lombaire résultant d'un éventuel saignement rétropéritonéal, ecchymoses, épistaxis, hématurie, méléna, pétéchies ou saignement gingival.

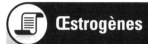 **Œstrogènes**

Description du test

Les œstrogènes sont présents dans l'organisme sous différentes formes, dont l'œstradiol, l'œstriol et l'œstrone. Du fait que ces hormones sont produites par le cortex surrénal, les ovaires et les testicules, on peut utiliser la détermination du taux d'œstrogènes pour évaluer ces trois glandes.

L'*œstradiol*, la forme la plus active d'œstrogènes, stimule la croissance de l'endomètre. De plus, il inhibe la production d'hormone folliculostimulante (FSH) et stimule la production d'hormone lutéinisante (LH). On utilise le taux d'œstradiol pour évaluer la fonction ovarienne et pour diagnostiquer la cause de la puberté précoce chez les filles, ainsi que de la gynécomastie chez les hommes. On l'utilise souvent pour déterminer si une aménorrhée est due à la ménopause, à la grossesse ou à un problème médical. Chez les clientes présentant des problèmes de fécondité, des dosages en série de l'œstradiol sont réalisés avant que l'on procède à la fécondation in vitro. On peut également se servir du dosage de l'œstradiol pour vérifier l'efficacité d'une hormonothérapie substitutive.

On surveille l'*œstriol* pendant la grossesse afin d'évaluer la fonction fœto-placentaire. L'œstriol fait partie, avec l'alpha-fœtoprotéine (AFP) et la gonadotrophine chorionique humaine (HCG), du « triple indicateur » permettant d'établir les risques du fœtus de présenter des anomalies génétiques, tel le syndrome de Down.

L'*œstrone* est formée dans le tissu adipeux par la conversion de l'androstène-dione. On comprend insuffisamment sa fonction, mais on a noté une association entre des taux élevés d'estrone, non compensés par la progestérone, et un risque accru de cancer de l'endomètre. On peut utiliser le taux d'estrone pour faciliter le diagnostic d'une tumeur ovarienne, du syndrome de Turner, d'insuffisance hypophysaire, de gynécomastie (chez l'homme) et de la ménopause.

O

VALEURS NORMALES (VARIABLES SELON LE LABORATOIRE)

Œstrogènes sanguins totaux :	femmes :	préménopause :	23 – 261 pg/ml
		postménopause :	<30 pg/ml
		prépuberté :	<20 pg/ml
	hommes :		<50 pg/ml
Œstrogènes urinaires totaux :	femmes :	préménopause :	15 – 80 mg/24 h
		postménopause :	<20 mg/24 h
	hommes :		15 – 40 mg/24 h

INTERPRÉTATIONS POSSIBLES DES VALEURS ANORMALES

Augmentation	Diminution
Cirrhose	Aménorrhée
Grossesse normale	Anorexie mentale
Hyperplasie surrénale	Exercice extrême
Insuffisance hépatique	Hypogénitalisme
Insuffisance rénale	Insuffisance hypophysaire
Puberté précoce	Insuffisance ovarienne
Syndrome de Klinefelter	Ménopause
Tumeur de la surrénale	Syndrome de Stein-Leventhal
Tumeur ovarienne sécrétant	Syndrome de Turner
des œstrogènes	
Tumeur testiculaire	

FACTEURS CONTRIBUANT AUX VALEURS ANORMALES

- L'hémolyse de l'échantillon sanguin peut modifier les résultats.
- Médicaments pouvant faire *augmenter* les taux d'œstrogènes : ampicilline, cascara, contraceptifs oraux, diéthylstilbœstrol, hydrochlorothiazide, méprobamate, œstrogènes, phénazopyridine, prochlorpérazine, tétracycline.
- Médicaments pouvant faire *diminuer* les taux d'œstrogènes : antiœstrogènes, clomifène, dexaméthasone.

INTERVENTIONS INFIRMIÈRES ET DÉROULEMENT DU TEST

Avant le test

- Il n'est pas nécessaire d'être à jeun pour passer ce test.
- Si possible, cesser la prise de médicaments qui pourraient modifier les résultats.
- Expliquer au client comment recueillir son urine pendant 24 heures.
- Insister sur l'importance de recueillir *toute* l'urine au cours de cette période. Expliquer au client comment éviter de contaminer de l'urine avec du papier hygiénique ou des selles.

Procédure

- Prélever un échantillon de sang dans le tube requis par le laboratoire.
- Se procurer au laboratoire le contenant de prélèvement requis.
- Commencer la période de prélèvement le matin, après la première miction du client; celle-ci est jetée.
- Conserver *toute* l'urine produite pendant 24 heures dans le même contenant. Le réfrigérer ou le mettre sur de la glace.
- Si de l'urine est jetée durant cette période, il faut mettre fin au test et en effectuer un nouveau.
- Afficher l'heure marquant la fin de la période de collecte de 24 heures dans la chambre du client.

Après le test

- Étiqueter le spécimen sanguin et le faire parvenir au laboratoire.
- À la fin de la période de 24 heures de prélèvement de l'urine, étiqueter le contenant d'urine, le mettre sur de la glace et l'expédier le plus rapidement possible au laboratoire.

BIOCHIMIE

Osmolalité sérique

Description du test

L'osmolalité du sang mesure le nombre de particules actives osmotiques dans le sérum. Ce test est utile pour étudier les déséquilibres hydro-électrolytiques et pour déterminer les besoins liquidiens. Il fournit une information précieuse sur l'état d'hydratation du client, sur la concentration de l'urine et sur la sécrétion d'ADH (hormone antidiurétique) et on l'utilise dans les examens toxicologiques. On prescrit surtout cette analyse pour étudier une hyponatrémie. Celle-ci peut être due à la perte de sodium par l'urine ou à l'augmentation de liquide dans la circulation sanguine.

VALEURS NORMALES

280 – 296 mOsm/kg H_2O

O

INTERPRÉTATIONS POSSIBLES DES VALEURS ANORMALES

Augmentation	Diminution
Acidocétose	Cancer du poumon
Acidose	Cirrhose
Ascite	Hyperhydratation
Azotémie	Insuffisance cardiaque congestive
Brûlures	Insuffisance hépatique avec ascite
Convulsions	Maladie d'Addison
Déshydratation	Œdème
Diabète	Période postopératoire
Diabète insipide	Syndrome d'antidiurèse
État de choc	
Hyperaldostéronisme	
Hyperbilirubinémie	
Hypercalcémie	
Hyperglycémie	
Hypernatrémie	
Hypokaliémie	
Maladie hépatique à un stade avancé	

Augmentation	Diminution
Œdème	
Régime riche en protéines	
Surdose d'alcool	
Surdose d'éthylène glycol	
Surdose de méthanol	
Traumatisme	
Urémie	

FACTEURS CONTRIBUANT AUX VALEURS ANORMALES

- L'hémolyse de l'échantillon sanguin peut modifier les résultats de l'analyse.
- Médicaments pouvant *modifier* les résultats : diurétiques osmotiques, minéralocorticoïdes.

INTERVENTIONS INFIRMIÈRES ET DÉROULEMENT DU TEST

Avant le test

- Il n'est pas nécessaire d'être à jeun pour passer ce test.

Procédure

- Prélever un échantillon de sang dans le tube requis par le laboratoire.

Après le test

- Étiqueter le spécimen et le faire parvenir au laboratoire.

BIOCHIMIE

Osmolalité urinaire

Description du test

L'osmolalité de l'urine mesure le nombre de particules actives osmotiques dans l'urine, ou la concentration de l'urine, ce qui reflète la capacité de concentration de l'urine par les reins. Ce test est utile pour étudier les déséquilibres hydro-électrolytiques et pour déterminer les besoins liquidiens. Il est particulièrement utile pour l'évaluation de l'hyponatrémie et de l'hypernatrémie, ainsi que pour distinguer l'urémie extrarénale d'une néphropathie tubulaire aiguë ischémique. Après un jeûne d'une nuit, l'osmolalité urinaire devrait être au moins trois fois plus élevée que celle du sang.

VALEURS NORMALES

Échantillon prélevé au hasard :	50−1 200 mOsm/kg H$_2$O
Après un jeûne de 12 à 14 heures :	>850 mOsm/kg H$_2$O

INTERPRÉTATIONS POSSIBLES DES VALEURS ANORMALES

Augmentation	Diminution
Acidocétose	Aldostéronisme
Azotémie	Anémie à hématies falciformes
Azotémie prérénale	Diabète insipide
Cirrhose	Fièvre
Déshydratation	Glomérulonéphrite
Diabète	Hypercalcémie
Diarrhée	Hyperhydratation
Glycosurie	Hypokaliémie
Hyperglycémie	Hyponatrémie
Hypernatrémie	Insuffisance rénale aiguë
Insuffisance cardiaque	Intoxication hydrique
congestive	Myélome multiple
Maladie d'Addison	Obstruction des voies urinaires
Œdème	Œdème
Période postopératoire	Régime riche en protéines
Régime riche en protéines	
Surcharge en sodium	
Syndrome d'antidiurèse	
Urémie	

FACTEURS CONTRIBUANT AUX VALEURS ANORMALES

- Médicaments pouvant *modifier* les résultats : antibiotiques, antidépresseurs, antipsychotiques, bromocriptine, chimiothérapie, dextran, diurétiques, glucose, mannitol, produits de contraste radiologiques.

INTERVENTIONS INFIRMIÈRES ET DÉROULEMENT DU TEST

Avant le test

- Il n'est pas nécessaire d'être à jeun pour le prélèvement, à moins de prescription médicale contraire.

Procédure

- Recueillir de l'urine dans un contenant en plastique pour prélèvement.

Après le test

- Étiqueter le spécimen et le faire parvenir au laboratoire immédiatement.

Ostéocalcine
(GLA-protéine osseuse)

Description du test

L'ostéocalcine (GLA-protéine osseuse) est une protéine synthétisée dans les os par les ostéoblastes. Après avoir été produite, une partie est incorporée à la matrice osseuse et une certaine quantité passe dans la circulation. La matrice osseuse la minéralise alors pour créer de l'os nouveau. Les recherches ont montré que le taux d'ostéocalcine circulante est un reflet du rythme de l'ostéogenèse. Par conséquent, le dosage de l'ostéocalcine permet d'identifier les individus qui présentent des risques d'ostéoporose, de surveiller le métabolisme osseux pendant et après la ménopause et d'étudier la réaction à un traitement aux inhibiteurs de la résorption osseuse. L'effet de ce dernier traitement peut se vérifier beaucoup plus tôt (de 3 à 6 mois) par le dosage de l'ostéocalcine que par une évaluation de la densité osseuse (1 à 2 ans).

VALEURS NORMALES

Hommes :	8 – 37 ng/ml
Femmes :	7 – 38 ng/ml
Ostéoporose :	17 – 49 ng/ml

INTERPRÉTATIONS POSSIBLES DES VALEURS ANORMALES

Augmentation	Diminution
Acromégalie	Hypoparathyroïdie
Fracture	Traitement aux inhibiteurs de la
Hyperparathyroïdie	résorption osseuse
Ostéoporose	

FACTEURS CONTRIBUANT AUX VALEURS ANORMALES

- Il y a une variation diurne du taux d'ostéocalcine.

INTERVENTIONS INFIRMIÈRES ET DÉROULEMENT DU TEST

Avant le test

- Il n'est pas nécessaire d'être à jeun pour passer ce test.

Procédure

- Prélever un échantillon de sang dans le tube requis par le laboratoire.

Après le test

- Étiqueter le spécimen et le faire parvenir au laboratoire.

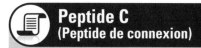

Peptide C
(Peptide de connexion)

Description du test

La proinsuline est transformée en insuline par les cellules β du pancréas. Un des produits secondaires de cette réaction est le peptide C, dont le taux correspond généralement au taux d'insuline endogène et n'est pas affecté par l'administration d'insuline exogène. La détermination du taux de peptide C permet de:

- mesurer le taux d'insuline endogène, le taux de peptide C n'étant pas modifié par l'administration d'insuline exogène;
- déterminer si l'hypoglycémie est due à des injections d'insuline non thérapeutique (hypoglycémie artificielle) (dans ce cas, le taux de peptide C est faible et celui de l'insuline est élevé);
- mettre en évidence un insulinome (les taux d'insuline et de peptide C sont alors élevés);
- surveiller la récurrence d'un insulinome, mis en évidence par l'augmentation du taux de peptide C.

VALEURS NORMALES

0,17 − 0,67 nmol/L

INTERPRÉTATIONS POSSIBLES DES VALEURS ANORMALES

Augmentation	Diminution
Greffe du pancréas	Diabète
Insuffisance rénale	Hypoglycémie due à une surconsommation
Insulinome	d'insuline
Tumeur des îlots pancréatiques	Pancréatectomie

FACTEURS CONTRIBUANT AUX VALEURS ANORMALES

- L'hémolyse de l'échantillon sanguin peut modifier les résultats.
- Dans les cas d'obésité ou de tumeur des îlots pancréatiques, il peut arriver que le taux de peptide C ne soit pas en corrélation avec le taux d'insuline endogène.
- Médicaments pouvant faire *augmenter* le taux de peptide C: sulfamides.

INTERVENTIONS INFIRMIÈRES ET DÉROULEMENT DU TEST

Avant le test

- Il est nécessaire d'être à jeun pour passer ce test.

Procédure

- Prélever un échantillon de sang dans le tube requis par le laboratoire.

Après le test

- Étiqueter le spécimen et le faire parvenir au laboratoire.

Peptides natriurétiques
(Peptide natriurétique auriculaire [ANP], Peptide natriurétique cérébral [BNP])

Description du test

Le peptide natriurétique de type A (aussi connu sous le nom de peptide, de facteur natriurétique auriculaire ou d'ANP) et le peptide natriurétique de type B (aussi connu sous le nom de peptide natriurétique cérébral ou de BNP) sont produits par les cellules du myocarde. L'ANP est synthétisé exclusivement par les myocytes atriaux, alors que le BNP est produit par les myocytes atriaux et ventriculaires. Ces deux molécules maintiennent l'homéostasie en favorisant la diurèse et la natrurie. Le BNP est libéré pendant la surcharge de pression ou de volume. Il provoque la dilatation des artères et des veines et en plus de faire diminuer le taux des neurohormones responsables de la vasoconstriction et de la rétention du sodium.

On connaît bien l'utilité du BNP pour le diagnostic de l'insuffisance cardiaque. Les taux de BNP sont élevés chez les personnes ayant une insuffisance cardiaque symptomatique non compensée. Toutefois, celles qui sont atteintes d'un dysfonctionnement ventriculaire gauche compensé par une thérapie médicale peuvent avoir des taux normaux de BNP. Le dosage du BNP est particulièrement utile au responsable des soins pour faire la distinction entre une dyspnée due à l'insuffisance cardiaque et une dyspnée attribuable à d'autres causes.

CONSIDÉRATIONS CLINIQUES

Le diagnostic d'insuffisance cardiaque décompensée devrait se fonder d'abord sur des signes et des symptômes. La concentration de peptides natriurétiques ne devrait pas être interprétée isolément, mais dans le contexte de toutes les données cliniques portant sur le diagnostic d'insuffisance cardiaque.

VALEURS NORMALES

BNP : <100 pg/ml (<100 ng/L SI)

INTERPRÉTATIONS POSSIBLES DES VALEURS ANORMALES

Augmentation	Diminution
Angioplastie coronarienne	Réaction thérapeutique à une thérapie diurétique
Atteinte pulmonaire aiguë	
Cirrhose	Réaction thérapeutique à un traitement antihypertenseur
États hypervolémiques	
Hypertension	
Hypertension pulmonaire	
Hypertrophie ventriculaire gauche	
Infarctus du myocarde aigu	
Insuffisance cardiaque	
Insuffisance rénale chronique	
Perfusion de nésiritide	

FACTEURS CONTRIBUANT AUX VALEURS ANORMALES

- Le taux de BNP s'élève avec l'âge et il est plus élevé chez les femmes.
- L'obésité peut entraîner des taux faussement faibles de BNP.
- Chez les personnes atteintes d'insuffisance rénale ou qui sont sous dialyse, le taux de BNP peut être élevé, qu'il y ait ou non insuffisance cardiaque.
- Les personnes atteintes d'insuffisance cardiaque droite ont des taux élevés (300 – 400 pg/ml).
- La perfusion de nésiritide entraîne des taux de BNP de 3 000 pg/ml.

INTERVENTIONS INFIRMIÈRES ET DÉROULEMENT DU TEST

Avant le test

- Il n'est pas nécessaire d'être à jeun pour passer ce test.

Procédure

- Prélever un échantillon de sang dans le tube requis par le laboratoire.

Après le test

- Étiqueter le spécimen et le faire parvenir au laboratoire.

ALERTES CLINIQUES

- Les clients atteints d'insuffisance cardiaque chronique ont des taux élevés de BNP, mais leur état peut être stationnaire.
- Les clients présentant depuis peu un taux élevé de BNP requièrent une évaluation plus poussée, y compris un échocardiogramme.

P

BIOCHIMIE

Pharmacocinétique
(Surveillance d'un traitement médicamenteux)

Description du test

La pharmacocinétique permet de gérer le traitement médicamenteux d'une personne, ce qui est essentiel lorsqu'il n'existe qu'une étroite marge de sécurité entre le seuil thérapeutique du médicament et son seuil toxique. L'aminophylline, la clozapine, la digoxine, le lithium et la phénytoïne sont des exemples de médicaments qui requièrent une pharmacocinétique.

Souvent, les médicaments qui doivent être surveillés sont ceux que la personne devra prendre toute sa vie. La surveillance périodique des taux sériques des médicaments aide le médecin à ajuster la posologie en fonction des modifications de la condition de la personne et de son âge. La pharmacocinétique permet aussi de découvrir les personnes qui ne prennent pas leurs médicaments tes que prescrits et de détecter par le fait même d'éventuelles interactions médicamenteuses.

Le moment du prélèvement sanguin est très important lorsqu'on mène une étude de pharmacocinétique. Quand un médicament est absorbé, son taux sérique s'élève, atteint un sommet (le zénith ou pic) puis commence à baisser. Son taux minimal, qu'on appelle nadir ou creux, est atteint juste avant de donner la dose suivante de médicament.

Pour arriver à l'effet thérapeutique voulu, le pic du médicament doit se trouver en deçà des concentrations toxiques et son creux doit demeurer dans la marge thérapeutique. On surveillera donc, à l'aide de prélèvements sanguins faits à des moments précis, les taux maximums et minimums de concentration sanguine du médicament. Il est essentiel que le taux sérique du médicament soit suffisamment élevé pour traiter la maladie, tout en demeurant assez bas pour éviter les complications toxiques (par exemple, dans le cas des médicaments qui ont des effets néphrotoxiques ou ototoxiques).

VALEURS NORMALES

Selon le médicament particulier faisant l'objet d'une pharmacocinétique et le laboratoire de l'établissement

INTERPRÉTATIONS POSSIBLES DES VALEURS ANORMALES

Augmentation	Diminution
Niveau toxique du médicament (hépatotoxicité, néphrotoxicité, ototoxicité)	Niveau subthérapeutique du médicament

INTERVENTIONS INFIRMIÈRES ET DÉROULEMENT DU TEST

Avant le test
- Il n'est pas nécessaire d'être à jeun pour passer ce test.

Procédure
- Prélever un échantillon de sang dans le tube requis par le laboratoire au moment prévu dans le guide de laboratoire.

Après le test
- Étiqueter le spécimen et le faire parvenir au laboratoire.

ALERTES CLINIQUES

- Vérifier la compréhension du client concernant la prise de ses médicaments et s'assurer que la dose est respectée.
- Discuter avec le client de toute modification nécessaire de la posologie ou de la fréquence des doses en se fondant sur les résultats du test ou sur les effets secondaires ou indésirables qu'il pourrait ressentir.

Phénylcétonurie
(Dosage de la phénylalanine, PCU, Test de Guthrie)

Description du test

La phénylalanine hydroxylase est une enzyme qui convertit la phénylalanine en tyrosine. Un déficit de cette enzyme conduit à une accumulation de phénylalanine qui provoque une arriération mentale sévère. Cette affection, qui porte le nom de phénylcétonurie (PCU), est une maladie enzymatique autosomique et récessive. Le dépistage de la phénylcétonurie chez les nouveau-nés est exigé au Canada. On réalise l'analyse sur le sérum (test de Guthrie) et sur l'urine. L'analyse n'est pas valide tant que le nouveau-né n'a pas ingéré une quantité suffisante de phénylalanine, qu'on retrouve dans le lait humain et dans le lait de vache. En général, deux ou trois jours d'absorption suffisent pour le test. Le dépistage urinaire de la phénylcétonurie est habituellement réalisé quand le nourrisson a de 4 à 6 semaines.

CONSIDÉRATIONS CLINIQUES

Au Québec, le dépistage de la phénylcétonurie est fait systématiquement chez tous les nouveau-nés.

VALEURS NORMALES

Sang :	négatives
Urine :	pas de décoloration verte

INTERPRÉTATIONS POSSIBLES DES VALEURS ANORMALES

Positives

Faible poids à la naissance
Galactosémie
Hyperphénylalaninémie
Maladie hépatique
Phénylcétonurie
Retard de développement du système enzymatique

FACTEURS CONTRIBUANT AUX VALEURS ANORMALES

- Le dépistage trop précoce de la phénylcétonurie peut donner des résultats faussement négatifs. L'échantillon sanguin doit être prélevé chez des nourrissons ayant plus de 24 heures et moins de 7 jours.
- Médicaments pouvant *modifier* les résultats : acide acétylsalicylique, antibiotiques, salicylates.

INTERVENTIONS INFIRMIÈRES ET DÉROULEMENT DU TEST

Avant le test

- Il n'est pas nécessaire d'être à jeun pour passer ce test.

Procédure

Pour le test de Guthrie (sérique)

- Réaliser ce test quand le nouveau-né a absorbé des quantités suffisantes de lait pendant 2 ou 3 jours.
- Nettoyer le talon du nouveau-né avec de l'alcool et laisser sécher.
- Piquer le talon avec une lancette et recueillir plusieurs gouttes de sang sur le papier-filtre servant au test de Guthrie.

Pour le dépistage urinaire

- Pratiquer le dépistage urinaire chez les nourrissons d'au moins 4 à 6 semaines.
- On le réalise soit en laissant tomber du chlorure de fer à 10 % sur une couche contenant de l'urine fraîche, soit en pressant un bâtonnet réactif sur l'urine de la couche.
- Dans les deux cas, une décoloration verte indique la phénylcétonurie.

Après le test

- Transmettre le papier-filtre identifié au laboratoire.

ALERTES CLINIQUES

- Le traitement de la phénylcétonurie consiste en un régime pauvre en phénylalanine. Ce régime devrait être adopté le plus tôt possible en période néonatale et il devra être respecté à vie.
- Les aliments doivent être choisis parmi des listes détaillées et pesés ou mesurés avec précision, de sorte que l'apport quotidien de phénylalanine soit celui qui est prescrit.
  - Une formule lactée appelée Lofanalac est spécialement conçue pour les nourrissons atteints de phénylcétonurie. On peut l'utiliser à vie en tant que source de protéines extrêmement faible en phénylalanine et équilibrée pour les autres acides aminés essentiels. Une surveillance fréquente de la phénylalanine présente dans le sang permet d'apporter des ajustements au contenu de la formule.

P

BIOCHIMIE

Phosphatase acide
(Phosphatase acide prostatique [PAP])

Description du test

La phosphatase acide, aussi appelée phosphatase acide prostatique (PAP), est une enzyme qui est surtout présente dans la prostate; on en observe également des concentrations très élevées dans le liquide séminal. Cette enzyme est présente en concentration plus faible dans les reins, le foie, la rate, la moelle osseuse, les érythrocytes et les plaquettes sanguines. La phosphatase acide permet de diagnostiquer un cancer métastatique avancé de la prostate et d'évaluer la réaction d'une personne à la thérapie contre un tel cancer.

Ce test a longtemps été considéré comme étant un marqueur tumoral pour le cancer de la prostate. Toutefois, avec la mise au point du test APS (antigène prostatique spécifique), la surveillance de la phosphatase acide est devenue moins populaire. On pratique toutefois ce test pour vérifier sa présence dans les sécrétions vaginales lorsqu'on effectue des recherches dans les cas présumés de viol.

CONSIDÉRATIONS CLINIQUES

Selon les recommandations de l'Académie américaine de pédiatrie pour l'évaluation d'abus sexuel chez les enfants, un taux élevé de phosphatase acide chez un enfant est l'un des critères permettant de rapporter de possibles sévices sexuels.

VALEURS NORMALES

2,2 – 10,5 U/L (37 – 175 nkat/L SI)

INTERPRÉTATIONS POSSIBLES DES VALEURS ANORMALES

Augmentation

Agression sexuelle
Anémie hémolytique
Cancer de la prostate
Cancer du sein
Cirrhose
Déficience rénale aiguë
Éclampsie
Hépatite
Hyperparathyroïdisme
Ictère obstructif
Maladie de Gaucher
Maladie de Paget
Métastases osseuses
Myélome multiple
Tumeur hépatique

FACTEURS CONTRIBUANT AUX VALEURS ANORMALES

- L'hémolyse de l'échantillon sanguin et la prise d'alcool peuvent modifier les résultats.
- Éviter toute manipulation de la prostate, y compris un examen rectal ou une cystoscopie, pendant deux jours avant le test.
- Étant donné que le taux de phosphatase acide peut varier au cours de la journée, il faudrait effectuer les tests de phosphatase acide à la même heure chaque jour si le test est répété.
- Médicaments pouvant faire *augmenter* le taux de phosphatase acide : androgènes, clofibrates, stéroïdes anabolisants.
- Médicaments pouvant faire *diminuer* le taux de phosphatase acide : fluorures, oxalates, phosphates.

INTERVENTIONS INFIRMIÈRES ET DÉROULEMENT DU TEST

Avant le test

- Il n'est pas nécessaire d'être à jeun pour passer ce test.

Procédure

- Prélever un échantillon de sang dans le tube requis par le laboratoire et le conserver sur de la glace.

Après le test

- Étiqueter le spécimen et le faire parvenir au laboratoire.

BIOCHIMIE

Phosphatase alcaline

Description du test

La phosphatase alcaline est une enzyme présente dans le foie, les os, le placenta, les intestins et les reins, mais surtout dans les cellules tapissant les conduits biliaires ainsi que dans les ostéoblastes responsables de la régénération des tissus osseux. Elle est habituellement excrétée par le foie et déversée dans la bile. Ses taux augmentent surtout au cours des périodes de croissance osseuse (notamment chez les enfants), dans le cas de différents types de maladie hépatique et d'obstruction biliaire. La phosphatase alcaline est également considérée comme étant un marqueur tumoral dont la concentration augmente dans les cas de sarcome ostéogénique et de cancer du sein ou de la prostate avec des métastases osseuses.

VALEURS NORMALES

Femmes :	30 – 100 U/L (0,5 – 1,67 µkat/L SI)
Hommes :	45 – 115 U/L (0,75 – 1,92 µkat/L SI)
Personnes âgées :	valeurs légèrement plus élevées
Enfants :	1 – 3 fois les valeurs normales des adultes
Puberté :	5 – 6 fois les valeurs normales des adultes

INTERPRÉTATIONS POSSIBLES DES VALEURS ANORMALES

Augmentation	Diminution
Cancer de la tête du pancréas	Absence de formation osseuse normale
Cancer du foie	Anémie pernicieuse
Carence en calcium	Consommation excessive de vitamine D
Carence en vitamine D	Défaut génétique
Cirrhose	Fibrose kystique

Augmentation	Diminution
Éclampsie	Glomérulonéphrite chronique
Fracture en voie de guérison	Hypophosphatémie
Grossesse	Hypothyroïdie
Hépatite	Insuffisance placentaire
Hyperparathyroïdisme	Maladie cœliaque
Leucémie	Malnutrition
Maladie de Paget	Scorbut
Métastases osseuses	Syndrome de Burnett
Mononucléose infectieuse	
Obstruction biliaire	
Ostéomalacie	
Pancréatite	
Polyarthrite rhumatoïde	
Rachitisme	
Régime alimentaire riche en lipides	
Sarcome ostéogénique	

FACTEURS CONTRIBUANT AUX VALEURS ANORMALES

- L'hémolyse de l'échantillon sanguin peut modifier les résultats.
- Médicaments pouvant faire *augmenter* les taux de phosphatase alcaline : acétaminophène, antibiotiques, anticonvulsivants, anti-inflammatoires non stéroïdiens, antipsychotiques, benzodiazépines, diurétiques thiazidiques, héparine, hypolipidémiants, inhibiteurs de l'enzyme de conversion de l'angiotensine, interférons, œstrogènes, salicylates, sulfate ferreux, triméthobenzamide, variconazole.
- Médicaments pouvant faire *diminuer* les taux de phosphatase alcaline : agents arsenicaux, cyanures, fluorures, nitrofurantoïne, oxalates, phosphates, propanolol, sels de zinc.

INTERVENTIONS INFIRMIÈRES ET DÉROULEMENT DU TEST

Avant le test

- Il est nécessaire d'être à jeun pour passer cet examen.

Procédure

- Prélever un échantillon de sang dans le tube requis par le laboratoire.

Après le test

- Appliquer une pression sur le site de la ponction veineuse pendant 3 à 5 minutes. Mettre un pansement compressif et vérifier régulièrement un possible saignement.
- Enseigner au client à surveiller le site : en cas de saignement, le client doit appliquer une pression directe et, s'il est incapable de maîtriser le saignement, retourner au centre de prélèvements ou aviser le responsable des soins.
- Étiqueter le spécimen et le faire parvenir au laboratoire.

ALERTES CLINIQUES

- Chez les clients souffrant d'un dysfonctionnement hépatique, le temps de coagulation peut être prolongé.

BIOCHIMIE

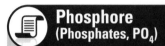

Phosphore
(Phosphates, PO$_4$)

Description du test

La plus grande partie du phosphore présent dans l'organisme se trouve combinée au calcium dans les os. Environ 15 % se retrouve toutefois dans le sang, faisant du phosphore le principal anion du liquide intracellulaire. Il remplit plusieurs fonctions, dont un rôle dans le métabolisme du glucose et des lipides, la mise en réserve et le transfert de l'énergie dans l'organisme, la formation de tissu osseux et le maintien de l'équilibre acido-basique. Le phosphore est contrôlé par l'hormone parathyroïdienne, tout comme le calcium avec lequel il entretient une relation inverse; l'excès de l'un dans le sérum entraîne l'excrétion rénale de l'autre. L'hormone parathyroïdienne stimule la libération de calcium et de phosphate par les os et diminue la perte urinaire de calcium, tout en augmentant celle du phosphate.

CONSIDÉRATIONS CLINIQUES

On devrait mesurer les taux sériques de calcium, de phosphore, de phosphatase alcaline, de dioxyde de carbone total (CO_2) et d'hormone parathyroïdienne chez tous les clients qui souffrent d'une maladie rénale chronique de stade 2 à 5. La fréquence de ces analyses devrait s'ajuster au stade de la maladie rénale.

VALEURS NORMALES

0,78 – 1,34 mmol/L

INTERPRÉTATIONS POSSIBLES DES VALEURS ANORMALES

Augmentation	Diminution
Acidocétose diabétique (précoce)	Abus d'antiacides
Acromégalie	Acidocétose diabétique (après traitement)
Anémie falciforme	Alcoolisme chronique
Dommage tissulaire	Augmentation de la diurèse
Fracture en voie de guérison	Brûlures sévères
Hypocalcémie	Carence en vitamine D
Hypoparathyroïdie	Charge en glucides
Insuffisance rénale	Hyperalimentation
Intoxication par la vitamine D	Hypercalcémie
Maladie d'Addison	Hyperinsulinisme
Néphrite	Hyperparathyroïdie
Prépuberté	Hypokaliémie
Sarcoïdose	Hypothyroïdie

Augmentation	Diminution
Supplément de phosphate	Intoxication par le salicylate
Syndrome du lait et des alcalins	Malabsorption
Thyrotoxicose	Maladie rénale
Transfusions sanguines massives	Malnutrition
Tumeurs des os	Ostéomalacie
Urémie	Rachitisme

FACTEURS CONTRIBUANT AUX VALEURS ANORMALES

- L'utilisation d'un garrot pendant le prélèvement sanguin peut modifier les résultats.
- L'hémolyse de l'échantillon sanguin peut modifier les résultats.
- Parce que l'augmentation du métabolisme des glucides entraîne une diminution du taux de phosphore, on ne doit pas injecter de solutés glucosés avant le test.
- Médicaments pouvant faire *augmenter* le taux sérique de phosphore : antibiotiques, époétine, étidronate, furosémide, hydrochlorothiazide, lavements au phosphate, naproxène, nifédipine, risédronate, rispéridone, testostérone, venlafaxine, vitamine D.
- Médicaments pouvant faire *diminuer* le taux sérique de phosphore : amlodipine, antiacides se liant au phosphate, anticonvulsivants, azathioprine, calcitonine, calcitriol, cisplatine, dextrose intraveineux, diurétiques, doxorubicine, insuline, lithium, niacine, nicardipine, phénothiazines, raloxifène, stéroïdes anabolisants, théophylline (surdose), venlafaxine.

INTERVENTIONS INFIRMIÈRES ET DÉROULEMENT DU TEST

Avant le test
- Il n'est pas nécessaire d'être à jeun pour passer ce test.

Procédure
- Prélever un échantillon de sang dans le tube requis par le laboratoire.

Après le test
- Étiqueter le spécimen et le faire parvenir au laboratoire.

P

ALERTES CLINIQUES

- On doit établir la corrélation entre les taux sériques de phosphore et de calcium pour faciliter certains diagnostics :
  - augmentation du phosphore et diminution du calcium : hypoparathyroïdie, maladie rénale;
  - augmentation du phosphore et calcium normal ou élevé : hypervitaminose D, syndrome du lait et des alcalins;
  - diminution du phosphore et augmentation du calcium : hyperparathyroïdie, sarcoïdose;
  - diminution du phosphore et du calcium : acidose tubulaire rénale, carence en vitamine D, malabsorption.

Plasminogène

Description du test

Lorsqu'une lésion survient à un vaisseau sanguin ou à un tissu, le processus de l'hémostase se déclenche et conduit à la formation d'un caillot de fibrine. Le plasminogène est une protéine retrouvée normalement dans les caillots de fibrine sous une forme inactive. Après la guérison, alors que les caillots de fibrine ne sont plus nécessaires, des enzymes contenues dans les cellules endothéliales déclenchent la conversion du plasminogène en plasmine, qui entraîne la lyse du caillot.

On ne peut pas mesurer directement la plasmine puisqu'elle n'est pas présente sous sa forme active dans la circulation. On utilise par conséquent le dosage de sa forme inactive, le plasminogène, pour évaluer le système fibrinolytique.

VALEURS NORMALES

120 – 200 mg/L

INTERPRÉTATIONS POSSIBLES DES VALEURS ANORMALES

Augmentation	Diminution
Anxiété	Cirrhose
Infection	Coagulation intravasculaire disséminée
Inflammation	Éclampsie
Grossesse	Hypercoagulabilité
Stress	Maladie des membranes hyalines
	Maladie hépatique
	Malnutrition
	Néphrose
	Prééclampsie
	Thrombose
	Tumeurs

FACTEURS CONTRIBUANT AUX VALEURS ANORMALES

- L'hémolyse de l'échantillon sanguin peut modifier les résultats.
- Des valeurs faussement faibles peuvent apparaître si le garrot reste en place de façon prolongée avant la ponction veineuse.
- Un exercice vigoureux fait augmenter le taux de plasminogène.
- Médicaments pouvant faire *augmenter* le taux de plasminogène : contraceptifs oraux, stéroïdes anabolisants.
- Médicaments pouvant faire *diminuer* le taux de plasminogène : agents thrombolytiques.

INTERVENTIONS INFIRMIÈRES ET DÉROULEMENT DU TEST

Avant le test
- Il n'est pas nécessaire d'être à jeun pour passer ce test.

Procédure
- Prélever un échantillon de sang dans le tube requis par le laboratoire.

Après le test
- Appliquer une pression sur le site de la ponction veineuse pendant 3 à 5 minutes. Mettre un pansement compressif et vérifier régulièrement un possible saignement.
- Étiqueter le spécimen et le faire parvenir au laboratoire.
- Enseigner au client à surveiller le site : en cas de saignement, le client doit appliquer une pression directe et, s'il est incapable de maîtriser le saignement, retourner au centre de prélèvements ou aviser le responsable des soins.

ALERTES CLINIQUES
- Une diminution du taux de plasminogène indique un risque accru de thrombose.

BIOCHIMIE

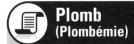

Plomb
(Plombémie)

Description du test

Le plomb est un métal lourd qui est présent notamment dans la peinture, l'essence au plomb, les insecticides et la glaçure des poteries et céramiques. Parce qu'on en retrouve dans la peinture d'avant les années 1980, dans les vieilles maisons où la peinture pèle et est accessible aux jeunes enfants, le plomb représente un risque pour la santé. L'organisme en renferme généralement de très faibles quantités en raison de sa présence dans l'environnement. Si de très faibles taux ne semblent pas causer de problèmes aux adultes, chez les enfants, des taux relativement faibles peuvent être toxiques et entraîner des déficits intellectuels ou cognitifs. On pratique le dépistage du plomb chez les enfants à risque ainsi que chez les travailleurs exposés au plomb. Le dosage du plomb permet également de surveiller comment une personne réagit au traitement qu'il reçoit pour une plombémie élevée.

CONSIDÉRATIONS CLINIQUES

Au Canada, on recommande un dépistage par la mesure de la plombémie uniquement chez les nourrissons et les enfants à risque élevé.

VALEURS NORMALES

Adultes :	<20 µg/dl (<0,95 µmol/L SI)
Enfants :	<10 µg/dl (<0,48 µmol/L SI)

INTERPRÉTATIONS POSSIBLES DES VALEURS ANORMALES

Augmentation

Empoisonnement par le plomb

INTERVENTIONS INFIRMIÈRES ET DÉROULEMENT DU TEST

Avant le test
- Il n'est pas nécessaire d'être à jeun pour passer ce test.

Procédure
- Prélever un échantillon de sang dans le tube requis par le laboratoire.

Après le test
- Étiqueter le spécimen et le faire parvenir au laboratoire.

ALERTES CLINIQUES

- Les taux sanguins des travailleurs exposés au plomb devraient être inférieurs à 40 μg/dl.
- Selon Santé Canada, lorsque des enfants ont une plombémie supérieure à 10 μg/dl, il faut retracer l'origine du plomb, l'éliminer et amorcer les traitements nécessaires.
- Lorsqu'une personne souffre d'intoxication par le plomb, on observe généralement une anémie microcytaire.

P

BIOCHIMIE

 # Porphyrines

Description du test

Plusieurs substances connues sous le nom de porphyrines, dont le porphobilinogène, l'uroporphyrine et la coproporphyrine, participent à la synthèse de l'hème de l'hémoglobine. Chacune des étapes de ce processus requiert la présence d'une enzyme spécifique. Si l'une de ces enzymes fait défaut (entre autres à cause d'une maladie génétique ou de l'interférence d'une substance toxique), les substances intermédiaires s'accumulent et il en résulte un type de porphyrie. S'il y a une perturbation de la voie de synthèse de l'hème, comme dans le cas de la porphyrie, de grandes quantités de porphyrines sont excrétées. Puisque les porphyrines sont tenues pour des pigments urinaires, leur présence colore l'urine d'une couleur allant de l'ambre au bourgogne.

VALEURS NORMALES

Coproporphyrines :	<96 μg/24 heures
Porphobilinogène :	<2 mg/24 heures
Uroporphyrines :	3−46 μg/24 heures

INTERPRÉTATIONS POSSIBLES DES VALEURS ANORMALES

Augmentation

Cirrhose du foie
Hépatite virale
Intoxication par le plomb
Mononucléose infectieuse
Pellagre
Porphyries

FACTEURS CONTRIBUANT AUX VALEURS ANORMALES

- La grossesse, les menstruations et la prise d'alcool peuvent modifier les résultats du test.
- Médicaments pouvant faire *augmenter* les taux de porphyrines : antibiotiques (pénicilline, tétracyclines), antiseptiques (phénazopyridine), barbituriques, hypnotiques, phénothiazines, procaïne, sulfamides.

INTERVENTIONS INFIRMIÈRES ET DÉROULEMENT DU TEST

Avant le test

- Expliquer au client comment recueillir son urine pendant 24 heures.
- Insister sur l'importance de conserver *toute* l'urine au cours de cette période. Expliquer au client comment éviter de contaminer l'urine avec du papier hygiénique ou des selles.

Procédure

P

Pour les tests qualitatifs (de dépistage)

- Prélever un échantillon aléatoire d'urine d'au moins 30 ml pendant ou immédiatement après une crise aiguë de porphyrie, crise qui se caractérise par une vive douleur abdominale et des modifications neurologiques.
- Protéger le spécimen de la lumière et le faire parvenir au laboratoire.

Pour les tests quantitatifs (24 heures)

- Se procurer auprès du laboratoire le contenant approprié.
- Commencer la période de prélèvement le matin, après la première miction du client; celle-ci est jetée.
- Conserver *toute* l'urine produite pendant 24 heures dans le même contenant. Le réfrigérer ou le mettre sur de la glace, à l'abris de la lumière.
- Si de l'urine est jetée pendant cette période, il faut mettre fin au test et en effectuer un nouveau.
- Afficher l'heure marquant la fin de la période de collecte de 24 heures dans la chambre du client.

Après le test

- À la fin de la période de 24 heures, étiqueter le contenant d'urine, le mettre sur de la glace et l'expédier le plus rapidement possible au laboratoire.
- Informer le responsable des soins des résultats anormaux.

Potassium sanguin
(K⁺)

Description du test

Le potassium est le principal ion du liquide intracellulaire. Il est aussi présent en petites quantités dans le liquide extracellulaire. Il existe une relation inverse entre le potassium et le sodium. Le potassium est responsable du maintien de l'équilibre acido-basique, de la régulation de la pression osmotique cellulaire et de la conduction électrique dans les cellules musculaires, en particulier celles du muscle cardiaque et des muscles squelettiques. On utilise souvent le dosage du potassium sérique pour évaluer l'état de personnes présentant des arythmies cardiaques, un dysfonctionnement rénal, de la confusion mentale et un problème gastro-intestinal.

Les personnes dont le taux de potassium sérique est élevé (hyperkaliémie) présentent de la faiblesse, de l'inconfort, des nausées, de la diarrhée, de l'irritabilité musculaire, de l'oligurie et de la bradycardie. Les personnes hypokaliémiques souffrent de confusion mentale, d'anorexie, de faiblesse musculaire, de paresthésies, d'hypotension, d'une diminution des réflexes et leur pouls est faible et rapide.

Il est important de souligner que l'hypokaliémie amplifie l'effet des préparations digitaliques, ce qui rend le client vulnérable à une intoxication par la digitale. De nombreux clients reçoivent à la fois de la digitaline et un diurétique qui provoque une perte de potassium. L'hypokaliémie résultante peut conduire à des arythmies cardiaques potentiellement mortelles. Les clients présentant de l'hyperkaliémie peuvent aussi présenter des dysrythmies cardiaques.

P

VALEURS NORMALES

3,5 – 5,0 mEq/L

INTERPRÉTATIONS POSSIBLES DES VALEURS ANORMALES

Augmentation	Diminution
Acidose métabolique	Acidose tubulaire rénale
Anémie à hématies falciformes	Alcalose
Apport excessif de potassium	Brûlures étendues
Diabète	Diarrhée
Hypoaldostéronisme	Fibrose kystique
Insuffisance rénale aiguë	Fièvre chronique
Lupus érythémateux aigu	Hyperaldostéronisme
disséminé	Hypothermie
Maladie d'Addison	Inanition
Nécrose tissulaire	Intoxication aux salicylates
Néphrite	Malabsorption
	Maladie hépatique
	Obstruction pylorique
	Perfusions intraveineuses salines
	Stress chronique

Augmentation	Diminution
	Syndrome de Cushing
	Vomissements

FACTEURS CONTRIBUANT AUX VALEURS ANORMALES

- L'utilisation d'un garrot et l'action de pompage sur la main du client peuvent faire augmenter les résultats jusqu'à 20 %.
- L'hémolyse de l'échantillon sanguin et l'abus de réglisse peuvent modifier les résultats.
- Médicaments pouvant faire *augmenter* le taux sérique de potassium : anti-inflammatoires non stéroïdiens, azathioprine, bêtabloquants, bicarbonate de potassium, bloqueurs des récepteurs de l'angiotensine, cyclosporine, époétine, inhibiteurs de l'enzyme de conversion de l'angiotensine, intoxication par la digoxine, lithium, spironolactone, suppléments ou sels de potassium.
- Médicaments pouvant faire *diminuer* le taux sérique de potassium : amphotéricine, $bêta_2$ agonistes, bêtabloquants, cidofovir, cisplatine, corticostéroïdes, diurétiques, fluconazole, foscarnet, fragments d'anticorps spécifiques de la digoxine [Fab], insuline, itraconazole, lithium, théophylline, vitamine B_{12}.

INTERVENTIONS INFIRMIÈRES ET DÉROULEMENT DU TEST

Avant le test
- Il n'est pas nécessaire d'être à jeun pour passer ce test.

Procédure
- Prélever un échantillon de sang dans le tube requis par le laboratoire.

Après le test
- Étiqueter le spécimen et le faire parvenir au laboratoire.

P

ALERTES CLINIQUES

- On devrait renseigner les clients dont le taux de potassium est faible sur les sources alimentaires de potassium : pommes de terre, légumineuses, dattes séchées, avocats, tomates, abricots, épinards, bananes, pruneaux, etc.
- S'il s'avérait nécessaire d'administrer un supplément de potassium par voie intraveineuse, le faire à l'aide d'un dispositif de perfusion électronique.

BIOCHIMIE

Potassium urinaire

Description du test
Le potassium est le principal ion du liquide intracellulaire. Il est aussi présent en petites quantités dans le liquide extracellulaire. Il existe une relation inverse entre le potassium et le sodium. Le potassium est responsable du maintien de l'équilibre

acido-basique, de la régulation de la pression osmotique cellulaire et de la conduction électrique dans les cellules musculaires, en particulier celles du muscle cardiaque et des muscles squelettiques. Le dosage de la quantité de potassium excrété dans l'urine pendant une période de 24 heures fournit de l'information sur l'équilibre hydro-électrolytique de l'organisme, information qui contribue au diagnostic des troubles rénaux et surrénaliens.

VALEURS NORMALES

25 – 123 mEq/24 h

INTERPRÉTATIONS POSSIBLES DES VALEURS ANORMALES

Augmentation	Diminution
Acidocétose diabétique	Activité excessive de l'aldostérone
Acidose tubulaire rénale	Déshydratation
Alcalose	Diarrhée
Apport excessif de potassium	Hyperkaliémie
Déshydratation	Insuffisance corticosurrénale
Fièvre	Insuffisance rénale aiguë
Hyperaldostéronisme	Malabsorption/malnutrition
Hypokaliémie	Syndrome d'antiantidiurèse inappropriée
Inanition	Syndrome néphrotique
Insuffisance rénale chronique	Vomissements
Intoxication aux salicylates	
Maladie de Cushing	

FACTEURS CONTRIBUANT AUX VALEURS ANORMALES

- L'abus de réglisse peut modifier les résultats.
- Médicaments pouvant faire *augmenter* le taux de potassium urinaire : acétazolamide, chlorure d'ammonium, diurétiques de l'anse, diurétiques mercuriels, diurétiques thiazidiques, glucocorticoïdes, potassium, salicylates.
- Médicaments pouvant faire *diminuer* le taux de potassium urinaire : laxatifs.

INTERVENTIONS INFIRMIÈRES ET DÉROULEMENT DU TEST

Avant le test

- Expliquer au client comment recueillir son urine pendant 24 heures.
- Insister sur l'importance de conserver *toute* l'urine au cours de cette période. Expliquer au client comment éviter de contaminer l'urine avec du papier hygiénique ou des selles.

Procédure

- Se procurer auprès du laboratoire le contenant approprié.
- Commencer la période de prélèvement le matin, après la première miction du client; celle-ci est jetée.

- Conserver *toute* l'urine produite pendant 24 heures dans le même contenant. Le réfrigérer ou le mettre sur de la glace.
- Si de l'urine est jetée pendant cette période, il faut mettre fin au test et en effectuer un nouveau.
- Afficher l'heure marquant la fin de la période de collecte de 24 heures dans la chambre du client.

Après le test

- À la fin de la période de 24 heures, étiqueter le contenant d'urine, le mettre sur de la glace et l'expédier le plus rapidement possible au laboratoire.

BIOCHIMIE

Prégnandiol

Description du test

La progestérone est une hormone sexuelle stéroïde sécrétée au départ par le corps jaune, par le placenta durant la grossesse et par le cortex surrénal. Le principal métabolite de la progestérone est le *prégnandiol*. Ce test permet d'évaluer la fonction placentaire et ovarienne. L'excrétion de prégnandiol dans l'urine est généralement élevée pendant la grossesse et faible en cas d'insuffisance lutéale ou placentaire.

VALEURS NORMALES

Hommes :	0 – 1,9 mg/24 h	
Femmes :	phase folliculaire :	0 – 2,6 mg/24 h
	phase lutéale :	2,6 – 10,6 mg/24 h
	ménopause :	< 1,5 mg/24 h
Grossesse :	premier trimestre :	10 – 35 mg/24 h
	deuxième trimestre :	35 – 70 mg/24 h
	troisième trimestre :	70 – 100 mg/24 h

INTERPRÉTATIONS POSSIBLES DES VALEURS ANORMALES

Augmentation	Diminution
Cancer ovarien métastatique	Aménorrhée
Grossesse	Anovulation
Hyperplasie surrénale	Cancer ovarien
Kyste ovarien	Insuffisance placentaire
Obstruction des voies biliaires	Menace d'avortement
Ovulation	Môle hydatiforme
	Mort fœtale
	Prééclampsie
	Toxémie gravidique
	Tumeurs du sein

FACTEURS CONTRIBUANT AUX VALEURS ANORMALES

- Médicaments pouvant faire *augmenter* le taux de prégnandiol : corticotrophine, mandélate de méthénamine.
- Médicaments pouvant faire *diminuer* le taux de prégnandiol : contraceptifs oraux, progestérones.

INTERVENTIONS INFIRMIÈRES ET DÉROULEMENT DU TEST

Avant le test

- Expliquer au client comment recueillir son urine pendant 24 heures.
- Insister sur l'importance de conserver *toute* l'urine au cours de cette période. Expliquer au client comment éviter de contaminer l'urine avec du papier hygiénique ou des selles.

Procédure

- Se procurer auprès du laboratoire le contenant approprié.
- Commencer la période de prélèvement le matin, après la première miction du client; celle-ci est jetée.
- Conserver *toute* l'urine produite pendant 24 heures dans le même contenant. Le réfrigérer ou le mettre sur de la glace.
- Si de l'urine est jetée pendant cette période, il faut mettre fin au test et en effectuer un nouveau.
- Afficher l'heure marquant la fin de la période de collecte de 24 heures dans la chambre du client.

Après le test

- À la fin de la période de 24 heures, étiqueter le contenant d'urine et le faire parvenir au laboratoire le plus rapidement possible.
- S'il s'agit d'une femme, sur la requête de laboratoire, indiquer la date du début de sa dernière menstruation ou, si elle est enceinte, la semaine approximative de gestation.

 Prégnanetriol

Description du test

Le prégnanetriol intervient dans la synthèse des corticostéroïdes surrénaliens. C'est un métabolite de la 17-hydroxyprogestérone qui est normalement excrété dans l'urine en très petites quantités. Dans le syndrome génito-surrénal, la synthèse du cortisol est bloquée à l'étape où la 17-hydroxyprogestérone se convertit en cortisol. Il en résulte une accumulation de 17-hydroxyprogestérone, et des quantités accrues de son métabolite, le prégnanetriol, sont éliminées dans l'urine.

Le taux réduit de cortisol plasmatique stimule la sécrétion d'ACTH, qui entraîne normalement une augmentation du taux de cortisol. Mais comme la synthèse de cortisol est entravée, le prégnanetriol continue plutôt d'augmenter. Des taux élevés de 17-hydroxyprogestérone et d'ACTH provoquent la virilisation chez la femme et la puberté précoce chez les garçons.

VALEURS NORMALES

Adultes :	0,25 – 2,5 mg/24 h
Enfants :	0,1 – 0,75mg/24 h

INTERPRÉTATIONS POSSIBLES DES VALEURS ANORMALES

Augmentation

Déficit en 21-hydroxylase
Hirsutisme
Hyperplasie corticosurrénale congénitale
Syndrome de Stein-Leventhal
Syndrome génito-surrénal
Tumeur corticosurrénale
Tumeur ovarienne
Virilisation

FACTEURS CONTRIBUANT AUX VALEURS ANORMALES

P

- L'exercice physique peut modifier les résultats du test.

INTERVENTIONS INFIRMIÈRES ET DÉROULEMENT DU TEST

Avant le test

- Expliquer au client comment recueillir son urine pendant 24 heures.
- Insister sur l'importance de conserver *toute* l'urine au cours de cette période. Expliquer au client comment éviter de contaminer l'urine avec du papier hygiénique ou des selles.
- Conseiller au client d'éviter les activités physiques excessives pendant la période d'échantillonnage.

Procédure

- Se procurer auprès du laboratoire le contenant approprié.
- Commencer la période de prélèvement le matin, après la première miction du client; celle-ci est jetée.
- Conserver *toute* l'urine produite pendant 24 heures dans le même contenant. Le réfrigérer ou le mettre sur de la glace.
- Si de l'urine est jetée pendant cette période, il faut mettre fin au test et en effectuer un nouveau.

- Afficher l'heure marquant la fin de la période de collecte de 24 heures dans la chambre du client.

Après le test

- À la fin de la période de 24 heures, étiqueter le contenant d'urine et le faire parvenir au laboratoire le plus rapidement possible.

Produits de dégradation du fibrinogène
(PDF, Produits de dégradation de la fibrine)

Description du test

Au cours de l'hémostase, la fibrine forme, grâce à son facteur de stabilisation, un caillot stable au site de la lésion. Quand ce caillot n'est plus nécessaire, des agents fibrinolytiques, telle la plasmine, le dissolvent et génèrent ainsi des produits de dégradation de la fibrine. La présence de ces composés dans le sang révèle une récente activité hémostatique. Les produits de dégradation du fibrinogène ou de la fibrine ont un effet anticoagulant.

Le dosage des PDF fournit des renseignements sur l'activité du système de dissolution du caillot. Des taux élevés de PDF indiquent une fibrinolyse accrue, comme on l'observe dans le syndrome de coagulation intravasculaire disséminée (CIVD). On utilise ce test pour le diagnostic de cet état ou d'une maladie vasculaire occlusive aiguë.

VALEURS NORMALES

<10 mg/ml

INTERPRÉTATIONS POSSIBLES DES VALEURS ANORMALES

Augmentation
Anastomose porto-cave
Brûlures
Coagulation intravasculaire disséminée
Décollement prématuré du placenta
Embolie pulmonaire
État de choc
Grossesse avancée
Hypoxie
Infection
Infarctus du myocarde
Insolation
Leucémie aiguë
Maladie cardiaque congénitale
Maladie hépatique
Maladie rénale
Mort fœtale *in utero*
Prééclampsie

Augmentation

Réaction transfusionnelle
Rejet du greffon
Septicémie
Suite à une chirurgie cardiopulmonaire
Thrombose veineuse
Transfusions autologues
Tumeur maligne

FACTEURS CONTRIBUANT AUX VALEURS ANORMALES

- L'hémolyse de l'échantillon sanguin peut modifier les résultats.
- Médicament pouvant faire *augmenter* le taux de PDF : barbituriques, héparine, streptokinase, urokinase.

INTERVENTIONS INFIRMIÈRES ET DÉROULEMENT DU TEST

Avant le test

- Il n'est pas nécessaire d'être à jeun pour passer ce test.
- L'échantillon sanguin doit être prélevé avant d'amorcer une thérapie à l'héparine.

Procédure

- Prélever un échantillon de sang dans le tube requis par le laboratoire.

Après le test

- Appliquer une pression sur le site de la ponction veineuse pendant 3 à 5 minutes. Mettre un pansement compressif et vérifier régulièrement un possible saignement.
- Expliquer au client à surveiller le site : en cas de saignement, le client doit appliquer une pression directe et, s'il est incapable de maîtriser le saignement, il doit retourner au centre de prélèvements ou aviser le responsable des soins.
- Étiqueter le spécimen, le mettre sur de la glace et le faire parvenir au laboratoire immédiatement.

P

ALERTES CLINIQUES

- Complication possible : hématome au site de la ponction veineuse dû à un saignement prolongé.

BIOCHIMIE

 Progestérone

Description du test

La progestérone est une hormone sexuelle stéroïde sécrétée par :

- le corps jaune : elle provoque l'épaississement de l'endomètre en préparation pour l'implantation d'un œuf fécondé ;

- le placenta au cours de la grossesse : elle continue à stimuler l'épaississement de l'endomètre, diminue l'excitabilité du myomètre et les contractions utérines et prépare les seins à la lactation;
- le cortex surrénal chez l'homme.

Chez les femmes, la progestérone transforme l'endomètre et permet le maintien de la grossesse. Chez les hommes, la progestérone n'a pas de fonction normale, sauf en tant qu'étape intermédiaire dans la synthèse des autres hormones stéroïdes. Le dosage de la progestérone est utile pour étudier le fonctionnement du corps jaune et du placenta et pour estimer le moment de l'ovulation.

VALEURS NORMALES (VARIABLES SELON LE LABORATOIRE)

Femmes :	phase folliculaire :	0 – 1,5 ng/ml (0 – 4,7 nmol/L SI)
	phase lutéale :	2 – 30 ng/ml (6,3 – 94,5 nmol/L SI)
	grossesse :	atteint son maximum au cours du troisième trimestre à 200 ng/ml (630 nmol/L SI)
	ménopause :	0 – 1,5 ng/ml (0 – 4,7 nmol/L SI)
Hommes :		0 – 1,0 ng/ml (0 – 3,2 nmol/L SI)

INTERPRÉTATIONS POSSIBLES DES VALEURS ANORMALES

Augmentation	Diminution
Cancer ovarien	Aménorrhée
Cancer surrénalien	Déficit ovarien
Chorio-épithéliome de l'ovaire	Insuffisance placentaire
Grossesse	Menace d'avortement
Hyperplasie surrénale	Ménopause
Kyste lutéinique	Menstruation anovulatoire
Môle hydatiforme	Mort fœtale
Puberté précoce	Prééclampsie
Rétention de tissu placentaire	Syndrome de Stein-Leventhal
	Syndrome de Turner
	Syndrome génito-surrénal
	Toxémie gravidique
	Troubles menstruels

FACTEURS CONTRIBUANT AUX VALEURS ANORMALES

- L'hémolyse de l'échantillon sanguin ou le fait d'avoir subi une scintigraphie moins d'une semaine avant le test peuvent modifier les résultats.
- Médicaments pouvant faire *augmenter* le taux de progestérone : clomifène, hormones corticosurrénales, kétoconazole, œstrogènes, progestérones, tamoxifène.
- Médicaments pouvant faire *diminuer* le taux de progestérone : ampicilline, anticonvulsivants, contraceptifs oraux, danazol, gosériline, leuprolide.

INTERVENTIONS INFIRMIÈRES ET DÉROULEMENT DU TEST

Avant le test
- Il n'est pas nécessaire d'être à jeun pour passer ce test.

Procédure
- Prélever un échantillon de sang dans le tube requis par le laboratoire.

Après le test
- Étiqueter le spécimen et le faire parvenir au laboratoire.
- Sur la requête de laboratoire, indiquer la date du début de la dernière menstruation de la cliente ou, si elle est enceinte, le trimestre de la grossesse.

BIOCHIMIE

 Prolactine

Description du test

Tout comme l'hormone de croissance, la prolactine (PRL) est sécrétée par l'adénohypophyse. Cette hormone est responsable de la croissance du tissu mammaire ainsi que du déclenchement et du maintien de la lactation. On utilise le dosage de la prolactine en conjonction avec d'autres analyses afin :

- de déterminer la cause de la galactorrhée et de l'aménorrhée;
- de déterminer la cause de céphalées et de troubles de la vision;
- de diagnostiquer la stérilité et le dysfonctionnement érectile chez les hommes;
- de diagnostiquer la stérilité chez les femmes;
- de diagnostiquer les prolactinomes;
- d'évaluer le fonctionnement de l'adénohypophyse (avec d'autres hormones);
- de surveiller le traitement des prolactinomes et de déceler les rechutes.

P

VALEURS NORMALES

Adultes :	<20 ng/ml
Grossesse :	10 – 180 ng/ml

INTERPRÉTATIONS POSSIBLES DES VALEURS ANORMALES

Augmentation	Diminution
Acromégalie	Gynécomastie
Allaitement	Hirsutisme
Aménorrhée	Hypogénitalisme

Augmentation	Diminution
Anorexie mentale	Infarctus de l'hypophyse
Endométriose	Nécrose de l'hypophyse
Exercice	Ostéoporose
Galactorrhée	
Grossesse	
Hyperpituirarisme	
Hypothyroïdie	
Hystérectomie	
Insuffisance rénale chronique	
Maladie d'Addison	
Sommeil	
Stimulation des seins	
Stress	
Syndrome de Cushing	
Syndrome de Stein-Leventhal	
Troubles hypothalamiques	
Tumeurs de l'hypophyse	
Tumeurs ectopiques	

FACTEURS CONTRIBUANT AUX VALEURS ANORMALES

- Le taux de prolactine s'élève temporairement après un exercice, un stress ou un examen récent des seins.
- Les tests de diagnostics utilisant des substances radioactives, une chirurgie récente ou l'hémolyse de l'échantillon sanguin peuvent modifier les résultats.
- Médicaments pouvant faire *augmenter* le taux de prolactine : antidépresseurs tricycliques, antipsychotiques, cimétidine, clomipramine, cocaïne, contraceptifs oraux, danazol, énalapril, furosémide, insuline, labétalol, mégestrol, méthyldopa, métoclopramide, morphine, phénytoïne, rispéridone, vérapamil.
- Médicaments pouvant faire *diminuer* le taux de prolactine : anticonvulsivants, bromocriptine, calcitonine, cyclosporine, dexaméthasone, finastéride, lévodopa, métoclopramide, morphine, nifédipine, octréotide, œstrogènes, phénytoïne, tamoxifène.

INTERVENTIONS INFIRMIÈRES ET DÉROULEMENT DU TEST

Avant le test

- Il n'est pas nécessaire d'être à jeun pour passer ce test.
- Encourager le client à se reposer au moins 30 minutes avant le test.
- L'échantillon devrait être prélevé le matin.

Procédure

- Prélever un échantillon de sang dans le tube requis par le laboratoire.

Après le test

- Étiqueter le spécimen et le faire parvenir au laboratoire.

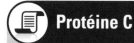

Protéine C

Description du test

Une fois le processus de l'hémostase complété, les facteurs de coagulation en excédent sont inactivés par des inhibiteurs de la fibrine, telles l'antiplasmine, l'antithrombine III et la protéine C, évitant ainsi que la coagulation ne se produise à tort et à travers. La protéine C est produite par le foie et circule dans le plasma. La vitamine K est essentielle à sa production. La protéine C exerce son action anticoagulante en inactivant les facteurs de coagulation V et VIII. La protéine S sert de cofacteur pour accroître cet effet anticoagulant. On effectue le dosage de la protéine C pour évaluer les clients qui présentent des thromboses récurrentes. Lorsque le taux de protéine C est insuffisant, le client présente des risques plus élevés de thrombose vasculaire.

VALEURS NORMALES

60–150 %

INTERPRÉTATIONS POSSIBLES DES VALEURS ANORMALES

Diminution
Carence en vitamine K
Cirrhose
Coagulation intravasculaire disséminée
Déficit acquis dû à une maladie hépatique
Déficit héréditaire
Grossesse

FACTEURS CONTRIBUANT AUX VALEURS ANORMALES

- L'hémolyse de l'échantillon sanguin, la lipémie et une grossesse sont des facteurs qui peuvent modifier les résultats.
- Médicaments pouvant faire *diminuer* le taux de protéine C: antibiotiques, asparaginase, contraceptifs oraux, héparine, œstrogènes, warfarine.

INTERVENTIONS INFIRMIÈRES ET DÉROULEMENT DU TEST

Avant le test

- Il n'est pas nécessaire d'être à jeun pour passer ce test.

Procédure

- Prélever un échantillon de sang dans le tube requis par le laboratoire et le placer immédiatement sur de la glace.

Après le test

- Étiqueter le spécimen et le faire parvenir au laboratoire.

Protéine C réactive
(CRP)

Description du test

La protéine C réactive est une protéine synthétisée par le foie qui est normalement absente de la circulation sanguine. Une inflammation aiguë accompagnée de lésions tissulaires internes stimule sa production. Un test positif révèle donc un processus inflammatoire en cours. Une fois ce processus terminé, le taux de protéine C réactive dans l'organisme diminue rapidement. En règle générale, celui-ci augmente moins de 6 heures à partir du début de l'inflammation, ce qui permet de confirmer celle-ci beaucoup plus rapidement qu'en mesurant la vitesse de sédimentation des globules rouges; en effet, cette vitesse ne commence généralement à augmenter qu'une semaine environ après le début de l'inflammation.

On peut mesurer deux catégories de protéine C réactive. Le dosage de la protéine C réactive standard peut évaluer le degré d'inflammation dans certaines situations telles la maladie inflammatoire de l'intestin, l'arthrite et les maladies auto-immunes; il peut mettre en évidence une nouvelle infection à la suite d'une appendicite ou d'une chirurgie, par exemple, et surveiller la réponse au traitement dans les cas précédents. L'autre catégorie de protéine C réactive est dite de *haute sensibilité* (hs). Elle est considérée comme étant un marqueur d'inflammation vasculaire de bas niveau, un facteur clé dans le développement et le bris de plaques d'athérome. Des taux élevés annoncent des accidents cardiaques, des accidents vasculaires cérébraux, des maladies vasculaires périphériques et le diabète. Le dosage de la protéine C réactive permet donc d'évaluer les risques de problèmes cardiovasculaires lorsqu'on l'exécute avec d'autres tests, comme la détermination des taux de cholestérol.

CONSIDÉRATIONS CLINIQUES

Dans les situations de troubles physiologiques comme la polyarthrite rhumatoïde, des infections cutanées ou un syndrome inflammatoire pelvien, on mesure la protéine C réactive et la vitesse de sédimentation des globules rouges. Les deux tests sont de bons indicateurs de l'activité inflammatoire de telles maladies.

La mesure des taux de protéine C réactive sérique peut aider à choisir le ou les antibiotiques susceptibles d'être efficaces chez les personnes dont l'analyse du LCR démontre une méningite, mais non la présence de bactéries Gram. Cette recommandation se fonde sur des données qui démontrent qu'un taux de CRP normal a une haute valeur de prédiction négative pour diagnostiquer une méningite bactérienne.

Les scientifiques continuent d'évaluer l'utilité de la protéine C réactive de haute sensibilité pour prédire les risques de maladies cardiovasculaires, surtout chez les femmes et les personnes atteintes d'un syndrome métabolique, pour prédire les risques de développer un cancer du côlon et comme marqueurs dans le cas d'une lésion pulmonaire en progression.

VALEURS NORMALES

CRP :   <1,0 mg/dl

CRP hs (dans l'évaluation de maladies cardiovasculaires) :	≤1,0 mg/L = risque le plus faible
	1,0 – 3,0 mg/L = risque moyen
	≥3,0 mg/L = risque le plus élevé

INTERPRÉTATIONS POSSIBLES DES VALEURS ANORMALES

Augmentation	Augmentation de la protéine C réactive de haute sensibilité
Appendicite	Augmentation du risque d'une maladie cardiovasculaire
Augmentation du risque de cancer du côlon	
Broncho-pneumopathie obstructive chronique	
Brûlures	
Chirurgie (les 3 premiers jours postopératoires)	
Infarctus du myocarde	
Infection bactérienne	
Infection génitale haute	
Lupus érythémateux	
Lymphome	
Maladie inflammatoire chronique de l'intestin	
Pancréatite aiguë	
Polyarthrite rhumatoïde	
Pseudopolyarthrite rhizomélique	
Septicémie	
Tuberculose	

P

FACTEURS CONTRIBUANT AUX VALEURS ANORMALES

- L'utilisation d'un dispositif intra-utérin, une grossesse, l'obésité et l'exercice vigoureux peuvent modifier les résultats.
- Médicaments pouvant entraîner des résultats *faussement négatifs :* acide acétylsalicylique, anti-inflammatoires non stéroïdiens (AINS), bêtabloquants, corticostéroïdes, statines.
- Médicaments pouvant entraîner des résultats *faussement positifs :* contraceptifs oraux et hormones de substitution.

INTERVENTIONS INFIRMIÈRES ET DÉROULEMENT DU TEST

Avant le test

- Le protocole varie selon les établissements : certains n'exigent aucune préparation, alors que d'autres demandent une période de jeûne variant entre 4 et 12 heures avant le test.

Procédure

- Prélever un échantillon de sang dans le tube requis par le laboratoire.

Après le test

- Étiqueter le spécimen et le faire parvenir au laboratoire.

ALERTES CLINIQUES

- Il faudrait suggérer aux personnes dont les taux de protéine C réactive hs sont élevés des moyens de diminuer les risques de maladie cardiovasculaire et effectuer des tests supplémentaires pour déceler un début de maladie cardiovasculaire.
- Des taux élevés de protéine C réactive devraient être corrélés avec les résultats d'autres tests, comme des taux élevés de globules blancs, afin de raccourcir la liste des causes possibles de résultats anormaux.

 # Protéine S

Description du test

Une fois que le processus de l'hémostase est complété, les facteurs de coagulation en excédent sont inactivés par des inhibiteurs de la fibrine, telles l'antiplasmine, l'antithrombine III et la protéine C, évitant ainsi que la coagulation ne se produise irrégulièrement. La protéine S est produite par le foie et circule dans le plasma. La vitamine K est essentielle à sa production. La protéine S sert de cofacteur pour accroître l'effet anticoagulant de la protéine C, qui inactive les facteurs de coagulation V et VIII. On effectue le dosage de la protéine S pour l'évaluation de personnes qui présentent des états d'hypercoagulabilité, comme des thromboses récurrentes. Lorsque le taux de protéine S est insuffisant, la personne présente des risques plus élevés de thrombose vasculaire.

P

VALEURS NORMALES

60 – 150 %

INTERPRÉTATIONS POSSIBLES DES VALEURS ANORMALES

Diminution
Carence en vitamine K
Déficit familial en protéine S
Grossesse
Maladie rénale
Syndrome aigu de consommation (comme dans la coagulation intravasculaire disséminée)

FACTEURS CONTRIBUANT AUX VALEURS ANORMALES

- L'hémolyse de l'échantillon sanguin et une grossesse peuvent modifier les résultats.
- Médicaments pouvant faire *diminuer* le taux de protéine S : asparaginase, contraceptifs oraux, warfarine.

INTERVENTIONS INFIRMIÈRES ET DÉROULEMENT DU TEST

Avant le test
- Il n'est pas nécessaire d'être à jeun pour passer ce test.

Procédure
- Prélever un échantillon de sang dans le tube requis par le laboratoire.

Après le test
- Étiqueter le spécimen et le faire parvenir au laboratoire.

BIOCHIMIE

 Protéines de Bence-Jones
(Chaînes légères d'immunoglobulines)

Description du test

Chez les individus souffrant de troubles comme le myélome (tumeur de la moelle osseuse, généralement cancéreuse) multiple ou la dégénérescence amyloïde, on observe souvent une augmentation de la production d'immunoglobulines simples et homogènes ou de fragments d'immunoglobuline (anticorps), soit des chaînes légères kappa ou lambda. Ces chaînes légères, appelées *protéines de Bence-Jones,* sont petites et facilement éliminées par les reins, d'où leur présence dans l'urine. Présentes dans l'urine, elles sont habituellement absentes du plasma.

VALEURS NORMALES

Absence de protéines de Bence-Jones dans l'urine

P

INTERPRÉTATIONS POSSIBLES DES VALEURS ANORMALES

Augmentation

Cryoglobulinémie
Dégénérescence amyloïde
Gammapathie monoclonale bénigne
Hyperparathyroïdie
Insuffisance rénale chronique
Leucémie lymphoïde chronique
Lupus érythémateux systémique
Lymphome
Macroglobulinémie de Waldenström
Métastases
Myélome multiple
Polyarthrite rhumatoïde
Syndrome de Fanconi

FACTEURS CONTRIBUANT AUX VALEURS ANORMALES

- On peut observer des résultats faussement négatifs si l'urine est diluée, en contact avec les matières fécales ou s'il y a une grave infection des voies urinaires.

INTERVENTIONS INFIRMIÈRES ET DÉROULEMENT DU TEST

Avant le test

- Il n'est pas nécessaire d'être à jeun pour passer ce test.

Procédure

- Le test nécessite un minimum de 50 ml d'urine, de préférence celle du matin.
- Afin d'empêcher la contamination de l'urine, on recommande au client de remettre un échantillon mi-jet.
- Il peut être nécessaire de recueillir l'urine pendant 24 heures afin de mettre en évidence de très faibles quantités de protéines. L'urine doit être conservée au froid pendant cette période.

Après le test

- Étiqueter le spécimen et le faire parvenir immédiatement au laboratoire. Sinon, le réfrigérer afin d'empêcher la croissance des micro-organismes susceptibles de dégrader les protéines.

HÉMATOLOGIE

Protoporphyrine IX

Description du test

La protoporphyrine IX intervient dans l'étape finale de la synthèse de l'hème. Le fer est un composant requis pour terminer cette synthèse. S'il n'est pas présent, la protoporphyrine ne peut être synthétisée en hémoglobine. On donne alors à cette substance le nom de protoporphyrine IX. Ce test mesure le taux de protoporphyrine IX pour détecter une anémie ferriprive et pour surveiller une exposition chronique au plomb chez les adultes.

P

VALEURS NORMALES

<35 mcg/dl

INTERPRÉTATIONS POSSIBLES DES VALEURS ANORMALES

Augmentation	Diminution
Anémie des maladies chroniques	Anémie mégaloblastique
Anémie ferriprive	
Anémie hémolytique	
Intoxication au plomb	
Thalassémie	

FACTEURS CONTRIBUANT AUX VALEURS ANORMALES

- L'hémolyse de l'échantillon sanguin peut modifier les résultats.

INTERVENTIONS INFIRMIÈRES ET DÉROULEMENT DU TEST

Avant le test

- Il n'est pas nécessaire d'être à jeun pour passer ce test.

Procédure

- Prélever un échantillon de sang dans le tube requis par le laboratoire.

Après le test

- Inverser le tube de prélèvement et mélanger doucement l'échantillon avec l'anticoagulant.
- Étiqueter le spécimen, le protéger de la lumière en l'enveloppant dans une feuille d'aluminium et le faire parvenir au laboratoire.

BIOCHIMIE

Pyruvate kinase

Description du test

La pyruvate kinase est une enzyme glycolytique des globules rouges qui contribue à la conversion du glucose en énergie lorsque l'oxygène est peu disponible (métabolisme anaérobie). Le déficit de cette enzyme est un trait héréditaire autosomique récessif. C'est la seconde cause, après le déficit en glucose-6-phosphate-déshydrogénase (G-6-PD), de l'anémie hémolytique congénitale non sphérocytaire. On réalise donc ce test pour déterminer la cause de l'anémie hémolytique.

VALEURS NORMALES

2,0–8,8 U/g d'hémoglobine

INTERPRÉTATIONS POSSIBLES DES VALEURS ANORMALES

Diminution
Anémie hémolytique congénitale non sphérocytaire
Anémie sidéroblastique
Déficit en pyruvate kinase
Leucémie
Maladie métabolique du foie
Syndromes myélodysplasiques

FACTEURS CONTRIBUANT AUX VALEURS ANORMALES

- L'hémolyse de l'échantillon sanguin peut modifier les résultats du test.
- Des transfusions sanguines récentes peuvent modifier les résultats du test.

INTERVENTIONS INFIRMIÈRES ET DÉROULEMENT DU TEST

Avant le test

- Il n'est pas nécessaire d'être à jeun pour passer ce test.

Procédure

- Prélever un échantillon de sang dans le tube requis par le laboratoire.

Après le test

- Étiqueter le spécimen et le faire parvenir au laboratoire.

P

Récepteurs des œstrogènes, de l'estradiol et de la progestérone
(RE et RP)

Description du test

Un diagnostic précoce et précis d'un cancer du sein permet d'optimiser le traitement. En effet, le traitement d'un cancer du sein peu évolué exige des ressources moins importantes et aboutit généralement à de meilleurs résultats. L'œstradiol, principalement produit par les ovaires, et la progestérone, sécrétée par le corps jaune de l'ovaire, peuvent tous deux générer un environnement hormonal favorable au développement de certains types de cancer du sein. Ce test mesure les récepteurs des œstrogènes/œstradiol (RE) et de la progestérone (RP) dans les cellules d'un échantillon de tissu mammaire cancéreux afin de déterminer la probabilité que la tumeur réagisse bien aux traitements destinés à faire baisser les taux de l'hormone. Environ la moitié des tumeurs présentant un test RE positif réagissent bien à une thérapie endocrinienne, alors que les tumeurs RE négatives y réagissent rarement.

CONSIDÉRATIONS CLINIQUES

Dans les milieux aux ressources limitées, l'évaluation de l'expression des récepteurs des œstrogènes ou des récepteurs de la progestérone n'est recommandée que s'il est possible d'instaurer une thérapie hormonale, tels le tamoxifène ou les inhibiteurs d'aromatase, ou de pratiquer l'ablation chirurgicale ou médicale des ovaires.

VALEURS NORMALES

Œstradiol :	négatives
Progestérone :	négatives

INTERPRÉTATIONS POSSIBLES DES VALEURS ANORMALES

RE+ et RP+ : Cancer qui réagira probablement aux traitements antihormonaux
RE− et RP+ : Pourrait tirer profit d'une thérapie antihormonale, mais présenter une réaction réduite
RE− et RP− : Ne tirerait probablement aucun profit d'une thérapie antihormonale

FACTEURS CONTRIBUANT AUX VALEURS ANORMALES

• Les antiœstrogènes pris dans les deux mois précédant le test pourraient entraîner un résultat négatif pour les récepteurs d'œstradiol.

INTERVENTIONS INFIRMIÈRES ET DÉROULEMENT DU TEST

Avant le test

• Il n'est pas nécessaire d'être à jeun pour passer ce test.

Procédure (exécutée par un médecin)

- Nettoyer la peau avec un antiseptique et la recouvrir d'un champ stérile.
- Administrer un anesthésique local.
- Pratiquer une excision ou une biopsie par aspiration pour retirer au moins 1 g de tissu mammaire.

Après le test

- Étiqueter l'échantillon de tissu et le faire parvenir immédiatement au laboratoire afin qu'il soit congelé. Si l'échantillon n'est pas congelé en moins de 20 minutes, des résultats faussement faibles pourraient être enregistrés.
- Après le prélèvement, mettre un pansement et vérifier régulièrement un possible saignement continu.
- Administrer un médicament contre la douleur au besoin.

CONTRE-INDICATIONS

- Clientes incapables de coopérer pendant l'examen en raison de leur âge, de leur état mental, de douleur ou d'autres facteurs
- Clientes présentant des problèmes hémorragiques

BIOCHIMIE

Recherche de sang occulte dans les selles
(Gaïac)

R

Description du test

Les saignements gastro-intestinaux peuvent être attribuables à certains médicaments et à de nombreux processus pathologiques. Des hémorragies digestives hautes, dues par exemple à des ulcères gastriques, se manifestent par des selles noires et goudronneuses, alors que les saignements de la partie basse du tube digestif, comme ceux qui sont dus aux hémorroïdes, se manifestent d'habitude par du sang rouge clair. La recherche de sang occulte dans les selles peut déceler une perte de 5 ml ou plus de sang par jour. Le plus important est de détecter un cancer du tube digestif, en particulier le cancer colorectal, une détection précoce de la maladie étant essentielle pour procurer les meilleures chances de survie.

Il existe deux méthodes pour la recherche de sang occulte dans les selles. L'une est une analyse basée sur le gaïac et l'autre sur l'hémoglobine humaine. La méthode au gaïac détecte l'activité peroxydasique de l'hème et n'est pas spécifique à l'hémoglobine humaine, ce qui peut entraîner des faux positifs attribuables à l'ingestion de certains aliments ou médicaments avant le test. Le test immunochimique, quant à lui, n'est sensible qu'à l'hémoglobine humaine, de sorte qu'il est peu probable que les aliments et les médicaments nuisent à ses résultats. Actuellement, la méthode au gaïac pour la recherche de sang occulte dans les selles demeure le test de dépistage le plus fréquemment utilisé, surtout en raison de son coût.

CONSIDÉRATIONS CLINIQUES

La Société canadienne du cancer recommande aux hommes et aux femmes de plus de 50 ans de passer un test de recherche de sang occulte dans les selles au moins tous les 2 ans. Tout résultat positif devrait être suivi d'une coloscopie ou d'un lavement baryté en double contraste et d'une sigmoïdoscopie.

VALEURS NORMALES

Négatives

INTERPRÉTATIONS POSSIBLES DES VALEURS ANORMALES

Positives

Cancer gastro-intestinal
Diverticulite
Fissure anale
Gastrite
Hémorroïdes
Hernie diaphragmatique
Maladie inflammatoire chronique de l'intestin
Œsophagite
Polype
Traumatisme gastro-intestinal (y compris une chirurgie)
Ulcère gastroduodénal
Varices œsophagiennes

FACTEURS CONTRIBUANT AUX VALEURS ANORMALES

R

- La viande rouge et les aliments ayant une forte activité péroxydasique (betterave, brocoli, cantaloup, chou-fleur, raifort, panais, navet) entraînent des résultats faussement positifs avec la méthode au gaïac.
- Médicaments pouvant entraîner des résultats *faussement positifs* pour le test au gaïac : acide acétylsalicylique, anti-inflammatoires non stéroïdiens (AINS), acide borique, bromures, colchicine, diurétiques thiazidiques, iode, préparations de fer, potassium, réserpine, salicylates, stéroïdes.
- Médicament pouvant entraîner des résultats *faussement négatifs* pour le test au gaïac : acide ascorbique.

INTERVENTIONS INFIRMIÈRES ET DÉROULEMENT DU TEST

Avant le test
- Il n'est pas nécessaire d'être à jeun pour passer ce test.
- Pour le test au gaïac, dire au client de ne manger ni viande rouge ni aliments à haute activité péroxydasique (betterave, brocoli, cantaloup, chou-fleur, raifort, panais et navet) pendant les 24 à 48 heures précédant le test.
- Lui demander également de ne pas prendre d'acide acétylsalicylique ni d'anti-inflammatoires non stéroïdiens (AINS) pendant les 2 jours précédant le test.

Procédure

- Étaler une petite quantité de selles sur la zone indiquée d'une carte spéciale à l'aide d'un bâtonnet de bois.
- L'échantillon peut être prélevé lors d'un toucher rectal effectué au bureau du médecin ou par le client qui recueille lui-même une petite quantité de selles.
- Le couvercle de la carte est refermé.
- Les clients qui font le test à domicile retournent la carte au laboratoire ou au bureau du médecin. Le test à domicile comprend le prélèvement de trois selles consécutives.

Après le test

- La lecture des résultats se fait de 30 à 120 secondes après l'application du révélateur. L'apparition d'une couleur bleue sur la carte indique la présence de sang.
- On doit traiter les cartes remplies à domicile moins de 14 jours après le prélèvement.

ALERTES CLINIQUES

- La découverte de sang occulte dans les selles doit être suivie d'examens plus poussés pour déterminer la source du saignement.

BIOCHIMIE

Sodium sanguin

Description du test

Parmi les électrolytes mesurés dans le sang, c'est le sodium (Na^+) qui a la concentration la plus élevée. Le sodium est le principal cation du liquide extracellulaire. Il joue un rôle important dans l'équilibre acido-basique et il favorise le fonctionnement musculaire. Il maintient une relation inverse avec le taux de potassium dans le sang.

Règle générale, l'organisme prélève le sodium dont il a besoin à même l'apport alimentaire qu'on lui procure et excrète l'excédent dans l'urine. Plusieurs mécanismes permettent de réguler cet équilibre, et si l'un d'eux est déficient, on pourra observer des taux anormaux de sodium dans le sang. Ces mécanismes comprennent la production d'hormones qui font augmenter (peptides natriurétiques) ou diminuer (aldostérone) l'élimination urinaire de sodium, ainsi que la production d'hormones antidiurétiques (ADH) qui préviennent les pertes d'eau. La soif est un autre mécanisme de régulation. Lorsque le taux de sodium augmente dans le sang, la personne ressent la soif et l'eau qu'elle absorbe pour la satisfaire permet de ramener le sodium sanguin à son niveau normal.

La concentration de sodium dans le sang est étroitement liée à l'équilibre hydrique de l'organisme; en fait, le taux de sodium stimule les reins afin qu'ils compensent les modifications de l'équilibre hydrique. Par exemple, à mesure que la quantité d'eau augmente dans le corps, la concentration sanguine de sodium diminue, ce qui stimule les reins à compenser grâce à l'aldostérone par la conservation du sodium et l'élimination de l'eau. Si la quantité d'eau diminue dans l'organisme,

S

la concentration sanguine de sodium augmente, comme lorsque nous transpirons beaucoup. C'est alors l'hormone antidiurétique (ADH) qui, activée, entraîne la conservation de l'eau.

On procède au dosage du sodium sanguin chez une personne qui présente des symptômes de déséquilibre sodique ou des troubles associés à des taux anormaux de sodium. L'*hyponatrémie* se manifeste par les signes suivants : léthargie, confusion, crampes abdominales, inquiétude, oligurie, pouls rapide ou faible, céphalée, sécheresse de la peau, tremblements et, possiblement, convulsions et coma.

Les signes d'hypernatrémie comprennent la sécheresse des muqueuses, la fièvre, la soif et l'agitation.

VALEURS NORMALES

135 – 145 mEq/L

INTERPRÉTATIONS POSSIBLES DES VALEURS ANORMALES

Augmentation (hypernatrémie)	Diminution (hyponatrémie)
Aldostéronisme primaire	Acidose diabétique
Déshydratation	Acidose tubulaire rénale
Détérioration de la fonction rénale	Apport inadéquat de sodium
Diabète insipide	Aspiration gastro-intestinale
Exsanguino-transfusion avec du sang conservé	Brûlures sévères
Ingestion trop importante de sel	Cétonurie
Maladie de Cushing	Cirrhose
Surutilisation de solutions salines intraveineuses	Diaphorèse
Trachéobronchite	Diarrhée
	Emphysème
	Hyperglycémie
	Hyperprotéinémie
	Hypothyroïdie
	Insuffisance cardiaque congestive
	Insuffisance rénale aiguë
	Insuffisance rénale chronique
	Intoxication par l'eau
	Malabsorption
	Maladie d'Addison
	Obstruction pylorique
	Œdème
	Perfusions intraveineuses excessives sans électrolytes
	Polyurie
	Surhydratation
	Syndrome de sécrétion inappropriée d'ADH
	Syndrome néphrotique
	Vomissements abondants

S

FACTEURS CONTRIBUANT AUX VALEURS ANORMALES

- Une alimentation comportant beaucoup de sel et une perfusion intraveineuse de sodium peuvent fausser les résultats.
- Des taux faussement faibles de sodium peuvent être observés quand le sang contient des taux élevés de lipides (hyperlipidémie).
- Médicaments pouvant faire *augmenter* le taux sérique de sodium : ampicilline, antibiotiques, cholestyramine, clonidine, contraceptifs oraux, corticostéroïdes, diurétiques de l'anse, doxorubicine, isosorbide, laxatifs, médicaments antitussifs, méthyldopa, progestérones, ramipril, sildénafil, solutions hypernatrémiques, stéroïdes anabolisants, tétracycline.
- Médicaments pouvant faire *diminuer* le taux sérique de sodium : acide valproïque, agents chimiothérapeutiques, anti-inflammatoires non stéroïdiens (AINS), carbamazépine, carvédilol, diurétiques, hormones antidiurétiques, inhibiteurs de l'enzyme de conversion de l'angiotensine, inhibiteurs sélectifs du recaptage de la sérotonine, lithium, nicardipine, pimozide, sulfonylurées, triamtérène.

INTERVENTIONS INFIRMIÈRES ET DÉROULEMENT DU TEST

Avant le test

- Il n'est pas nécessaire d'être à jeun pour passer ce test.

Procédure

- Prélever un échantillon de sang dans le tube requis par le laboratoire.

Après le test

- Étiqueter le spécimen et le faire parvenir au laboratoire.

ALERTES CLINIQUES

- Des taux de sodium inférieurs à 125 mEq/L ou supérieurs à 152 mEq/L sont considérés comme étant des valeurs critiques, car c'est à ces taux que les symptômes apparaissent.

S

BIOCHIMIE

Sodium urinaire

Description du test

Le sodium (Na^+) est le principal cation du liquide extracellulaire de l'organisme. Il joue un rôle important dans l'équilibre acido-basique et favorise le fonctionnement neuromusculaire. Bien qu'il soit plus fréquent de déterminer le taux sérique de sodium, le dosage du sodium urinaire par la collecte des urines sur 24 heures est aussi très important pour déterminer la cause des taux anormaux de sodium sanguin. Ce test est aussi utile pour vérifier si une personne adhère à une diète hyposodée.

La détermination du taux de sodium dans l'urine aide le médecin à établir un diagnostic différentiel lorsque le taux de sodium sanguin est faible. Si cette anomalie est due à un apport inadéquat en sodium, le taux de sodium dans l'urine sera faible lui aussi. Si toutefois la cause est un dysfonctionnement rénal, comme l'insuffisance rénale chronique, le taux de sodium dans l'urine sera élevé.

Le maintien d'un taux normal de sodium urinaire dépend de plusieurs facteurs, dont l'apport alimentaire de sodium, la capacité des reins d'excréter le sodium et l'effet de l'aldostérone et de l'hormone antidiurétique. L'aldostérone entraîne une augmentation de la réabsorption du sodium dans les tubules contournés distaux du rein et diminue ainsi le taux de sodium urinaire. L'ADH agit sur les tubules collecteurs du rein, y stimulant la réabsorption de l'eau dans le sang. Il en résulte une diminution de la quantité d'eau dans l'urine et une augmentation correspondante du taux urinaire de sodium. La variation diurne de l'excrétion du sodium est plus importante pendant la journée que pendant la nuit.

VALEURS NORMALES

15 – 250 mEq/L/jour, selon l'état d'hydratation et l'apport quotidien de sodium alimentaire

INTERPRÉTATIONS POSSIBLES DES VALEURS ANORMALES

Augmentation	Diminution
Acidose diabétique	Aldostéronisme primaire
Acidose tubulaire rénale	Apport insuffisant de sodium
Augmentation de l'apport sodique	Azotémie extrarénale
Déshydratation	Diabète insipide
Fièvre	Diaphorèse
Hypothyroïdie	Diarrhée
Inanition	Emphysème pulmonaire
Insuffisance corticosurrénale	Hypovolémie
Insuffisance rénale chronique	Insuffisance cardiaque congestive
Intoxication par les salicylates	Insuffisance rénale aiguë
Syndrome de sécrétion	Malabsorption
inappropriée d'ADH	Maladie de Cushing
Toxémie gravidique	Maladie hépatique
Traumatisme crânien	Obstruction pylorique
Usage de diurétiques	Syndrome néphrotique

FACTEURS CONTRIBUANT AUX VALEURS ANORMALES

- Médicaments pouvant faire *augmenter* le taux urinaire de sodium : diurétiques de l'anse.
- Médicaments pouvant faire *diminuer* le taux urinaire de sodium : corticostéroïdes.

INTERVENTIONS INFIRMIÈRES ET DÉROULEMENT DU TEST

Avant le test

- Expliquer au client comment recueillir son urine pendant 24 heures.
- Insister sur l'importance de conserver *toute* l'urine au cours de cette période. Expliquer au client comment éviter de contaminer l'urine avec du papier hygiénique ou des selles.
- Il n'est pas nécessaire d'être à jeun pour passer ce test.

Procédure

- Se procurer auprès du laboratoire le contenant approprié.
- Commencer la période de prélèvement le matin, après la première miction du client; celle-ci est jetée.
- Conserver *toute* l'urine produite pendant 24 heures dans le même contenant. Le réfrigérer ou le mettre sur de la glace.
- Si de l'urine est jetée pendant cette période, il faut mettre fin au test et en effectuer un nouveau.
- Afficher l'heure marquant la fin de la période de collecte de 24 heures dans la chambre du client.

Après le test

- À la fin de la période de 24 heures, étiqueter le contenant d'urine et l'expédier le plus rapidement possible au laboratoire.

ALERTES CLINIQUES

- Un taux urinaire de sodium de moins de 100 mEq/24 heures reflète un régime pauvre en sodium.

BIOCHIMIE   S

Somatomédine C
(Facteur de croissance insulinomimétique de type 1 [IGF-1])

Description du test

L'hormone de croissance humaine stimule la sécrétion par le foie d'hormones peptidiques appelées somatomédines. Ces hormones contribuent à la formation du cartilage et du collagène, à l'accélération du métabolisme du glucose et au transport des acides aminés dans le diaphragme et le cœur. Étant donné que la somatomédine C, aussi connue sous le nom de facteur de croissance analogue à l'insuline-1 (IGF-1), est affectée par l'activité de l'hormone de croissance, son dosage fournit de l'information sur la quantité d'hormone de croissance présente. Ce test permet aussi de surveiller la réponse d'un client à un traitement par l'hormone de croissance pour le nanisme hypophysaire et d'évaluer la gravité de l'acromégalie.

CONSIDÉRATIONS CLINIQUES

Dès qu'on soupçonne l'acromégalie, la prochaine étape devrait être le dosage de l'IGF-1 (facteur de croissance analogue à l'insuline-1) dans le sérum. Il s'agit en effet du test de dépistage idéal, car l'acromégalie non accompagnée d'un taux élevé d'IGF-1 est extrêmement rare.

VALEURS NORMALES

0–8 ans :	15–350 ng/ml
9–10 ans :	130–630 ng/ml
11–15 ans :	130–830 ng/ml
16–24 ans :	182–780 ng/ml
25–39 ans :	114–492 ng/ml
40–54 ans :	90–360 ng/ml
>54 ans :	71–290 ng/ml

INTERPRÉTATIONS POSSIBLES DES VALEURS ANORMALES

Augmentation	Diminution
Acromégalie	Anorexie mentale
Cancer du foie	Cirrhose
Gigantisme	Déficit en hormone de croissance
Grossesse	Diabète
Hyperpituitarisme	Hypopituitarisme
Hypoglycémie	Hypothyroïdie
Néphroblastome	Kwashiorkor
Obésité	Maladie chronique
Puberté précoce	Malnutrition
	Nanisme
	Nanisme de Laron
	Retard pubertaire
	Stress physiologique
	Syndrome de carence affective
	Tumeur de l'hypophyse

S

FACTEURS CONTRIBUANT AUX VALEURS ANORMALES

- Une scintigraphie subie moins de 7 jours avant ce test peut entraîner des résultats faussement élevés.
- Médicaments pouvant faire *augmenter* le taux de somatomédine C : corticostéroïdes.
- Médicaments pouvant faire *diminuer* le taux de somatomédine C : octréotide, œstrogènes, pegvisomant.

INTERVENTIONS INFIRMIÈRES ET DÉROULEMENT DU TEST

Avant le test

- Il n'est pas nécessaire d'être à jeun pour passer ce test.

Procédure

- Prélever un échantillon de sang dans le tube requis par le laboratoire.

Après le test

- Étiqueter le spécimen et le faire parvenir au laboratoire.

Syphilis
(Sérodiagnostic de la syphilis, VDRL)

Description du test

La syphilis est une maladie infectieuse systémique causée par le spirochète *Treponema pallidum*. L'infection se transmet surtout par contact sexuel direct, mais peut également se transmettre de la mère au fœtus en passant par le placenta. Laissées sans traitement, les personnes infectées peuvent développer des complications irréversibles, comme une inflammation chronique des articulations, des problèmes vasculaires (atteinte valvulaire) et des affections du système nerveux central (maladie mentale et paralysie).

Le diagnostic biologique de la syphilis peut se faire par des analyses directes ou indirectes. Les analyses directes, le prélèvement par grattage de lésions syphilitiques par exemple, identifient l'agent causal. Les analyses indirectes, comme les tests sérologiques, identifient les anticorps dirigés contre l'agent causal. Ces anticorps n'apparaissent dans le sérum que 3 à 4 semaines après l'apparition du chancre syphilitique, un ulcère localisé au point d'entrée initial du spirochète (bactérie) dans l'organisme.

Le sérodiagnostic de la syphilis comprend le test VDRL, le test rapide de la réagine plasmatique (RPR) et le test d'immunofluorescence absorbée (FTA-ABS). Les tests VDRL et RPR sont des tests de dépistage au cours desquels on peut observer une agglutination en présence des antigènes de la syphilis. Les deux ont un taux élevé de faux positifs, car des affections comme la mononucléose infectieuse, la polyarthrite rhumatoïde et le paludisme peuvent provoquer des réactions faussement positives. En conséquence, tous les tests VDRL et RPR positifs, ou réactifs, doivent être suivis d'un test de contrôle tel le test d'immunofluorescence absorbée, qui identifie les anticorps spécifiques contre le *T. pallidum;* c'est le test le plus sensible pour diagnostiquer la syphilis après des résultats positifs aux tests VDRL et RPR. Ce test demeure positif pendant le reste de la vie, même si la personne a reçu le traitement approprié.

S

CONSIDÉRATIONS CLINIQUES

L'Institut national de santé publique du Québec (2003) recommande :

- le dépistage systématique de la syphilis à la première visite de grossesse et le suivi médical approprié des femmes avec un résultat positif;
- la recherche systématique du résultat du dépistage au moment de l'accouchement et, chez celles dont le résultat n'est pas disponible, l'analyse immédiate d'un nouveau prélèvement sanguin.

L'Agence de la santé publique du Canada recommande que les personnes suivantes se voient offrir un test de dépistage de la syphilis :

- les hommes qui ont des relations sexuelles avec des hommes;
- les utilisateurs de drogues injectables;
- les femmes enceintes;
- les travailleurs du sexe et leurs clients ou partenaires;
- les partenaires de ceux dont l'infection a été détectée;
- les personnes chez qui une autre MTS a été diagnostiquée;
- les personnes qui ont des relations sexuelles dans des régions où la syphilis est endémique ou avec des partenaires provenant de ces régions.

VALEURS NORMALES

Négatives (non réactif)

INTERPRÉTATIONS POSSIBLES DES VALEURS ANORMALES

Positives

Syphilis

FACTEURS CONTRIBUANT AUX VALEURS ANORMALES

- L'hémolyse de l'échantillon sanguin, la lipémie et la consommation d'alcool sont des facteurs pouvant modifier les résultats.
- Conditions pouvant entraîner des résultats faussement positifs pour les tests VDRL et RPR : arthrite rhumatoïde, brucellose, grossesse, hépatite infectieuse, lèpre, lupus érythémateux aigu disséminé, maladie de Lyme, mononucléose, paludisme, pian, pinta, pneumonie atypique, typhus, VIH.
- La présence d'anticorps antinucléaires peut entraîner des résultats faussement positifs pour le test RPR.
- Conditions pouvant entraîner des résultats faussement positifs pour le test d'immunofluorescence absorbée : grossesse, lupus érythémateux aigu disséminé, maladies accompagnées d'une augmentation ou d'anomalies des globines, pian, pinta, présence d'anticorps antinucléaires.

INTERVENTIONS INFIRMIÈRES ET DÉROULEMENT DU TEST

Avant le test
- Il n'est pas nécessaire d'être à jeun pour passer ce test.
- Il ne faut pas boire d'alcool pendant les 24 heures précédant le test.

Procédure
- Prélever un échantillon de sang dans le tube requis par le laboratoire.

Après le test
- Étiqueter le spécimen et le faire parvenir au laboratoire.

ALERTES CLINIQUES

- Des résultats positifs obtenus suite à un test de dépistage requièrent une confirmation par des tests de contrôle et un suivi du ou des partenaires sexuels.
- Des tests de contrôle positifs doivent être suivis d'une antibiothérapie appropriée et d'enseignement au client.
- La surveillance par le test RPR est utile pour vérifier l'efficacité du traitement.
- Le test VDRL est plus sensible pour détecter la syphilis pendant ses stades intermédiaires; il est moins sensible durant les stades précoces ou tardifs.
- Un test d'immunofluorescence absorbée pour le diagnostic sérologique de la syphilis demeure positif à vie, même si la personne a reçu le traitement approprié.

MICROBIOLOGIE

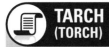

TARCH
(TORCH)

Description du test

Le test TARCH est un test de dépistage pratiqué sur les nouveau-nés pour déceler certaines infections congénitales desquelles il tire son nom: Toxoplasmose, Autres, Rubéole, Cytomégalovirus, Herpès virus. Le terme « autres » désigne habituellement la syphilis et l'hépatite. On peut aussi réaliser ce test chez une femme pendant sa grossesse pour dépister ces maladies, car elles risquent de provoquer des anomalies congénitales comme des malformations, un retard de croissance et des problèmes neurologiques.

VALEURS NORMALES

Négatives

INTERPRÉTATIONS POSSIBLES DES VALEURS ANORMALES

Positives

Présence d'anticorps IgG: infection congénitale par le virus indiqué
Présence d'anticorps IgM: transfert d'anticorps de la mère au nouveau-né (la mère a déjà été infectée)

FACTEURS CONTRIBUANT AUX VALEURS ANORMALES

- L'hémolyse de l'échantillon peut modifier les résultats.

INTERVENTIONS INFIRMIÈRES ET DÉROULEMENT DU TEST

Avant le test

- Il n'est pas nécessaire d'être à jeun pour passer ce test.

T

Procédure
- Prélever un échantillon de sang dans le tube requis par le laboratoire.

Après le test
- Étiqueter le spécimen et le faire parvenir au laboratoire.

ALERTES CLINIQUES

- Si le résultat est positif chez un nouveau-né, le diagnostic définitif exigera des analyses supplémentaires. La mère devra aussi être évaluée afin d'aider à l'interprétation des analyses sanguines du nouveau-né.

HÉMATOLOGIE

Temps de céphaline
(PTT, Temps de céphaline activé [TCA])

Description du test

Le processus de l'hémostase comprend de nombreuses étapes et requiert le fonctionnement correct d'une variété de facteurs de coagulation et d'autres substances. Le *temps de céphaline* (PTT), ou *temps céphaline activé* (TCA), permet de vérifier le bon fonctionnement du processus de coagulation. Ce test est utile pour déceler des troubles de coagulation causés par l'insuffisance ou des anomalies des facteurs de coagulation qui composent le système intrinsèque. Un PTT peut indiquer une fonction hémostatique normale, même s'il y a insuffisance modérée d'un unique facteur. Celle-ci n'apparaîtra pas dans le résultat du PTT avant d'atteindre de 30 % à 40 % de la valeur normale.

Le temps de céphaline permet aussi de contrôler une héparinothérapie. L'héparine inactive la prothrombine et empêche la formation de thromboplastine. Ainsi, on donne de l'héparine, habituellement par perfusion intraveineuse continue, dans des situations où il est essentiel de prévenir la formation de thrombus. Il est important que la réaction du client à la thérapie anticoagulante soit appropriée, c'est-à-dire suffisante pour empêcher la formation de caillots, mais pas marquée au point d'entraîner des saignements spontanés. Cet équilibre délicat peut être surveillé grâce au PTT.

Ce test consiste à mesurer le temps nécessaire à la formation d'un caillot dans un échantillon de plasma auquel on a ajouté du calcium et de la céphaline. Si des produits supplémentaires sont ajoutés pour standardiser le test et pour l'accélérer, on lui donne alors le nom de *temps de céphaline activé*, ou TCA.

VALEURS NORMALES

TCA :	25 – 35 secondes
PTT :	60 – 90 secondes
Niveau thérapeutique pour une anticoagulothérapie :	1,5 – 2,5 fois la valeur témoin

INTERPRÉTATIONS POSSIBLES DES VALEURS ANORMALES

Augmentation	Diminution
Afibrinogénémie	Cancer à un stade avancé
Carence en vitamine K	Coagulation intravasculaire disséminée à
Chirurgie cardiaque	un stade très précoce
Cirrhose	Hémorragie aiguë
Coagulation intravasculaire	Hypercoagulabilité
disséminée	
Décollement prématuré du placenta	
Déficit en facteur XII	
Dysfibrinogénémie	
Hémodialyse	
Hémophilie A (déficit en facteur VIII)	
Hémophilie B (déficit en facteur IX)	
Héparinothérapie	
Hypoprothrombinémie	
Leucémie	
Malabsorption	
Maladie de Von Willebrand	
Maladie hépatique	
Transfusion sanguine autologue	
Troubles hémostatiques	

FACTEURS CONTRIBUANT AUX VALEURS ANORMALES

- L'hémolyse de l'échantillon sanguin peut modifier les résultats.
- La présence d'anticoagulant lupique peut faire augmenter les résultats du PTT.
- Des valeurs d'hématocrite basses ou élevées peuvent interférer avec les résultats du test à cause de l'effet sur la concentration de citrate.
- Médicaments pouvant faire *augmenter* le PTT : acide ascorbique, acide acétylsalicylique, agents thrombolytiques, antibiotiques, antihistaminiques, asparaginase, chlorpromazine, cholestyramine, cyclophosphamide, énoxaparine, quinine, warfarine.

T

INTERVENTIONS INFIRMIÈRES ET DÉROULEMENT DU TEST

Avant le test

- Si le client reçoit une perfusion continue d'héparine, l'aviser qu'un échantillon sanguin sera prélevé quotidiennement pour évaluer sa réaction à la médication.
- Il n'est pas nécessaire d'être à jeun pour passer ce test.
- Si le client reçoit de l'héparine de façon intermittente, mesurer le PTT de 30 à 60 minutes avant la prochaine dose. S'il reçoit de l'héparine par perfusion continue, on peut prélever l'échantillon n'importe quand.
- *Ne pas* prélever l'échantillon dans le bras où l'héparine est injectée.
- Si l'échantillon sanguin doit être prélevé par une canule artérielle, retirer au moins 10 ml de sang avant de prélever l'échantillon pour le PTT.

Procédure

- Prélever un échantillon de sang dans le tube requis par le laboratoire.

Après le test

- Appliquer une pression sur le site de la ponction veineuse pendant 3 à 5 minutes. Mettre un pansement compressif et vérifier régulièrement un possible saignement.
- Enseigner au client à surveiller le site : en cas de saignement, le client doit appliquer une pression directe et, s'il est incapable de maîtriser le saignement, retourner au centre de prélèvements ou aviser le responsable des soins.

ALERTES CLINIQUES

- Complication possible : hématome au site de la ponction dû à un temps de saignement prolongé.
- Des saignements spontanés peuvent survenir quand le TCA est supérieur à 100 secondes.
  - Surveiller les signes de saignements spontanés chez le client : douleur articulaire, douleur lombaire résultant d'un éventuel saignement retropéritonéal, ecchymoses, épistaxis, hématurie, méléna, pétéchies ou saignement gingival.

HÉMATOLOGIE

Temps de lyse des euglobulines

Description du test

On utilise ce test pour évaluer la fibrinolyse systémique, pour superviser une thérapie thrombolytique chez des clients au stade aigu de l'infarctus du myocarde et pour distinguer la fibrinolyse primitive de la coagulation intravasculaire disséminée (CIVD) afin de déterminer une thérapie pharmacologique appropriée.

Au cours de l'hémostase, la thrombine stimule la formation de fibrine à partir du fibrinogène. Grâce au facteur de stabilisation de la fibrine (facteur XIII), celle-ci forme un caillot stable au site de la lésion. Quand ce caillot n'est plus nécessaire, des agents fibrinolytiques, telle la plasmine, le dissolvent et forment ainsi des produits de dégradation de la fibrine.

Lorsque le système fibrinolytique de l'organisme devient trop actif, tout caillot de fibrine se dissout aussitôt qu'il se forme, entraînant ainsi un trouble de coagulation. Cette situation se présente dans la fibrinolyse primitive, causée notamment par le cancer de la prostate, un état de choc et l'administration d'agents thrombolytiques, telle l'urokinase.

VALEURS NORMALES

Pas de lyse du caillot plasmatique pendant au moins 2 heures

INTERPRÉTATIONS POSSIBLES DES VALEURS ANORMALES

Augmentation de la fibrinolyse (temps de lyse plus court)	Diminution de la fibrinolyse (temps de lyse plus long)
Cancer de la prostate	Diabète
Cancer du pancréas	Prématurité
Circulation extracorporelle	
Cirrhose	
Coagulation intravasculaire disséminée	
Embolie amniotique	
État de choc	
Fibrinolyse pathologique	
Hémorragie *ante partum*	
Hypoxie	
Leucémie	
Mort fœtale	
Période postopératoire	
Purpura thrombopénique	
Réaction transfusionnelle	
Traumatisme aigu	

FACTEURS CONTRIBUANT AUX VALEURS ANORMALES

- Une augmentation de la fibrinolyse peut être associée à l'exercice, à l'hyperventilation et au vieillissement.
- Une diminution de la fibrinolyse peut s'observer chez les nouveau-nés, les personnes obèses et les femmes ménopausées.
- Médicaments pouvant faire *diminuer* le temps de lyse (fibrinolyse rapide): asparaginase, clofibrate, corticotrophine, dextran, stéroïdes, thrombolytiques.

INTERVENTIONS INFIRMIÈRES ET DÉROULEMENT DU TEST

Avant le test

- Il n'est pas nécessaire d'être à jeun pour passer ce test.

Procédure

- Prélever un échantillon de sang dans le tube requis par le laboratoire.

Après le test

- Appliquer une pression sur le site de la ponction veineuse pendant 3 à 5 minutes. Mettre un pansement compressif et vérifier régulièrement un possible saignement.
- Enseigner au client à surveiller le site: en cas de saignement, le client doit appliquer une pression directe et, s'il est incapable de maîtriser le saignement, retourner au centre de prélèvements ou aviser le responsable des soins.
- Étiqueter le spécimen, le placer immédiatement sur de la glace et le faire parvenir au laboratoire.

ALERTES CLINIQUES

- Complication possible : hématome au site de la ponction veineuse dû à un saignement prolongé.

Temps de Quick
(INR, Rapport normalisé international [RNI], Temps de prothrombine [TP])

Description du test

Le processus de l'hémostase comprend de nombreuses étapes et requiert le fonctionnement correct d'une variété de facteurs de coagulation et d'autres substances. On recourt au *temps de Quick* pour évaluer le bon fonctionnement du mécanisme de coagulation. Ce test est utile pour déceler des troubles hémostatiques causés par des facteurs de coagulation insuffisants ou défectueux. Ces facteurs comprennent le fibrinogène (I), la prothrombine (II), ainsi que les facteurs V, VII et X. Si l'un de ces facteurs est insuffisant dans son sang, le temps de Quick du client, exprimé en secondes, sera plus élevé que le temps normal (ou représentera un pourcentage inférieur à la valeur de référence).

On utilise aussi le temps de Quick pour vérifier l'efficacité d'une anticoagulothérapie utilisant la warfarine sodique (Coumadin). Ce médicament interfère avec la production des facteurs de coagulation vitamine K dépendants, telle la prothrombine. Le temps de Quick mesure le temps nécessaire à la formation d'un caillot. L'objectif d'une anticoagulothérapie orale est que le temps de Quick atteigne 1,5 à 2 fois la valeur témoin (en secondes). Par conséquent, l'objectif thérapeutique pour les personnes qui prennent du Coumadin serait un temps de Quick de 24 secondes, ou 25 % de l'activité normale.

Si la valeur du temps de Quick descend sous le seuil thérapeutique pour un client sous anticoagulothérapie, il est nécessaire d'augmenter l'anticoagulation, et donc le dosage. Si le temps de Quick est supérieur à 30 secondes, le client présente un risque élevé de saignements spontanés. En cas de surdose de warfarine provoquant une hémorragie, l'antidote est la vitamine K, qui inverse l'action de la warfarine en 12 à 24 heures.

Afin de fournir une normalisation des résultats du temps de Quick mesuré par les différents laboratoires, l'Organisation mondiale de la santé recommande l'utilisation du rapport normalisé international (*International Normalized Ratio* ou *INR*) pour refléter l'intensité de la thérapie. La plupart des laboratoires communiquent maintenant le temps de Quick (PT) et le INR.

VALEURS NORMALES

8,8 – 11,6 sec ; 60 – 140 % (varie selon le laboratoire)

Niveau thérapeutique pour une anticoagulothérapie : 1,5 – 2 fois la valeur témoin

INR pour la prophylaxie de la thrombose veineuse profonde et pour la fibrillation auriculaire : 2,0 – 3,0

INR pour les valves mécaniques : 2,5 – 3,5

INTERPRÉTATIONS POSSIBLES DES VALEURS ANORMALES

Augmentation

Anticoagulothérapie orale
Anticorps antiphospholipides
Cancer du pancréas
Carence en vitamine K
Coagulation intravasculaire disséminée
Déficiences en facteurs de coagulation (I-II-V-VII-X)
Hépatite
Hypofibrinogénémie
Ictère par obstruction
Insuffisance cardiaque congestive
Intoxication aux salicylates
Leucémie aiguë
Malabsorption
Maladie hémorragique du nouveau-né
Maladie hépatique
Obstruction biliaire
Pancréatite chronique
Syndrome du choc toxique

FACTEURS CONTRIBUANT AUX VALEURS ANORMALES

- L'hémolyse de l'échantillon sanguin et la lipémie sont des facteurs qui peuvent modifier les résultats.
- La diarrhée, les vomissements et l'ingestion d'alcool peuvent faire augmenter le temps de Quick.
- Une alimentation riche en graisses ou en vitamine K peuvent faire diminuer le temps de Quick.
- Médicaments pouvant faire *augmenter* le temps de Quick: acétaminophène, acide acétylsalicylique, acide méfénamique, acide nalidixique, antibiotiques, chloramphénicol, cholestyramine, cimétidine, clofibrate, corticotrophine, diurétiques, éthanol, glucagon, héparine, hydrate de chloral, indométhacine, inhibiteurs de la monoamine-oxydase, kanamycine, lévothyroxine, mercaptopurine, méthyldopa, mithramycine, néomycine, nortriptyline, phénylbutazone, phénytoïne, propylthiouracil, quinidine, quinine, réserpine, streptomycine, sulfamides, sulfinpyrazone, tétracyclines, tolbutamide, vitamine A, warfarine.
- Médicaments pouvant faire *diminuer* le temps de Quick: acide ascorbique, antiacides, antihistaminiques, barbituriques, caféine, colchicine, contraceptifs oraux, corticostéroïdes, digitaline, diurétiques, griséofulvine, hydrate de chloral, méprobamate, phénobarbital, rifampicine, stéroïdes anabolisants, théophylline, xanthines.

INTERVENTIONS INFIRMIÈRES ET DÉROULEMENT DU TEST

Avant le test

- Informer le client qu'on évaluera probablement son temps de Quick quotidiennement jusqu'à ce qu'il soit stabilisé, puis toutes les 4 ou 6 semaines en guise de suivi à long terme.

- Prélever l'échantillon sanguin avant l'administration de tout anticoagulant oral.
- Il n'est pas nécessaire d'être à jeun pour passer ce test.

Procédure

- Prélever un échantillon de sang dans le tube requis par le laboratoire.

Après le test

- Appliquer une pression sur le site de la ponction veineuse pendant 3 à 5 minutes. Mettre un pansement compressif et vérifier régulièrement un possible saignement.
- Étiqueter le spécimen et le faire parvenir au laboratoire immédiatement.
- Enseigner au client à surveiller le site : en cas de saignement, le client doit appliquer une pression directe et, s'il est incapable de maîtriser le saignement, retourner au centre de prélèvements ou aviser le responsable des soins.

ALERTES CLINIQUES

- Complication possible : hématome au site de la ponction dû à un temps de saignement prolongé.
- Des saignements spontanés peuvent se manifester si le temps de Quick est >30 secondes.
  - Surveiller les signes de saignement spontané chez le client : douleur articulaire, douleur lombaire résultant d'un éventuel saignement rétropéritonéal, ecchymoses, épistaxis, hématurie, méléna, pétéchies et saignement gingival.
- Communiquer au client la valeur de son INR et l'informer de toute modification du dosage ainsi que de la date de la prochaine évaluation du temps de Quick. S'assurer qu'il comprend bien toutes les directives.
- Informer le client que la consommation de légumes verts à feuilles, tels que les épinards, accroît le taux de vitamine K et diminuera le INR.
- Discuter des questions de sécurité avec le client : prévention des chutes, utilisation d'un rasoir électrique.

T

HÉMATOLOGIE

Temps de saignement
(Méthode d'Ivy)

Description du test

Le temps de saignement est un test qui mesure la durée d'un saignement lorsqu'une incision cutanée standard est pratiquée. On trouve sur le marché des dispositifs conformes aux normes offrant un excellent rendement dans la standardisation de ce test. De surcroît, ils sont rentables, stériles, à usage unique et laissent moins de cicatrices. Après avoir pratiqué une ou deux incisions standards sur la face antérieure de l'avant-bras, on mesure le temps nécessaire pour que cesse le saignement : c'est le *temps de saignement*. Parmi les différentes méthodes utilisées, celle d'Ivy (nécessitant trois incisions) est la plus courante.

Le temps de saignement peut permettre de dépister des troubles plaquettaires et vasculaires (c'est-à-dire capillaires) qui nuisent au processus de coagulation.

Un temps de saignement prolongé, alors que le nombre de plaquettes est normal, dénote un problème plaquettaire d'ordre qualitatif. Ce test est indiqué pour des individus ayant des antécédents personnels ou familiaux de tendances aux saignements. Il permet aussi de discerner, avant une opération, les clients soupçonnés d'avoir des troubles hémostatiques.

VALEURS NORMALES

1 – 9 minutes (méthode d'Ivy)

INTERPRÉTATIONS POSSIBLES DES VALEURS ANORMALES

Augmentation

Anémie aplastique
Anémie due à une carence d'acide folique
Anémie pernicieuse
Anomalies vasculaires
Avitaminose C (Scorbut)
Carences en facteurs VI, VII et XI
Coagulation intravasculaire disséminée
Coup de chaleur
Hypocalcémie
Ingestion d'acide acétylsalicylique
Insuffisance rénale
Leucémie
Maladie de Cushing
Maladie de Von Willebrand
Maladie hépatique grave
Maladie vasculaire du collagène
Thrombocytopénie
Trouble de la moelle osseuse
Troubles de fibrinogène
Urémie

T

FACTEURS CONTRIBUANT AUX VALEURS ANORMALES

- De nombreuses variables peuvent influer sur les résultats : par exemple, l'épaisseur de la peau, une température ambiante basse et une température corporelle élevée, le site de l'incision, la présence d'un œdème et la prise d'alcool.
- Une numération plaquettaire <100 000/mm^3 et un faible hématocrite peuvent aussi influer sur les résultats.
- Médicaments pouvant *augmenter* le temps de saignement : antibiotiques, anticancéreux, anticoagulants, anti-inflammatoires non stéroïdiens (AINS), diurétiques thiazidiques, nitroglycérine, salicylates, thrombolytiques.

INTERVENTIONS INFIRMIÈRES ET DÉROULEMENT DU TEST

Avant le test

- Faire le profil pharmacologique du client. Avertir le client que les substances suivantes lui sont interdites pendant 7 jours avant le test : acide acétylsalicylique, anticoagulants et AINS (anti-inflammatoires non stéroïdiens), ainsi que tout médicament contre le rhume en vente libre.
- Expliquer le protocole au client.
- Il n'est pas nécessaire d'être à jeun pour passer ce test.
- Aviser le client qu'il doit s'abstenir de consommer des boissons alcoolisées pendant 24 heures avant le test.
- Informer le client qu'il pourrait avoir des cicatrices, surtout s'il a des antécédents de chéloïdes.

Procédure (exécutée par un technicien de laboratoire)

- Aider le client à s'allonger.
- L'avant-bras du client étant étendu, on recherche sur la partie antérieure la présence de veines superficielles, de cicatrices, d'ecchymoses et d'enflures. Le site de choix est la partie musculaire en aval du pli du coude. Si le site est satisfaisant, on le nettoie avec un antiseptique et on le laisse s'assécher à l'air.
- Un brassard placé autour du bras est gonflé à une pression de 40 mm Hg. Cette pression devrait être constante tout au long du test.
- Placer sur l'avant-bras, dans la région déjà préparée, le dispositif nécessaire au test. N'appliquer que la pression nécessaire pour s'assurer que le dispositif touche la peau. Si la pression est trop forte, l'incision sera trop profonde.
- Une incision d'environ 3 mm est pratiquée dans la peau à l'endroit choisi.
- Actionner le dispositif et mettre en marche le chronomètre.
- À mesure que se forment des gouttes de sang, les essuyer (et non l'incision) toutes les 30 sec à l'aide d'un papier-filtre. S'assurer de ne pas toucher le site de l'incision durant toute la durée du test.
- Lorsque le saignement s'arrête, arrêter le chronomètre et dégonfler le brassard.
- Si deux incisions sont pratiquées, elles doivent être orientées pareillement ; soit parallèlement au bras, soit à angle droit par rapport au coude. On fait une moyenne des deux résultats individuels.
- Si le saignement ne cesse pas après 10 minutes, il faut interrompre le test.

Après le test

- Appliquer des pansements adhésifs de rapprochement sur chaque incision. Ils devraient demeurer en place pendant 48 heures pour réduire la cicatrice au minimum. S'assurer régulièrement qu'il n'y a pas de saignement.
- Si le client a tendance à saigner, appliquer en plus un pansement compressif. Retirer ce dernier après 12 heures, mais laisser les pansements de rapprochement en place.
- Enseigner au client à surveiller le site : en cas de saignement, le client doit appliquer une pression directe et, s'il est incapable de maîtriser le saignement, retourner au centre de prélèvements ou aviser le responsable des soins.
- Enseigner au client à surveiller le site et à déceler tout signe d'infection (écoulement, rougeur, chaleur, œdème et douleur au site de la ponction ainsi que présence de fièvre).

ALERTES CLINIQUES

- Complications possibles : formation de cicatrices, infection cutanée ou saignements au site de l'incision.

CONTRE-INDICATIONS

- Clients ayant une numération plaquettaire <75 000/mm^3
- Clients dont les bras sont œdématiés, comme à la suite d'une mastectomie
- Clients incapables de coopérer en raison de leur âge, de leur état mental, de la douleur ou d'autres facteurs

HÉMATOLOGIE

Temps de thrombine

Description du test

Au cours du processus de l'hémostase, les voies intrinsèque et extrinsèque mènent à l'activation du facteur de coagulation X, ce qui entraîne la conversion de la prothrombine en thrombine. Celle-ci stimule ensuite la formation de fibrine à partir du fibrinogène. Cette fibrine, grâce au facteur stabilisateur de la fibrine, forme un caillot stable au site de la lésion.

Le temps de thrombine mesure le temps nécessaire à la coagulation d'un échantillon de sang lorsqu'on lui ajoute de la thrombine. Ce temps est plus long que normalement quand il y a une anomalie dans la conversion du fibrinogène en fibrine. Ce test permet d'évaluer les troubles de coagulation, comme la coagulation intravasculaire disséminée (CIVD) et les maladies hépatiques; il sert aussi à la surveillance des clients sous thérapie fibrinolytique.

VALEURS NORMALES

15 – 20 sec (varie selon le laboratoire)

T

INTERPRÉTATIONS POSSIBLES DES VALEURS ANORMALES

Augmentation	Diminution
Afibrinogénémie	Thrombocytose
Choc	
Coagulation intravasculaire disséminée	
Dysfibrinogénémie	
Dysprotéinémies (myélome multiple)	
Leucémie aiguë	
Maladie hépatique	
Polyglobulie primitive	
Stress	
Urémie	

FACTEURS CONTRIBUANT AUX VALEURS ANORMALES

- L'hémolyse de l'échantillon sanguin peut modifier les résultats.
- Médicaments pouvant faire *augmenter* le temps de thrombine : asparaginase, héparine, streptokinase, urokinase.

INTERVENTIONS INFIRMIÈRES ET DÉROULEMENT DU TEST

Avant le test

- Il n'est pas nécessaire d'être à jeun pour passer ce test.
- Prélever l'échantillon 1 heure avant l'administration d'un anticoagulant.

Procédure

- Prélever un échantillon de sang dans le tube requis par le laboratoire.
- Agiter le tube.

Après le test

- Appliquer une pression sur le site de la ponction veineuse pendant 3 à 5 minutes. Mettre un pansement compressif et vérifier régulièrement un possible saignement.
- Étiqueter le spécimen et le faire parvenir au laboratoire.
- Enseigner au client à surveiller le site : en cas de saignement, le client doit appliquer une pression directe et, s'il est incapable de maîtriser le saignement, retourner au centre de prélèvements ou aviser le responsable des soins.

ALERTES CLINIQUES

- Complication possible : hématome au site de la ponction veineuse dû à un temps de saignement prolongé.

BIOCHIMIE

Test à la métyrapone
(Test à la Métopirone)

Description du test

La métyrapone (Métopirone) est un inhibiteur de la 11-bêta-hydroxylase, une enzyme qui convertit le 11-désoxycortisol en cortisol. L'administration de métyrapone réduit la production de cortisol, ce qui stimule normalement l'hypophyse à produire de la corticotrophine (ACTH) par un mécanisme de rétro-inhibition. Bien que le cortisol lui-même ne puisse être synthétisé, ses précurseurs, comme le 11-désoxycortisol, seront présents dans le sang ou dans l'urine. Ce test mesure par conséquent la capacité de l'hypophyse à sécréter de l'ACTH en réaction à une diminution du cortisol sérique.

On utilise cette analyse pour établir un diagnostic différentiel entre l'hyperplasie surrénale et une tumeur surrénale primaire. S'il y a une hyperplasie surrénale, la quantité de précurseurs du cortisol augmentera de façon marquée. Si, par contre, le problème est dû à une tumeur surrénale, il n'y aura pas de réaction à l'injection de métyrapone.

Il existe deux types de test à la métyrapone. Le premier se déroule en une nuit. Une dose unique de métyrapone est administrée à 23 h et on prélève du sang à 8 h pour doser le cortisol sérique, l'ACTH et le 11-désoxycortisol. Dans le second, on donne de la métyrapone 6 fois en 24 heures, puis on recueille l'urine pendant 24 heures pour mesurer les produits du métabolisme du cortisol. On peut aussi prélever des échantillons sanguins pour doser le cortisol sérique, l'ACTH et le 11-désoxycortisol.

VALEURS NORMALES

Sang :	11-désoxycortisol :	>7 µg/dl (>202 nmol/L SI)
	cortisol :	<3 µg/dl (<83 nmol/L SI)
Urines de 24 heures :	17-cétostéroïdes :	>2 fois le taux de base
	17-hydroxycorticostéroïdes :	3 – 5 fois le taux de base

INTERPRÉTATIONS POSSIBLES DES VALEURS ANORMALES

Augmentation	Diminution
Hypopituitarisme	Maladie d'Addison
Syndrome de Cushing	

FACTEURS CONTRIBUANT AUX VALEURS ANORMALES

- Une scintigraphie pratiquée moins de 7 jours avant le test modifiera les résultats.
- Un fonctionnement anormal de la thyroïde peut altérer les résultats de ce test.
- Médicaments pouvant faire *diminuer* le taux de métyrapone plasmatique : amitriptyline, chlordiazépoxide, chlorpromazine, contraceptifs oraux, corticostéroïdes, glucocorticoïdes, œstrogènes, phénobarbital, phénothiazines, phénytoïne, progestatifs, rifampicine.

INTERVENTIONS INFIRMIÈRES ET DÉROULEMENT DU TEST

Avant le test

- Expliquer au client comment recueillir son urine pendant 24 heures.
- Expliquer au client comment éviter de contaminer l'urine avec du papier hygiénique ou des selles.
- Il n'est pas nécessaire d'être à jeun pour passer ce test.
- Demander au client, si possible, de ne pas prendre de médicaments pouvant modifier les résultats avant de passer le test.

Procédure

Sang

- Prélever un échantillon de sang dans le tube requis par le laboratoire. Il s'agit du taux de cortisol de référence.
- Administrer la métyrapone (30 mg/kg) par voie orale à 23 h.
- Prélever un autre échantillon de sang à 8 h le matin suivant.

Urine de 24 heures

- Recueillir un spécimen d'urine de référence.
- Se procurer auprès du laboratoire le contenant approprié.
- Commencer la période de prélèvements le matin, après la première miction du client; celle-ci est jetée.
- Conserver *toute* l'urine produite pendant 24 heures dans le même contenant. Le réfrigérer ou le mettre sur de la glace.
- Si de l'urine est jetée pendant cette période, il faut mettre fin au test et en effectuer un nouveau.
- Afficher l'heure marquant la fin de la période de collecte de 24 heures dans la chambre du client.
- À 23 heures, administrer au client adulte une première dose de 500 à 750 mg de métyrapone par voie orale. En administrer toutes les quatre heures, pour 6 doses. (La dose est réduite pour les enfants; consulter le laboratoire de référence.)
- Entreprendre une autre période de 24 heures de prélèvement de l'urine à 8 h le matin suivant, en suivant la même procédure que ci-dessus.

Après le test

- Surveiller les symptômes d'une crise addisonienne: anorexie, collapsus vasculaire, faiblesse musculaire, hyperkaliémie, hyperthermie suivie d'une hypothermie, hypotension, modifications mentales ou émotionnelles, nausées, vive douleur au ventre, au dos et/ou aux jambes, vomissements.
- Dire au client de reprendre sa médication comme d'habitude.

Sang

- Étiqueter le spécimen et le faire parvenir au laboratoire.

Urine de 24 heures

- Étiqueter le contenant et le maintenir au froid pour le faire parvenir au laboratoire le plus tôt possible après chaque période de prélèvement de 24 heures.

ALERTES CLINIQUES

- Complication possible: crise addisonienne (insuffisance surrénale).
  - S'il se produit une crise addisonnienne, les objectifs de traitement consistent à compenser l'état de choc, à restaurer la circulation sanguine et à réapprovisionner l'organisme en stéroïdes essentiels (hydrocortisone).

CONTRE-INDICATIONS

- *Ne pas* pratiquer ce test s'il est probable que le client souffre d'une insuffisance surrénale primaire, car la métyrapone inhibe la production de cortisol

AUTRE EXAMEN

 Test à la nitrazine

Description du test

Ce test est utilisé pour détecter une rupture prématurée des membranes placentaires chez une femme enceinte, en mesurant le pH des sécrétions vaginales de la partie haute du vagin. Les sécrétions vaginales sont normalement acides, alors que le liquide amniotique est neutre. Une perte ou une fuite de liquide amniotique modifie alors le pH en le ramenant vers la neutralité.

VALEURS NORMALES

pH normalement acide (4,5 à 5,5)

pH >6,5 : fuite probable de liquide amniotique

INTERPRÉTATIONS POSSIBLES DES VALEURS ANORMALES

Rupture des membranes placentaires

FACTEURS CONTRIBUANT AUX VALEURS ANORMALES

- Conditions pouvant amener des résultats faussement positifs : antiseptiques, cervicite, présence de sang ou de sperme, urine alcaline ou vaginite (vaginose bactérienne ou *Trichomonas*).

INTERVENTIONS INFIRMIÈRES ET DÉROULEMENT DU TEST

T

Avant le test

- Installer la cliente en position gynécologique.

Procédure (exécutée par un médecin ou une infirmière)

- Introduire délicatement une bandelette de papier spécifique dans le vagin.
- Retirer la bandelette.

Après le test

- Comparer la couleur de la bandelette au tableau de couleur pour établir le pH.

ALERTES CLINIQUES

- Ce test ne présente qu'une sensibilité de 90 % avec plus de 17 % de faux positifs et 13 % de faux négatifs.

Test d'Apt pour le sang maternel dégluti

Description du test

Le test d'Apt permet de déterminer si le sang présent dans les selles ou les vomissements d'un bébé provient de la mère ou du bébé. Ce test se fonde sur le fait que le sang d'un nouveau-né contient surtout de l'hémoglobine fœtale (HbF). À moins que la mère souffre de thalassémie majeure, son sang renferme surtout de l'HbA. Lorsqu'on décèle la présence de sang dans les selles ou les vomissements d'un nouveau-né, il faut s'assurer de l'absence d'une hémorragie interne chez ce dernier. Dans le cas contraire, il faut soigner immédiatement le bébé.

VALEURS NORMALES

Négatives si le sang provient du bébé

Positives si le sang provient de la mère

INTERPRÉTATIONS POSSIBLES DES VALEURS ANORMALES

Hémorragie gastro-intestinale chez le nouveau-né

Sang maternel dégluti

FACTEURS CONTRIBUANT AUX VALEURS ANORMALES

- On doit voir des traces de sang dans l'échantillon. Ne pas considérer les selles noires et d'aspect goudronneux, étant donné que l'hémoglobine y a déjà été dégradée en hématine.
- On peut obtenir des résultats faussement positifs si la mère est atteinte de thalassémie majeure; dans ces conditions, jusqu'à 90 % de l'hémoglobine maternelle peut être composée d'HbF.

INTERVENTIONS INFIRMIÈRES ET DÉROULEMENT DU TEST

Avant le test

- Expliquer aux parents le but du test.

Procédure

- Prélever un échantillon de selles ou de vomissements présentant du sang visible.

Après le test

- Étiqueter le spécimen et le faire parvenir au laboratoire.

ALERTES CLINIQUES

- Si le test d'Apt révèle la présence d'HbF, il faut poursuive l'évaluation du bébé pour déterminer l'origine des saignements. Le nouveau-né doit être surveillé de près.

Test de falciformation provoquée
(Test d'EMMEL)

Description du test

L'anémie falciforme est une maladie héréditaire de l'hémoglobine. Sous l'influence de certaines conditions (hypoxie, acidose, déshydratation), les globules rouges se déforment et prennent la forme d'une faucille; cette hémoglobine est connue sous le nom d'hémoglobine S. Cette maladie se transmet de façon autosomale récessive et est surtout présente chez les populations originaires d'Afrique occidentale et équatoriale, dans le bassin méditerranéen, au Moyen-Orient de même qu'au sud de l'Inde chez d'anciennes communautés veddites.

Souvent, un frottis sanguin peut mettre en évidence la présence des hématies déformées, mais comme ce n'est pas toujours le cas, le test d'EMMEL permet d'obtenir un diagnostic. L'examen se fait avec un échantillon de sang que l'on soumet à un milieu pauvre en oxygène pour provoquer une hypoxie. Si la personne est atteinte d'anémie falciforme, la déformation des hématies en forme de faucilles se produit.

CONSIDÉRATIONS CLINIQUES

Ce test ne permet pas de distinguer la maladie homozygote de la maladie hétérozygote. L'électrophorèse de l'hémoglobine devrait être effectuée pour confirmer le diagnostic et préciser la maladie.

VALEURS NORMALES

Forme normale des hématies

INTERPRÉTATIONS POSSIBLES DES VALEURS ANORMALES

Faux positifs en présence d'hémoglobine C Harlem, d'hémoglobine Lepore, d'hémoglobine Barts

FACTEURS CONTRIBUANT AUX VALEURS ANORMALES

- Un taux élevé d'hémoglobine fœtale (HbF) peut fausser les résultats.

INTERVENTIONS INFIRMIÈRES ET DÉROULEMENT DU TEST

Avant le test

- Expliquer au client ou aux parents le but du test.

Procédure

- Prélever un échantillon de sang dans le tube requis par le laboratoire.

Après le test

- Étiqueter le spécimen et le faire parvenir au laboratoire.

ALERTES CLINIQUES

- Ce test n'est pas valide s'il y a eu transfusion récente ou si l'échantillon de sang n'est pas frais.
- L'identification formelle de l'HbS devrait être faite, si possible, par l'électrophorèse de l'hémoglobine à pH alcalin et avec un bilan des autres facteurs génétiques susceptibles de modifier le tableau clinique : hémoglobine F, α-thalassémie.

BIOCHIMIE

Test de grossesse sérique
(Gonadotrophine chorionique humaine [β-HCG])

Description du test

La gonadotrophine chorionique humaine (β-HCG) étant une hormone sécrétée exclusivement par le placenta, son dosage est utile pour le diagnostic de la grossesse. La β-HCG est produite de 8 à 10 jours après la conception et peut donc être décelée dans le sang à compter de ce moment. Cette période correspond à l'implantation de l'ovule fécondé dans la muqueuse utérine. Le taux de β-HCG s'élève jusqu'à atteindre son maximum à la douzième semaine de gestation. Il diminue ensuite lentement pendant le reste de la grossesse. Il n'est plus possible de déceler l'hormone environ deux semaines après l'accouchement.

Des taux élevés de β-HCG peuvent aussi s'observer dans différents types de cancers, dont ceux du poumon, du foie, de l'ovaire, du pancréas et du testicule.

VALEURS NORMALES

Qualitatives :	négatives		
Quantitatives :	hommes et femmes non enceintes :	<5,0 mUI/ml	
	grossesse (semaines de gestation) :	1 – 3 semaines	5 – 50 mUI/ml
		4 semaines	5 – 425 mUI/ml
		5 semaines	20 – 7 400 mUI/ml
		6 semaines	1 000 – 56 000 mUI/ml
		7 – 8 semaines	7 600 – 230 000 mUI/ml
		9 – 12 semaines	25 000 – 290 000 mUI/ml
		13 – 16 semaines	13 000 – 254 000 mUI/ml
		17 – 24 semaines	4 000 – 166 000 mUI/ml
		plus de 24 semaines	3 400 – 117 000 mUI/ml

T

INTERPRÉTATIONS POSSIBLES DES VALEURS ANORMALES

Augmentation	Diminution
Cancer bronchopulmonaire	Avortement
Cancer du foie	Grossesse ectopique
Cancer du pancréas	Menace d'avortement
Cancer du sein	
Cancer du testicule	
Carcinome embryonnaire	
Chorio-épithéliome	
Grossesse	
Mélanome malin	
Môle hydatiforme	
Myélome multiple	
Tumeurs ovariennes	

FACTEURS CONTRIBUANT AUX VALEURS ANORMALES

- Des résultats faussement négatifs peuvent apparaître si le test est réalisé trop tôt pendant la grossesse. Il devrait être fait au moins 5 jours après la date prévue des menstruations.
- Médicaments pouvant entraîner des résultats *faussement positifs*: agents antiparkinsoniens, anticonvulsivants, hypnotiques et tranquillisants (phénothiazines).

INTERVENTIONS INFIRMIÈRES ET DÉROULEMENT DU TEST

Avant le test

- Il n'est pas nécessaire d'être à jeun pour passer ce test.

Procédure

- Prélever un échantillon de sang dans le tube requis par le laboratoire.

Après le test

- Étiqueter le spécimen et le faire parvenir au laboratoire.

T

ALERTES CLINIQUES

- On considère qu'un test de grossesse a une précision d'environ 98 %. Si le test est négatif, mais qu'on soupçonne toujours une grossesse, on peut le répéter une semaine plus tard.

BIOCHIMIE

Test de grossesse urinaire
(Gonadotrophine chorionique humaine [β-HCG])

Description du test

La gonadotrophine chorionique humaine (HCG) étant une hormone sécrétée exclusivement par le placenta, son dosage est utile pour le diagnostic de la grossesse. Le taux sanguin de HCG augmente à mesure que la grossesse se poursuit. Une quantité appréciable de HCG, sous forme de sous-unités alpha et bêta, est aussi éliminée dans l'urine. La sous-unité β-HCG est l'indicateur le plus sensible de la grossesse à ses débuts. Un test urinaire permet de déceler la grossesse en moins de 5 à 7 jours après la conception.

VALEURS NORMALES

Positives :	enceinte
Négatives :	non enceinte

INTERPRÉTATIONS POSSIBLES DES VALEURS ANORMALES

Augmentation	Diminution
Cancer du testicule	Avortement
Carcinome embryonnaire	Menace d'avortement
Chorio-épithéliome	Mort fœtale
Grossesse	
Grossesse ectopique	
Môle hydatiforme	

FACTEURS CONTRIBUANT AUX VALEURS ANORMALES

- La présence d'hématurie ou de protéinurie peut entraîner des résultats faussement négatifs.
- Des résultats faussement négatifs peuvent apparaître si le test est réalisé trop tôt pendant la grossesse. Il devrait être fait au moins 5 jours après la date prévue des menstruations.
- Médicaments pouvant entraîner des résultats *faussement positifs* : agents antiparkinsoniens, anticonvulsivants, hypnotiques et tranquillisants (phénothiazines).

INTERVENTIONS INFIRMIÈRES ET DÉROULEMENT DU TEST

Avant le test
- Il n'est pas nécessaire d'être à jeun pour passer ce test.

Procédure
- Il est préférable de faire le prélèvement tôt le matin (première miction), mais on peut aussi utiliser de l'urine prélevée de façon aléatoire.

Après le test
- Étiqueter le spécimen et le faire parvenir au laboratoire.

ALERTES CLINIQUES

- On considère qu'un test de grossesse a une précision d'environ 98 %. Si le test est négatif, mais qu'on soupçonne toujours une grossesse, on peut le répéter une semaine plus tard.

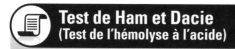

Test de Ham et Dacie
(Test de l'hémolyse à l'acide)

Description du test

Ce test évalue la fragilité des globules rouges dans un milieu légèrement acidifié et permet de reconnaître l'hémoglobinurie nocturne paroxystique (HPN), une affection rare caractérisée par l'apparition d'hémoglobine dans l'urine pendant et après le sommeil. On croit que cette affection est due à l'hypersensibilité des globules rouges à des taux élevés de dioxyde de carbone, ce qui rend le sang plus acide et fait diminuer le pH sanguin.

VALEURS NORMALES

Négatives

INTERPRÉTATIONS POSSIBLES DES VALEURS ANORMALES

Positives

Anémie aplastique
Anémie dysérythropoïétique congénitale
Hémoglobinurie nocturne paroxystique (HPN)
Leucémie
Sphérocytose

FACTEURS CONTRIBUANT AUX VALEURS ANORMALES

- L'hémolyse de l'échantillon sanguin peut modifier les résultats.
- Une transfusion de sang complet ou d'un culot globulaire moins de 3 semaines avant le test peut entraîner des résultats faussement négatifs.

INTERVENTIONS INFIRMIÈRES ET DÉROULEMENT DU TEST

Avant le test

- Il n'est pas nécessaire d'être à jeun pour passer ce test.

Procédure

- Prélever un échantillon de sang dans le tube requis par le laboratoire.

Après le test

- Étiqueter le spécimen et le faire parvenir au laboratoire.

CONTRE-INDICATIONS

- Clients ayant reçu une transfusion sanguine moins de 3 semaines avant de passer le test

T

Test de Hühner
(Test de la glaire cervicale, Test de pénétration des spermatozoïdes dans la glaire cervicale)

Description du test

Le test de Hühner est un test permettant d'évaluer la stérilité chez l'homme en déterminant la quantité et la motilité des spermatozoïdes dans des échantillons prélevés dans la cavité du col de l'utérus après des rapports sexuels non protégés. Il est préférable de pratiquer ce test 1 à 2 jours avant l'ovulation. À ce moment, il se produit deux modifications de la glaire cervicale qui améliorent la survie des spermatozoïdes. D'abord, l'élasticité de la glaire cervicale, désignée sous le nom de *filance*, augmente. De plus, la glaire cervicale contient plus de sodium à ce moment. On peut vérifier ce contenu élevé en sodium en laissant sécher de la glaire cervicale qu'on a étalée sur une lame de verre propre. Apparaît alors un motif d'*arborisation* ou de *feuilles de fougère* qui résulte de l'interaction du sel et de l'eau avec les glycoprotéines de la glaire. Une excellente filance et la formation d'arborisations en feuilles de fougères indiquent donc l'ovulation.

Pour le test de Hühner, on prélève un échantillon de glaire cervicale et l'on relève le nombre total de spermatozoïdes, ainsi que le nombre de spermatozoïdes mobiles. Si le nombre de spermatozoïdes est suffisant, mais qu'ils ne sont pas mobiles, c'est que l'environnement cervical ne convient pas à leur survie. On réalise cet examen en conjonction avec un spermogramme dans un bilan de fertilité. On pratique aussi cet examen dans les cas présumés de viol pour vérifier la présence de spermatozoïdes.

VALEURS NORMALES

Qualité de la glaire :	adéquate pour la survie et la pénétration des spermatozoïdes
Spermatozoïdes mobiles :	6 – 20 par champ (à fort grossissement)

INTERPRÉTATIONS POSSIBLES DES VALEURS ANORMALES

Stérilité
Viol présumé

FACTEURS CONTRIBUANT AUX VALEURS ANORMALES

- Prélever la glaire cervicale moins de 2 à 4 heures après le rapport sexuel. Les résultats du test ne sont pas fiables si le prélèvement du spécimen se fait plus de 6 heures après le coït.

INTERVENTIONS INFIRMIÈRES ET DÉROULEMENT DU TEST

Avant le test

- La cliente doit signer un formulaire de consentement éclairé si l'intervention est réalisée à des fins médicolégales.

- Pour que les résultats de l'examen soient le plus valides possible, il ne faut pas utiliser de lubrifiant et la femme ne doit pas s'administrer de douche vaginale ou prendre un bain après le rapport sexuel.
- Pour un bilan de stérilité, l'homme devrait s'abstenir d'éjaculer pendant les trois jours précédant le test.
- La femme doit rester étendue pendant 15 à 30 minutes après le rapport sexuel, puis se prêter au prélèvement de 1 à 5 heures plus tard.

Procédure (exécutée par un médecin)
- Aider la cliente à s'installer en position gynécologique.
- Insérer un spéculum non lubrifié dans le vagin.
- Aspirer l'échantillon de la cavité du col de l'utérus.

Après le test
- Étiqueter le spécimen et le faire parvenir au laboratoire immédiatement.

ALERTES CLINIQUES

- Si l'examen est réalisé dans le cadre d'une enquête pour viol, suivre la procédure de l'établissement.

BIOCHIMIE

Testostérone

Description du test

Le dosage de la testostérone dans le sang, avec celui de l'hormone folliculostimulante (FSH) et de l'hormone lutéinisante (LH), aide à l'évaluation d'un dysfonctionnement des gonades chez les deux sexes.

Chez l'homme, la testostérone est le principal androgène sécrété par les cellules interstitielles des testicules. La testostérone favorise la croissance et le développement des organes sexuels masculins, contribue au développement des muscles squelettiques, stimule la croissance de la pilosité axillaire, faciale et pubienne ainsi que la spermatogenèse. On évalue la testostérone dans les bilans d'impuissance et de stérilité.

Chez la femme, la testostérone est sécrétée en petites quantités par les ovaires et les glandes surrénales. Les taux les plus élevés se remarquent au milieu du cycle. On utilise ce test pour l'évaluation des tumeurs ovariennes, de l'hirsutisme et de la stérilité.

La testostérone libre, ou non liée, est la forme active, mais son dosage n'est utile que pour certaines affections, telle l'hyperthyroïdie. En général, on mesure la testostérone totale, dont les taux les plus élevés s'observent le matin.

CONSIDÉRATIONS CLINIQUES

Il est suggéré d'effectuer le dosage matinal de la testostérone totale à titre d'examen initial pour le diagnostic de l'insuffisance androgénique chez l'homme.

VALEURS NORMALES

Femmes :	enfants prépubères :	3−10 ng/dl (0,1−0,35 nmol/L SI)
	préménopause :	24−47 ng/dl (0,83−1,63 nmol/L SI)
	postménopause :	7−40 ng/dl (0,24−1,4 nmol/L SI)
Hommes :	enfants prépubères :	10−20 ng/dl (0,35−0,7 nmol/L SI)
	adultes :	437−707 ng/dl (15,2−24,2 nmol/L SI)

INTERPRÉTATIONS POSSIBLES DES VALEURS ANORMALES

Hommes

Augmentation	Diminution
Hyperthyroïdie	Cirrhose
Maladie cœliaque	Cryptorchidie bilatérale
Puberté précoce	Hyperplasie surrénale congénitale
Syndrome de Cushing	Hypogénitalisme primitif
Syndrome de Reifenstein	Hypogénitalisme secondaire
Tumeur sécrétant des androgènes	Insuffisance rénale chronique
Tumeur surrénale	Myotonie atrophique
	Retard pubertaire
	Sida
	Syndrome de Down
	Syndrome de Klinefelter

Femmes

Augmentation
Môle hydatiforme
Obésité
Suppléments (contenant des androgènes)
Syndrome de Cushing
Syndrome des ovaires polykystiques
Tumeur surrénale
Tumeurs ovariennes virilisantes

FACTEURS CONTRIBUANT AUX VALEURS ANORMALES

- Médicaments pouvant faire *augmenter* le taux de testostérone chez la femme : anticonvulsivants, bromocriptine, clomifène, danazol, minoxidil, œstrogènes, pravastatine, rifampicine, tamoxifène.
- Médicaments pouvant faire *augmenter* le taux de testostérone chez l'homme : acide valproïque, bicalutamide, cimétidine, finastéride, lupron, nilutamide, phénytoïne, pravastatine, rifampicine, tamoxifène.

- Médicaments pouvant faire *diminuer* le taux de testostérone chez l'homme : carbamazépine, cimétidine, corticostéroïdes, cyclophosphamide, digoxine, finastéride, gemfibrozil, gosereline, kétoconazole, leuprolide, narcotiques, œstrogènes, pravastatine, spironolactone, tétracycline, vérapamil.

INTERVENTIONS INFIRMIÈRES ET DÉROULEMENT DU TEST

Avant le test
- Il n'est pas nécessaire d'être à jeun pour passer ce test.
- Prélever l'échantillon le matin, lorsque les taux sont le plus élevés.

Procédure
- Prélever un échantillon de sang dans le tube requis par le laboratoire.

Après le test
- Étiqueter le spécimen et le faire parvenir au laboratoire.

ALERTES CLINIQUES

- Un faible taux de testostérone associé à de faibles taux de LH et de FSH signe un diagnostic d'hypogénitalisme secondaire.

BIOCHIMIE

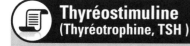

Thyréostimuline
(Thyréotrophine, TSH)

Description du test

Lorsque les taux des hormones thyroïdiennes diminuent dans le sang ou que l'organisme est exposé à un stress physiologique ou psychologique, l'hypothalamus est stimulé et libère de la thyréolibérine (TRH). Celle-ci active à son tour la production de thyréostimuline (TSH) par l'adénohypophyse. La TSH stimule alors la production et la libération de triiodothyronine (T_3) et de thyroxine (T_4). À mesure que les taux de T_3 et de T_4 s'élèvent dans le sang, un mécanisme de rétro-inhibition entraîne la diminution de sécrétion de TSH par l'hypophyse.

La libération de TSH, qui suit un rythme diurne, atteint son maximum tard le soir et son niveau le plus bas au milieu de la matinée. On utilise le dosage de la TSH en conjonction avec celui de la T_4 libre pour le diagnostic différentiel de l'hypothyroïdie primitive et de l'hypothyroïdie secondaire. Les hypothyroïdies *primitives* concernent l'organe cible lui-même (la glande thyroïde), alors que les hypothyroïdies *secondaires* se rapportent plutôt à des anomalies de l'hypophyse. Dans une hypothyroïdie primitive, par exemple, la glande thyroïde n'est pas assez active et elle sécrète des taux anormalement bas de T_4 libre dans le sang. L'adénohypophyse perçoit le faible taux sérique de T_4 et augmente en conséquence sa libération de TSH afin de stimuler la thyroïde et ainsi augmenter sa production de T_3 et de T_4. Étant donné que la thyroïde ne répond pas à la stimulation, le taux de TSH continue à augmenter. On utilise aussi le dosage de la TSH pour évaluer la réponse du client au traitement des troubles thyroïdiens.

CONSIDÉRATIONS CLINIQUES

Le dosage de la TSH sensible est le meilleur test de dépistage de l'hyperthyroïdie et, chez la plupart des clients en consultation externe, le dosage de la TSH sérique est le test le plus sensible pour déceler des anomalies légères des taux d'hormones thyroïdiennes.

VALEURS NORMALES

0,4–4,0 μU/ml (0,4–4,0 mUI/L SI)

INTERPRÉTATIONS POSSIBLES DES VALEURS ANORMALES

Augmentation	Diminution
Adénome pituitaire	Glande thyroïde multinodulaire
Anticorps anti-TSH	Goitre exophtalmique (traité)
Cancer du poumon ou du sein	Hyperthyroïdie
Hyperpituitarisme	Hypofonctionnement de l'hypophyse
Hypothermie	Hypothyroïdie secondaire
Hypothyroïdie primitive	Syndrome cérébral organique
Résistance aux hormones thyroïdiennes	
Thyroïdectomie subtotale	
Thyroïdite	
Thyroïdite chronique de Hashimoto	

FACTEURS CONTRIBUANT AUX VALEURS ANORMALES

- L'hémolyse de l'échantillon sanguin peut modifier les résultats du test.
- Un examen récent avec un isotope radioactif peut modifier les résultats.
- Le taux de TSH suit une variation diurne. Les taux de base s'observent vers 10 h et les taux les plus élevés, autour de 22 h.
- Médicaments pouvant faire *augmenter* la TSH : amiodarone, amphétamines, clomifène, colorant radiographique, injection de TRH, iodure de potassium, iodures inorganiques, lithium, métoclopramide, morphine, nitroprussiate, phénylbutazone, propylthiouracile, sulfamides, sulfonylurées, thiamazole.
- Médicaments pouvant faire *diminuer* la TSH : acide acétylsalicylique, dopamine, glucocorticoïdes, hormones thyroïdiennes, lévodopa, phénytoïne.

INTERVENTIONS INFIRMIÈRES ET DÉROULEMENT DU TEST

Avant le test

- Il n'est pas nécessaire d'être à jeun pour passer ce test.
- Demander au client de suspendre, si possible, la prise des médicaments qui pourraient modifier les résultats du test.

Procédure

- Prélever un échantillon de sang dans le tube requis par le laboratoire.

Après le test

- Étiqueter le spécimen et le faire parvenir au laboratoire.

ALERTES CLINIQUES

- Quand les signes cliniques laissent soupçonner un trouble thyroïdien, le dosage de la TSH constitue le test initial.
- Un traitement à l'amiodarone entraîne un dysfonctionnement de la thyroïde chez 14 % à 18 % des clients concernés. Avant que le médecin prescrive un tel traitement, un dosage de référence de la TSH doit être effectué, puis le taux de TSH doit être surveillé à des intervalles de 6 mois pendant le traitement.

BIOCHIMIE-ENDOCRINOLOGIE

 Thyroglobuline

Description du test

La thyroglobuline est une glycoprotéine thyroïdienne qui joue un rôle dans la synthèse de la triiodothyronine (T_3) et de la thyroxine (T_4). Elle est produite par les cellules normales de la thyroïde et/ou par les cellules des cancers papillaires et folliculaires de la thyroïde. Ce test, qui est considéré comme étant un marqueur tumoral, permet d'évaluer l'efficacité du traitement du cancer de la thyroïde et de surveiller la récurrence d'une tumeur après l'ablation complète de la glande. On peut aussi le demander pour une personne qui présente des symptômes d'hyperthyroïdie ou une hypertrophie de la glande thyroïde.

T

CONSIDÉRATIONS CLINIQUES

Il faut éviter le dosage de la thyroglobuline sérique pendant la grossesse chez les femmes ayant un cancer de la thyroïde différencié. La thyroglobuline sérique augmente pendant une grossesse normale et revient à son niveau de base en post-partum. On observe aussi cette augmentation chez des femmes enceintes ayant un cancer de la thyroïde différencié où il reste du tissu thyroïdien normal ou tumoral, mais elle ne justifie pas nécessairement de s'alarmer.

VALEURS NORMALES

0 – 50 ng/ml (0 – 50 µg/L SI)

INTERPRÉTATIONS POSSIBLES DES VALEURS ANORMALES

Augmentation	Diminution
Cancer thyroïdien métastatique	Agénésie thyroïdienne
Goitre	Thyroïdectomie
Goitre exophtalmique	
Insuffisance hépatique	

FACTEURS CONTRIBUANT AUX VALEURS ANORMALES

- Le taux de thyroglobuline augmente pendant la grossesse.
- Médicament pouvant faire *augmenter* le taux de thyroglobuline : lévothyroxine.

INTERVENTIONS INFIRMIÈRES ET DÉROULEMENT DU TEST

Avant le test
- Il n'est pas nécessaire d'être à jeun pour passer ce test.

Procédure
- Prélever un échantillon de sang dans le tube requis par le laboratoire.

Après le test
- Étiqueter le spécimen et le faire parvenir au laboratoire.

BIOCHIMIE

Thyroxine libre
(T$_4$ libre)

T

Description du test

Lorsque les taux d'hormones thyroïdiennes diminuent dans le sang ou que l'organisme est exposé à un stress physiologique ou psychologique, l'hypothalamus est stimulé et libère de la thyréolibérine (TRH). Celle-ci active à son tour la production de thyréotrophine (TSH) par l'adénohypophyse. La TSH stimule alors la production et la libération de triiodothyronine (T$_3$) et de thyroxine (T$_4$) par la glande thyroïde.

La thyroxine (T$_4$) est la plus abondante des hormones thyroïdiennes. Il existe deux types de thyroxine : la thyroxine libre et la fraction qui est liée à des protéines plasmatiques. La thyroxine libre représente moins de 0,05 % de la thyroxine totale, et c'est le seul type de thyroxine qui a une activité biologique. Cette analyse sert au diagnostic de l'hyperthyroïdie et de l'hypothyroïdie lorsque le taux de globuline liant la thyroxine (TBG) est anormal.

CONSIDÉRATIONS CLINIQUES

Selon la National Academy of Clinical Biochemestry (2002) :

- *chez les clients dont l'état thyroïdien est stable* et dont le fonctionnement hypothalamo-hypophysaire est intact, le dosage de la TSH sérique est plus sensible que celui de la thyroxine libre pour détecter une anomalie légère du taux de thyroxine;
- *chez les clients dont l'état thyroïdien est instable* (comme pendant les 2 ou 3 premiers mois du traitement de l'hypothyroïdie ou de l'hyperthyroïdie), le dosage sérique de la thyroxine libre est un indicateur plus fiable de l'état thyroïdien.

VALEURS NORMALES

0,8 – 2,7 ng/dl (10 – 35 pmol/L SI)

INTERPRÉTATIONS POSSIBLES DES VALEURS ANORMALES

Augmentation	Diminution
Goitre exophtalmique	Amylose
Goitre lymphomateux de	Goitre
Hashimoto (stade précoce)	Hémochromatose
Goitre multinodulaire toxique	Hypothyroïdie
Hyperthyroïdie	Sclérodermie
Hyperthyroïdie due à l'iode	Thyroïdite chronique de Hashimoto
Production ectopique	
Thyroïdite	

FACTEURS CONTRIBUANT AUX VALEURS ANORMALES

- Une scintigraphie subie durant la semaine précédant le test peut en altérer les résultats.
- Médicaments pouvant faire *augmenter* le taux de thyroxine libre : acide valproïque, amiodarone, androgènes, carbamazépine, colorants radiographiques, contraceptifs oraux, corticostéroïdes, danazol, furosémide, héparine, œstrogènes, phénytoïne, propranolol, tamoxifène, thyroxine.
- Médicaments pouvant faire *diminuer* le taux de thyroxine libre : amiodarone, carbamazépine, corticostéroïdes, cytomel, lithium, œstrogènes, phénobarbital, phénytoïne, ranitidine, stéroïdes anabolisants.

T

INTERVENTIONS INFIRMIÈRES ET DÉROULEMENT DU TEST

Avant le test

- Il n'est pas nécessaire d'être à jeun pour passer ce test.

Procédure

- Prélever un échantillon de sang dans le tube requis par le laboratoire.

Après le test

- Étiqueter le spécimen et le faire parvenir au laboratoire.

Thyroxine totale
(T_4, T_4 totale)

Description du test

Lorsque les taux d'hormones thyroïdiennes diminuent dans le sang ou que l'organisme est exposé à un stress physiologique ou psychologique, l'hypothalamus est stimulé et libère de la thyréolibérine (TRH). Celle-ci active à son tour la production de thyréotrophine (TSH) par l'adénohypophyse. La TSH stimule alors la production et la libération de triiodothyronine (T_3) et de thyroxine (T_4) par la glande thyroïde.

La thyroxine (T_4) est la plus abondante des hormones thyroïdiennes. Il existe deux types de thyroxine : la thyroxine libre et la fraction qui est liée à des protéines plasmatiques (globuline liant la thyroxine). Le dosage de la thyroxine totale mesure les deux types de thyroxine. On l'analyse habituellement en conjonction avec l'index de thyroxine libre et le taux de TSH pour faciliter le diagnostic de l'hyperthyroïdie et de l'hypothyroïdie. Il permet aussi de surveiller l'efficacité du traitement médicamenteux de ces affections.

VALEURS NORMALES

$4,5 - 11,2$ µg/dl ($58 - 144$ nmol/L SI)

INTERPRÉTATIONS POSSIBLES DES VALEURS ANORMALES

Augmentation	Diminution
Goitre exophtalmique	Hypoalbuminémie
Goitre lymphomateux de Hashimoto (stade précoce)	Hypothyroïdie
	Insuffisance hypothalamique
Goitre multinodulaire toxique	Insuffisance pituitaire
Grossesse	
Hyperthyroïdie	
Petite enfance (les deux premiers mois)	

FACTEURS CONTRIBUANT AUX VALEURS ANORMALES

- L'hémolyse de l'échantillon sanguin ou une scintigraphie passée moins d'une semaine avant le test peuvent modifier les résultats du test.
- Une grossesse ou une hypoprotéinémie peuvent modifier le résultat.
- Médicaments pouvant faire *augmenter* la T_4 totale : amiodarone, amphétamines, clofibrate, contraceptifs oraux, héparine, lévodopa, méthadone, œstrogènes, progestérone, propranolol, thyroxine.
- Médicaments pouvant faire *diminuer* la T_4 totale : acide acétylsalicylique, asparaginase, barbituriques, carbamazépine, chlorpromazine, corticostéroïdes, danazol, dopamine, furosémide, iodure de potassium, iodures, isoniazide, lithium, pénicilline, phénylbutazone, phénytoïne, prednisone, propylthiouracile, réserpine, salicylates, sels d'or, stéroïdes anabolisants, sulfamides, testostérone, thiamazole.

INTERVENTIONS INFIRMIÈRES ET DÉROULEMENT DU TEST

Avant le test

- Il n'est pas nécessaire d'être à jeun pour passer ce test.
- Demander au client de cesser, si possible, de prendre des médicaments thyroïdiens un mois avant le test. Si c'est impossible, l'usage du médicament devrait être consigné sur la requête de laboratoire.

Procédure

- Prélever un échantillon de sang dans le tube requis par le laboratoire.
- Chez le nouveau-né, faire le prélèvement au talon au moins trois jours après la naissance.

Après le test

- Étiqueter le spécimen et le faire parvenir au laboratoire.

BIOCHIMIE

Tolérance au lactose

Description du test

La lactase est une enzyme présente dans l'intestin grêle où elle dégrade le lactose, un sucre du lait. Certaines personnes présentent un déficit en lactase. Lorsqu'elles ingèrent du lait, le lactose s'accumule dans l'intestin où il est fermenté par des bactéries intestinales. Il en résulte des crampes, des gonflements abdominaux et de la diarrhée.

Le test, qui peut se pratiquer de deux façons, mesure l'intolérance au lactose. La façon non invasive consiste à mesurer la concentration d'hydrogène dans l'air expiré. Des échantillons d'haleine sont prélevés et analysés afin de détecter la présence d'hydrogène, un gaz libéré par les bactéries qui font fermenter le lactose non hydrolysé. S'il n'est pas possible d'effectuer ce test respiratoire, il faut alors prélever des échantillons sanguins à différents intervalles de temps pour mesurer les concentrations de glucose sanguin. On recherche en même temps chez cette personne les symptômes physiques associés à l'intolérance au lactose. L'observation de symptômes gastrointestinaux et d'un taux de glucose sanguin augmentant de moins de 20 mg/dl indique une insuffisance de lactase.

T

VALEURS NORMALES

Une augmentation du glucose sanguin supérieure à 20 mg/dl et l'absence de symptômes abdominaux (douleur abdominale, ballonnement, flatulence, diarrhée)

Dans le test respiratoire, une augmentation de la concentration d'hydrogène de 12 ppm au-dessus du taux à jeun (valeur de base) est considérée comme étant positive

INTERPRÉTATIONS POSSIBLES DES VALEURS ANORMALES

Diminution
Déficit en lactase
Diarrhée entérogène

FACTEURS CONTRIBUANT AUX VALEURS ANORMALES

- Le tabagisme, des activités physiques intenses, la sédentarité, le grand âge et la non-observance des restrictions au test (pour la partie sanguine du test) peuvent modifier les résultats.
- Médicaments pouvant *modifier* les résultats : benzodiazépines, contraceptifs oraux, diurétiques thiazidiques, insuline, propanolol.

INTERVENTIONS INFIRMIÈRES ET DÉROULEMENT DU TEST

Avant le test

- Il est nécessaire d'être à jeun et d'éviter toute activité physique intense avant de passer ce test.
- Il n'est pas permis de fumer pendant le test.

Procédure

- Prélever un échantillon de sang dans le tube requis par le laboratoire.
- Donner au client adulte 50 – 100 g de lactose dissous dans 200 ml d'eau. (Pour un enfant, déterminer la quantité de lactose en fonction de son poids.)
- Prélever des échantillons sanguins après 30 minutes, 1 heure et 2 heures après l'ingestion de lactose.
- Pour le test respiratoire, demander au laboratoire de l'établissement les consignes de prélèvement.

Après le test

- Étiqueter les spécimens et les faire parvenir au laboratoire.

ALERTES CLINIQUES

- Les clients présentant des résultats anormaux devront subir des tests supplémentaires pour les autres catégories d'intolérance aux sucres, par exemple au glucose et au galactose.

SÉROLOGIE

Toxoplasmose

Description du test

La toxoplasmose est une maladie causée par un protozoaire appelé *Toxoplasma gondii*, qui peut pénétrer dans l'organisme par l'ingestion de viande crue ou insuffisamment cuite. On le trouve également dans les excréments de chats. On estime que jusqu'à la moitié de la population adulte est infectée par la toxoplasmose, mais sans présenter de symptômes. Parmi les symptômes qui peuvent apparaître, mentionnons la fatigue, les douleurs musculaires, l'adénopathie et parfois un peu de fièvre.

La maladie ne se transmet pas entre humains, sauf par transfert materno-fœtal. Si une femme est infectée avant la conception, le fœtus ne sera pas affecté par le protozoaire. Si toutefois l'infection survient pendant la grossesse, l'enfant à naître court des risques d'anomalies congénitales, dont le retard mental, l'hydrocéphalie, la microcéphalie et la rétinite chronique. Il est même possible que le fœtus meure.

CONSIDÉRATIONS CLINIQUES

Actuellement, le dépistage de la toxoplasmose est inclus dans le test TARCH (TORCH) offert aux femmes en début de grossesse.

VALEURS NORMALES

Titre <1:16   Pas d'infection antérieure

INTERPRÉTATIONS POSSIBLES DES VALEURS ANORMALES

Titre 1:16–1:64   exposition passée
Titre >1:256   infection récente
Titre >1:1 024   infection aiguë

INTERVENTIONS INFIRMIÈRES ET DÉROULEMENT DU TEST

Avant le test

- Dresser avec le client un historique de sa consommation de viande crue ou insuffisamment cuite ou de ses contacts avec des chats.
- Il n'est pas nécessaire d'être à jeun pour passer ce test.

Procédure

- Prélever un échantillon de sang dans le tube requis par le laboratoire.

Après le test

- Étiqueter le spécimen et le faire parvenir au laboratoire.

ALERTES CLINIQUES

- Aviser les femmes enceintes d'éviter le contact avec les litières pour chats. Si cela n'est pas possible, la femme doit porter des gants et nettoyer la litière chaque jour, car le parasite trouvé dans les selles de chats ne devient infectieux qu'une journée ou deux après son évacuation. Il est essentiel de se laver soigneusement les mains par la suite.

T

BIOCHIMIE

Transferrine
(et coefficient de saturation de la transferrine)

Description du test

La transferrine est une protéine plasmatique produite par le foie et dont la demi-vie est de 7 à 10 jours. Sa principale fonction est de transporter le fer de la muqueuse intestinale jusqu'aux sites d'emmagasinage de l'organisme. La transferrine peut fixer plus que son propre poids de fer. En effet, 1 g de transferrine peut se lier avec 1,43 g de fer. La capacité totale de fixation du fer, qui est une mesure de la quantité totale de fer que la transferrine peut fixer, est en corrélation avec le taux sérique de transferrine. La transferrine est responsable de 50 % à 70 % de la capacité de fixation du fer du sérum.

Étant donné que la transferrine est une protéine et qu'elle a une demi-vie relativement courte, son taux diminue très rapidement en cas de malnutrition protéique. C'est pourquoi on effectue parfois le dosage de la transferrine pour évaluer l'état nutritionnel d'une personne. Puisqu'elle est fabriquée par le foie, le taux de transferrine est faible en cas de maladie hépatique.

Le calcul du *coefficient de saturation de la transferrine* utilise à la fois le taux sérique de fer et la capacité totale de fixation du fer. Ce calcul aide à déterminer la cause des taux anormaux de fer ou d'une anomalie de la capacité de fixation du fer. Le coefficient de saturation de la transferrine se calcule de la façon suivante :

$$\left(\frac{\text{Taux sérique de fer}}{\text{Capacité totale de fixation du fer}} \right) \times 100\,\% = \%\text{ de saturation de la transferrine}$$

VALEURS NORMALES

Transferrine :	hommes :	215 – 365 mg/dl (2,15 – 3,65 g/L SI)
	femmes :	250 – 380 mg/dl (2,5 – 3,8 g/L SI)

Coefficient de saturation de la transferrine : 15 – 50 %

INTERPRÉTATIONS POSSIBLES DES VALEURS ANORMALES

Transferrine

Augmentation	Diminution
Anémie ferriprive	Anémie lors de maladie chronique
Grossesse	Anomalie génétique
Traitement aux œstrogènes	Carence en protéines due à une infection chronique, à une maladie rénale chronique, à une maladie hépatique chronique, à la malnutrition, à des tumeurs, à une néphrose, à des brûlures thermiques
	Hémochromatose
	Inflammation aiguë
	Surcharge en fer

Coefficient de saturation de la transferrine

Augmentation	Diminution
Hémochromatose	Anémie ferriprive
Hémosidérose	Cancer
Thalassémie	Polyarthrite rhumatoïde
	Urémie

FACTEURS CONTRIBUANT AUX VALEURS ANORMALES

- Une élévation du taux de transferrine peut se manifester pendant le troisième trimestre de la grossesse et chez les enfants de 2 à 10 ans.
- L'hémolyse de l'échantillon, l'apport alimentaire en fer et une transfusion sanguine sont des facteurs pouvant modifier les résultats.
- Médicaments pouvant faire *augmenter* le taux de transferrine : carbamazépine, contraceptifs oraux, œstrogènes.
- Médicament pouvant faire *diminuer* le taux de transferrine : cortisone.

INTERVENTIONS INFIRMIÈRES ET DÉROULEMENT DU TEST

Avant le test
- Il est nécessaire d'être à jeun avant de passer ce test.
- Il ne faut absorber aucun supplément de fer pendant 24 à 48 heures avant le test.

Procédure
- Prélever un échantillon de sang, généralement le matin, dans le tube requis par le laboratoire.

Après le test
- Étiqueter le spécimen et le faire parvenir au laboratoire.

BIOCHIMIE

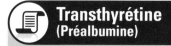

Transthyrétine
(Préalbumine)

Description du test

La transthyrétine est une protéine plasmatique synthétisée par le foie et considérée comme étant le meilleur indicateur de la malnutrition. Elle a une demi-vie de 2 jours, de sorte que ses taux varient très rapidement et reflètent l'état nutritionnel actuel de la personne.

On utilise le plus souvent ce test pour le diagnostic de la malnutrition protéinocalorique. Il est important de vérifier le taux de transthyrétine chez les personnes atteintes d'une maladie chronique, chez les clients hospitalisés présentant un risque élevé, et avant nombre d'interventions chirurgicales. La découverte et la correction de carences nutritionnelles peuvent prévenir des complications et améliorer l'évolution du client. On utilise aussi ce test pour surveiller les progrès de personnes qui reçoivent une assistance nutritionnelle, comme la nutrition parentérale.

T

VALEURS NORMALES

Hommes :	16 – 35 mg/dl
Femmes :	2,1 – 43,5 mg/dl

INTERPRÉTATIONS POSSIBLES DES VALEURS ANORMALES

Augmentation	Diminution
Hypercortisolisme	Cancer
Maladie de Hodgkin	Hyperthyroïdie
Usage d'anti-inflammatoires	Infection
non stéroïdiens (à dose élevée)	Inflammation
Usage de corticostéroïdes	Maladie chronique
	Maladie hépatique
	Malnutrition

FACTEURS CONTRIBUANT AUX VALEURS ANORMALES

- L'insuffisance rénale peut entraîner une fausse augmentation de la transthyrétine.
- L'inflammation peut entraîner une diminution de transthyrétine.
- Médicaments pouvant faire *diminuer* le taux de transthyrétine : amiodarone, contraceptifs oraux, œstrogènes.
- Médicaments pouvant faire *augmenter* le taux de transthyrétine : androgènes, carbamazépine, danazol, phénobarbital, prednisolone, progestatifs, stéroïdes anabolisants.

INTERVENTIONS INFIRMIÈRES ET DÉROULEMENT DU TEST

Avant le test
- Il n'est pas nécessaire d'être à jeun pour passer ce test.

Procédure
- Prélever un échantillon de sang dans le tube requis par le laboratoire.

Après le test
- Étiqueter le spécimen et le faire parvenir au laboratoire.

ALERTES CLINIQUES

- Il est probable que les clients qui ont un faible taux de transthyrétine ont aussi des taux faibles d'autres protéines dans leur organisme.
- Les clients ayant un faible taux de transthyrétine ont besoin de conseils diététiques et doivent corriger leurs carences alimentaires.

BIOCHIMIE

Triglycérides

Description du test

Les triglycérides sont synthétisés dans le foie à partir des acides gras, des protéines et du glucose. Ils sont emmagasinés dans le tissu adipeux et les muscles et peuvent être récupérés lorsque se présente le besoin d'une source d'énergie. L'évaluation du taux de triglycérides fait généralement partie d'un bilan lipidique. Celui-ci comprend le dosage du cholestérol total, des lipoprotéines de basse densité (LDL), des lipoprotéines de haute densité (HDL) et des triglycérides. On utilise aussi le dosage des triglycérides pour calculer le taux de LDL :

$$LDL = Cholestérol\ total - HDL - (Triglycérides)$$

On mesure souvent les triglycérides pour vérifier l'équilibre entre l'ingestion de graisses et le métabolisme des graisses, ce qui constitue l'un des aspects de l'évaluation des facteurs de risque coronariens. Les taux élevés de triglycérides sont associés à un risque plus élevé de maladie cardiaque et d'accident vasculaire cérébral. L'hypertriglycéridémie s'observe souvent en même temps que le diabète et l'obésité, qui sont aussi des facteurs de risque de maladie cardiovasculaire.

CONSIDÉRATIONS CLINIQUES

Lignes directrices de 2006 de la Société canadienne de cardiologie relatives à la prise en charge et au traitement de la dyslipidémie et à la prévention des maladies cardiovasculaires :

- Faire passer à tous les hommes de 40 ans et plus, ainsi qu'à toutes les femmes ménopausées ou âgées de 50 ans et plus, un bilan lipidique complet au minimum une fois tous les trois ans et de préférence tous les ans.
- En outre, les adultes présentant les facteurs de risque suivants doivent passer des examens, quel que soit leur âge :
  - diabète;
  - tabagisme actuel ou récent (au cours de l'année dernière);
  - hypertension;
  - obésité abdominale (syndrome métabolique) – tour de taille supérieur à 102 cm pour les hommes et à 88 cm pour les femmes;
  - antécédents familiaux de coronaropathie précoce;
  - stigmates liés à l'hyperlipidémie (ex. : xanthome);
  - malaise thoracique pendant l'effort, dyspnée, dysfonction érectile, claudication, néphropathie chronique;
  - signes d'athérosclérose.
- Faire passer des tests aux enfants ayant des antécédents familiaux d'hypercholestérolémie ou de chylomicronémie graves.
- Le médecin peut choisir de soumettre d'autres personnes à ces tests, en particulier lorsque des modifications au mode de vie sont indiquées.

VALEURS NORMALES

<150 mg/dl (<1,70 mmol/L SI)

INTERPRÉTATIONS POSSIBLES DES VALEURS ANORMALES

Augmentation	Diminution
Alcoolisme	Abêtalipoprotéinémie
Cirrhose	Bronchopneumopathie chronique
Diabète	obstructive

Augmentation	Diminution
Diète faible en protéines, riche en glucides	Diète faible en graisses
Hyperlipoprotéinémie familiale	Hyperthyroïdie
Glycogénose	Infarctus cérébral
Goutte	Malabsorption
Hypertension	Malnutrition
Hypothyroïdie	
Infarctus du myocarde	
Maladie rénale	
Pancréatite	
Syndrome néphrotique	

FACTEURS CONTRIBUANT AUX VALEURS ANORMALES

- La grossesse, la consommation d'alcool et le fait de prélever l'échantillon chez un sujet qui n'est pas à jeun sont des facteurs qui peuvent faire augmenter le taux de triglycérides.
- Médicaments pouvant faire *augmenter* le taux de triglycérides : bêtabloquants, cholestyramine, contraceptifs oraux, corticostéroïdes, diurétiques thiazidiques, œstrogènes.
- Médicaments pouvant faire *diminuer* le taux de triglycérides : acide ascorbique, asparaginase, clofibrate, colestipol, dextrothyroxine, metformine, niacine.

INTERVENTIONS INFIRMIÈRES ET DÉROULEMENT DU TEST

Avant le test
- Il est nécessaire d'être à jeun pour passer ce test.
- Aviser le client de ne pas consommer d'alcool dans les 24 heures précédant le test.

Procédure
- Prélever un échantillon de sang dans le tube requis par le laboratoire.

Après le test
- Étiqueter le spécimen et le faire parvenir au laboratoire.

T

ALERTES CLINIQUES

- Un taux de triglycérides égal ou supérieur à 150 mg/dl est l'un des facteurs de risque du syndrome métabolique. Un apport plus élevé en graisses totales, surtout sous forme de gras insaturés, peut aider à réduire les triglycérides et à élever le cholestérol HDL chez les personnes atteintes du syndrome métabolique.
- Les clients diabétiques dont le taux de glucose sanguin n'est pas maîtrisé auront habituellement des taux très élevés de triglycérides. Reprendre la maîtrise de la glycémie aura aussi pour effet de réduire les triglycérides.
- Un régime alimentaire et/ou une diminution de la consommation d'alcool peuvent s'avérer utiles pour contrer un taux élevé de triglycérides.

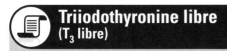

Triiodothyronine libre
(T₃ libre)

Description du test

Lorsque les taux d'hormones thyroïdiennes diminuent dans le sang ou que l'organisme est exposé à un stress physiologique ou psychologique, l'hypothalamus est stimulé et libère de la thyréolibérine (TRH). Celle-ci active à son tour la production de thyréotrophine (TSH) par l'adénohypophyse. La TSH stimule alors la production et la libération de triiodothyronine (T_3) et de thyroxine (T_4). La plus grande partie des hormones synthétisées par la glande thyroïde l'est sous forme de T_4. Les cellules de l'organisme convertissent la T_4 en T_3, qui est l'hormone la plus active.

Il existe deux types de T_3: la portion libre, ou active, et la portion liée à des protéines plasmatiques. Seule une très petite quantité de T_3 (<1 %) est libre. À la différence du taux de T_3 totale, le taux de T_3 libre ne sera pas affecté par des conditions qui augmentent le taux de protéines plasmatiques. Le dosage de la T_3 libre est utile quand le dosage de la TSH et de la T_4 présentent des valeurs anormales, quand une personne montre des symptômes d'hyperthyroïdie ou pour surveiller l'efficacité du traitement de l'hyperthyroïdie.

VALEURS NORMALES

260−480 pg/dl (4,0−7,4 pmol/L SI)

INTERPRÉTATIONS POSSIBLES DES VALEURS ANORMALES

Augmentation	Diminution
Cancer de la thyroïde	Déficit congénital en globuline liant la thyroxine (TBG)
Hyperthyroïdie	
Thyroïdite	Hypothyroïdie
Thyrotoxicose T_3	Maladie aiguë
	Maladie chronique
	Thyroïdectomie

FACTEURS CONTRIBUANT AUX VALEURS ANORMALES

- Médicaments pouvant faire *augmenter* la T_3 libre: acide valproïque, amiodarone, clofibrate, contraceptifs oraux, liothyronine, méthadone, œstrogènes, phénothiazines, tamoxifène, terbutaline, thyroxine.
- Médicaments pouvant faire *diminuer* la T_3 libre: acide acétylsalicylique, amiodarone, androgènes, aténolol, carbamazépine, cimétidine, corticostéroïdes, furosémide, lithium, médicaments antithyroïdiens, phénytoïne, propranolol, stéroïdes anabolisants, théophylline.

INTERVENTIONS INFIRMIÈRES ET DÉROULEMENT DU TEST

Avant le test

- Il n'est pas nécessaire d'être à jeun pour passer ce test.

- Demander au client de suspendre, si possible, la prise des médicaments qui pourraient modifier les résultats du test.

Procédure

- Prélever un échantillon de sang dans le tube requis par le laboratoire.

Après le test

- Étiqueter le spécimen et le faire parvenir au laboratoire.

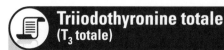

Triiodothyronine totale
(T$_3$ totale)

Description du test

Lorsque les taux d'hormones thyroïdiennes diminuent dans le sang ou que l'organisme est exposé à un stress physiologique ou psychologique, l'hypothalamus est stimulé et libère de la thyréolibérine (TRH). Celle-ci active à son tour la production de thyréotrophine (TSH) par l'adénohypophyse. La TSH stimule alors la production et la libération de triiodothyronine (T$_3$) et de thyroxine (T$_4$). La plus grande partie des hormones synthétisées par la glande thyroïde l'est sous forme de T$_4$. Les cellules de l'organisme convertissent la T$_4$ en T$_3$, qui est l'hormone la plus active.

Il existe deux types de T$_3$: la portion libre, ou active, et la portion liée à des protéines plasmatiques. Environ 99,7 % de la T$_3$ est liée à des protéines plasmatiques, comme la globuline liant la thyroxine (TBG). On demande habituellement le dosage de la T$_3$ libre quand le dosage de la TSH et celui de la T$_4$ présentent des valeurs anormales. Des états qui augmentent les taux de protéines plasmatiques (TBG), comme la grossesse et les maladies hépatiques, élèveront faussement le taux de T$_3$ totale, alors que le taux de T$_3$ libre ne sera pas affecté. La recherche d'anticorps thyroïdiens et le test de fixation de la T$_3$ sont d'autres analyses qui peuvent être réalisées.

On demande cette analyse quand une personne présente des symptômes d'hyperthyroïdie. Elle est particulièrement utile pour le diagnostic de l'hyperthyroïdie quand la T$_4$ est normale ou près de la limite. On peut aussi s'en servir pour surveiller l'efficacité d'un traitement de l'hyperthyroïdie. Si la T$_3$ est normale, cela signifie que la médication maîtrise la condition.

VALEURS NORMALES

100 – 200 ng/dl (1,54 – 3,08 nmol/L SI)

INTERPRÉTATIONS POSSIBLES DES VALEURS ANORMALES

Augmentation	Diminution
Cancer de la thyroïde	Anorexie mentale
Grossesse	Déficit congénital en globuline liant la thyroxine (TBG)
Hyperthyroïdie	
Thyroïdite	Hypothyroïdie
Thyrotoxicose T$_3$	Inanition

Augmentation	Diminution
	Insuffisance rénale
	Maladie aiguë
	Maladie chronique
	Maladie hépatique
	Thyroïdectomie

FACTEURS CONTRIBUANT AUX VALEURS ANORMALES

- Médicaments pouvant faire *augmenter* la T3 : acide valproïque, amiodarone, clofibrate, contraceptifs oraux, liothyronine, méthadone, œstrogènes, phénothiazines, tamoxifène, terbutaline, thyroxine.
- Médicaments pouvant faire *diminuer* la T3 : acide acétylsalicylique, amiodarone, androgènes, aténolol, carbamazépine, cimétidine, corticostéroïdes, furosémide, lithium, médicaments antithyroïdiens, phénytoïne, propranolol, stéroïdes anabolisants, théophylline.

INTERVENTIONS INFIRMIÈRES ET DÉROULEMENT DU TEST

Avant le test

- Il n'est pas nécessaire d'être à jeun pour passer ce test.
- Demander au client de suspendre, si possible, la prise des médicaments qui pourraient modifier les résultats du test.

Procédure

- Prélever un échantillon de sang dans le tube requis par le laboratoire.

Après le test

- Étiqueter le spécimen et le faire parvenir au laboratoire.

ALERTES CLINIQUES

- Avec des taux élevés de TSH :
  - si la T3 et la T4 sont normales : hypothyroïdie légère ;
  - si la T3 et/ou la T4 sont faibles : hypothyroïdie.
- Avec des taux faibles de TSH :
  - si la T3 et la T4 sont normales : hyperthyroïdie légère ;
  - si la T3 ou la T4 est élevée : hyperthyroïdie ;
  - si la T3 et la T4 sont faibles ou normales : hypothyroïdie secondaire due à un dysfonctionnement de l'hypophyse.

T

BIOCHIMIE

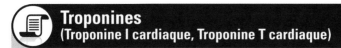

Troponines
(Troponine I cardiaque, Troponine T cardiaque)

Description du test

Les troponines sont des protéines des muscles squelettiques et du muscle cardiaque. Il existe en fait trois types de troponines : C, I et T. Des sous-groupes de troponines, connues sous le nom de troponine I cardiaque et troponine T cardiaque, sont particuliers aux fibres musculaires cardiaques. Lorsque le muscle cardiaque est endommagé, les troponines cardiaques sont libérées dans le sang. C'est pourquoi on utilise le dosage des deux troponines cardiaques pour déterminer si une personne a subi un infarctus du myocarde ou toute autre lésion du muscle cardiaque, comme une contusion cardiaque survenant lors d'un traumatisme thoracique. Règle générale, on mesure la troponine cardiaque en même temps que d'autres biomarqueurs, comme la créatine-kinase (CK), la créatine-kinase MB et la myoglobine.

On évalue immédiatement la troponine cardiaque lorsqu'une personne se présente à l'urgence en se plaignant d'une douleur thoracique. On en refait le dosage 2 ou 3 fois au cours des 12 à 16 premières heures, d'habitude après 6 heures et après 12 heures. Il n'est pas nécessaire de mesurer les deux troponines cardiaques. En général, les établissements évaluent l'une ou l'autre.

Il est important que le médecin ne s'en tienne pas qu'au taux de troponine lorsqu'il examine le portrait clinique d'un client. L'historique, l'examen physique et les autres résultats d'analyses, dont l'électrocardiogramme (ECG), doivent tous être pris en compte.

CONSIDÉRATIONS CLINIQUES

Les marqueurs biologiques de lésion cardiaque devraient être mesurés chez toutes les personnes qui présentent un inconfort thoracique compatible avec un syndrome coronarien aigu. Une troponine cardiaque spécifique est l'indicateur de choix et, si possible, elle devrait être mesurée chez tous les clients.

VALEURS NORMALES

Troponine I cardiaque :	<0,4 ng/ml (<0,4 µg/L SI)
Troponine T cardiaque :	<0,2 ng/ml (<0,2 µg/L SI)

INTERPRÉTATIONS POSSIBLES DES VALEURS ANORMALES

Augmentation

Dermatomyosite
Embolie pulmonaire
Infarctus du myocarde
Insuffisance cardiaque congestive
Maladie rénale
Médicaments cardiotoxiques (chimiothérapie, alcool)
Myocardite
Péricardite
Polymyosite

FACTEURS CONTRIBUANT AUX VALEURS ANORMALES

- Contrairement à d'autres marqueurs cardiaques qui peuvent aussi augmenter au moment d'une lésion des muscles squelettiques, les taux de troponine ne sont pas modifiés en général par des injections intramusculaires, un traumatisme, un exercice épuisant ou des médicaments.

INTERVENTIONS INFIRMIÈRES ET DÉROULEMENT DU TEST

Avant le test

- Il n'est pas nécessaire d'être à jeun pour passer ce test.

Procédure

- Prélever un échantillon de sang dans le tube requis par le laboratoire.

Après le test

- Étiqueter le spécimen et le faire parvenir au laboratoire.

ALERTES CLINIQUES

- L'interprétation clinique du taux de troponine tient compte des informations fournies par d'autres analyses de laboratoire :
  - un taux élevé de troponine associé avec un ECG anormal révèle un probable infarctus du myocarde;
  - si le taux de troponine est élevé et que la CK, la créatine-kinase MB et la myoglobine sont normales, la lésion du muscle cardiaque peut s'être produite 24 heures plus tôt;
  - si les taux de troponine et de créatine-kinase MB sont normaux et que la CK est élevée, le problème est vraisemblablement lié aux muscles squelettiques plutôt qu'au muscle cardiaque.

BIOCHIMIE

Trou anionique

Description du test

Lorsqu'on détermine les taux d'électrolytes, les mesures portent sur deux ions positifs, appelés *cations*, et deux ions négatifs, les *anions*. Les cations sont le sodium (Na^+) et le potassium (K^+); les anions sont le chlore (Cl^-) et le bicarbonate (HCO_3^-). Quand on compare la quantité totale de cations avec celle des anions, il y a généralement plus de cations que d'anions : c'est ce qu'on appelle le *trou anionique*. En effet, certains anions ne sont pas mesurés, soit les acides organiques, les phosphates et les sulfates.

La mesure du trou anionique permet au médecin traitant de déterminer les causes principales de l'acidose métabolique. Les catégories d'acidose métabolique qui présentent un trou anionique supérieur sont celles qui sont associées à l'insuffisance rénale, à l'acidocétose diabétique et à l'acidose lactique.

La valeur du trou anionique se calcule ainsi :

$$(Na^+ + K^+) - (Cl^- + HCO_3^-) = \text{Trou anionique}$$

VALEURS NORMALES

8 – 12 mEq/L si le potassium n'est pas compris

8 – 16 mEq/L si le potassium est compris

INTERPRÉTATIONS POSSIBLES DES VALEURS ANORMALES

Augmentation	Diminution
Acidocétose alcoolique	Hypercalcémie
Acidocétose diabétique	Hyperdilution
Acidose lactique	Hypermagnésémie
Acidose métabolique	Hypoalbuminémie
Déshydratation	Hyponatrémie
Hypocalcémie	Hypophosphatémie
Hypomagnésiémie	Intoxication au bromure
Insuffisance rénale	Myélome multiple
Intoxication aux salicylates	
Urémie	

FACTEURS CONTRIBUANT AUX VALEURS ANORMALES

- L'hémolyse de l'échantillon sanguin peut modifier les résultats.
- De fausses diminutions peuvent être causées par l'absorption d'iode dans des blessures traitées avec de la proviodine.
- Médicaments pouvant faire *augmenter* le trou ionique : acétazolamide, acide étacrynique, antihypertenseurs, bicarbonate de sodium, carbénicilline, corticostéroïdes, dextrose dans l'eau, dimercaprol, diurétiques thiazidiques, furosémide, méthanol, nitrates, paraldéhyde, pénicilline, salicylates.
- Médicaments pouvant faire *diminuer* le trou ionique : acétate de cortisone, acide borique, antiacides renfermant du magnésium, carbonate de lithium, chlorpropamide, cholestyramine, hormone adrénocorticotrophe (ACTH), hormone antidiurétique (ADH), iode, phénylbutazone, polymyxine B.

INTERVENTIONS INFIRMIÈRES ET DÉROULEMENT DU TEST

Avant le test
- Il n'est pas nécessaire d'être à jeun pour passer ce test.

Procédure
- Prélever un échantillon de sang dans le tube requis par le laboratoire pour la détermination des électrolytes.

Après le test
- Étiqueter le spécimen et le faire parvenir au laboratoire.

Urobilinogène fécal

Description du test

La bilirubine est un résultat de la dégradation de l'hémoglobine. Il y a trois types de bilirubine : totale, directe (conjuguée) et indirecte (non conjuguée).

La bilirubine directe, ou conjuguée, est convertie en *urobilinogène* par les bactéries intestinales dans le duodénum. La plus grande partie de l'urobilinogène est éliminée dans les selles. Le foie retraite le reste de l'urobilinogène et l'incorpore dans la bile, mais une très petite quantité d'urobilinogène est éliminée dans l'urine.

Le taux d'urobilinogène fécal dépend de la quantité de bilirubine conjuguée contenue dans les sels biliaires déversés dans l'intestin. Il diminue en cas d'ictère par obstruction (dû à des calculs biliaires, par exemple) ou d'ictère hépatique, puisque la bilirubine ne peut atteindre les intestins pour être éliminée et qu'elle pénètre plutôt dans la circulation sanguine pour être excrétée par les reins.

Il doit aussi y avoir un nombre suffisant de bactéries dans l'intestin pour que la bilirubine soit dégradée en urobilinogène. S'il n'y en a pas assez, comme cela se produit après une antibiothérapie par voie orale, la diminution d'urobilinogène dans les selles se traduit par une coloration plus pâle de celles-ci.

VALEURS NORMALES

30−200 mg/100 g de selles (50−300 mg/24 h)

INTERPRÉTATIONS POSSIBLES DES VALEURS ANORMALES

Augmentation	Diminution
Anémies hémolytiques	Anémie aplastique
Ictère hémolytique	Antibiothérapie par voie orale
	Ictère hépatique
	Ictère par obstruction
	Maladie hépatique grave
	Obstruction biliaire totale

U

FACTEURS CONTRIBUANT AUX VALEURS ANORMALES

- Médicaments pouvant faire *augmenter* le taux d'urobilinogène fécal : salicylates, sulfamides.
- Médicaments pouvant faire *diminuer* le taux d'urobilinogène fécal : antibiotiques à large spectre.

INTERVENTIONS INFIRMIÈRES ET DÉROULEMENT DU TEST

Avant le test

- Expliquer au client le but du test et la nécessité d'effectuer une collecte de selles de 24 heures.

- Demander au client de ne pas prendre d'antibiotiques pendant la semaine qui précède le test.
- Il n'est pas nécessaire d'être à jeun pour passer ce test.
- Demander au client d'éviter de contaminer l'échantillon par du papier hygiénique ou de l'urine.

Procédure

- Recueillir l'échantillon de selles et le placer dans un contenant sec, propre et ne contenant pas d'urine, fourni par le laboratoire.

Après le test

- Couvrir le spécimen, étiqueter le contenant et le faire parvenir au laboratoire immédiatement.

BIOCHIMIE

Uroporphyrinogène 1 synthétase
(Urosynthétase)

Description du test

L'uroporphyrinogène 1 synthétase est une enzyme normalement présente dans les globules rouges, qui est nécessaire à la conversion du porphobilinogène en uroporphyrinogène au cours de la production de l'hème. Ce test est utilisé pour le diagnostic de la porphyrie intermittente aiguë, aussi bien dans sa phase latente que dans sa phase active. La porphyrie intermittente aiguë est l'une des porphyries, un groupe de maladies attribuables à des déficiences du métabolisme de l'hème qui entraînent la sécrétion excessive de porphyrines et de leurs précurseurs. Cette maladie se manifeste par des douleurs abdominales, des neuropathies et la constipation. Par-dessus tout, ce test permet d'identifier des personnes atteintes de porphyrie intermittente avant même l'apparition d'épisodes aigus, épisodes parfois fatals.

VALEURS NORMALES

1,3 – 2,00 mU/g d'hémoglobine

U

INTERPRÉTATIONS POSSIBLES DES VALEURS ANORMALES

Diminution
Porphyrie intermittente aiguë

FACTEURS CONTRIBUANT AUX VALEURS ANORMALES

- L'hémolyse de l'échantillon et le fait de ne pas être à jeun peuvent fausser le résultat.
- Des résultats faussement positifs peuvent apparaître si l'échantillon n'a pas été congelé.
- Des maladies hémolytiques et hépatiques peuvent faire *augmenter* le taux d'uroporphyrinogène 1 synthétase.

- Un régime pauvre en glucides, l'absorption d'alcool, une infection et certains médicaments peuvent faire *diminuer* le taux d'uroporphyrinogène 1 synthétase.

INTERVENTIONS INFIRMIÈRES ET DÉROULEMENT DU TEST

Avant le test
- Il est nécessaire d'être à jeun et de ne pas consommer d'alcool pendant 24 heures avant de passer ce test.

Procédure
- Prélever un échantillon de sang dans le tube requis par le laboratoire.

Après le test
- Manipuler l'échantillon avec délicatesse.
- Noter l'hémoglobine du client sur la requête de laboratoire.
- Étiqueter le spécimen, le placer sur de la glace et le faire parvenir au laboratoire immédiatement.

ALERTES CLINIQUES

- Si l'on soupçonne la porphyrie intermittente aiguë, il faut aussi faire un dosage de la porphyrine urinaire.
- Si l'on découvre que le client est atteint de porphyrie intermittente aiguë, lui fournir de l'information sur les facteurs pouvant précipiter les épisodes aigus.

SÉROLOGIE

Virus de l'hépatite
(Hépatite A, B, C, D et E)

Description du test

L'hépatite est une inflammation du foie pouvant être causée par un virus, une bactérie ou une substance toxique. On connaît cinq catégories d'hépatites virales provenant de virus distinctifs, dont la période d'incubation, le mode de transmission et la gravité diffèrent de l'une à l'autre.

L'hépatite A est causée par le VHA, un virus dont la période d'incubation est de 2 à 7 semaines et qui est transmis par contamination féco-orale. Cette hépatite ne cause pas de maladie chronique. Il existe un vaccin contre le VHA. La détection des anticorps (IgM et IgG) anti-VHA permet d'établir un diagnostic d'hépatite A.

L'hépatite B est causée par le VHB, un virus dont la période d'incubation est de 6 à 23 semaines et qui est transmis principalement par le sang et les liquides organiques. Cette hépatite, plus grave que l'hépatite A, peut aussi être transmise par des aiguilles contaminées, comme celles qui sont utilisées pour les injections IV, le tatouage, le perçage des oreilles et le perçage corporel (*piercing*). En s'attaquant aux

V

cellules hépatiques, le VHB peut causer une cirrhose et un cancer du foie potentiellement mortels. Le traitement comprend des interférons et des antiviraux pour freiner la multiplication du virus. La vaccination contre le VHB procure une protection durant plus de 20 ans.

L'organisme réagit contre les virus en synthétisant des anticorps anti-HBc et anti-HBe. La mise en évidence du VHB comprend donc la recherche des antigènes (AgHBs, AgHBc et AgHBe) et des anticorps (AcHBs, AcHBc et AcHBe).

L'hépatite C est causée par le VHC, un virus dont la période d'incubation est de 2 à 25 semaines et qui est principalement transmis par le sang et les liquides organiques. Le VHC peut aussi être transmis par des aiguilles contaminées, comme celles qu'on utilise pour les injections IV, le tatouage, le perçage des oreilles et le perçage corporel. Sous son aspect clinique, l'hépatite C est semblable à l'hépatite B, mais en moins grave. Elle est toutefois associée au cancer du foie et elle progresse fréquemment vers une hépatite chronique et une cirrhose du foie. La mise en évidence d'une hépatite C s'effectue en recherchant des anticorps anti-VHC.

L'hépatite D est causée par le VHD. Elle affecte certaines personnes déjà infectées par le VHB et sa période d'incubation est de 2 à 8 semaines. La vaccination contre le VHB protège aussi contre le VHD. On ne fait pas de recherche d'anticorps anti-VHD à moins que la personne ait déjà une hépatite B.

L'hépatite E (HEV) est une infection virale qui guérit spontanément. Les éclosions d'hépatite E sont généralement dues à l'ingestion d'eau contaminée par des matières fécales. La période d'incubation du virus de l'hépatite E est de 3 à 8 semaines. Étant donné qu'il n'y a pas d'état chronique avec le HEV, les traitements sont inutiles. La recherche d'IgM anti-HEV permet d'établir le diagnostic.

Sérodiagnostics des virus de l'hépatite

Les anticorps IgM et IgG anti-VHA

Ce test mesure le taux d'anticorps dirigés contre le virus de l'hépatite A. Des anticorps IgM mis en évidence témoignent d'une HA en cours; les IgM anti-VHA apparaissent entre 2 et 4 semaines à la suite de l'infection et ne sont détectables que pendant 4 à 8 semaines. Des anticorps IgG signifient que l'infection est terminée et que la personne est probablement immunisée contre le VHA. (Au cours d'une réaction immunitaire, les IgG apparaissent après les IgM.) Les IgG sont des anticorps qui peuvent être présents durant toute une vie, conférant aux personnes porteuses une immunité à long terme contre cette hépatite.

L'antigène de surface du VHB (AgHBs)

Ce test détecte la présence d'un antigène sur l'enveloppe du VHB. L'AgHBs permet de dépister les donneurs de sang potentiels et aussi de diagnostiquer une HB. L'antigène AgHBs est le tout premier indicateur de l'HB, apparaissant souvent avant la manifestation des premiers symptômes cliniques. Il apparaît habituellement 4 à 12 semaines après l'infection et témoigne d'une hépatite B active. Si le taux d'AgHBs augmente au-dessus de la normale, on considère alors que la personne est porteuse de l'hépatite B. Un résultat négatif signifie que la personne n'a jamais été exposée au virus ou qu'elle s'est rétablie d'une hépatite aiguë et qu'elle a éliminé le virus. Un résultat positif indique que l'infection est active, mais ne signifie pas que la personne est contagieuse.

V

L'anticorps de surface du VHB (AcHBs)

Ce test détecte l'anticorps dirigé contre l'antigène de surface (AgHBS) du VHB. Cet anticorps apparaît 2 à 16 semaines après la disparition de l'AgHBS et sa présence démontre que le porteur est immunisé contre le VHB (à l'exception de quelques rares sous-types). On recherche l'anticorps anti-HBs pour déterminer si un vaccin est nécessaire pour les personnes à risque d'être infectées par le VHB. Un test positif témoigne d'une immunité contre l'hépatite B due à la vaccination ou à la guérison d'une infection.

L'antigène capsidique du VHB (AgHBc)

Ce test révèle la présence de l'antigène capsidique (AgHBc) du VHB dans les cellules hépatiques. On ne le pratique qu'en recherche.

L'anticorps anticapsidique du VHB (AcHBc)

Ce test détecte les anticorps dirigés contre l'antigène capsidique du VHB. Ces anticorps apparaissent dans le sérum 1 à 4 semaines après l'infection par le VHB; leur concentration augmente au cours de la phase chronique de la maladie, pour ensuite se maintenir durant toute la vie de la personne. Le taux d'anticorps anti-HBc demeure élevé pendant toute la période entre la disparition de l'antigène de surface (AgHBs) et l'apparition de l'anticorps de surface (Ac anti-HBs). Il s'agit donc du test le plus fiable pour déterminer la présence d'une hépatite B lorsque l'anticorps et l'antigène de surface sont tous deux absents.

L'antigène e du VHB (AgHBe)

Ce test révèle la présence de l'antigène e (AgHBe) du VHB. Celui-ci apparaît normalement entre 4 et 12 semaines après l'infection, mais ne demeure ensuite présent que durant 3 à 6 semaines. Contrairement à l'antigène de surface, l'antigène e n'est présent dans le sang que si le VHB l'est aussi. Parce que le taux des AgHBe est en corrélation avec les titres du virus, ce test est d'abord pratiqué pour déterminer le pouvoir infectieux de ce dernier. La présence de l'AgHBe indique donc que le virus peut être transmis à d'autres personnes. Si cet antigène demeure présent dans le sang pendant plus de 3 mois, on peut suspecter une hépatite chronique active. La mesure du taux d'AgHBe permet aussi de vérifier l'efficacité du traitement anti-VHB; en effet, s'il l'est, aucun AgHBe ne devrait subsister dans le sang et on devrait y trouver des anticorps anti-HBe.

L'anticorps anti-e de l'hépatite B (AcHBe)

Ce test mesure les anticorps dirigés contre l'antigène e du VHB. Celui-ci apparaît entre 8 à 16 semaines après l'infection et indique généralement que la phase aiguë est terminée. La présence de cet anticorps en même temps qu'un résultat positif au test de l'antigène de surface AgHBs indique habituellement un état de porteur.

L'anticorps antihépatite C (AcVHC)

Ce test mesure le taux d'anticorps dirigés contre le VHC. La plupart des cas d'hépatites transfusionnelles sont en réalité des hépatites C. La présence d'anticorps anti-VHC témoigne d'une exposition à ce virus, mais n'indique pas si l'infection est aiguë, chronique ou résolue.

V

L'anticorps antihépatite D (AcVHD)
Ce test mesure les anticorps dirigés contre le VHD. Un résultat positif signale une infection récente ou un état de porteur, situations qui ne peuvent se produire que si le VHB est également présent.

CONSIDÉRATIONS CLINIQUES

À l'heure actuelle, il n'y a pas de dépistage systématique des hépatites.

VALEURS NORMALES

Négatives

INTERPRÉTATIONS POSSIBLES DES VALEURS ANORMALES

Positives

Anticorps anti-VHA (AcVHA)
IgM : hépatite A aiguë
IgG : exposition passée au VHA; immunité probable

Antigène de surface de l'hépatite B (AgHBs)
Soit une hépatite B active/chronique, soit un état de porteur

Anticorps de surface de l'hépatite B (AcHBs, Ac anti-HBs)
Immunité vis-à-vis de l'hépatite B (due à une infection naturelle ou à une vaccination contre le VHB)

Anticorps anticapsidique de l'hépatite B (AcHBc, Ac anti-HBc)
Infection par le VHB

Antigène e de l'hépatite B (AgHBe)
Infection par le VHB

Anticorps anti-e de l'hépatite B (AcHBe, Ac anti-HBe)
Infection par le VHB ou état de porteur

Anticorps anti-VHC
Hépatite C (aiguë, chronique ou résolue)

Anticorps anti-VHD
Infection par le VHD ou état de porteur

Anticorps anti-VHE
IgM : Infection par le VHE

FACTEURS CONTRIBUANT AUX VALEURS ANORMALES

- Des tests en médecine nucléaire effectués moins de 7 jours avant ce test peuvent fausser les résultats en augmentant les valeurs.

INTERVENTIONS INFIRMIÈRES ET DÉROULEMENT DU TEST

Avant le test
- Il n'est pas nécessaire d'être à jeun pour passer ce test.

Procédure
- Prélever un échantillon de sang dans le tube requis par le laboratoire.

Après le test
- Étiqueter le spécimen et le faire parvenir au laboratoire.

ALERTES CLINIQUES

- Il est nécessaire d'exercer une surveillance étroite de la fonction hépatique et des traitements auprès des personnes souffrant d'hépatite.

MICROBIOLOGIE-SÉROLOGIE

Virus d'Epstein-Barr
(Mono-test, Test de la mononucélose, VEB)

Description du test

La mononucléose infectieuse est causée par le virus d'Epstein-Barr (VEB). Ses caractéristiques sont les suivantes : fatigue, mal de gorge, fièvre, pharyngite, lymphadénopathie, splénomégalie et lymphocytose. C'est une condition évoluant spontanément vers la guérison et le traitement vise à atténuer les symptômes.

En plus de la production accrue de lymphocytes et de monocytes dans les ganglions lymphatiques, la mononucléose infectieuse stimule aussi la production d'anticorps hétérophiles. Ils se forment généralement de 4 à 7 jours après le début de la maladie, atteignent leur plus haut niveau entre la 2e et la 5e semaine et peuvent persister de plusieurs mois jusqu'à un an.

Un test positif de *recherche d'anticorps hétérophiles* (test de Paul-Bunnell-Davidsohn) contribue au diagnostic de la mononucléose infectieuse, car il est positif dans 90 % des cas de mononucléose, mais il peut aussi apparaître dans d'autres conditions. De façon typique, un test hétérophile positif, réalisé sous la forme d'un rapide *MNI-test*, associé à un tableau clinique classique, suffit au diagnostic d'une mononucléose infectieuse.

Dans le cas où le test est négatif et pour le diagnostic des cas atypiques, la présence du virus d'Epstein-Barr peut être confirmée par un test particulier à ce virus. Le diagnostic de mononucléose infectieuse peut être établi par des niveaux élevés d'anticorps IgM et IgG. Les anticorps IgM disparaissent généralement de 3 à 6 semaines après le début de la maladie. Des infections antérieures par le VEB sont identifiées par les anticorps IgG, qui apparaissent en général de 3 semaines à plusieurs mois après la manifestation des symptômes.

V

VALEURS NORMALES

Négatives

INTERPRÉTATIONS POSSIBLES DES VALEURS ANORMALES

Positives

Cancer du pancréas
Cancer nasopharyngien
Cytomégalovirus
Hépatite virale
Leucémie lymphoïde
Lupus érythémateux aigu disséminé
Lymphome de Burkitt
Maladie de Hodgkin
Mononucléose infectieuse
Paludisme
Polyarthrite rhumatoïde
Rubéole
Sarcoïdose
Syndrome de fatigue chronique
Virus d'Epstein-Barr

FACTEURS CONTRIBUANT AUX VALEURS ANORMALES

- L'hémolyse de l'échantillon sanguin peut modifier les résultats.

INTERVENTIONS INFIRMIÈRES ET DÉROULEMENT DU TEST

Avant le test

- Il n'est pas nécessaire d'être à jeun pour passer ce test.

Procédure

- Prélever un échantillon de sang dans le tube requis par le laboratoire.

Après le test

- Étiqueter le spécimen et le faire parvenir au laboratoire.

V

ALERTES CLINIQUES

- Une formule leucocytaire doit être réalisée conjointement pour déceler une lymphocytose et la présence de lymphocytes atypiques généralement observés dans le cas de mononucléose infectieuse.
- Si le test est d'abord négatif, mais qu'on soupçonne toujours une mononucléose, on peut l'effectuer de nouveau une semaine plus tard environ, pour vérifier si des anticorps hétérophiles se sont développés et/ou prescrire une recherche d'anticorps propres au virus afin de confirmer ou d'écarter la présence d'une infection au virus d'Epstein-Barr active.

Virus du lymphome à cellules T
(Anticorps anti-HTLV, HTLV-1, HTLV-2)

Description du test

Les lettres HTLV (*Human T-Cell Lymphoma Virus*) désignent le virus du lymphome humain à lymphocytes T. Il s'agit en réalité d'un rétrovirus (virus à ARN) qui existe sous trois types. Le HTLV-1 est associé à une leucémie des lymphocytes T et le HTLV-2, à la leucémie à tricholeucocytes. Le HTLV-3 est le nom que l'on donnait autrefois au VIH (virus de l'immunodéficience humaine) responsable du syndrome d'immunodéficience acquise, ou sida. Il est à noter que la présence dans le sang d'anticorps dirigés contre ces virus ne signifie pas nécessairement que la personne développera la maladie.

VALEURS NORMALES

Négatives

INTERPRÉTATIONS POSSIBLES DES VALEURS ANORMALES

Positives

Infection aiguë au HTLV
Leucémie à tricholeucocytes
Leucémie des lymphocytes T
Paraplégie spasmodique tropicale
Troubles neurologiques démyélinisants

INTERVENTIONS INFIRMIÈRES ET DÉROULEMENT DU TEST

Avant le test
- Il n'est pas nécessaire d'être à jeun pour passer ce test.

Procédure
- Prélever un échantillon de sang dans le tube requis par le laboratoire.

Après le test
- Étiqueter le spécimen et le faire parvenir sur de la glace au laboratoire.

V

Virus du Nil occidental

Description du test

Le virus du Nil occidental est un organisme de la famille des flavivirus. Bien qu'on l'ait d'abord identifié en Afrique orientale en 1937, ce virus n'est présent aux États-Unis que depuis 1999. Ses hôtes les plus communs sont les oiseaux et ce sont les moustiques qui agissent comme vecteurs entre eux et les humains. L'incidence la plus élevée du virus survient donc pendant la saison chaude, quand la population de moustiques est à son maximum. Le virus peut aussi se répandre par les transfusions sanguines, les greffes d'organes et possiblement par le lait maternel.

La plupart des personnes infectées par le virus du Nil occidental ne remarquent aucun symptôme, alors que d'autres présentent des symptômes pseudogrippaux relativement légers. Ces symptômes, qui durent jusqu'à 6 jours, comprennent fièvre, céphalées, diminution de l'appétit, mal de gorge, nausées, vomissements, diarrhée et douleurs musculaires. La maladie peut mettre la vie en danger dans un nombre très restreint de cas, en particulier si la personne atteinte est immunodéprimée, enceinte ou âgée. Les symptômes progressent alors vers la faiblesse musculaire ou la paralysie, la raideur de la nuque, la confusion et la perte de conscience. On pose à ce point un diagnostic d'encéphalite ou de méningite du Nil occidental.

Puisque certains symptômes touchent le système nerveux central, les tests diagnostiques comprennent un examen de la tête par tomodensitométrie ou imagerie par résonance magnétique, ainsi qu'une ponction lombaire pour l'analyse du liquide cérébrorachidien (LCR). La méthode de diagnostic la plus précise pour la fièvre du Nil occidental est la recherche d'anticorps contre le virus dans le sang ou le LCR. On évalue d'abord les anticorps IgM non spécifiques pour vérifier s'il existe une infection actuelle ou récente. Si ce test est positif, on évalue les anticorps IgM spécifiques au virus du Nil occidental, ainsi que les anticorps IgG. Un résultat positif pour les anticorps IgG, associé à un faible taux d'anticorps IgM, indique une infection antérieure, mais probablement non récente par le virus du Nil occidental. Même si le dosage des anticorps est utile pour le diagnostic, il ne prédit pas la gravité de la maladie.

VALEURS NORMALES

Négatives

INTERPRÉTATIONS POSSIBLES DES VALEURS ANORMALES

Positives

Virus du Nil occidental

FACTEURS CONTRIBUANT AUX VALEURS ANORMALES

- Des résultats faussement positifs peuvent s'observer chez des clients exposés à l'encéphalite de Saint-Louis.

INTERVENTIONS INFIRMIÈRES ET DÉROULEMENT DU TEST

Avant le test

- Évaluer les facteurs de risque du client pour une infection par le virus du Nil occidental, dont ses voyages dans des régions infestées de moustiques.

Procédure

- Prélever un échantillon de sang dans le tube requis par le laboratoire ou un échantillon de 2 ml de liquide cérébrorachidien par une ponction lombaire exécutée par un médecin.

Après le test

- Mettre un pansement et vérifier régulièrement un possible saignement ou une fuite de liquide cérébrorachidien.
- Étiqueter le spécimen et le faire parvenir au laboratoire.

ALERTES CLINIQUES

- Si le dosage initial des IgM est négatif, mais que les symptômes persistent, on peut faire un autre test.
- Le traitement contre le virus du Nil occidental vise surtout à maintenir les fonctions vitales et à éliminer les symptômes.

HÉMATOLOGIE

Vitamine B$_{12}$

Description du test

La vitamine B$_{12}$ est une vitamine hydrosoluble fournie par des sources alimentaires animales. Elle est nécessaire à la synthèse de l'ADN, à la production de globules rouges et au fonctionnement du système nerveux. Son absorption par les voies digestives exige la présence du *facteur intrinsèque*, une glycoprotéine sécrétée par les cellules pariétales de l'estomac. Si le facteur intrinsèque est absent, la vitamine B$_{12}$ ne sera pas absorbée et la personne souffrira d'anémie pernicieuse, un type d'anémie macrocytaire. On utilise le dosage de la vitamine B$_{12}$, conjointement avec celui de l'acide folique, pour le diagnostic de l'anémie macrocytaire.

VALEURS NORMALES

150−850 pg/ml

INTERPRÉTATIONS POSSIBLES DES VALEURS ANORMALES

Augmentation	Diminution
Diabète	Anémie aplastique
Insuffisance cardiaque congestive	Anémie pernicieuse
Insuffisance rénale chronique	Cancer
Leucémie	Carence en folate
Leucocytose	Grossesse
Maladie hépatique	Hémodialyse
Métastases hépatiques	Hépatite alcoolique
Obésité	Hypothyroïdie
Urémie	Malabsorption

Augmentation	Diminution
	Maladie inflammatoire
	chronique de l'intestin
	Malnutrition
	Pancréatite
	Parasites
	Tabagisme
	Végétarisme

FACTEURS CONTRIBUANT AUX VALEURS ANORMALES

- L'hémolyse de l'échantillon sanguin, une exposition prolongée de l'échantillon à la lumière ainsi que l'absorption de colorants radiographiques moins de 7 jours avant le test peuvent modifier les résultats.
- Médicaments pouvant faire *augmenter* le taux de vitamine B$_{12}$: acide ascorbique, contraceptifs oraux, hydrate de chloral, ingestion de vitamine A, œstrogènes, oméprazole.
- Médicaments pouvant faire *diminuer* le taux de vitamine B$_{12}$: acide ascorbique, agents anticancéreux, alcool, anticonvulsivants, antipaludiques, cholestyramine, colchicine, contraceptifs oraux, diurétiques, metformine, néomycine, ranitidine, rifampicine.

INTERVENTIONS INFIRMIÈRES ET DÉROULEMENT DU TEST

Avant le test
- Il est nécessaire d'être à jeun avant de passer ce test.
- Le dosage de la vitamine B$_{12}$ doit se faire avant une épreuve de Schilling.
- Procéder à un hématocrite de référence.

Procédure
- Prélever un échantillon de sang dans le tube requis par le laboratoire.

Après le test
- Protéger l'échantillon de la lumière en le plaçant immédiatement dans un sac de papier.
- Étiqueter le spécimen et le faire parvenir au laboratoire.

V | **ALERTES CLINIQUES**

- On réalise en général le dosage de la vitamine B$_{12}$ en même temps que d'autres tests pour l'anémie, dont le dosage de l'acide folique, du fer, de la ferritine et l'évaluation de la capacité totale de fixation du fer.
- Si la carence en vitamine B$_{12}$ est due à l'absence de facteur intrinsèque, le traitement consiste en injections intramusculaires de vitamine B$_{12}$.
- Les clients peuvent avoir besoin de suppléments d'acide folique et de fer pour reconstituer leurs réserves.
- La vitamine B$_{12}$ provient surtout de produits animaux, dont les œufs et les produits laitiers. Les personnes qui suivent un régime végétarien strict peuvent avoir besoin de suppléments de vitamine B$_{12}$.

Vitesse de sédimentation des hématies (VS)

Description du test

La mesure de la vitesse de sédimentation des hématies (VS) est un test non spécifique pour déceler les infections aiguës ou chroniques, les états inflammatoires ou nécrotiques. La VS peut aussi augmenter dans des situations de stress physiologique, telle la grossesse. Dans ces conditions, une modification des protéines sanguines entraîne une agglutination des globules rouges. Ce test mesure la vitesse à laquelle les hématies se déposent dans un tube de sang mêlé à un anticoagulant. Les cellules qui s'agglutinent en raison de conditions infectieuses, inflammatoires ou nécrotiques sédimentent plus rapidement que les cellules seules. La vitesse de sédimentation, exprimée en mm/h, est par conséquent plus élevée dans ces cas. Il y a une relation directe entre la VS et le déroulement de telles maladies; à mesure que la condition s'améliore, grâce à une thérapie médicamenteuse par exemple, la VS diminue.

VALEURS NORMALES

Hommes :	moins de 50 ans :	<15 mm/h
	plus de 50 ans :	<20 mm/h
Femmes :	moins de 50 ans :	<20 mm/h
	plus de 50 ans :	<30 mm/h
Enfants :	3 – 13 mm/h	
Nouveau-nés :	0 – 2 mm/h	

INTERPRÉTATIONS POSSIBLES DES VALEURS ANORMALES

Augmentation	Diminution
Anémie	Anémie falciforme
Anémie hémolytique	Déficience en facteur V
Artérite temporale	Hypoalbuminémie
Coccidioïdomycose	Insuffisance cardiaque
Douleur	congestive
Infarctus du myocarde	Poïkilocytose
Infection	Polyglobulie primitive
Lésion tissulaire	
Lupus érythémateux aigu disséminé	
Maladie de Crohn	
Ostéomyélite	
Polyarthrite rhumatoïde	
Processus inflammatoire	
Pseudopolyarthrite rhyzomélique	
Tumeurs malignes	

V

FACTEURS CONTRIBUANT AUX VALEURS ANORMALES

- La VS peut augmenter pendant les menstruations, après la 12e semaine de grossesse et après un accouchement, ou dans certains types d'anémie.
- La VS peut diminuer en présence d'une numération leucocytaire élevée, d'albumine et de lipides.
- Médicaments pouvant faire *augmenter* la VS : contraceptifs oraux, dextran, héparine.
- Médicaments pouvant faire *diminuer* la VS : acide acétylsalicylique, albumine, corticotrophine, cortisone, lécithine, stéroïdes.

INTERVENTIONS INFIRMIÈRES ET DÉROULEMENT DU TEST

Avant le test
- Il n'est pas nécessaire d'être à jeun pour passer ce test.

Procédure
- Prélever un échantillon de sang dans le tube requis par le laboratoire.

Après le test
- Étiqueter le spécimen et le faire parvenir au laboratoire.

ALERTES CLINIQUES

- La VS est généralement très élevée (>55 mm/h) chez les clients atteints d'artérite temporale. Il est essentiel d'instaurer immédiatement un traitement avec des stéroïdes pour éviter des complications comme la cécité ou un accident vasculaire cérébral.

HÉMATOLOGIE

Volume plaquettaire moyen

Description du test
Les plaquettes sont formées dans la moelle osseuse. Elles sont essentielles pour l'hémostase et la coagulation du sang. Lorsque la paroi d'un vaisseau sanguin est lésée, les plaquettes y adhèrent et s'agglutinent pour former un clou hémostatique (clou plaquettaire). Il est avantageux pour ce processus que les plaquettes soient volumineuses. S'il y a un déclin du fonctionnement de la moelle osseuse, les plaquettes sont plus petites. Si la numération plaquettaire est faible en raison d'une condition autre qu'un dysfonctionnement de la moelle osseuse, celle-ci tente de compenser en libérant des plaquettes plus grosses. La mesure du volume plaquettaire moyen facilite donc le diagnostic des troubles thrombopéniques, conditions dans lesquelles il y a une diminution du nombre de plaquettes.

VALEURS NORMALES

7 – 10 μm

INTERPRÉTATIONS POSSIBLES DES VALEURS ANORMALES

Augmentation	Diminution
Coagulation intravasculaire disséminée	Anémie aplastique
Diabète	Anémie mégaloblastique
Dystrophie thrombocytaire hémorragique	Hypersplénisme
Hyperthyroïdie	Maladie inflammatoire de l'intestin (active)
Leucémie	Syndrome de Wiskott-Aldrich
Lupus érythémateux aigu disséminé	
Maladie cardiaque rhumatismale	
Syndrome de May-Hegglin	
Syndromes myéloprolifératifs	
Valvulopathie	

INTERVENTIONS INFIRMIÈRES ET DÉROULEMENT DU TEST

Avant le test

- Il n'est pas nécessaire d'être à jeun pour passer ce test.

Procédure

- Prélever un échantillon de sang dans le tube requis par le laboratoire.

Après le test

- Appliquer une pression sur le site de la ponction veineuse pendant 3 à 5 minutes. Mettre un pansement compressif et vérifier régulièrement un possible saignement.
- Étiqueter le spécimen et le faire parvenir au laboratoire.
- Enseigner au client à surveiller le site : en cas de saignement, le client doit appliquer une pression directe et, s'il est incapable de maîtriser le saignement, retourner au centre de prélèvements ou aviser le responsable des soins.

V

ALERTES CLINIQUES

- Complication possible : hématome au site de la ponction dû à un temps de saignement prolongé.

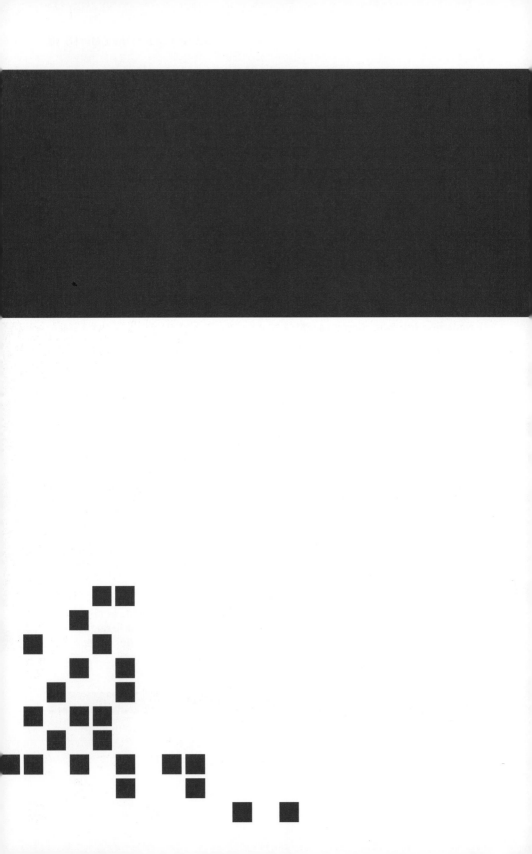

EXAMENS

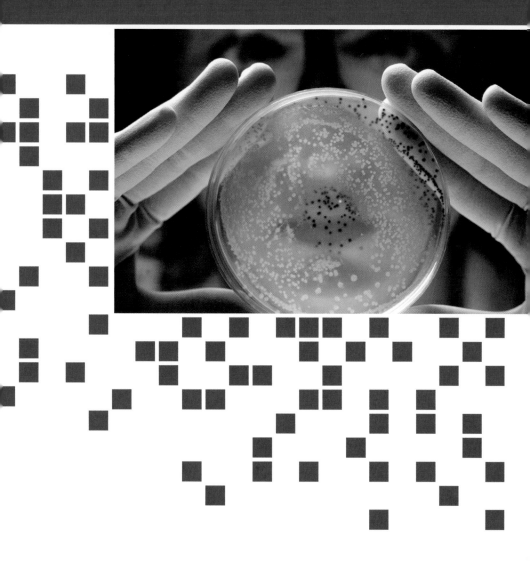

A

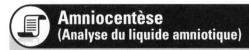

Amniocentèse
(Analyse du liquide amniotique)

Description du test

L'amniocentèse est une méthode diagnostique invasive au cours de laquelle on prélève du liquide amniotique à l'aide d'une aiguille à travers l'abdomen. On retire ainsi de 10 ml à 20 ml de liquide amniotique pour l'analyse. Cet examen est utile pour déceler des anomalies chromosomiques comme le syndrome de Down (trisomie 21) et des malformations du tube neural comme le spina bifida, pour déterminer la maturité du fœtus et détecter la maladie hémolytique du nouveau-né en raison d'une incompatibilité sanguine due au facteur rhésus. Cet examen permet également de déterminer le sexe du fœtus, même s'il n'est pas effectué dans ce but, à moins de soupçonner une anomalie chromosomique liée au sexe. Le moment choisi pour y procéder dépend de son motif. Si le but est de mettre en évidence des anomalies génétiques, on pratique généralement ce test à partir de la 15e semaine de grossesse, après que les deux couches de membrane fœtale se soient suffisamment soudées pour permettre d'extraire sans danger un échantillon de liquide amniotique. S'il s'agit de déterminer la maturité du fœtus, on attendra plutôt après la 36e semaine de grossesse.

On analyse le liquide amniotique pour évaluer les éléments suivants : l'acétylcholinestérase, l'alphafœtoprotéine, les bactéries, la bilirubine, le caryotype, la couleur, la créatinine, le glucose, le rapport lécithine/sphingomyéline (L/S), le méconium et le phosphatidylglycérol. Des taux élevés de bilirubine sont un signe de maladie hémolytique du nouveau-né. Un méconium coloré signale une détresse fœtale possible. Un faible rapport L/S et l'absence de phosphatidylglycérol sont un signe d'immaturité pulmonaire fœtale. Des taux élevés d'alphafœtoprotéine et d'acétylcholinestérase annoncent des malformations du tube neural.

CONSIDÉRATIONS CLINIQUES

La Société des obstétriciens et gynécologues du Canada recommande l'amniocentèse dans les cas suivants :

- Les femmes enceintes d'un seul fœtus et qui auront 35 ans ou plus à l'accouchement devraient pouvoir obtenir un diagnostic prénatal pour l'aneuploïdie fœtale.
- Au second trimestre de grossesse des femmes de 33 ans et plus portant des jumeaux, étant donné que les risques du syndrome de Down sont à peu près les mêmes que pour les femmes ayant une grossesse simple à l'âge de 35 ans.
- Les femmes ayant un risque élevé d'aneuploïdie fœtale : celles qui ont déjà eu une grossesse compliquée par une anomalie chromosomique, celles chez qui une échographie a révélé une importante malformation du fœtus et lorsque l'un ou l'autre des parents présente une translocation chromosomique ou est porteur d'anomalies chromosomiques.

VALEURS NORMALES

Acétylcholinestérase :	absente
Alphafœtoprotéine :	varie avec l'âge gestationnel (avec des maximums à 13 – 14 semaines)
Bactéries :	absentes
Bilirubine :	absente à la naissance
Chromosomes :	caryotype normal
Couleur :	incolore ou jaune paille
Créatinine :	>2 mg/100 ml quand le fœtus est à terme
Glucose :	<45 mg/100 ml
Rapport L/S :	>2 indique que les poumons sont à maturité
Méconium :	absent
Phosphatidylglycérol :	présent lorsque les poumons sont à maturité

INTERPRÉTATIONS POSSIBLES DES VALEURS ANORMALES

Aberration génétique (comme la galactosémie)
Anémie à hématies falciformes
Anomalies chromosomiques (comme le syndrome de Down)
Anomalies liées au sexe (comme l'hémophilie)
Détresse fœtale
Immaturité pulmonaire
Iso-immunisation Rh
Malformation du tube neural (comme le spina bifida)
Thalassémie
Troubles métaboliques héréditaires (comme la fibrose kystique)

FACTEURS CONTRIBUANT AUX VALEURS ANORMALES

- Les taux d'alphafœtoprotéine et d'acétylcholinestérase peuvent être faussement élevés si l'échantillon est contaminé par du sang fœtal.
- Le taux de bilirubine peut être faussement élevé si l'échantillon est contaminé par de l'hémoglobine maternelle ou si du méconium est présent dans l'échantillon.
- Le taux de bilirubine peut être faussement bas si l'échantillon est exposé à la lumière.

INTERVENTIONS INFIRMIÈRES ET DÉROULEMENT DU TEST

Avant le test

- Il n'est pas nécessaire d'être à jeun pour passer cet examen.
- La cliente doit signer un formulaire de consentement éclairé.
- Si une échographie doit être pratiquée avant l'amniocentèse, la cliente doit boire beaucoup et remplir sa vessie. La vessie doit cependant être vidée avant l'amniocentèse, pour éviter une ponction accidentelle.

A

Procédure (exécutée par un médecin)

- Aider la patiente à s'allonger.
- Nettoyer la peau de l'abdomen inférieur avec un antiseptique puis la recouvrir d'un drap.
- Anesthésier la peau au site de ponction.
- Insérer une aiguille dans la cavité amniotique et retirer le stylet. Attacher ensuite une seringue de 10 ml à l'aiguille.
- Retirer un échantillon de liquide et le placer dans une éprouvette ambrée ou recouverte de papier d'aluminium afin de le protéger de la lumière et d'empêcher la dégradation de la bilirubine dans l'échantillon.
- Retirer l'aiguille et appliquer un pansement sur le site de la ponction.

Après le test

- Surveiller la fréquence cardiaque fœtale ainsi que les signes vitaux de la mère toutes les 15 minutes, jusqu'à ce qu'ils soient stables.
- Si la cliente se plaint de nausées ou qu'elle ressent de la douleur, l'aider à se coucher sur le côté gauche; la pression de l'utérus sur la veine cave s'en trouvera diminuée.
- Surveiller la présence d'écoulement sur le site de la ponction.
- Avertir la cliente d'informer immédiatement son médecin dans l'une ou l'autre des situations suivantes : crampes, douleur abdominale, fièvre, frissons, hyperactivité fœtale, saignements vaginaux ou léthargie fœtale inhabituelle.
- Protéger le spécimen de la lumière, l'étiqueter et le faire parvenir immédiatement au laboratoire.
- Informer la cliente qu'il peut se passer au moins 3 semaines avant de recevoir les résultats.

ALERTES CLINIQUES

- Complications possibles : embolie de liquide amniotique, lésion au fœtus, hémorragie, infection, travail prématuré, sensibilisation au facteur Rh due à l'entrée de sang fœtal dans le sang maternel et avortement spontané.
- Il est possible que des cellules sanguines fœtales entrent dans la circulation maternelle au cours de cette intervention. Si la mère est Rh⁻ et que le fœtus est Rh⁺, la mère peut produire des anticorps anti-Rh. Pour éviter cette situation, on devrait donner à la mère du Win-Rho.

CONTRE-INDICATIONS

- Femmes ayant un hématome rétroplacentaire, une dilatation du col utérin ou un placenta praevia
- Femmes ayant une histoire de travail prématuré

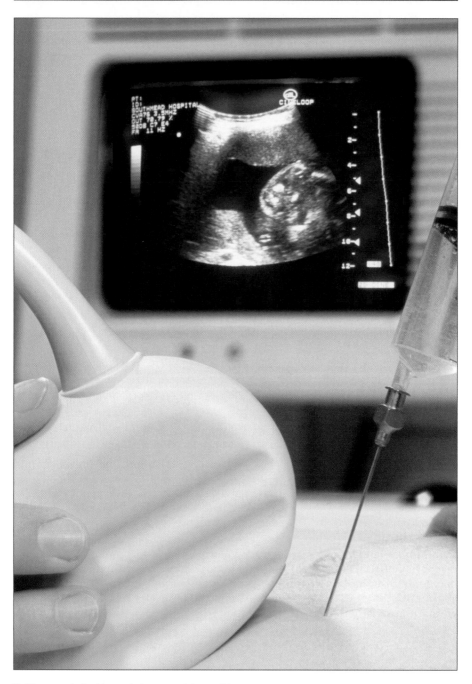

Prélèvement du liquide amniotique sous échographie.

A

Angiographie
(Angiographie par soustraction digitale, Artériographie [cérébrale, rénale, des membres inférieurs])

Description du test

Le terme angiographie est un terme générique utilisé pour la visualisation de tous les vaisseaux sanguins, qu'il s'agisse d'artères ou de veines. Pour désigner plus précisément la visualisation des artères, on utilisera de préférence le terme *artériographie*. Les artériographies sont d'une très grande utilité lorsqu'il s'agit d'observer le débit sanguin dans une partie de l'organisme et de déceler des lésions pouvant nécessiter une intervention chirurgicale.

On pratique une *angiographie cérébrale* pour détecter des anomalies cérébrovasculaires telles que des anévrismes ou des malformations artério-veineuses, pour étudier les déplacements vasculaires dus à des pathologies comme une tumeur ou une hydrocéphalie, et pour évaluer l'état postopératoire des vaisseaux sanguins. Pour effectuer cet examen, on introduit un cathéter radio-opaque dans l'artère fémorale, carotidienne ou brachiale, puis on y injecte un agent de contraste.

L'objectif principal d'une *artériographie des membres inférieurs* est de mettre en évidence toute possibilité d'occlusion dans les artères fémorales et de visualiser leurs ramifications. On introduit aussi un cathéter radio-opaque dans l'artère fémorale, puis on y injecte un agent de contraste. Par cet examen, on peut évaluer des maladies vasculaires périphériques et, dans les situations d'urgence, voir l'arrêt soudain de la circulation sanguine vers les extrémités des membres inférieurs à la suite de certains types de chirurgie. L'*angiographie par soustraction digitale* est une catégorie particulière d'angiographie au cours de laquelle les images sont enregistrées en format numérique sur un ordinateur. Les représentations de structures non vasculaires, comme les os, peuvent être éliminées pour ne laisser qu'une image précise des vaisseaux sanguins.

CONSIDÉRATIONS CLINIQUES

Étant donné la grande demande pour l'équipement d'imagerie par résonance magnétique (IRM) et les techniques de tomographie par ordinateur, on recommande de réserver l'angiographie traditionnelle à la confirmation de tests et à des fins thérapeutiques, comme l'angioplastie et l'implantation d'une endoprothèse vasculaire.

VALEURS NORMALES

Système vasculaire normal, libre d'occlusion

INTERPRÉTATIONS POSSIBLES DES VALEURS ANORMALES

Angiographie cérébrale

Anévrisme cérébral
Artériosclérose
Augmentation de la pression intracrânienne
Fistule cérébrale
Malformations artérioveineuses
Occlusion cérébrale
Spasme artériel
Thrombose cérébrale
Tumeur cérébrale

Angiographie rénale

Abcès rénal
Anévrisme de l'artère rénale
Dysplasie de l'artère rénale
Fistule artérioveineuse rénale
Hématome intrarénal
Infarctus rénal
Kystes rénaux
Lacération du parenchyme rénal
Pyélonéphrite chronique
Sténose de l'artère rénale
Tumeur rénale

Artériographie des membres inférieurs

Anévrisme
Maladie artérielle comme la thrombo-angéite oblitérante
   (maladie de Buerger)
Néovascularisation due à une tumeur
Occlusion due à l'artériosclérose
Occlusion due à une embolie
Occlusion due à un néoplasme (tumeur)

FACTEURS CONTRIBUANT AUX VALEURS ANORMALES

- Tout mouvement du client peut modifier la qualité des films.
- Les résultats de l'angiographie rénale peuvent être faussés par la présence de gaz intestinaux et de selles, ainsi que par la rétention de baryum à la suite d'un examen précédent.

INTERVENTIONS INFIRMIÈRES ET DÉROULEMENT DU TEST

Avant le test

- Aviser le client que l'état d'inconfort durant l'examen est d'abord dû à la ponction, puis au fait d'être étendu sur une table rigide pendant une assez

A

longue période; il pourra ressentir un accès de chaleur intense pendant 15 à 30 secondes au moment de l'injection du colorant.

- Demander au client s'il est allergique à l'iode, aux fruits de mer et au colorant de contraste. Le cas échéant, en informer le radiologiste et demander une prescription pour des antihistaminiques et des stéroïdes à administrer avant l'examen.
- Obtenir les résultats de base du laboratoire (formule sanguine, temps de prothrombine, temps de céphaline activée, créatinine). Un test de grossesse devrait être effectué chez les femmes en âge d'avoir des enfants.
- Noter tout médicament pris par le client, tels des anticoagulants ou de l'acide acétylsalicylique, susceptible de prolonger la durée des saignements.
- Les clients prenant de la metformine pour le diabète de type 2 devraient cesser d'en prendre 2 jours avant l'intervention chirurgicale ou l'angiographie. Une acidose lactique pourrait en effet se produire.
- Il est nécessaire d'être à jeun pour passer cet examen.
- Le client doit signer un formulaire consentement éclairé.
- Installer un soluté de base.
- Administrer une sédation avant de commencer l'examen, si prescrit.
- Évaluer et prendre en note les pouls périphériques droit et gauche avant l'examen.
- Pour l'*angiographie cérébrale*, exécuter et consigner une évaluation neurologique de référence.
- Pour une *angiographie nécessitant des sites de ponction périphériques :* évaluer et prendre en note les pouls périphériques droit et gauche avant l'examen. Laisser une marque aux endroits où le pouls a été pris.

Procédure (exécutée par un médecin)

- Aider le client à s'étendre sur la table d'examen.
- Raser le site de la ponction, si nécessaire, le nettoyer puis l'anesthésier.
- Introduire l'aiguille dans l'artère et insérer un fil guide à travers l'aiguille.
- Insérer ensuite le cathéter sur le fil guide dans l'artère.
- Introduire le cathéter radio-opaque sur le site de l'artère visée et le positionner sous fluoroscopie.
- Une fois le cathéter en place, injecter le colorant de contraste.
- Prendre des films radiographiques.
- Dès que la qualité des clichés est satisfaisante, enlever le cathéter et appliquer une pression sur le site de la ponction pendant au moins 15 minutes.

Après le test

- La plupart des réactions allergiques au colorant radio-opaque se produisent dans les 30 minutes suivant l'administration de l'agent de contraste. Surveiller attentivement le client afin de déceler les réactions suivantes : détresse respiratoire, hypotension, œdème, urticaire, érythème, tachycardie, stridor laryngé. Le matériel de réanimation d'urgence doit être facilement accessible.

A

- Appliquez un pansement compressif sur le site de la ponction. Surveillez fréquemment les saignements et les signes de tuméfaction autour de la ponction.
- Pour *l'angiographie utilisant des sites périphériques de ponction* :
  - Le client doit demeurer en décubitus dorsal pendant 8 à 12 heures et le membre doit être immobilisé.
  - Maintenir une pression sur le site de la ponction à l'aide d'un sac de sable.
  - Surveiller les signes vitaux selon le protocole de l'établissement.
- Pour *l'angiographie cérébrale* :
  - Surveiller les signes neurologiques et les signes vitaux.
  - Surveiller la diurèse.
- Vérifier la coloration, le mouvement, la température et les sensations, de même que le pouls de chacune des extrémités traitées au moment de la vérification de chacun des signes vitaux. Comparer chacune des extrémités.
- Encourager le client à boire afin de faciliter l'excrétion du colorant.
- On doit considérer que la fonction rénale est adéquate avant de recommencer la metformine.

ALERTES CLINIQUES

- Les appareils de réanimation et de succion doivent être accessibles durant toute la procédure.
- Complications possibles : réaction allergique au colorant, embolie artérielle ou accident vasculaire cérébral (AVC), occlusion artérielle due au décollement d'une plaque artérioscléreuse ou à la dissection de la tunique interne d'une artère, saignements au site de la ponction, infection du site de la ponction, insuffisance rénale.

CONTRE-INDICATIONS

- Femmes enceintes
  - Avertissement : une femme en âge d'avoir des enfants devrait subir une radiographie seulement durant ses menstruations, ou 12 à 14 jours après leur début, pour éviter d'exposer le fœtus aux radiations
- Clients allergiques à l'iode, aux fruits de mer ou au colorant de contraste
- Clients ayant des problèmes hémorragiques
- Clients incapables de coopérer en raison de leur âge, de leur état mental, de la douleur ou d'autres facteurs
- Clients ayant une insuffisance rénale ou qui sont sensibles aux insuffisances rénales causées par des colorants (personnes déshydratées)

A | **ANGIOGRAPHIE**

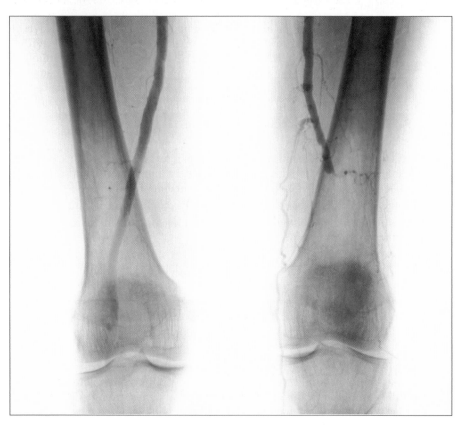

Blocage artériel.

AUTRE EXAMEN

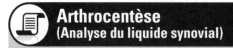

Arthrocentèse
(Analyse du liquide synovial)

Description du test

L'arthrocentèse consiste à insérer une aiguille stérile dans un espace articulaire pour y prélever du liquide synovial à des fins d'analyse. Bien qu'on puisse exécuter cette intervention sur n'importe quelle articulation, le genou s'avère le site le plus fréquemment étudié. L'arthrocentèse permet le diagnostic différentiel de l'arthrite, l'examen d'un épanchement articulaire et l'élimination de liquide synovial excédentaire, qui peut causer de la douleur chez le client. Si la situation s'y prête, on peut injecter des corticostéroïdes dans l'articulation après avoir prélevé du liquide synovial.

A

VALEURS NORMALES

La couleur du liquide synovial varie de claire à paille, avec 0–200 leucocytes/µl; il ne contient pas de cristaux, mais un important caillot de mucine (protéine contenue dans le mucus). Les valeurs pour les protéines, le glucose et l'acide urique sont les mêmes que celles du sérum.

INTERPRÉTATIONS POSSIBLES DES VALEURS ANORMALES

Arthrite infectieuse
Arthrite traumatique
Arthrite tuberculeuse
Goutte
Lupus érythémateux disséminé
Ostéoarthrite
Polyarthrite rhumatoïde
Pseudogoutte
Rhumatisme articulaire aigu
Synovite
Tumeur impliquant l'articulation

INTERVENTIONS INFIRMIÈRES ET DÉROULEMENT DU TEST

Avant le test

- Informer le client qu'un faible inconfort au cours de l'examen peut être causé par l'injection de l'anesthésique local.
- S'assurer que le client n'est pas allergique à l'anesthésiant qui sera utilisé pour faire l'examen.
- Le client doit signer un formulaire de consentement éclairé.
- Il n'est pas nécessaire d'être à jeun pour passer cet examen.

Procédure (exécutée par un orthopédiste)

- Aider le client à s'allonger.
- Nettoyer la peau à l'aide d'un antiseptique et l'anesthésier au-dessus du site de prélèvement.
- Introduire l'aiguille dans l'espace articulaire et en extraire un minimum de 10 ml pour l'analyse.
- Si nécessaire, laisser l'aiguille en place et y attacher une seringue contenant un stéroïde.
- Retirer l'aiguille après l'injection de stéroïde.

Après le test

- Appliquer une pression sur le site de la ponction veineuse pendant 3 à 5 minutes. Mettre un pansement compressif et vérifier régulièrement un possible saignement.
- Enseigner au client à surveiller le site et à déceler tout signe d'infection (écoulement, rougeur, chaleur, œdème et douleur au site de la ponction ainsi que présence de fièvre).

A

- Le client peut ressentir des malaises à la suite de l'examen. Lui recommander de laisser reposer son articulation pendant au moins 12 heures après l'examen. Il peut utiliser des bandages élastiques, de la glace et des analgésiques légers pour diminuer la douleur. Lui recommander d'éviter tout effort physique intense pendant la période recommandée par le médecin.

ALERTES CLINIQUES

- L'hémarthrose (épanchement sanguin dans une articulation) et l'infection de l'articulation comptent parmi les complications possibles.

CONTRE-INDICATIONS

- Clients ayant une infection cutanée ou articulaire à proximité du site prévu pour l'arthrocentèse

RADIOLOGIE

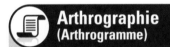

Arthrographie
(Arthrogramme)

Description du test

L'arthrographie est l'examen d'une articulation effectué après qu'un colorant radio-opaque et/ou de l'air y ait été injecté. Pratiqué sous anesthésie locale, cet examen a pour fonction d'évaluer une lésion articulaire, telle une déchirure du cartilage, en mettant en évidence les tissus mous et les contours de l'articulation. On réalise les radiographies tandis qu'on manipule l'articulation. Cet examen est surtout utile lorsqu'il s'agit d'évaluer un malaise articulaire persistant qu'on ne peut expliquer. Si l'on prévoit une intervention chirurgicale, on exécute une arthroscopie au lieu d'une arthrographie.

VALEURS NORMALES

Cartilages, ligaments, liquide synovial, muscles et structures tendineuses articulaires normaux

INTERPRÉTATIONS POSSIBLES DES VALEURS ANORMALES

Anomalies du cartilage
Anomalies du liquide synovial
Arthrite

Chondromalacie rotulienne
Déchirures des ligaments croisés
Déchirures du ménisque
Fractures de l'ostéochondre
Kyste de Baker
Ostéochondrite disséquante
Rupture de la capsule articulaire
Rupture des ligaments collatéraux
Rupture des ligaments latéraux internes
Synovite

INTERVENTIONS INFIRMIÈRES ET DÉROULEMENT DU TEST

Avant le test

- Informer le client qu'un faible inconfort au cours de l'examen peut être causé par l'injection de l'anesthésique local; il peut ressentir une pression ou des picotements pendant l'injection du colorant.
- Vérifier les allergies à l'iode, aux fruits de mer ou au colorant de contraste. Si le client a des allergies, en informer le radiologiste et demander une prescription pour un antihistaminique et un stéroïde à donner avant l'examen.
- Le client doit signer un formulaire de consentement éclairé.
- Il n'est pas nécessaire d'être à jeun pour passer cet examen.

Procédure (exécutée par un orthopédiste)

- Aider le client à s'allonger.
- Nettoyer la peau à l'aide d'un antiseptique et l'anesthésier au-dessus du site de la ponction.
- Introduire l'aiguille dans l'espace articulaire. Retirer généralement un peu de liquide synovial pour l'analyse.
- L'aiguille étant encore en place, injecter le colorant de contraste et/ou de l'air dans l'articulation.
- Enlever l'aiguille et faire bouger l'articulation pour que le colorant s'y répande.
- Réaliser des radiographies de l'articulation dans diverses positions.

Après le test

- Appliquer une pression sur le site de la ponction veineuse pendant 3 à 5 minutes. Mettre un pansement compressif et vérifier régulièrement un possible saignement.
- La plupart des réactions allergiques au colorant radio-opaque se manifestent dans les 30 minutes suivant l'injection du produit de contraste. Surveiller attentivement la manifestation des signes suivants chez le client : détresse respiratoire, érythème, hypotension, œdème, stridor laryngé, tachycardie et/ou urticaire. Le matériel de réanimation d'urgence doit être aisément accessible.
- Le client peut ressentir des malaises à la suite de ces opérations. Lui recommander de laisser son articulation au repos pendant au moins 12 heures après l'examen. Il peut utiliser des bandages élastiques, de la glace et des analgésiques légers pour diminuer la douleur. Lui recommander d'éviter tout exercice intense pour la période recommandée par le médecin.

A

- Enseigner au client à surveiller le site et à déceler tout signe d'infection (écoulement, rougeur, chaleur, œdème et douleur au site de la ponction ainsi que présence de fièvre).

ALERTES CLINIQUES

- Le matériel de réanimation doit être disponible durant toute l'intervention.
- Complications possibles : crépitation articulaire continue, infection, réaction allergique au colorant et thrombophlébite.

CONTRE-INDICATIONS

- Femmes enceintes
  - Avertissement : une femme en âge d'avoir des enfants devrait subir une radiographie seulement durant ses menstruations, ou 12 à 14 jours après leur début, pour éviter d'exposer le fœtus aux radiations
- Clients allergiques à l'iode, aux fruits de mer ou à des colorants de contraste
- Clients ayant une arthrite active
- Clients ayant une infection articulaire

RADIOLOGIE

 Arthroscopie

Description du test

L'arthroscopie est une technique au moyen de laquelle on peut visualiser directement une articulation à l'aide d'un endoscope à fibre optique. Fixée à l'extrémité de l'endoscope, une caméra transmet une image claire des parties internes de l'articulation examinée. Cet examen permet non seulement d'observer directement les structures articulaires, mais aussi de pratiquer des biopsies et d'effectuer de simples réparations comme l'élimination de corps étrangers. Bien que cet examen puisse se pratiquer sur n'importe quelle articulation, le genou est le site le plus fréquemment étudié. Cet examen est généralement effectué sous anesthésie générale ou rachidienne. Une arthroscopie diagnostique s'impose généralement lorsque la douleur et des limitations fonctionnelles se poursuivent malgré des traitements classiques (médicaments ou physiothérapie, par exemple) et que l'imagerie est peu concluante.

VALEURS NORMALES

Cartilages, ligaments, liquide synovial, muscles et structures tendineuses articulaires normaux

INTERPRÉTATIONS POSSIBLES DES VALEURS ANORMALES

Arthrose
Chondromalacie
Déchirure du cartilage
Déchirure du ligament
Fractures
Kystes
Ménisque blessé
Ostéoarthrose
Ostéochondrite
Polyarthrite rhumatoïde
Rétention de liquide synovial
Synovite
Tumeurs articulaires

FACTEURS CONTRIBUANT AUX VALEURS ANORMALES

- Si une arthrographie a été récemment pratiquée sur l'articulation, l'examen arthroscopique peut être faussé par la présence d'un produit de contraste résiduel ou par une inflammation.

INTERVENTIONS INFIRMIÈRES ET DÉROULEMENT DU TEST

Avant le test

- Informer le client que l'inconfort durant l'examen est dû à l'injection d'un anesthésique local et à l'introduction d'un instrument émoussé à travers la membrane synoviale. Le client peut aussi ressentir une pression due à l'arthroscope.
- Vérifier si le client n'est pas allergique à l'anesthésiant qui sera utilisé pour faire l'examen.
- Enseigner au client à se déplacer avec des béquilles.
- Le client doit signer un formulaire de consentement éclairé.
- Il est nécessaire d'être à jeun pour passer cet examen.
- Raser une région de 12 à 15 cm au-dessus et en dessous de l'articulation.
- Administrer une sédation avant de commencer l'examen, si prescrit.

Procédure (exécutée par un orthopédiste)

- Aider le client à s'allonger.
- Installer un soluté de base et anesthésier le client.
- Nettoyer et soulever le membre puis l'envelopper d'un bandage élastique depuis la partie distale jusqu'à l'extrémité proximale afin de drainer la plus grande quantité de sang possible.
- Installer le garrot pneumatique sur la partie proximale du membre et retirer le bandage élastique.
  - Note : Au lieu d'un garrot, on peut injecter une solution saline contenant 1 % de lidocaïne et d'épinéphrine dans l'articulation pour la distendre et diminuer le saignement.

A

- Plier l'articulation à un angle de 45°.
- Pratiquer une petite incision cutanée dans la partie latérale ou médiane de l'articulation. Percer ensuite la membrane synoviale à l'aide d'un instrument émoussé.
- Insérer l'arthroscope dans l'espace articulaire. Faire bouger l'articulation tout en poursuivant les observations. Il peut s'avérer nécessaire de pratiquer d'autres incisions pour mieux visualiser l'articulation.
- Il est à ce moment possible de pratiquer une biopsie et/ou toute autre intervention nécessaire.
- Irriguer l'articulation et retirer l'arthroscope.
- Appliquer une pression manuelle sur l'articulation pour enlever la solution d'irrigation résiduelle.
- Suturer les sites des incisions et mettre en place un pansement compressif.

Après le test
- Évaluer les signes vitaux du client ainsi que les signes neurologiques et neurovasculaires (BCCMS) de l'extrémité en cause.
- Comparer le membre où l'arthroscopie a été pratiquée avec le membre non affecté par la chirurgie.
- Appliquer de la glace sur le genou.
- Demander au client de surveiller l'apparition de signes de rougeur, de tuméfaction et de sensibilité au site de l'incision.
- Le client doit éviter de pratiquer des activités physiques sollicitant l'articulation tant qu'il n'aura pas la permission de son médecin.
- Le client utilisera des béquilles en période postopératoire pour diminuer le poids sur le membre traité.
- Renseigner le client sur l'utilisation adéquate des analgésiques; l'informer qu'il peut mettre de la glace sur le site de l'arthroscopie pour diminuer l'inflammation et la douleur.

ALERTES CLINIQUES

- Complications possibles : anesthésie subpatellaire, déchirure de la membrane synoviale, hémarthrose, infection, lésion articulaire et thrombophlébite.
- Il faudra prévoir un rendez-vous pour le retrait des points de suture.

CONTRE-INDICATIONS

- Clients ayant une ankylose fibreuse qui nuit à l'utilisation efficace de l'arthroscope dans l'articulation
- Clients ayant une infection articulaire ou cutanée à proximité du site opératoire

Bacilles acido-alcoolo-résistants
(BAAR)

Description du test

La méthode d'acido-alcoolo-résistance est une technique de coloration distincte particulièrement utile pour mettre en évidence les mycobactéries présentes dans des spécimens d'expectorations; en effet, celles-ci renferment souvent une bonne variété d'organismes. On trouve parmi ces mycobactéries les agents responsables de la lèpre, de la tuberculose et d'infections respiratoires chez les personnes atteintes du syndrome d'immunodéficience acquise (sida). Les mycobactéries retiennent la couleur du colorant, même à la suite d'un traitement avec une solution décolorante acide-alcool. Une fois qu'on a mis en évidence des bacilles acido-alcoolo-résistants, on les cultive pour examiner en même temps leur sensibilité au traitement pharmacologique approprié.

CONSIDÉRATIONS CLINIQUES

Tout client ayant une toux qui dure depuis plus de 2 ou 3 semaines et présentant au moins un symptôme comme la fièvre, des sueurs nocturnes, une perte de poids ou l'hémoptysie devrait subir une radiographie pulmonaire. Si l'on soupçonne la tuberculose, il faut recueillir ses expectorations trois matins consécutifs pour y vérifier la présence de bacilles acido-alcoolo-résistants.

VALEURS NORMALES

Négatives pour les bacilles BAAR

INTERPRÉTATIONS POSSIBLES DES VALEURS ANORMALES

Positives

Lèpre
Sida
Tuberculose

FACTEURS CONTRIBUANT AUX VALEURS ANORMALES

• Des échantillons de salive donnent des résultats erronés.

INTERVENTIONS INFIRMIÈRES ET DÉROULEMENT DU TEST

Avant le test

• Obtenir un échantillon d'expectoration avant le début de la thérapie antimicrobienne.

B

- Expliquer la procédure au client:
  - Lui demander de recueillir un spécimen de ses expectorations le matin, car c'est à ce moment qu'elles sont le plus concentrées.
  - Afin de diminuer la contamination de l'échantillon, demander au client de se brosser les dents et de se rincer la bouche avec de l'eau avant le prélèvement de l'expectoration.
  - L'expectoration doit provenir de l'arbre bronchique. Expliquer au client qu'une expectoration et de la salive sont deux choses différentes.
  - Lui demander de recueillir l'échantillon dans le contenant à expectoration stérile qu'on lui a fourni.
- Si on soupçonne que le client a la tuberculose, il peut être nécessaire de prélever des expectorations trois matins de suite afin d'augmenter la probabilité d'isoler les micro-organismes pathogènes.
- Si les expectorations sont très épaisses, on peut les diluer en demandant au client d'inhaler une solution saline ou d'eau nébulisée, ou encore en augmentant les ingesta de liquide la veille du prélèvement. Il peut également s'avérer utile de pratiquer un drainage postural et une physiothérapie respiratoire.

Procédure

- Demander au client de prendre plusieurs grandes respirations puis de tousser profondément pour obtenir le spécimen. Il faut au moins 5 ml d'expectoration.
- Si l'opération précédente n'est pas efficace, on peut alors effectuer une succion endotrachéale ou une bronchoscopie.

Après le test

- Étiqueter l'échantillon d'expectoration et le faire parvenir au laboratoire le plus rapidement possible. Si le client reçoit des antibiotiques, le mentionner sur la requête.

ALERTES CLINIQUES

- Un frottis BAAR positif signale probablement la présence d'une infection à mycobactérie. L'identification précise des mycobactéries se fait à l'aide d'une culture de BAAR.
- Si le frottis ou la culture donne un résultat positif après plusieurs semaines de traitement médicamenteux, c'est que ce traitement n'est pas efficace et que le client est encore contagieux. Un changement de médicaments serait alors nécessaire.

PATHOLOGIE

Biopsie cutanée par immunofluorescence
(Biopsie de la peau)

Description du test

L'immunofluorescence est une technique histologique au cours de laquelle des anticorps sont marqués par des colorants fluorescents. Observés au microscope à ultraviolets, ces anticorps apparaissent en fluorescence lorsqu'ils réagissent avec des antigènes pour former des complexes antigène-anticorps. On utilise cette technique lorsqu'on pratique une biopsie cutanée. Cet examen se révèle utile pour évaluer des troubles de la peau, comme le lupus érythémateux, et des maladies vésicantes (dermatoses bulleuses), comme le pemphigus et la pemphigoïde bulleuse.

B

VALEURS NORMALES

Histologie cutanée normale

Absence de complexes antigène-anticorps

INTERPRÉTATIONS POSSIBLES DES VALEURS ANORMALES

Dermatite herpétiforme
Lupus érythémateux chronique
Lupus érythémateux disséminé
Pemphigoïde bulleuse
Pemphigus

INTERVENTIONS INFIRMIÈRES ET DÉROULEMENT DU TEST

Avant le test

- Il n'est pas nécessaire d'être à jeun pour passer cet examen.
- Le client doit signer un formulaire de consentement éclairé.

Procédure (exécutée par un médecin)

- Prélever un échantillon de peau par une biopsie à l'emporte-pièce, par prélèvement à l'aide d'un dermatome ou par excision.
- Appliquer une pression sur le site de prélèvement afin de maîtriser le saignement. Si on fait une biopsie à l'emporte-pièce ou par excision, il peut être nécessaire de suturer la peau.

Après le test

- Étiqueter le spécimen, le mettre sur de la glace et le faire parvenir au laboratoire où il sera rapidement congelé à l'azote liquide.
- Mettre un pansement stérile sur le site de la biopsie.
- Enseigner au client à surveiller le site et à déceler tout signe d'infection (écoulement, rougeur, chaleur, œdème et douleur au site de la ponction ainsi que présence de fièvre).

ALERTES CLINIQUES

- Complications possibles : saignement au site de la biopsie et formation d'une cicatrice.
- Si la plaie a été suturée, expliquer au client à quel moment on peut enlever les sutures.

B

CONTRE-INDICATIONS

- Clients incapables de coopérer en raison de leur âge, de leur état mental, de la douleur ou d'autres facteurs
- Clients prenant des anticoagulants

PATHOLOGIE

 Biopsie de la moelle osseuse

Description du test

La moelle osseuse est un tissu mou, d'apparence spongieuse, présent dans le canal médullaire des os longs (fémur, tibia, humérus), de même que dans les espaces centraux de l'os spongieux (sternum, côte, bassin). Sa fonction première vise la production d'érythrocytes, de leucocytes et de plaquettes sanguines. Lorsqu'un hémogramme révèle des numérations ou des cellules sanguines anormales ou encore si le médecin doit évaluer une possible maladie systémique de la moelle osseuse, on pratique une biopsie ou une ponction médullaire. Pour ce faire, on insère une aiguille à travers le cortex osseux jusque dans la moelle osseuse pour prélever un échantillon de moelle ou on aspire de la moelle par la crête iliaque ou, à l'occasion, par le sternum.

CONSIDÉRATIONS CLINIQUES

Une biopsie de la moelle osseuse devrait être pratiquée chez les clients ayant une numération globulaire anormale et des symptômes tels la fièvre, des sudations nocturnes, une perte de poids, de la fatigue, une perte d'appétit, un taux élevé de phosphatase alcaline ou des douleurs osseuses.

VALEURS NORMALES

La moelle osseuse rouge contient du tissu conjonctif, des cellules adipeuses et des cellules hématopoïétiques. La moelle osseuse jaune contient du tissu conjonctif et du tissu adipeux.

INTERPRÉTATIONS POSSIBLES DES VALEURS ANORMALES

Agranulocytose
Amyloïdose
Anémie ferriprive
Anémie sidéroblastique
Cancer
Dysfonctionnement plaquettaire
Granulome
Infection
Leucémie
Lymphome

Mononucléose infectieuse
Myélofibrose
Myélome multiple
Polyglobulie primitive
Réduction du taux de l'hématopoïèse
Syndrome myélodysplasique
Thalassémie

INTERVENTIONS INFIRMIÈRES ET DÉROULEMENT DU TEST

Avant le test

- Informer le client que l'inconfort ressenti durant l'examen est dû à l'injection d'un anesthésique local et à la ponction d'un échantillon de moelle osseuse. Il pourrait aussi ressentir une pression au moment de l'insertion de l'aiguille à ponction-biopsie.
- Obtenir les valeurs de bases concernant la coagulation, comme le temps de prothrombine, le temps de céphaline et la numération plaquettaire du client.
- Il n'est pas nécessaire d'être à jeun pour passer cet examen.
- Le client doit signer un formulaire de consentement éclairé.
- Administrer une sédation avant de commencer l'examen, si prescrit.

Procédure (exécutée par un médecin)

- Installer le client en position de décubitus ventral ou latéral.
- Nettoyer la peau recouvrant le site où se pratiquera la ponction et la recouvrir de champs stériles.
- Injecter l'anesthésique local et pratiquer une mince incision.
- L'aiguille de gros calibre est lentement introduite dans l'incision, à travers le tissu sous-cutané et le cortex osseux. Une fois dans la moelle, séparer le stylet de l'aiguille et y attacher une seringue.
- Aspirer un échantillon de 0,5 à 2 ml de moelle osseuse et préparer des lames pour l'observation au microscope.
- Enfoncer l'aiguille de biopsie un peu plus loin puis la faire tourner dans les deux directions, entraînant ainsi un échantillon de la moelle osseuse dans l'aiguille.
- Retirer ensuite l'aiguille et exercer une pression sur le site pendant 10 à 15 minutes.
- Déposer l'échantillon de moelle dans le contenant approprié.
- Appliquer un pansement stérile sur le site de la biopsie.
- Mettre de la glace pour diminuer les possibilités de saignement et d'hématome.

Après le test

- S'assurer qu'il n'y a pas de saignement au site de la ponction.
- Surveiller les signes d'infection : érythème au site, fièvre.
- Surveiller les signes d'hémorragie : augmentation du pouls, diminution de la pression sanguine. Surveiller s'il y a exacerbation de la douleur. Des analgésiques peuvent être prescrits par le médecin.
- Le client devrait idéalement demeurer alité pendant au moins 1 heure après la biopsie. Cette façon de faire n'est pas courante dans les cliniques privées où les lieux ne s'y prêtent pas.
- Étiqueter le spécimen et le faire parvenir immédiatement au laboratoire.

B

ALERTES CLINIQUES

- Complications possibles : hémorragie et infection au site de la ponction.

CONTRE-INDICATIONS

- Clients ayant des troubles hémostatiques
- Clients incapables de coopérer en raison de leur âge, de leur état mental, de la douleur ou d'autres facteurs

PATHOLOGIE

Biopsie de l'endomètre

Description du test

La biopsie de l'endomètre est une procédure au cours de laquelle on prélève un échantillon de tissus de l'endomètre. On l'utilise pour évaluer des saignements anormaux ou postménopausiques et exclure la présence d'un cancer de l'endomètre ou de ses précurseurs. Parmi les autres indications, on compte l'évaluation de la réaction utérine à l'hormonothérapie, l'évaluation de la stérilité, le suivi d'une hyperplasie endométriale précédemment diagnostiquée et le suivi d'un résultat de test de Papanicolaou (test Pap) anormal avec des cellules suggérant une origine endométriale (particulièrement chez les femmes de plus de 40 ans).

CONSIDÉRATIONS CLINIQUES

La Société des obstétriciens et gynécologues du Canada recommande qu'une biopsie d'endomètre soit pratiquée en cabinet chez toute femme présentant des saignements utérins anormaux et ayant plus de 40 ans ou pesant 90 kg ou plus.

VALEURS NORMALES

Pas de cellules anormales

INTERPRÉTATIONS POSSIBLES DES VALEURS ANORMALES

Cancer de l'endomètre
Endomètre atrophique
Fibromes utérins
Hyperplasie complexe atypique
Hyperplasie simple
Polypes utérins

INTERVENTIONS INFIRMIÈRES ET DÉROULEMENT DU TEST

Avant le test

- Informer la cliente qu'elle peut souffrir de crampes durant l'examen. Un anti-inflammatoire non stéroïdien (AINS), administré par voie orale avant l'examen, peut réduire les crampes.
- La cliente doit rester immobile pendant l'examen.
- Il n'est pas nécessaire d'être à jeun pour passer cet examen.
- La cliente doit signer un formulaire de consentement éclairé.

Procédure (exécutée par un médecin)

- L'examen peut se pratiquer avec ou sans anesthésie.
- Installer la cliente en position gynécologique.
- Procéder à un examen pelvien externe afin de déterminer la taille et la position de l'utérus.
- Introduire un spéculum dans le vagin.
- Localiser et anesthésier le col, puis le nettoyer avec une solution désinfectante.
- Explorer doucement le col avec la sonde utérine.
    - S'il est trop mobile, le stabiliser à l'aide d'un tenaculum.
    - S'il est difficile d'insérer la sonde dans l'orifice interne du col de l'utérus, celui-ci peut être dilaté d'abord par un très petit dilatateur utérin, puis par des dilatateurs de plus en plus gros, jusqu'à ce que la sonde puisse traverser l'orifice.
- Insérer l'extrémité du cathéter de biopsie d'endomètre dans le col, puis jusqu'au fond de l'utérus.
- Déplacer l'extrémité du cathéter dans un mouvement de va-et-vient au moins quatre fois afin d'obtenir suffisamment de tissu.
- Retirer le cathéter et enlever doucement le tenaculum.

Après le test

- Placer le prélèvement dans un contenant contentant un agent conservateur, l'étiqueter et l'envoyer au laboratoire.
- Informer la cliente qu'elle devra porter une serviette hygiénique à la suite de l'examen et éviter toutes relations sexuelles pendant 72 heures.
- Dire à la cliente d'éviter de soulever des objets lourds.

ALERTES CLINIQUES

- Complications possibles : déchirure du col, infection, perforation de l'utérus et saignements.
- Si l'orifice interne du col est très étroit, une alternative à la dilatation instrumentale du col chez les clientes plus âgées consiste à introduire un dilatateur osmotique (fait de laminaire, une algue) le matin de l'examen. Celui-ci entraînera l'ouverture lente du col et permettra de réaliser la procédure dans l'après-midi.

B

CONTRE-INDICATIONS

- Femmes enceintes
- Clientes présentant une des conditions suivantes :
  - cancer du col utérin
  - infection cervicale ou vaginale aiguë
  - infection génitale haute aiguë
  - obésité morbide
  - sténose cervicale importante
  - troubles hémorragiques

PATHOLOGIE

Biopsie du col utérin
(Biopsie à l'emporte-pièce, Conisation du col utérin)

Description du test

La biopsie du col utérin consiste à prélever des échantillons tissulaires du col de l'utérus à des fins d'examens. Elle se pratique à la suite d'un test de Papanicolaou (test Pap) dont le frottis de cellules cervicales a révélé d'importantes anomalies cellulaires, ou après avoir observé une anomalie du col à l'occasion d'un examen pelvien. On surveille généralement l'évolution des modifications cellulaires mineures du col en effectuant fréquemment des tests Pap. Il existe plusieurs façons de pratiquer une biopsie du col de l'utérus.

- Une *biopsie à l'emporte-pièce* consiste à prélever une petite portion de tissu du col à l'aide d'un instrument dont l'extrémité a la forme d'une fine boucle. On peut aussi effectuer plusieurs biopsies consécutives à l'aide de cet instrument. Cette technique est habituellement pratiquée en même temps qu'une colposcopie.

- La *biopsie conique*, ou *conisation du col de l'utérus*, consiste à prélever un fragment conique de tissu du col utérin, soit par une technique de coupe à froid à l'aide d'un laser ou d'un scalpel chirurgical, soit en pratiquant une excision électrochirurgicale à l'aide d'une anse. La biopsie conique s'effectue sous anesthésie générale ou locale.

- Le *curetage endocervical* consiste à gratter la muqueuse du canal endocervical, un tissu qui n'est pas visible depuis l'orifice externe du col de l'utérus.

- L'*excision électrochirurgicale* se pratique à l'aide d'une fine anse métallique dans laquelle circule un courant électrique qui coupe une mince couche de tissu anormal. On extraira la quantité de tissu nécessaire selon que l'on procède uniquement à une biopsie ou que l'on veut retirer la totalité du tissu anormal pour permettre la croissance de tissu sain. On ne pratique ce type d'excision que si une biopsie antérieure a révélé une tumeur intracervicale.

En raison du risque de former une cicatrice dans le col en y supprimant des tissus et de la possibilité de causer ultérieurement la stérilité ou des avortements spontanés, la cliente doit discuter avec son médecin des avantages et désavantages de chacun des types de biopsie possible. Il est essentiel de choisir l'intervention la plus appropriée au problème particulier de la cliente.

VALEURS NORMALES

Absence de cellules anormales

INTERPRÉTATIONS POSSIBLES DES VALEURS ANORMALES

Cancer invasif du col de l'utérus
Condylomes acuminés
Polypes cervicaux
Tumeur cervicale intraépithéliale

INTERVENTIONS INFIRMIÈRES ET DÉROULEMENT DU TEST

Avant le test

- Aviser la cliente qu'elle pourrait avoir des crampes au cours de l'examen.
- On peut donner un analgésique 30 minutes avant le début de l'examen, si prescrit.
- Réviser les exercices de respiration profonde pour faciliter la relaxation durant l'examen.
- La cliente doit demeurer immobile durant tout l'examen.
- Il n'est pas nécessaire d'être à jeun pour passer cet examen, à moins qu'une anesthésie générale s'impose.
- La cliente ne doit pas se faire de douche vaginale, utiliser de tampons ou de crème vaginale ni avoir de rapports sexuels pendant 24 heures avant l'examen.
- Il est possible de faire un test de grossesse.
- La cliente doit signer un formulaire de consentement éclairé.
- Si l'examen est pratiqué dans une clinique de consultation externe et que la cliente est anesthésiée, celle-ci devra prévoir un moyen de retourner à la maison.

Procédure (exécutée par un médecin)

- L'examen peut être fait avec ou sans anesthésie.
- Demander à la cliente de vider sa vessie avant l'examen.
- Aider la cliente à adopter une position gynécologique.
- Insérer un spéculum dans le vagin.
- Observer le col à l'aide d'un colposcope.
- Nettoyer le col et le badigeonner d'une solution d'acide acétique; elle fait blanchir les tissus anormaux, les rendant plus apparents.
- Il est possible d'anesthésier localement la région soumise à la biopsie.
- Pratiquer la biopsie selon l'une des méthodes décrites ci-dessus.
- S'il s'agit d'une excision électrochirurgicale, utiliser une pince pour maintenir le col et l'empêcher de bouger pendant l'examen.
- Traiter tout saignement au site de la biopsie à l'aide d'une médication topique. Des sutures ou une électrocautérisation peuvent s'avérer nécessaires.
- Si on pratique une biopsie conique, il est possible d'appliquer sur le site de la biopsie un pansement compressif que la cliente devra elle-même enlever après un certain temps.

B

Après le test

- Placer le spécimen dans un contenant, l'étiqueter et le faire parvenir au laboratoire.
- Une serviette hygiénique sera nécessaire en raison des saignements. Pendant quelques jours, les écoulements seront foncés ou noirs.
- On prescrit un analgésique pour les malaises. À moins d'un avis favorable du médecin, il ne faudrait pas acheter d'analgésiques en vente libre en raison des risques de saignement associés à certains produits.
- Pendant une semaine, la cliente ne devrait pas avoir de relations sexuelles, se faire de douches vaginales ni utiliser de tampons afin de laisser au col le temps de guérir. Dans le cas d'une conisation du col, il faut prévoir quelques semaines. Pendant cette période, il ne faut pas pratiquer d'activités physiques épuisantes ni lever des objets lourds.

ALERTES CLINIQUES

- Complications possibles : changements ou cicatrices dus au prélèvement de tissu qui peut causer à long terme de l'infertilité ou des avortements spontanés, des infection et/ou des saignements.
- Informer la cliente qu'elle doit rapporter tout signe d'infection (fièvre, mauvaises odeurs ou écoulements) ou des saignements qui se poursuivent après 2 semaines. Des douleurs intenses dans le bas de l'abdomen doivent être signalées immédiatement.
- À la suite d'une biopsie positive et d'un traitement pour un carcinome, il faut faire un test Pap tous les 3 ou 4 mois pour s'assurer qu'il ne reste plus de tissus anormaux ou qu'il n'y en a pas de nouveaux. Une colposcopie peut aussi être envisagée.

CONTRE-INDICATIONS

- Clientes ayant des problèmes de coagulation
- Clientes ayant un syndrome inflammatoire pelvien
- Clientes ayant une inflammation aiguë du col utérin
- Grossesse
- Menstruations en cours

PATHOLOGIE

Biopsie du foie

Description du test

De nombreux tests, comme le dosage des enzymes hépatiques, l'échographie et la tomodensitométrie, permettent de diagnostiquer des troubles hépatiques. Cependant, seule une biopsie fournit des échantillons de tissu pour mener une étude pathologique. On la pratique chez les personnes qui présentent l'un des signes suivants :

taux d'enzymes hépatiques élevé de façon persistante, ictère et/ou hépatomégalie d'origine indéterminée, maladies infiltrantes telles la sarcoïdose ou l'amyloïdose, maladies hépatiques suspectes telles des tumeurs, des kystes ou une cirrhose.

La biopsie percutanée du foie est pratiquée à l'aide d'un instrument inséré directement à travers la peau et dirigé vers le foie, soit à l'aveugle, soit sous échographie ou tomodensitométrie, pour aspirer un échantillon de tissu hépatique. Une opération peut aussi être pratiquée en effectuant la biopsie à travers une incision chirurgicale. C'est au laboratoire que cet échantillon sera ensuite fixé, préparé et coloré en vue d'un examen microscopique effectué par un pathologiste.

CONSIDÉRATIONS CLINIQUES

Les personnes atteintes d'hépatite C à qui on envisage d'administrer une thérapie antivirale sont considérées comme étant des candidats pour une biopsie du foie. Cette biopsie représente en effet le meilleur standard pour évaluer l'état histologique et le degré d'atteinte, à moins que les probabilités de complications ne soient trop élevées.

VALEURS NORMALES

Absence de cellules et de tissus anormaux

INTERPRÉTATIONS POSSIBLES DES VALEURS ANORMALES

Abcès du foie
Amyloïdose
Atrésie biliaire
Cancer primitif du foie
Cholangite sclérosante
Cirrhose
Cirrhose biliaire primitive
Coccidioïdomycose
Hémochromatose
Hémosidérose
Hépatite
Kyste
Leptospirose ictéro-hémorragique
Lymphome de Hodgkin
Lymphome non hodgkinien
Maladie de Wilson
Maladie hépatique due à l'alcool
Sarcoïdose
Schistosomiase
Stéatohépatite non alcoolique
Troubles métaboliques
Tuberculose
Tumeur bénigne
Tumeur maligne (primaire ou métastatique)

INTERVENTIONS INFIRMIÈRES ET DÉROULEMENT DU TEST

B

Avant le test

- Informer le client qu'il pourrait ressentir un malaise à l'épaule droite de même que sur le site de la biopsie durant la procédure.
- Il est nécessaire d'être à jeun pour passer cet examen.
- Informer le client qu'il est très important de demeurer immobile durant l'examen.
- Le client doit signer un formulaire de consentement éclairé.
- Évaluer la formule sanguine et les troubles de coagulation chez le client.
- Administrer une sédation, si prescrite.

Procédure (exécutée par un médecin)

- Mesurer les signes vitaux de base au début et les vérifier régulièrement au cours de l'intervention.
- Aider le client à s'installer en décubitus dorsal ou latéral gauche. Placer sa main droite sous sa tête et tourner celle-ci vers la gauche.
- Administrer un anesthésique local et un sédatif, si prescrits.
- Demander au client d'inspirer et d'expirer profondément à plusieurs reprises, puis de retenir son souffle à la suite d'une profonde expiration, ceci afin de maintenir le diaphragme dans sa position la plus haute et de diminuer les probabilités de perforation au cours de l'intervention.
- Insérer l'aiguille le long de la ligne axillaire moyenne, dans l'espace intercostal, soit entre la sixième côte et la septième, soit entre la huitième et la neuvième, suivant le niveau de la matité hépatique maximale. Cette position peut varier si on a déjà choisi une région comme cible de la biopsie et que celle-ci est guidée par échographie ou par tomodensitométrie.
- Aspirer l'échantillon de tissu et retirer l'aiguille rapidement.
- Aviser le client qu'il peut recommencer à respirer normalement.
- Faire parvenir l'échantillon au service de pathologie dans le contenant requis.
- Appliquer un pansement compressif au site de la ponction.
- L'ensemble de ces opérations prend généralement 15 minutes.

Après le test

- Surveiller les signes vitaux, les signes d'hémorragie (pouls élevé, pression artérielle faible) et de péritonite (augmentation de la température corporelle, douleur intense).
- Surveiller le rythme et la profondeur des inspirations, ainsi que les bruits respiratoires, la dyspnée, les douleurs thoraciques pleurétiques, la cyanose, l'hypotension et l'agitation.
- Surveiller la présence d'hémorragie au niveau du pansement. Ne *pas* enlever le pansement compressif pour vérifier si la plaie saigne. Faire un hématocrite 6 à 8 heures après l'examen. Toute diminution de l'hématocrite doit être immédiatement signalée.
- Surveiller la douleur :
  - une douleur dans le quadrant supérieur droit peut être due à une accumulation de sang ou de bile dans la région sous-scapulaire;
  - une douleur à l'épaule droite peut être due à la présence de sang sur la surface interne du diaphragme.

- Maintenir une pression au site de la biopsie en plaçant le client sur le côté droit pendant 1 à 4 heures, avec une petite serviette enroulée sous le rebord costal. Garder le client au repos au lit pendant au moins 6 heures, et jusqu'à 24 à 48 heures selon la procédure de l'établissement.
- Demander au client d'éviter de tousser ou de faire des efforts, activités qui augmentent la pression intra-abdominale. Pendant 1 à 2 semaines, le client doit éviter de pratiquer des activités physiques exigeantes et de soulever des objets lourds.

B

ALERTES CLINIQUES

- Complications possibles : choc, hémorragie, perforation d'un organe abdominal (diaphragme, vésicule biliaire ou rein), péritonite biliaire, pneumothorax.

CONTRE-INDICATIONS

- Clients ayant des troubles de coagulation
- Clients anticoagulés
- Clients anémiques
- Clients ayant une faible numération plaquettaire (<50 000/mm^3)
- Clients ayant des troubles plaquettaires dus à l'acide acétylsalicylique ou à une insuffisance rénale
- Clients chez qui il est difficile de déterminer la position du foie, comme dans les cas d'ascite ou d'obésité morbide; dans ces cas, une biopsie transjugulaire peut être une autre possibilité
- Clients souffrant d'une obstruction extrahépatique, d'ictère par rétention
- Clients souffrant d'une infection sous-phrénique, hémithoracique droite ou des conduits biliaires
- Clients chez qui on suspecte une tumeur vasculaire au foie (hémangiome hépatique)
- Clients incapables de coopérer en raison de leur âge, de leur état mental, de la douleur ou d'autres facteurs

PATHOLOGIE

Biopsie du ganglion sentinelle

Description du test

On utilise la biopsie du ganglion sentinelle pour la classification du cancer du sein ou des mélanomes. Par le passé, lorsqu'on découvrait un cancer du sein ou un mélanome, on excisait tous les ganglions drainant la région, ce qui laissait souvent une douleur résiduelle, une déformation et un lymphœdème. La biopsie du ganglion sentinelle se fonde sur la notion suivante : ce ganglion étant le premier à recevoir le drainage lymphatique

B

provenant du cancer, c'est lui qui risque le plus d'être atteint si le cancer s'est répandu. Si on enlève un ganglion sentinelle et qu'on découvre qu'il n'est pas atteint, il n'est pas nécessaire d'enlever les autres ganglions, mais si le ganglion sentinelle est cancéreux, on procède alors à l'exérèse de l'ensemble des ganglions de la région.

L'identification des ganglions sentinelles peut se faire à l'aide de deux produits. Le premier est une matière radioactive qu'on injecte dans le sein ou dans la région entourant le mélanome et qui devient captive dans les ganglions lymphatiques. Un dispositif de balayage permet alors de découvrir tout ganglion devenu radioactif. L'autre produit est un colorant bleu injecté de la même façon et que le chirurgien suit pour découvrir le ganglion sentinelle qui doit être enlevé pour examen.

VALEURS NORMALES

Fixation lymphatique normale

INTERPRÉTATIONS POSSIBLES DES VALEURS ANORMALES

Obstacle à la circulation lymphatique
Propagation métastatique du cancer aux ganglions lymphatiques

INTERVENTIONS INFIRMIÈRES ET DÉROULEMENT DU TEST

Avant le test

- Aviser le client que l'inconfort ressenti lors de cet examen est surtout attribuable à l'injection des traceurs. Le rassurer en lui disant qu'une quantité infime d'isotopes est utilisée pour l'examen.
- Demander au client de rester immobile pendant la scintigraphie.
- Il est possible qu'un jeûne soit requis avant de passer cet examen.
- Le client doit signer un formulaire de consentement éclairé.

Procédure (exécutée par un chirurgien)

- Injecter un traceur radioactif dans le sein ou dans le tissu qui entoure le mélanome ou la tumeur.
- Pratiquer une scintigraphie de la région, puis une autre moins de 24 heures plus tard.
- En salle d'opération, le chirurgien peut utiliser un dispositif de balayage portable pour localiser les ganglions radioactifs. Le ganglion sentinelle est le plus rapproché de la région cancéreuse.
- Injecter ensuite un colorant bleu dans le sein ou dans le tissu qui entoure le mélanome.
- Suivre le colorant afin de repérer le premier ganglion atteint.
- Enlever et examiner le ganglion sentinelle.
  - Si l'examen est négatif, l'exérèse des autres ganglions lymphatiques n'est pas nécessaire.
  - Si l'examen est positif, on procède habituellement à une exérèse en bloc.

Après le test

- Surveiller chez le client une éventuelle réaction au colorant bleu.
- Expliquer au client que le colorant peut colorer temporairement sa peau et son urine.
- Fournir un soutien affectif au client avant, pendant et après l'intervention.

B

ALERTES CLINIQUES

- Complications possibles : infection de la plaie, lymphœdème et saignement.

CONTRE-INDICATIONS

- Femmes enceintes
  - Avertissement : une femme en âge d'avoir des enfants devrait subir une radiographie seulement durant ses menstruations, ou 12 à 14 jours après leur début, pour éviter d'exposer le fœtus aux radiations
- Clients incapables de coopérer en raison de leur âge, de leur état mental, de la douleur ou d'autres facteurs

PATHOLOGIE

Biopsie du sein
(Biopsie, Cytoponction, Ponction ou prélèvement à l'aiguille)

Description du test

De nombreux examens diagnostiques, dont la mammographie et l'échographie, servent à évaluer une masse dans un sein. Cependant, pour déterminer si une telle masse est maligne ou non, il faut pratiquer une biopsie du sein. L'échantillon de tissu peut être obtenu par ponction à l'aiguille, par ponction à travers la peau ou par une incision. On peut aussi effectuer une biopsie du sein lorsqu'on y observe des changements comme un ulcère cutané ou un drainage du mamelon.

CONSIDÉRATIONS CLINIQUES

Dans de nombreux établissements canadiens, la technique de choix pour la biopsie de masses impalpables du sein et pour des calcifications anormales consiste à effectuer des biopsies sous imagerie médicale. Des biopsies mammaires guidées par ultrasons peuvent être effectuées pour poser un diagnostic fiable de cancer du sein.

VALEURS NORMALES

Absence de cellules ou de tissus anormaux

INTERPRÉTATIONS POSSIBLES DES VALEURS ANORMALES

Adénofibrome
Adiponécrose mammaire
Cancer du sein
Cancer inflammatoire du sein
Mastite à plasmocytes
Mucoviscidose
Papillome intracanalaire

INTERVENTIONS INFIRMIÈRES ET DÉROULEMENT DU TEST

Avant le test

- La biopsie se fait généralement sous anesthésie locale, bien que l'anesthésie générale soit possible.
- Il n'est pas nécessaire d'être à jeun pour passer cet examen, à moins qu'une anesthésie générale s'impose.
- La cliente doit signer un formulaire de consentement éclairé.

Procédure (exécutée par un médecin)

- Aider la cliente à se coucher sur le dos.
- Nettoyer la peau avec un antiseptique et la recouvrir.
- Pratiquer une anesthésie locale, généralement.

Biopsie à l'aiguille

- Pour la *cytoponction*, insérer une aiguille fine dans la masse et aspirer un échantillon de tissu ou de liquide dans la seringue. À partir de cet échantillon, préparer une lame pour l'analyse cytologique. Appliquer un pansement sur le site de la ponction.
- Pour la *biopsie par ponction*, pratiquer une très petite incision et prélever plusieurs échantillons de la lésion à l'aide d'une trousse commerciale prévue à ces fins. Cet appareil à ressort permet de prélever des échantillons qui remplissent l'aiguille. Les spécimens tissulaires sont déposés dans un soluté physiologique ou du formol. Appliquer des pansements adhésifs de rapprochement et un pansement compressif sur l'incision.

Biopsie ouverte

- Pratiquer une incision dans le sein pour mettre la masse en évidence.
- Si la taille de la masse fait moins de 2 cm, elle est retirée entièrement. Si elle est plus grosse ou qu'elle semble maligne, n'en prélever qu'une partie.
- Déposer l'échantillon dans le contenant requis par les analyses prescrites.
- Expédier l'échantillon au laboratoire pour le faire congeler et pour le dosage de récepteurs. Le tissu destiné au dosage de récepteurs *ne doit pas* être conservé dans le formol.
- Suturer la plaie et y appliquer un pansement.

Après le test

- Vérifier les signes vitaux selon le protocole de l'établissement.
- Vérifier le pansement et surveiller les signes d'écoulement.
- Enseigner à la cliente à surveiller le site et à déceler tout signe d'infection (écoulement, rougeur, chaleur, œdème et douleur au site de la ponction ainsi que présence de fièvre).

- Donner des analgésiques selon la prescription médicale.
- Apporter du soutien moral à la cliente pendant qu'elle attend les résultats des examens.

ALERTES CLINIQUES

- La présence d'une anomalie au sein et le temps d'attente pour les résultats peuvent être source de beaucoup d'anxiété chez la cliente. Il est préférable de planifier les séances de mammographie et d'échographie le même jour et à un moment où un radiologiste entraîné pourra pratiquer une cytoponction, si nécessaire.
- Complication possible : infection.

CONTRE-INDICATIONS

- Clientes incapables de coopérer au cours de l'examen en raison de leur âge, de leur état mental, de la douleur ou d'autres facteurs

PATHOLOGIE

Biopsie pleurale

Description du test

On pratique généralement une biopsie pleurale quand l'analyse du liquide pleural retiré au cours d'une thoracentèse suggère une infection, une tumeur, une réaction ou un épaississement de la plèvre ou la tuberculose. La détermination de la nature réelle du problème ne peut se faire qu'en obtenant une biopsie du tissu. Au cours d'une biopsie pleurale, on prélève un échantillon de tissu pleural pour en faire une étude histologique. On peut se procurer l'échantillon de tissu en pratiquant une ponction-biopsie à l'aiguille à travers la paroi thoracique au cours d'une thoracentèse, ou une biopsie chirurgicale au cours d'une thoracotomie. Nous ne décrirons ici que la ponction-biopsie à l'aiguille de la plèvre.

VALEURS NORMALES

Pas de cellules ou de tissus anormaux

INTERPRÉTATIONS POSSIBLES DES VALEURS ANORMALES

Maladie vasculaire du collagène
Maladie virale
Mycose
Parasitose
Tuberculose
Tumeur

INTERVENTIONS INFIRMIÈRES ET DÉROULEMENT DU TEST

Avant le test

B

- Aviser le client qu'on utilisera un anesthésique local.
- Pratiquer une radiographie thoracique de référence et des tests de coagulation (temps de céphaline [PTT], numération plaquettaire, temps de prothrombine).
- Il n'est pas nécessaire d'être à jeun pour passer cet examen.
- Le client doit signer un formulaire de consentement éclairé.
- Prendre les signes vitaux de référence.

Procédure (exécutée par un pneumologue)

- Installer le client en position assise, les bras supportés par un oreiller ou une table de lit.
- Nettoyer la peau avec un antiseptique et la recouvrir de champs stériles.
- Administrer un anesthésique local.
- Insérer l'aiguille à travers la paroi thoracique postérieure, dans l'espace intercostal choisi, puis jusqu'au site de la biopsie.
- Prélever le spécimen et retirer l'aiguille.
- Placer le tissu dans le contenant requis.
- Exercer une pression sur le site de la biopsie, puis appliquer un pansement stérile.

Après le test

- Installer le client en position semi-Fowler.
- Surveiller les signes vitaux du client selon la procédure de l'établissement. Surveiller s'il y a présence de bruits respiratoires anormaux. Surveiller le niveau de confort du client et vérifier s'il y a un écoulement au niveau du pansement.
- Surveiller les signes d'hémothorax ou de pneumothorax : absence de bruits respiratoires dans la région de la ponction, douleur thoracique, dyspnée, hémoptysie, respiration de Kussmaul, respirations rapides et superficielles et toux.
- Surveiller les signes d'infection : bruits respiratoires anormaux, douleur thoracique, expectorations jaunes et température élevée.
- Administrer des analgésiques au besoin.

ALERTES CLINIQUES

- Complications possibles : hémothorax, infection, pneumothorax et saignement.

CONTRE-INDICATIONS

- Clients ayant des troubles hémostatiques
- Clients incapables de coopérer en raison de leur âge, de leur état mental, de la douleur ou d'autres facteurs

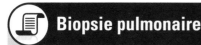 **Biopsie pulmonaire**

B

Description du test

On peut observer des lésions pulmonaires au cours d'une radiographie pulmonaire, d'une tomodensitométrie ou d'une bronchoscopie, mais la nature bénigne ou maligne de ces lésions ne peut être révélée que par une biopsie tissulaire. Cet examen consiste à prélever du tissu pulmonaire pour ensuite en faire une analyse histologique. Le prélèvement peut s'effectuer de trois façons : par ponction à l'aiguille à travers la paroi thoracique, au cours d'une bronchoscopie à fibres optiques ou directement au cours d'une thoracotomie. Il sera ici question de la biopsie à l'aiguille.

VALEURS NORMALES

Absence de cellules ou de tissus anormaux

INTERPRÉTATIONS POSSIBLES DES VALEURS ANORMALES

Adénocarcinome
Carcinome à petites cellules
Carcinome malpighien
Granulome
Infection pulmonaire
Sarcoïdose

INTERVENTIONS INFIRMIÈRES ET DÉROULEMENT DU TEST

Avant le test

- Expliquer au client qu'on utilisera un anesthésique local et qu'il ressentira une brève douleur au moment où l'aiguille de biopsie atteindra les poumons. Lui rappeler que durant la biopsie, aucun mouvement, pas même tousser, n'est permis.
- Obtenir les valeurs de base concernant la radiographie pulmonaire et les tests de coagulation.
- Il est nécessaire d'être à jeun pour passer cet examen.
- Le client doit signer un formulaire de consentement éclairé.
- Administrer une sédation avant de commencer l'examen, si prescrite.
- Mesurer les signes vitaux de base.

Procédure (exécutée par un médecin)

- Aider le client à s'asseoir sur le lit, puis lui demander de se pencher et d'appuyer ses bras sur un oreiller déposé sur une table de lit.
- Désinfecter la peau du dos et la recouvrir d'un champ stérile.
- Injecter un anesthésique local.
- Pratiquer une petite incision dans la paroi thoracique postérieure dans un espace intercostal prédéterminé.

B

- Introduire l'aiguille de biopsie à travers l'incision, la paroi thoracique et la plèvre jusque dans le tissu ou la masse à analyser.
- Prélever le spécimen et retirer l'aiguille.
- Déposer les tissus prélevés dans les contenants requis par les laboratoires.
- Exercer une pression sur le site de la biopsie, puis y appliquer un pansement stérile.

Après le test
- Aider le client à s'installer en position semi-Fowler.
- Surveiller les signes vitaux du client, sa respiration et son confort, et vérifier les signes d'écoulement au niveau du pansement jusqu'à ce que les conditions se stabilisent.
- Surveiller les signes suivants d'hémothorax ou de pneumothorax : respirations courtes et rapides, dyspnée, respiration de Kussmaul, douleurs thoraciques, toux, hémoptysie et absence de sons respiratoires au niveau de la région ponctionnée.
- Surveiller les signes d'infection : température élevée, douleurs thoraciques, crachat jaunâtre et sons respiratoires anormaux.
- Au besoin, administrer des analgésiques, si prescrits.

ALERTES CLINIQUES
- Complications possibles : hémothorax, infection, pneumothorax, saignement.
- Pratiquer une radiographie de contrôle pour s'assurer de l'absence de complications.

CONTRE-INDICATIONS
- Clients ayant des troubles de saignement
- Clients incapables de coopérer en raison de leur âge, de leur état mental, de la douleur ou d'autres facteurs
- Clients souffrant d'hypoxie, d'hypertension artérielle pulmonaire, de maladie cardiaque avec cœur pulmonaire ou de kyste pulmonaire
- Clients souffrant d'hyperinflation pulmonaire

PATHOLOGIE

Biopsie rénale

Description du test
La biopsie rénale, au cours de laquelle on prélève un échantillon de tissu rénal afin d'en faire une étude histologique, contribue au diagnostic des néphropathies parenchymateuses. Il est possible de se procurer l'échantillon de tissu par une ponction-biopsie percutanée à l'aiguille ou par une biopsie chirurgicale. Nous ne décrirons ici que la ponction-biopsie du rein.

La biopsie rénale peut servir au diagnostic d'affections telles que la gloméru-lonéphrite, la pyélonéphrite et le lupus érythémateux aigu disséminé. Considérant les risques de lésions du tissu rénal durant la biopsie et la disponibilité d'examens de diagnostic alternatifs, comme l'échographie et la tomodensitométrie (TDM), il est important de peser avec soin les risques et les avantages avant de pratiquer cet examen.

VALEURS NORMALES

Pas de cellules ou de tissus anormaux

INTERPRÉTATIONS POSSIBLES DES VALEURS ANORMALES

Amylose
Carcinome rénal
Glomérulonéphrite aiguë
Glomérulonéphrite chronique
Lupus érythémateux aigu disséminé
Néphroblastome
Pyélonéphrite
Rejet d'une greffe de rein
Syndrome de Goodpasture
Thrombose de la veine rénale

INTERVENTIONS INFIRMIÈRES ET DÉROULEMENT DU TEST

Avant le test

- Aviser le client qu'on utilisera un anesthésique local et qu'il pourra ressentir une douleur passagère au moment où l'aiguille pénétrera dans le rein.
- Une radiographie thoracique et des épreuves de coagulation devront être faites avant la biopsie.
- Il est nécessaire d'être à jeun pour passer cet examen.
- Le client doit signer un formulaire de consentement éclairé.
- Prendre les signes vitaux.

Procédure (exécutée par un médecin)

- Aider le client à s'installer en décubitus ventral, avec un sac de sable sous l'abdomen afin d'amener les reins en position postérieure.
- Nettoyer la peau à l'aide d'un antiseptique et la couvrir de champs stériles.
- Administrer un anesthésique local.
- Demander au client de retenir sa respiration au moment où l'aiguille à biopsie est insérée à travers les muscles du dos et la capsule rénale. Il peut ensuite expirer.
- Prélever l'échantillon puis retirer l'aiguille.
- Exercer une pression sur le site de la biopsie pendant 5 à 20 minutes, puis mettre un pansement compressif stérile.

Après le test

- Faire parvenir le spécimen au laboratoire immédiatement.
- Aider le client à s'installer en position de décubitus dorsal. Il devra garder le lit pendant 24 heures pour prévenir le saignement.
- Surveiller les signes vitaux du client et son niveau de confort et vérifier s'il y a un écoulement au niveau du pansement selon la procédure de l'établissement.
- Administrer des analgésiques au besoin.
- Encourager l'absorption de liquides. Surveiller l'élimination en observant toutes les urines afin de déceler un éventuel saignement franc. Dire au client d'informer l'infirmière s'il ressent des brûlements mictionnels.
- Observer les signes d'hémorragie : accélération du pouls, diminution de la pression sanguine, douleur au dos, au flanc ou à l'épaule (due à une irritation du diaphragme), étourdissement et pâleur.
- Observer les signes de perforation de l'intestin ou du foie : défense et rigidité musculaire, diminution des bruits intestinaux, douleur et sensibilité abdominales.
- Aviser le client de ne pas faire d'exercices qui occasionneraient des impacts au niveau des reins pendant au moins 2 semaines.

ALERTES CLINIQUES

- Complications possibles : hémorragie, infection et perforation du foie, du poumon, de l'intestin, de l'aorte ou de la veine cave inférieure.

CONTRE-INDICATIONS

- Clients atteints de troubles hémolytiques
- Clients ayant une infection des voies urinaires
- Clients incapables de coopérer en raison de leur âge, de leur état mental, de la douleur ou d'autres facteurs
- Clients n'ayant qu'un seul rein
- Clients souffrant de tumeurs rénales, d'hydronéphrose, d'abcès ou d'insuffisance rénale à un stade avancé accompagnée d'urémie

 Bronchoscopie

Description du test

La bronchoscopie permet une visualisation directe du larynx, de la trachée et des bronches à l'aide d'un bronchoscope rigide (qui requiert généralement une anesthésie générale) ou, plus fréquemment, à l'aide d'un bronchoscope flexible à fibre optique (sous anesthésie locale). Le bronchoscope mesure environ 1,3 cm de diamètre sur 60 cm de longueur. Cet examen se pratique à des fins de diagnostic et visualise directement des anomalies observées aux rayons X pour prélever des échantillons d'expectorations en vue d'examens bactériologiques et cytologiques. On peut également pratiquer une biopsie. D'un point de vue thérapeutique, cet examen peut contribuer à évaluer des hémorragies trachéobronchiques, à retirer des corps étrangers, à effectuer une radiothérapie endobronchique, à supprimer une obstruction néoplasique à l'aide d'un laser et à placer une endoprothèse dans les voies aériennes.

B

CONSIDÉRATIONS CLINIQUES

Lorsqu'on soupçonne chez un client, à la suite d'une radiographie et de données cliniques, un cancer du poumon à petites cellules, il faut obtenir un diagnostic à l'aide de la méthode la plus simple (étude cytologique des expectorations, cytoponction ou bronchoscopie), en se fondant sur le tableau clinique du client.

VALEURS NORMALES

Larynx, trachée, bronches et alvéoles normaux

INTERPRÉTATIONS POSSIBLES DES VALEURS ANORMALES

Abcès pulmonaire
Carcinome
Corps étranger
Hémorragie
Infection
Inflammation
Obstruction de la veine cave supérieure
Paralysie des cordes vocales
Sarcoïdose
Sténoses
Sténose trachéale
Tuberculose

INTERVENTIONS INFIRMIÈRES ET DÉROULEMENT DU TEST

Avant le test

- Informer le client qu'on lui fera une anesthésie locale dans la gorge. Le rassurer en lui disant qu'il n'éprouvera pas de difficulté respiratoire durant l'examen.
- Le client doit signer un formulaire de consentement éclairé.
- Il est nécessaire d'être à jeun pour passer cet examen.
- Administrer la médication préopératoire prescrite. On peut aussi donner un anticholinergique, telle l'atropine, pour diminuer les sécrétions bronchiales, et la bradycardie vagale ainsi que le midazolam comme sédatif et anxiolytique.
- Enlever le ou les dentiers du client, s'il y a lieu.
- Le matériel de réanimation et d'aspiration doit être disponible en tout temps.

B

Procédure (exécutée par un médecin)

- Aider le client à s'asseoir ou à s'allonger sur le dos.
- Vaporiser un anesthésique local dans la gorge du client et lui demander de ne pas l'avaler.
- Introduire ensuite le bronchoscope par la bouche ou le nez du client. Lorsqu'il est juste au-dessus des cordes vocales, vaporiser de nouveau un anesthésique local afin d'insensibiliser les régions plus profondes et d'inhiber le réflexe de la toux.
- Inspecter l'anatomie de la trachée et des bronches. Il est possible d'utiliser une pince à biopsie pour prélever un spécimen de tissu ou un pinceau à bronches pour prélever des cellules sur la surface d'une lésion.
- Il est aussi possible de faire un lavage des voies pulmonaires à l'aide du bronchoscope en y instillant une solution saline. Une fois aspirée, cette solution contient des cellules et des liquides pulmonaires ainsi que toute autre substance présente dans les poumons.
- Il est également possible de retirer des corps étrangers ou un bouchon muqueux, le cas échéant.

Après le test

- Surveiller les signes vitaux jusqu'à ce qu'ils soient stables.
- Ne pas donner à boire ni à manger au client avant le retour du réflexe laryngé (2 heures environ).
- Donner au client un haricot. Lui demander de cracher sa salive et de ne pas tenter de l'avaler tant qu'il n'a pas de réflexe laryngé. Surveiller la présence de sang dans les expectorations.
- Surveiller et rapporter immédiatement tout signe de dysfonctionnement respiratoire : stridor laryngé, dyspnée, cyanose, sons respiratoires faibles et respiration sifflante. Surveiller la présence d'une crépitation sous-cutanée autour du visage et du cou, ce qui pourrait signaler une perforation trachéale ou bronchique.
- Informer le client des conséquences normales et temporaires de l'examen : enrouement, perte de la voix et mal de gorge. Il est possible de prendre des pastilles pour soulager le mal de gorge *seulement* lorsque le réflexe pharyngé est de retour.
- Étiqueter les spécimens et les faire parvenir immédiatement au laboratoire.

ALERTES CLINIQUES

- Complications possibles : arythmie cardiaque, aspiration, bactériémie, bronchospasme, fièvre, hémorragie au site de la biopsie, hypoxémie, perforation bronchique ou trachéale, pneumonie, pneumothorax et spasme laryngé.

CONTRE-INDICATIONS

- Clients incapables de tolérer l'arrêt d'un débit élevé d'oxygène
- Clients souffrant d'insuffisance respiratoire grave
- Sténose trachéale qui rend difficile le passage du bronchoscope

Cathétérisme cardiaque
(Angiocardiographie, Artériographie coronaire, Coronarographie)

C

Description du test

Une angiographie est un terme générique désignant une technique qui permet de visualiser n'importe quel vaisseau sanguin, qu'il s'agisse d'artères ou de veines. L'artériographie, un terme plus précis, désigne la visualisation des artères. Les artériographies sont très utiles pour analyser le flux sanguin dans une région donnée de l'organisme et pour mettre en évidence des lésions pouvant être opérables. Le cathétérisme cardiaque a pour fonction d'étudier les troubles congénitaux du cœur et des gros vaisseaux, ainsi que d'évaluer les artères coronaires, les fonctions musculaires cardiaques et la fonction valvulaire. Ce procédé permet de mesurer les pressions dans les cavités cardiaques, de collecter des échantillons sanguins et d'enregistrer des images des structures et mouvements cardiaques. L'examen consiste à introduire un cathéter radio-opaque dans l'artère fémorale ou brachiale pour y injecter un produit de contraste. Le cathétérisme du cœur gauche, dans lequel le cathéter est poussé en amont dans l'aorte jusqu'au ventricule gauche, permet d'évaluer la perméabilité des artères coronaires, les fonctions des valves auriculo-ventriculaires gauche et aortique ainsi que la fonction ventriculaire gauche. On procède au cathétérisme du cœur droit, qui évalue la fonction des valves auriculo-ventriculaires droite et pulmonaire, en poussant le cathéter dans la veine cave, l'oreillette et le ventricule droits jusqu'à l'artère pulmonaire.

En même temps qu'il effectue un cathétérisme cardiaque, le cardiologue est en mesure de traiter un certain nombre de troubles cardiaques structuraux.

- L'angioplastie, ou l'angioplastie coronarienne transluminale percutanée (ACTP), consiste à insérer un ballonnet dans la région où le calibre de l'artère coronaire est plus petit et à le gonfler pour dilater l'artère.
- L'implantation d'une endoprothèse vasculaire (stent) peut être effectuée en même temps que l'angioplastie. Le stent est un tube métallique grillagé engagé à l'extrémité du cathéter à ballonnet. Lorsque le ballonnet est gonflé, le stent prend de l'expansion et se bloque en place; de cette façon, le diamètre du vaisseau se maintient. À l'heure actuelle, plus de 70 % des angioplasties coronaires comprennent l'implantation d'un stent.
- La valvuloplastie consiste à dilater les valves cardiaques.

CONSIDÉRATIONS CLINIQUES

- Le cathétérisme cardiaque accompagné de l'angiographie coronaire représente le meilleur standard pour mettre en évidence une pathologie des vaisseaux coronaires, généralement le diagnostic final de l'identification d'une cardiopathie.

VALEURS NORMALES

Circulation du sang et activités valvulaires normales

Épaisseur, mouvements, structure et taille des parois du cœur normaux

Réseau coronaire normal

C

INTERPRÉTATIONS POSSIBLES DES VALEURS ANORMALES

Anévrisme
Anomalies congénitales
Anomalies septales
Embolie pulmonaire
Hypertension pulmonaire
Maladie coronarienne
Myocardiopathie
Tumeurs intracardiaques
Valvulopathie

FACTEURS CONTRIBUANT AUX VALEURS ANORMALES

- Tout mouvement exécuté par le client peut modifier la qualité des images.

INTERVENTIONS INFIRMIÈRES ET DÉROULEMENT DU TEST

Avant le test

- Aviser le client que l'état d'inconfort durant l'examen est d'abord dû à l'insertion de l'aiguille (du cathéter), puis au fait d'être étendu sur une table rigide pendant une assez longue période. L'avertir aussi qu'il peut ressentir un accès de chaleur intense pendant 15 à 30 secondes à la suite de l'injection du colorant.
- Demander au client s'il est allergique à l'iode, aux fruits de mer ou au colorant de contraste. Le cas échéant, en informer le cardiologue et demander une prescription pour des antihistaminiques et des stéroïdes à administrer avant l'examen.
- Regarder si le client a eu des examens sanguins (formule sanguine, temps de prothrombine, temps de céphaline).
- À noter que certains médicaments, tels des anticoagulants ou de l'acide acétylsalicylique, peuvent prolonger les saignements.
- Les clients recevant de la metformine pour le diabète de type 2 devraient cesser d'en prendre 2 jours avant l'intervention chirurgicale ou l'angiographie. Une acidose lactique pourrait en effet se produire.
- Il est nécessaire d'être à jeun pour passer cet examen.
- Le client doit signer un formulaire de consentement éclairé.
- Administrer une sédation avant de commencer l'examen, si prescrit.
- Mesurer et prendre en note les pouls périphériques droit et gauche; laisser une marque aux endroits où le pouls a été pris afin de les repérer rapidement après l'examen.
- Exécuter et consigner une évaluation neurologique de référence.
- Raser le site prévu de l'injection.

Procédure (exécutée par un cardiologue)

- Aider le client à s'étendre sur la table d'examen.
- Installer un cathéter intraveineux.
- Commencer le monitorage cardiaque.
- Le matériel de réanimation et d'aspiration doit être facilement accessible.
- Nettoyer et anesthésier le site de l'injection.
- Introduire l'aiguille dans l'artère et insérer un fil guide à travers l'aiguille.

- Insérer le cathéter radio-opaque sur le fil guide et dans l'artère. Le positionnement du cathéter s'effectue sous fluoroscopie.
- Une fois le cathéter en place, injecter le colorant de contraste.
- Prendre des clichés radiographiques.
- Après avoir obtenu des clichés de qualité satisfaisante, plusieurs choix sont possibles: (1) enlever le cathéter et appliquer une pression pendant au moins 15 minutes sur le site de la ponction; (2) exécuter une autre intervention comme une angioplastie avec ou sans implantation d'un stent, après quoi l'étui qui guide le cathéter dans et hors de l'artère est laissé en place pendant 4 heures avant d'être enlevé par l'infirmière; ou (3) le guide est enlevé tout de suite après l'intervention coronaire et une agrafe métallique est mise en place sur la paroi externe de l'artère, au site de la ponction. Celle-ci est ensuite relâchée, ce qui l'amène à se replier vers l'intérieur et à sceller le site de la ponction.

Après le test

- La plupart des réactions allergiques au colorant se produisent dans les 30 minutes après l'administration de l'agent de contraste. Surveiller attentivement le client pour déceler l'apparition des signes suivants: détresse respiratoire, hypotension, œdème, rougeur, stridor laryngé, tachycardie et/ou urticaire. Le matériel de réanimation d'urgence doit être aisément disponible.
- Appliquer un pansement compressif sur le site de la ponction.
- Surveiller fréquemment les signes de saignement et d'œdème autour de la ponction.
- Le client doit demeurer au repos au lit pendant 8 à 12 heures et le membre touché doit être immobilisé.
- Appliquer de la glace au point d'insertion, si prescrit.
- Maintenir une pression sur le site de la ponction selon le protocole de l'établissement.
- Surveiller les signes vitaux et neurologiques selon le protocole de l'établissement.
- Surveiller la diurèse.
- Vérifier la coloration, le mouvement, la température et les sensations, de même que le pouls de chacune des extrémités traitées au moment de vérifier chacun des signes vitaux. Comparer les extrémités l'une à l'autre.
- Encourager le client à boire beaucoup afin de faciliter l'excrétion du colorant, sauf en cas de contre-indication.
- La fonction rénale doit être évaluée avant de reprendre l'administration de metformine.

ALERTES CLINIQUES

- Complications possibles: arythmie cardiaque, infection ou saignement au site de la ponction, insuffisance rénale, occlusion artérielle provoquant un accident vasculaire cérébral ou un infarctus du myocarde, perforation du myocarde, pneumothorax, réaction allergique au colorant.
- Les clients ayant une maladie coronarienne devraient être informés des protocoles de traitement comprenant la médication, l'exercice physique, le régime alimentaire et la perte de poids.

C

- Les clients recevant un stent doivent prendre du clopidogrel (Plavix) pendant une période allant jusqu'à 12 mois ; ils doivent prendre également de faibles doses d'acide acétylsalicylique toute leur vie durant.

CONTRE-INDICATIONS

- Femmes enceintes
  - Avertissement : une femme en âge d'avoir des enfants devrait subir une radiographie seulement durant ses menstruations, ou 12 à 14 jours après leur début, pour éviter d'exposer le fœtus aux radiations
- Clients allergiques à l'iode, aux fruits de mer ou au colorant de contraste
- Clients ayant des problèmes hémorragiques
- Clients ayant une insuffisance rénale ou qui seraient susceptibles de développer une insuffisance rénale causée par des colorants (personnes déshydratées)
- Clients incapables de coopérer en raison de leur âge, de leur état mental, de la douleur ou d'autres facteurs
- Clients susceptibles de refuser l'intervention chirurgicale s'il survenait, au cours de l'intervention, un problème pouvant être corrigé par une chirurgie

CORONAROGRAPHIE

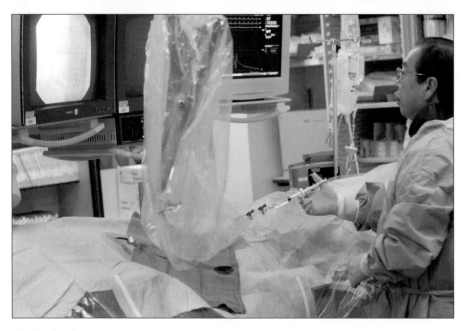

Injection du colorant de contraste.

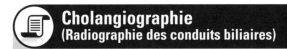

Cholangiographie
(Radiographie des conduits biliaires)

C

Description du test

La cholangiographie est une technique qui permet de visualiser les canaux biliaires à l'aide d'un produit de contraste. Nous examinerons les trois techniques suivantes : la cholangiographie transhépatique percutanée, la cholangiographie opératoire et la cholangiographie à l'aide d'un drain de Kher. La *cholangiographie transhépatique percutanée* consiste en un examen fluoroscopique des voies biliaires à l'aide d'un produit de contraste iodé qui est injecté directement dans les voies biliaires. On pratique cet examen chez des clients ictériques, étant donné que leurs cellules hépatiques sont incapables de transporter le colorant s'il est donné *per os* ou par perfusion intraveineuse. Ce type d'examen permet donc de visualiser les conduits cystique et hépatique de même que les canaux biliaires communs et de mesurer leur diamètre ainsi que leur degré de remplissage. On peut de la sorte poser un diagnostic d'ictère, avec ou sans obstruction. Parce qu'il s'agit d'une intervention invasive, il y a des risques de complications, par exemple des hémorragies ou une péritonite. Toutefois, pour les clients ictériques, cette technique et la CPRE s'avèrent les seules méthodes disponibles pour visualiser l'arbre biliaire. Il importe donc de bien soupeser les bénéfices et les risques pour le client. La CPRE est actuellement la technique plus fréquemment utilisée en raison de son faible taux de complications.

On exécute une *cholangiographie opératoire* en même temps que le client subit une cholécystectomie; c'est ainsi qu'on découvre des calculs dans le conduit cholédoque d'environ 15 % des clients atteints d'une cholécystite aiguë. Pour cette raison, on pratique une cholangiographie opératoire au cours de la chirurgie et on explore, au besoin, le conduit cholédoque. Si l'on découvre un calcul à proximité de l'extrémité distale du conduit cholédoque, la CPRE permet d'exécuter une sphinctérectomie et de procéder à son extraction.

Lorsqu'un client subit une cholécystectomie accompagnée d'une exploration du conduit cholédoque, on insère généralement dans celui-ci un tube de caoutchouc en forme de T (drain de Kher) pour faciliter le drainage biliaire. Tous les moyens sont mis en œuvre pour trouver et éliminer toutes les obstructions, des calculs par exemple, à l'intérieur du conduit. Environ 7 à 10 jours après la chirurgie, le client est conduit au service de radiologie pour y subir une *cholangiographie postopératoire*, appelée aussi *cholangiographie à l'aide d'un drain de Kher*. Cet examen consiste à introduire un colorant de contraste dans les voies biliaires par le drain. En observant l'écoulement du colorant à l'aide du fluoroscope, on peut vérifier l'écoulement de la bile dans le conduit cholédoque avant d'enlever le drain.

VALEURS NORMALES

Absence de calcul, de sténose ou d'obstruction

Diamètre et remplissage normaux des conduits cystique, biliaires et cholédoque

Écoulement normal du colorant dans le duodénum

C

INTERPRÉTATIONS POSSIBLES DES VALEURS ANORMALES

Carcinome de la papille de Vater
Carcinome des voies biliaires
Carcinome du pancréas
Cholangite sclérosante
Cholédocolithiases
Cholélithiase
Sclérose biliaire
Sténose des conduits biliaires

FACTEURS CONTRIBUANT AUX VALEURS ANORMALES

- Une surexposition ou une sous-exposition peut modifier la qualité des images.
- Les mouvements du client, en raison de douleurs ou de son état mental, peuvent altérer la qualité des images.
- Du baryum provenant d'examens précédents peut modifier les résultats.

INTERVENTIONS INFIRMIÈRES ET DÉROULEMENT DU TEST

Avant le test

Pour l'ensemble des cholangiographies

- Demander au client s'il est allergique à l'iode, aux fruits de mer ou au colorant de contraste. Le cas échéant, en informer le radiologiste et demander une prescription pour des antihistaminiques et des stéroïdes à administrer avant l'examen.
- Les clients prenant de la metformine pour le diabète de type 2 devraient cesser d'en prendre 2 jours avant l'intervention chirurgicale ou l'angiographie. Une acidose lactique pourrait en effet se produire.
- Les taux d'azote uréique et de créatinine sanguins devraient être évalués.

Pour la cholangiographie transhépatique percutanée

- Aviser le client que l'état d'inconfort qu'il ressentira est d'abord dû à l'anesthésie au site de la ponction, puis à l'injection du colorant.
- Le client doit signer un formulaire de consentement éclairé.
- Le client doit respecter un régime alimentaire faible en gras ou exempt de gras au cours de la journée précédant l'examen.
- Obtenir les données de référence de laboratoire qui évaluent la coagulopathie (temps de coagulation, numération plaquettaire et temps de prothrombine).
- Il est nécessaire d'être à jeun pour passer cet examen.
- Les autres aspects de la préparation à l'examen *peuvent* comprendre :
  - la détermination du groupe sanguin et l'épreuve de compatibilité sanguine, au cas où il y aurait une hémorragie durant l'intervention;
  - l'administration d'antibiotiques par voie intraveineuse 24 à 48 heures avant l'examen;
  - l'administration d'un sédatif avant l'examen.
- Demander au client d'enlever tous les objets métalliques, bijoux et sous-vêtements, qui seraient visibles sur les films.

C

Pour la cholangiographie à l'aide d'un drain de Kher

- Le client doit signer un formulaire de consentement éclairé.
- Il est nécessaire d'être à jeun pour passer cet examen.
- Clamper le drain la veille de l'opération, si le médecin le demande.

Procédure (exécutée par un radiologiste ou un médecin)

Pour la cholangiographie transhépatique percutanée

- Le client est allongé sur le dos sur la table d'examen.
- La peau du quadrant supérieur droit est lavée, recouverte d'un drap et anesthésiée.
- Le client peut être sous sédation.
- Demander au client d'inspirer et d'expirer à plusieurs reprises, puis de retenir son souffle après une expiration complète. Une longue aiguille flexible est insérée dans le foie et avancée sous fluoroscopie jusqu'à ce que la bile soit aspirée du conduit. Vérifier que l'aiguille est bien placée en injectant une faible quantité de colorant. Si la visualisation par fluoroscopie confirme que l'aiguille est bien située, injecter le reste du colorant. Tout en observant le déplacement du colorant, prendre des clichés régulièrement.
- Lorsque les films sont satisfaisants pour des fins de diagnostic, enlever l'aiguille et appliquer un pansement stérile.

Pour une cholangiographie opératoire

- Injecter un produit de contraste dans le conduit cystique et le conduit hépatique commun pendant la cholécystectomie.
- Prendre des clichés aux rayons X et les analyser.
- Si ces clichés révèlent des résultats négatifs, la chirurgie peut être complétée sans qu'il soit nécessaire d'exécuter une cholangiographie transhépatique percutanée.

Pour la cholangiographie transhépatique à l'aide du drain de Kher (peut être exécutée par un technicien)

- Le client est allongé sur le dos sur la table d'examen.
- Le drain est désinfecté avant l'introduction du produit de contraste.
- Prendre des clichés pendant que le produit de contraste s'écoule dans les voies biliaires jusqu'au duodénum.

Après le test

- La plupart des réactions allergiques au colorant radio-opaque se produisent dans les 30 minutes suivant l'administration du produit de contraste. Surveiller attentivement les réactions suivantes chez le client : détresse respiratoire, hypotension, œdème, rougeurs, tachycardie et/ou stridor laryngé, urticaire. Le matériel de réanimation d'urgence doit être aisément disponible.

Pour la cholangiographie transhépatique percutanée

- Surveiller les signes vitaux du client jusqu'à ce qu'ils soient stables. Surveiller les signes de détresse respiratoire, d'hémorragie et de péritonite (frissons, fièvre, douleur abdominale, distension et sensibilité).
- Vérifier fréquemment le site de ponction pour repérer tout saignement, œdème et/ou sensibilité.
- Aider le client à se coucher sur le côté droit, position qu'il doit maintenir pendant 6 heures.

Pour toutes les cholangiographies

- Le client reprend son régime alimentaire et sa médication habituels. L'encourager à boire beaucoup de liquide si permis.
- La fonction rénale doit être évaluée avant qu'on lui donne de nouveau de la metformine.

ALERTES CLINIQUES

- Complications possibles : hémorragie, péritonite due à l'épanchement de bile hors du foie une fois l'aiguille enlevée, pneumothorax, réaction indésirable ou allergie au colorant.
- Si on demande une gorgée ou un repas baryté, ces examens devraient être complétés après la cholangiographie, sinon le baryum ingéré lors de ces examens pourrait obscurcir les images des conduits.

CONTRE-INDICATIONS

- Femmes enceintes
  - Avertissement : une femme en âge d'avoir des enfants devrait subir une radiographie seulement durant ses menstruations, ou 12 à 14 jours après leur début, pour éviter d'exposer le fœtus aux radiations
- Clients avec une ascite massive
- Clients ayant des troubles non contrôlés de coagulopathie
- Clients hypersensibles à l'iode, aux fruits de mer ou au produit de contraste
- Clients incapables de coopérer en raison de leur âge, de leur état mental, de la douleur ou d'autres facteurs
- Clients souffrant d'une cholangite, étant donné que l'injection du colorant va augmenter la pression biliaire et causer une bactériémie

RADIOLOGIE

Cholangio-pancréatographie rétrograde endoscopique (CPRE)

Description du test

La cholangio-pancréatographie rétrograde endoscopique (CPRE) est un examen radiographique des conduits pancréatiques et de l'arbre hépatobiliaire effectué à l'aide d'un endoscope. Le procédé nécessite l'injection d'un agent de contraste dans l'ampoule de Vater. La CPRE et la cholangiographie transhépatique percutanée sont les seuls procédés qui permettent la visualisation directe des conduits biliaires et pancréatiques. En raison des risques plus faibles de complications, la CPRE est, des deux examens, celui qui est le plus fréquemment réalisé. Cet examen s'avère particulièrement utile pour évaluer les clients présentant un ictère, puisqu'il est possible de visualiser les conduits biliaires même si le taux de bilirubine du client est élevé. Par conséquent, l'examen peut fournir des renseignements pour le diagnostic d'ictère par obstruction et de cancer de la papille duodénale, du pancréas et des conduits biliaires, ainsi que pour la localisation de calculs ou de sténose des conduits pancréatiques et de l'arbre hépatobiliaire. Malheureusement, une pancréatite survient après 5 % à 7 % des CPRE, malgré les efforts déployés pour en réduire l'incidence. De nouvelles techniques, telle la cholangio-pancréatographie par imagerie par résonance magnétique (CPIRM), offrent maintenant une solution de remplacement non invasive à la CPRE pour des fins de diagnostic.

C

CONSIDÉRATIONS CLINIQUES

On ne devrait pas entreprendre une CPRE de diagnostic pour évaluer une douleur pancréatobiliaire en l'absence de données objectives fournies par d'autres examens d'imagerie. La CPRE ne doit pas être pratiquée de façon systématique avant une cholécystectomie par laparoscopie. Une thérapie endoscopique devrait être entreprise comme thérapie de première ligne en cas de fuite biliaire ou de sténose à la suite d'une opération. (Adler, 2005).

VALEURS NORMALES

Absence de calculs

Perméabilité et taille normales des voies biliaires et pancréatiques

INTERPRÉTATIONS POSSIBLES DES VALEURS ANORMALES

Calculs des voies biliaires ou pancréatiques
Cancer de la papille duodénale
Cancer de la tête du pancréas
Cancer des voies biliaires
Cholangite sclérosante
Cirrhose biliaire
Fibrose pancréatique
Kystes du pancréas
Pancréatite chronique
Pseudokystes
Rétrécissement des voies biliaires ou pancréatiques
Sténose papillaire
Tumeur pancréatique

FACTEURS CONTRIBUANT AUX VALEURS ANORMALES

- Des restes de baryum absorbé au cours d'autres examens, des vomissements et de la diarrhée peuvent modifier les résultats de l'examen.

INTERVENTIONS INFIRMIÈRES ET DÉROULEMENT DU TEST

Avant le test

- Le client doit signer un formulaire de consentement éclairé.

C

- Demander au client s'il est allergique à l'iode, aux fruits de mer ou au colorant de contraste. Le cas échéant, en informer le radiologiste et demander une prescription pour des antihistaminiques et des stéroïdes à administrer avant l'examen.
- Les clients prenant de la metformine pour le diabète de type 2 devraient cesser d'en prendre 2 jours avant l'intervention chirurgicale ou l'angiographie. Une acidose lactique pourrait en effet se produire.
- Réaliser des analyses sanguines de référence, incluant le dosage de l'azote uréique et de la créatinine.
- Demander au client d'enlever tous les objets métalliques, bijoux et sous-vêtements, étant donné qu'ils sont visibles sur les films.
- Il est nécessaire d'être à jeun pour passer cet examen.

Procédure (exécutée par un médecin)
- Aider le client à s'allonger sur la table d'examen.
- Installer un soluté.
- Appliquer un anesthésique local dans la région oropharyngienne.
- Installer le client en position de décubitus latéral gauche.
- Administrer un narcotique ou un sédatif/hypnotique au besoin.
- Introduire l'endoscope dans la bouche, l'œsophage et l'estomac, puis l'insérer dans le duodénum.
- Placer le client en décubitus ventral.
- Administrer un anticholinergique (comme l'atropine) ou du glucagon par voie intraveineuse afin de réduire le spasme duodénal et relâcher l'ampoule de Vater.
- Insérer un cathéter à travers l'ampoule puis dans les conduits cholédoque et pancréatique.
- Injecter l'agent de contraste et prendre les clichés radiographiques.

Après le test
- Surveiller les signes vitaux du client jusqu'à ce qu'ils se stabilisent.
- Ne pas donner d'aliments solides ou liquides tant que le réflexe pharyngé n'est pas restauré.
- Un certain inconfort à la gorge ou à l'abdomen peut être ressenti durant plusieurs heures après l'examen. Toutefois, on doit rapporter au médecin toute douleur abdominale aiguë et prolongée, surtout si elle est accompagnée de nausées ou de vomissements.
- La fonction rénale est réévaluée et la metformine réintroduite au moment approprié.

ALERTES CLINIQUES
- Complications possibles : cholangite, hémorragie, pancréatite, perforation des conduits et rétention urinaire.
- Surveiller les signes de cholangite (hyperbilirubinémie, fièvre, frissons) et de pancréatite (douleur dans le quadrant supérieur gauche, sensibilité, niveaux élevés d'amylase sérique et hyperbilirubinémie transitoire).
- Si un repas baryté et grêle est prescrit, il devrait être réalisé *après* la CPRE.

CONTRE-INDICATIONS

- Femmes enceintes
  - Avertissement : une femme en âge d'avoir des enfants devrait subir une radiographie seulement durant ses menstruations, ou 12 à 14 jours après leur début, pour éviter d'exposer le fœtus aux radiations
- Clients atteints de maladie cardiaque ou respiratoire
- Clients ayant des problèmes pancréatiques et biliaires connus : pancréatite, pseudokystes pancréatiques, rétrécissement ou obstruction de l'œsophage ou du duodénum
- Clients incapables de coopérer en raison de leur âge, de leur état mental, de la douleur ou d'autres facteurs
- Clients présentant une hypersensibilité à l'iode, aux fruits de mer et aux agents de contraste

RADIOLOGIE

Cholécystographie
(Radiographie de la vésicule biliaire)

Description du test

On pratique une cholécystographie lorsqu'un client manifeste des symptômes de troubles des voies biliaires comme une sensation de douleur dans le quadrant supérieur droit, une intolérance aux lipides, un ictère et des signes probables de maladie de la vésicule biliaire. L'examen consiste en l'étude de la vésicule biliaire après l'ingurgitation d'un produit de contraste, dans ce cas-ci un colorant radio-opaque iodé. Ce colorant est traité par le foie et excrété dans la bile pour ensuite s'accumuler dans la vésicule biliaire. C'est 12 à 24 heures après son ingestion que le colorant est le plus fortement concentré dans la vésicule biliaire et c'est à ce moment que l'on procède à la radiographie de cet organe. Cet examen est souvent fait en même temps que l'échographie de la vésicule biliaire.

VALEURS NORMALES

Absence de calculs dans la vésicule ou dans les conduits biliaires

Fonctionnement normal de la vésicule biliaire

INTERPRÉTATIONS POSSIBLES DES VALEURS ANORMALES

Anomalies des conduits

Calculs biliaires

Cancer de la vésicule biliaire

Cholécystite

Obstruction du conduit cystique

Polypes dus au cholestérol

Tumeurs bénignes

C

FACTEURS CONTRIBUANT AUX VALEURS ANORMALES

- Une surexposition ou une sous-exposition peut modifier la qualité des images.
- Un manque de coopération des clients qui ne peuvent demeurer immobiles, en raison de douleur ou de leur état mental, peut modifier la qualité des images.
- La présence de baryum dû à des examens précédents de même que des vomissements et des diarrhées vont modifier les résultats.

INTERVENTIONS INFIRMIÈRES ET DÉROULEMENT DU TEST

Avant le test

- Informer le client que cet examen ne cause pas d'inconfort.
- Demander au client s'il est allergique à l'iode, aux fruits de mer ou au colorant de contraste. Le cas échéant, en informer le radiologiste et demander une prescription pour des antihistaminiques et des stéroïdes à administrer avant l'examen.
- La veille de l'examen, le client doit suivre un régime alimentaire faible en gras ou exempt de gras au repas du soir.
- Deux heures après le repas, lui donner 6 comprimés (3 g) d'acide iopanoïque. Ces comprimés devraient être pris toutes les 5 minutes avec au moins 60 ml d'eau chaque fois.
- Le client ne doit pas manger à partir du moment où il ingère le colorant jusqu'à l'examen.
- La plupart des réactions allergiques au colorant radio-opaque se produisent dans les 30 minutes suivant l'administration du produit de contraste. Surveiller attentivement les réactions suivantes chez le client : détresse respiratoire, éruption cutanée, hypotension, œdème, tachycardie et/ou stridor laryngé, urticaire. Le matériel de réanimation d'urgence doit être aisément disponible.
- Demander au client d'enlever tous les objets métalliques, bijoux et sous-vêtements, qui seraient visibles sur les films.

Procédure (exécutée par un technicien)

- Les images du quadrant supérieur droit sont prises alors que le client est couché sur le ventre, en décubitus latéral gauche, et debout.
- On donne parfois au client un repas riche en lipides ou un produit contenant des lipides synthétiques pour stimuler la vésicule biliaire et en évaluer la contractilité. Les films sont pris 1 à 2 heures après la stimulation lipidique.

Après le test

- Encourager le client à boire beaucoup de liquide, si permis, pour augmenter l'excrétion du produit de contraste par le foie.
- Informer le client que le colorant, excrété dans l'urine, peut causer une légère dysurie.
- Si on ne réussit pas à bien visualiser la vésicule biliaire, on peut répéter l'examen après avoir fait ingérer une double portion de colorant au client.

ALERTES CLINIQUES

- Si on demande une gorgée ou un repas baryté, ces examens devraient être faits après la cholécystographie. Sinon, le baryum ingéré lors des examens précédents pourrait obscurcir les clichés de la vésicule biliaire.
- Complication possible : réaction allergique au colorant.

CONTRE-INDICATIONS

- Femmes enceintes
  - Avertissement : une femme en âge d'avoir des enfants devrait subir une radiographie seulement durant ses menstruations, ou 12 à 14 jours après leur début, pour éviter d'exposer le fœtus aux radiations
- Clients ayant une insuffisance rénale ou hépatique
- Clients dont le taux de bilirubine est >24 mmol/L (la vésicule biliaire ne sera pas rendue visible par le colorant)
- Clients hypersensibles à l'iode, aux fruits de mer et au produit de contraste
- Clients incapables de collaborer en raison de leur âge, de leur état mental, de la douleur ou d'autres facteurs

RADIOLOGIE

Coloscopie

Description du test

La coloscopie est un examen visuel direct du côlon pratiqué à l'aide d'un endoscope flexible à fibre optique. Il s'agit d'un instrument à travers lequel on peut visualiser les surfaces internes des organes, insuffler de l'air ou aspirer des liquides, enlever des objets étrangers, pratiquer des biopsies tissulaires et laisser passer un rayon laser pour supprimer des tissus anormaux ou contrôler une hémorragie. On pratique une coloscopie lorsqu'une personne a des saignements intestinaux ou des modifications d'habitudes intestinales, ou encore lorsqu'elle présente des risques élevés de cancer du côlon en raison de polypes, de colites ulcéreuses ou parce qu'elle a déjà eu un cancer du côlon. La coloscopie est un examen de dépistage faisant partie des mesures de prévention.

CONSIDÉRATIONS CLINIQUES

La Société canadienne du cancer recommande aux hommes et aux femmes de plus de 50 ans de subir un test de recherche de sang occulte dans les selles au moins tous les 2 ans. Tout résultat positif devrait être suivi d'une coloscopie ou d'un lavement baryté en double contraste et d'une sigmoïdoscopie.

Une coloscopie de dépistage devrait être proposée aux personnes de 40 ans et plus dont les parents au premier degré (père, mère, frères, sœurs et enfants) ont eu un cancer du côlon ou des polypes adénomateux alors qu'ils avaient moins de 60 ans. Cette consigne vaut également lorsqu'il s'agit de deux parents qui ont déjà eu un cancer du côlon, quel que soit leur âge.

La coloscopie devrait être pratiquée à partir de 40 ans ou en comptant 10 ans de moins que l'âge du premier parent à qui l'on a diagnostiqué un cancer du côlon, quelle que soit la première occurrence.

VALEURS NORMALES

Côlon normal

INTERPRÉTATIONS POSSIBLES DES VALEURS ANORMALES

Cancer du côlon
Colite granulomateuse
Colite ulcéreuse
Diverticulose
Entérocolite pseudomembraneuse
Hémorroïdes
Lésions bénignes
Maladie de Crohn
Polypes
Rectite

FACTEURS CONTRIBUANT AUX VALEURS ANORMALES

- La présence de baryum provenant d'examens antérieurs, une préparation inadéquate du côlon ainsi que des saignements gastro-intestinaux peuvent empêcher de réaliser cet examen de manière satisfaisante.

INTERVENTIONS INFIRMIÈRES ET DÉROULEMENT DU TEST

Avant le test

- Informer le client qu'il peut ressentir une pression dans le côlon au cours du déplacement de l'endoscope et de l'insufflation d'air, occasionnant de l'inconfort.
- Le client doit signer un formulaire de consentement éclairé.
- La préparation du côlon se fait selon la procédure de l'établissement.
- Il est nécessaire d'être à jeun pour passer cet examen.
- Les appareils de réanimation et d'aspiration doivent être aisément disponibles.
- Aviser le client qu'il est possible qu'il reçoive une sédation avant l'examen.
- Donner la prémédication selon l'ordonnance médicale.

Procédure (exécutée par un technicien)

- Aider le client à se placer en décubitus latéral gauche sur la table d'endoscopie.
- Prendre les signes vitaux de base et exercer une surveillance continue de ces signes tout au long de l'examen.
- Installer un soluté. Une sédation est fréquemment donnée pendant l'examen pour le faciliter.
- Insérer l'endoscope dans l'anus et le pousser dans le rectum, puis dans le côlon sigmoïde jusqu'au cæcum. Il peut être nécessaire d'aider le client à changer de position pour faciliter le déplacement de l'endoscope.
- Durant toutes ces opérations, insuffler de l'air dans l'intestin afin de mieux le visionner.
- Encourager le client à prendre de longues et profondes inspirations pour relaxer et diminuer l'envie de déféquer.
- Les pinces à biopsie peuvent être utiles pour prélever des tissus; sinon, se servir d'une brosse cytologique pour prélever des cellules sur la surface d'une lésion. Au besoin, enlever les corps étrangers ou les polypes.

- L'enregistrement de toutes ces opérations se fait régulièrement à l'aide d'une caméra reliée à l'endoscope.

Après le test

- Surveiller les signes vitaux et l'échelle de sédation selon la procédure.
- Surveiller les signes de perforation intestinale : distensions abdominales, douleurs, fièvre et rectorragie.
- Le client peut recommencer à manger et à boire.
- Informer le client qu'il est normal d'avoir beaucoup de flatulences à la suite de cette intervention.

C

ALERTES CLINIQUES

- Complications possibles : perforation du côlon et saignements.
- Les médicaments reçus au cours de l'intervention peuvent rendre le client somnolent. Prévoir le raccompagnement du client si l'examen est fait en externe.
- Les traitements dépendent des résultats de la coloscopie.

CONTRE-INDICATIONS

- Clients atteints de diverticulite, de péritonite, d'ischémie du côlon ou de rectocolite hémorragique fulminante
- Clients ayant récemment subi une anastomose
- Clients incapables de coopérer en raison de leur âge, de leur état mental, de la douleur ou d'autres facteurs
- Clients instables
- Clients qui présentent des signes de perforation du côlon

RADIOLOGIE

Colposcopie

Description du test

La colposcopie est un procédé qui consiste à visionner directement le col de l'utérus et le vagin. Lorsqu'une cliente a des résultats anormaux à la suite d'un test de Papanicolaou (test Pap) pratiqué au niveau du col de l'utérus, la colposcopie permet de localiser la région de dysplasie cellulaire. Toute lésion suspecte qui y est observée peut alors subir une biopsie en un point précis.

CONSIDÉRATIONS CLINIQUES

On recommande une colposcopie pour toutes les femmes immunodéprimées dont le frottis vaginal présente des atypies cellulaires indéterminées, notamment toutes les femmes infectées par le VIH, quelles que soient la numération des lymphocytes T CD4, la charge virale du VIH ou la thérapie antirétrovirale en cours.

C

VALEURS NORMALES

Vagin et col de l'utérus normaux

INTERPRÉTATIONS POSSIBLES DES VALEURS ANORMALES

Cancer invasif
Condylomes
Érosion
Infection
Inflammation
Modifications atrophiques
Modifications précancéreuses du col de l'utérus
Néoplasie cervicale
Papillomavirus humain

FACTEURS CONTRIBUANT AUX VALEURS ANORMALES

- Un col utérin portant des cicatrices et l'incapacité d'en supprimer toutes les sécrétions avant l'examen peuvent empêcher de bien le visualiser.

INTERVENTIONS INFIRMIÈRES ET DÉROULEMENT DU TEST

Avant le test

- Il n'est pas nécessaire d'être à jeun pour passer cet examen.
- Avertir la cliente qu'elle ne doit pas se faire de douche vaginale ni avoir de relations sexuelles pendant 24 heures avant l'examen.
- La cliente doit signer un formulaire de consentement éclairé.

Procédure (exécutée par un médecin)

- La vessie devrait être vidée avant l'examen.
- Placer la cliente en position gynécologique, les jambes dans les étriers.
- Nettoyer les organes génitaux externes et insérer le spéculum.
- Faire un curetage endocervical pour empêcher des cellules épithéliales de se déloger au cours de la colposcopie et d'interférer avec les résultats de l'examen.
- Nettoyer ensuite le col avec une solution d'acide acétique à 3 % pour enlever les sécrétions et les médicaments, ainsi que pour mettre en évidence les régions anormales.
- Insérer le colposcope dans l'ouverture vaginale et diriger la lumière vers le col.
- Examiner le col et pratiquer des biopsies de toute lésion suspecte.
- Rincer ensuite le vagin avec une solution stérile ou de l'eau pour enlever l'acide acétique, qui pourrait causer une sensation de brûlure.

Après le test

- Nettoyer la région périnéale et aider la cliente à adopter une position confortable. Lui proposer une serviette hygiénique si elle a des saignements vaginaux.
- Informer la cliente qu'elle peut ressentir de faibles crampes, un inconfort vaginal et des écoulements vaginaux pouvant durer une semaine, à la suite de ces interventions.
- Demander à la cliente d'éviter d'effectuer des activités exténuantes pendant 24 heures; elle devrait attendre 2 semaines avant d'utiliser des tampons, de se faire une douche vaginale et d'avoir des rapports sexuels.
- Demander à la cliente de signaler toute douleur abdominale ou fièvre, et tout saignement vaginal évident se prolongeant au-delà de 2 semaines.

C

ALERTES CLINIQUES

- Complications possibles : saignements vaginaux.

CONTRE-INDICATIONS

- Femmes ayant des règles très abondantes
- Femmes incapables de coopérer en raison de leur âge, de leur état mental, de la douleur ou d'autres facteurs

MICROBIOLOGIE

Culture de la gorge
(Culture des sécrétions de la gorge, Culture pharyngée)

Description du test

Une culture de la gorge sert surtout à isoler et à identifier des agents pathogènes, en particulier les streptocoques bêta-hémolytiques du groupe A. Cette identification est importante, puisque les complications de ces infections comprennent le rhumatisme articulaire aigu et la glomérulonéphrite. Bien que la plupart des maux de gorge soient de nature virale, environ 15 % d'entre eux sont causés par ce type particulier de streptocoques. Les symptômes de ces infections se manifestent brusquement chez le client et peuvent comprendre de la fièvre, des frissons, des céphalées, une adénopathie cervicale, une pharyngite et des plaques distinctives (exsudat) dans la gorge. On peut utiliser cet examen pour le diagnostic de la glomérulonéphrite, de la pharyngite, de la scarlatine, de la pharyngite à streptocoques et de l'amygdalite.

On prescrit en général une culture de la gorge lorsqu'on croit qu'une personne souffre d'une pharyngite streptococcique ou encore à la suite d'un strep-test négatif.

Une fois le spécimen prélevé, on administre souvent un antibiotique à large spectre qui a des chances d'être efficace contre la pharyngite streptococcique. On pratique parfois une autre culture de la gorge après le traitement.

VALEURS NORMALES

Négatives

C

INTERPRÉTATIONS POSSIBLES DES VALEURS ANORMALES

Positives

Agents pathogènes bactériens (streptocoques bêta-hémolytiques du groupe A, diphtérie, gonorrhée)

FACTEURS CONTRIBUANT AUX VALEURS ANORMALES

- Médicaments pouvant entraîner des résultats *faussement négatifs :* antibiotiques.

INTERVENTIONS INFIRMIÈRES ET DÉROULEMENT DU TEST

Avant le test
- Aviser le client que la procédure peut lui causer des haut-le-cœur.
- Il n'est pas nécessaire d'être à jeun pour passer cet examen.

Procédure
- Le client peut être assis; s'il s'agit d'un enfant, le tenir de façon à immobiliser sa tête.
- Utiliser un abaisse-langue pour maintenir la langue.
- Passer l'écouvillon sur chacune des deux amygdales et dans la partie postérieure du pharynx et le placer par la suite dans le milieu de transport.

Après le test
- Étiqueter le spécimen et le faire parvenir au laboratoire. Indiquer sur la requête si le client a reçu des antibiotiques.

CONTRE-INDICATIONS

- Clients qui montrent des signes d'une atteinte possible des voies respiratoires à cause, par exemple, d'un abcès épiglottique ou périamygdalien

MICROBIOLOGIE

Culture des expectorations et antibiogramme

Description du test

On réalise souvent une culture des expectorations pour faciliter le diagnostic différentiel d'infections bactériennes, fongiques, parasitaires et virales des voies respiratoires inférieures. Les résultats de telles cultures peuvent toutefois être trompeurs pour le clinicien si le spécimen d'expectorations est contaminé par la flore normale présente dans les sécrétions des voies aériennes supérieures. Pour déterminer si l'échantillon est acceptable pour la culture, le laboratoire réalise d'abord une coloration de Gram. La découverte d'une contamination oropharyngienne rend le spécimen inadéquat pour la culture et il est nécessaire de prélever un autre échantillon d'expectorations. La technique de culture variant selon les organismes, le formulaire de demande devrait indiquer clairement l'agent causal que l'on suspecte. Après la culture, une épreuve de sensibilité, ou antibiogramme, est réalisée pour guider le clinicien dans le choix de l'agent antimicrobien approprié.

VALEURS NORMALES

Présence ou absence de flore respiratoire normale signalée

Absence d'organismes pathogènes dans les expectorations

INTERPRÉTATIONS POSSIBLES DES VALEURS ANORMALES

Infections bactériennes (pneumonie, tuberculose, par exemple)
Infections virales
Mycoses
Parasitoses

FACTEURS CONTRIBUANT AUX VALEURS ANORMALES

- La contamination de l'échantillon, le prélèvement de salive plutôt que d'expectorations et un retard dans la livraison de l'échantillon au laboratoire sont des facteurs qui peuvent modifier les résultats de l'examen.
- Une thérapie antimicrobienne entreprise avant le prélèvement de l'échantillon peut modifier les résultats de l'examen.
- L'utilisation de dentifrice ou de rince-bouche antiseptique avant de faire le prélèvement peut fausser le résultat.

INTERVENTIONS INFIRMIÈRES ET DÉROULEMENT DU TEST

Avant le test

- Expliquer au client le but de l'examen et son déroulement :
  - Prélever l'échantillon de préférence tôt le matin, car c'est à ce moment que les expectorations sont le plus concentrées.
  - Demander au client de se brosser les dents sans dentifrice et de se rincer la bouche avec de l'eau avant le prélèvement des expectorations afin de réduire la contamination de l'échantillon par la flore normale des voies respiratoires supérieures.
  - Les expectorations doivent provenir de l'arbre bronchique. Le client doit comprendre qu'il ne s'agit pas de la salive présente dans sa bouche.

C

- Expliquer au client comment expectorer en prenant trois grandes respirations puis en toussant profondément avec force.
- Recueillir l'échantillon dans un contenant à expectoration stérile.
- Si on soupçonne la tuberculose, plusieurs spécimens matinaux pourront être demandés.
- Si les expectorations sont très épaisses, on peut les éclaircir par l'inhalation d'une nébulisation saline ou aqueuse ou en augmentant l'apport hydrique la veille du prélèvement.

Procédure

- Demander au client de prendre plusieurs grandes respirations puis de tousser profondément pour obtenir le spécimen. Il faut au moins 5 ml d'expectoration.
- Il existe d'autres façons de recueillir les expectorations : aspiration endotrachéale, endoscopie bronchique et lavage bronchique.

Après le test

- Étiqueter le contenant de prélèvement et le faire parvenir au laboratoire le plus rapidement possible. Indiquer sur la requête tout traitement antibiotique en cours.
- Ne pas réfrigérer l'échantillon.
- Démarrer le traitement antimicrobien, si prescrit, *après* le prélèvement du spécimen.

ALERTES CLINIQUES

- Le rapport final et l'antibiogramme requièrent de 48 à 72 heures pour la plupart des agents bactériens, alors que les cultures fongiques demandent jusqu'à 4 semaines et que le rapport final des cultures de mycobactéries (les agents de la tuberculose, par exemple) ne parvient parfois qu'après 6 semaines.

MICROBIOLOGIE

Culture des selles

Description du test

Le tube digestif contient nombre de bactéries et de mycètes qui forment sa flore normale. Lorsqu'une partie de cette flore est supprimée, par l'usage d'antibiotiques ou à la suite d'une immunosuppression par exemple, les bactéries survivantes peuvent devenir pathogènes. En outre, des agents pathogènes peuvent pénétrer dans le tube digestif et entraîner des symptômes comme une diarrhée persistante ou sanglante, de la douleur abdominale et de la fièvre. Certains agents pathogènes sont les responsables directs des symptômes, alors que d'autres, tel le *Clostridium difficile*, les provoquent par l'intermédiaire des toxines qu'ils produisent.

Les gens peuvent être exposés à des agents pathogènes intestinaux de diverses façons, notamment lorsqu'ils voyagent à l'extérieur du pays, par exemple, ou s'ils absorbent des aliments insuffisamment cuits, de la nourriture ou de l'eau contaminées. L'identification des agents pathogènes est importante pour la planification du traitement et la prévention de complications.

L'examen parasitologique des selles vise à découvrir les parasites ou les vers responsables d'une infection intestinale, ou leurs œufs, c'est-à-dire le stade larvaire de leur développement. Cet examen est indiqué pour les personnes ayant récemment voyagé et pour celles qui présentent une diarrhée persistante ou dont la diarrhée n'a pas réagi à un traitement antimicrobien.

CONSIDÉRATIONS CLINIQUES

Toute maladie accompagnée d'une diarrhée qui persiste pendant plus de 7 jours, en particulier chez une personne immunosupprimée, devrait conduire à d'autres examens des selles.

VALEURS NORMALES

Flore intestinale normale

Négatives pour la présence d'agents pathogènes

INTERPRÉTATIONS POSSIBLES DES VALEURS ANORMALES

Positives

Entérocolite bactérienne
Entérocolite parasitaire
Entérocolite protozoaire

FACTEURS CONTRIBUANT AUX VALEURS ANORMALES

- Médicaments pouvant entraîner des résultats *faussement négatifs*: antibiotiques, baryum, bismuth, huile minérale.

INTERVENTIONS INFIRMIÈRES ET DÉROULEMENT DU TEST

Avant le test

- Enseigner au client à éviter de contaminer les selles par du papier hygiénique ou de l'urine.
- Il n'est pas nécessaire d'être à jeun pour passer cet examen.

Procédure

- Prélever un échantillon de selles dans un contenant approprié.
- Des flacons conçus pour le prélèvement de selles destinées à la recherche de parasites sont disponibles.

Après le test

- Étiqueter le spécimen et le faire parvenir au laboratoire le plus tôt possible après son prélèvement. Indiquer sur la requête les antibiotiques pris par le client.

C

ALERTES CLINIQUES

- Pour les clients qui se plaignent d'une diarrhée qui dure depuis au moins 2 semaines, on réalise habituellement une analyse de selles qui comprend souvent une recherche de leucocytes, une culture, une recherche de parasites, ainsi que la recherche de *Clostridium difficile* et éventuellement de *Giardia*.
- Une analyse de surveillance post-traitement peut être réalisée si les symptômes persistent malgré des tests initiaux négatifs ou afin de démontrer que l'agent pathogène n'est plus présent dans les selles.

MICROBIOLOGIE

Culture d'une plaie et antibiogramme

Description du test

On procède à une culture de plaie si on croit qu'une plaie est infectée. Le prélèvement du spécimen doit se faire avant le début d'une antibiothérapie. D'abord, on peut réaliser une coloration de Gram du spécimen et obtenir le résultat rapidement, ce qui fournit une information de base, à savoir si l'organisme est Gram positif ou Gram négatif. On met ensuite l'échantillon en milieu de culture dans une gélose, c'est-à-dire qu'on permet aux organismes de croître dans un milieu exclusif. L'organisme est habituellement identifié en 48 à 72 heures. L'antibiogramme consiste à analyser les micro-organismes en cause afin de choisir le meilleur antimicrobien pour contrer l'infection. De même, il est préférable de faire l'antibiogramme avant le début de la prise d'antibiotique.

Après le prélèvement du spécimen, le client reçoit habituellement un antibiotique à large spectre qui a des chances d'être efficace contre la plupart des infections habituelles des plaies. Lorsque les résultats de la culture et de l'antibiogramme sont révélés, il faut vérifier si l'antibiotique utilisé est approprié.

VALEURS NORMALES

Négatives

INTERPRÉTATIONS POSSIBLES DES VALEURS ANORMALES

Positives

Infection de la plaie

FACTEURS CONTRIBUANT AUX VALEURS ANORMALES

- Médicaments pouvant entraîner des résultats *faussement négatifs :* antibiotiques.

INTERVENTIONS INFIRMIÈRES ET DÉROULEMENT DU TEST

Avant le test

- Nettoyer la plaie avec du sérum physiologique.

Procédure

- Passer un écouvillon dans la plaie en dix points en faisant faire des rotations de l'écouvillon sur lui-même dans la lésion.
- Prélever l'échantillon à l'intérieur même de la plaie et non sur la peau qui l'entoure.

Après le test

- Placer l'écouvillon dans le milieu de transport.
- Étiqueter le spécimen, noter sa provenance et indiquer sur la requête si le client prend des antibiotiques. Il est important d'indiquer si la plaie est superficielle ou profonde.
- Faire parvenir l'échantillon au laboratoire immédiatement.

MICROBIOLOGIE

Culture d'urine et antibiogramme

Description du test

L'urine est un liquide organique normalement stérile. Bien que quelques bactéries résident dans l'urètre, en l'absence d'infection et dans des conditions normales, il ne devrait pas y avoir de bactéries dans l'urine. Si on croit qu'un client a une infection urinaire, on demande une culture d'urine et un antibiogramme. L'échantillon d'urine doit être prélevé avant le début d'une antibiothérapie.

Après le prélèvement du spécimen, le client reçoit d'habitude un antibiotique à large spectre qui a des chances d'être efficace contre la plupart des infections des voies urinaires. Lorsque les résultats de la culture d'urine et de l'antibiogramme sont communiqués, il faut vérifier si l'antibiotique utilisé est approprié.

CONSIDÉRATIONS CLINIQUES

La culture d'urine est l'analyse par excellence pour déceler la bactériurie asymptomatique.

VALEURS NORMALES

Aucune croissance bactérienne

INTERPRÉTATIONS POSSIBLES DES VALEURS ANORMALES

Négatives :   <10 000/ml
Positives :   >100 000/ml

C

FACTEURS CONTRIBUANT AUX VALEURS ANORMALES

- Une technique de prélèvement inappropriée peut modifier les résultats de l'examen.
- Médicaments pouvant faire *diminuer* le nombre de bactéries : antibiotiques.

INTERVENTIONS INFIRMIÈRES ET DÉROULEMENT DU TEST

Avant le test

- Il n'est pas nécessaire d'être à jeun pour passer cet examen.

Procédure

- Un échantillon d'au moins 5 ml est nécessaire.
- Utiliser la méthode du mi-jet afin d'éviter la contamination du spécimen.
- Expliquer au client comment effectuer le nettoyage des parties génitales avant le prélèvement et lui remettre un contenant stérile.
- Demander au client d'éviter de toucher l'intérieur du contenant de prélèvement et de son couvercle.
- D'autres méthodes permettent de récolter l'échantillon d'urine : cathétérisme, prélèvement de l'échantillon à partir d'une sonde à demeure ou prélèvement de l'échantillon par l'orifice de la dérivation urinaire. Chez les nouveau-nés et les enfants, une ponction sus-pubienne peut être aussi utilisée. L'utilisation de sacs jetables (*U bags*) n'est pas recommandée pour la culture, vu le risque élevé de contamination.

Après le test

- Indiquer sur la requête les antibiotiques reçus par le client.
- Étiqueter le spécimen et l'acheminer immédiatement vers le laboratoire ou le placer au réfrigérateur.

MICROBIOLOGIE

Culture gonococcique

Description du test

La gonorrhée (blennorragie), une infection transmissible sexuellement très répandue, résulte de la transmission sexuelle de la *Neisseria gonorrhoeae*. Elle est responsable d'environ 50 % de tous les cas d'infection génitale haute chez les femmes. Les cultures peuvent être prélevées dans l'urètre chez l'homme et dans le canal endocervical chez la femme. La gorge et le rectum représentent d'autres sites de prélèvement si la personne a eu des relations orales ou anales.

Le traitement est généralement amorcé quand la culture s'avère positive. Toutefois, si le client présente des symptômes ou s'il a eu une relation sexuelle avec un partenaire infecté, on entreprend le traitement dès que le spécimen est prélevé.

CONSIDÉRATIONS CLINIQUES

Les Lignes directrices canadiennes pour les MTS recommandent le dépistage chez les femmes et les hommes de moins de 25 ans sexuellement actifs. Les facteurs de risque de la gonorrhée comprennent un historique d'infections gonococciques antérieures, d'autres infections transmissibles sexuellement, un nouveau partenaire ou des partenaires multiples, l'utilisation inégale du condom, le travail sexuel, l'itinérance et l'usage de drogues. Pour les femmes enceintes, les facteurs de risques sont les mêmes. La prévalence de la gonorrhée est plus élevée chez les hommes qui ont des relations sexuelles avec d'autres hommes que pour la population en général.

VALEURS NORMALES

Négatives

INTERPRÉTATIONS POSSIBLES DES VALEURS ANORMALES

Positives

Gonorrhée

FACTEURS CONTRIBUANT AUX VALEURS ANORMALES

- Chez l'homme, une miction moins d'une heure avant une culture urétrale peut faire diminuer le nombre d'organismes disponibles pour la culture.
- Chez la femme, une douche vaginale administrée moins de 24 heures avant une culture cervicale peut faire diminuer le nombre d'organismes disponibles pour la culture.
- L'utilisation de lubrifiant peut modifier les résultats de l'examen.

INTERVENTIONS INFIRMIÈRES ET DÉROULEMENT DU TEST

Avant le test

- Il n'est pas nécessaire d'être à jeun pour passer cet examen.
- Les femmes doivent éviter de prendre un bain avant l'examen si on utilise un écouvillon endocervical.

Procédure (exécutée par une infirmière clinicienne ou un médecin)

- Prélever la culture à l'aide d'un écouvillon spécial avec un milieu de transport.

Pour une culture endocervicale

- Installer la cliente en position gynécologique, la recouvrir d'un drap et l'inviter à se détendre à l'aide de techniques de respirations profondes.
- Introduire un spéculum vaginal lubrifié avec de l'eau chaude seulement.
- Retirer le mucus cervical à l'aide d'un gros tampon de coton.
- Insérer l'écouvillon dans le canal endocervical et le tourner d'un côté puis de l'autre en le maintenant en place de 10 à 30 secondes pour permettre au tampon d'absorber les organismes.

C

Pour une culture urétrale

- Le client masculin est installé en position de décubitus dorsal, pour éviter une chute s'il se produit un choc vagal pendant la procédure.
- Nettoyer le méat urétral à l'aide d'une gaze stérile.
- Introduire l'écouvillon ou une boucle de fil métallique bactériologique stérile, jusqu'à 2 à 3 cm dans l'urètre, et le tourner d'un côté puis de l'autre.

Pour une culture rectale

- Après avoir effectué le prélèvement d'un spécimen endocervical ou urétral, introduire un autre écouvillon jusqu'à environ 2,5 cm dans le canal anal et le tourner d'un côté puis de l'autre pour obtenir le spécimen. Si l'écouvillon est contaminé par des selles, le jeter et utiliser un autre écouvillon pour effectuer de nouveau le prélèvement du spécimen.

Pour une culture de la gorge

- Demander au client d'incliner la tête vers l'arrière; frotter l'écouvillon stérile dans le pharynx postérieur et les cryptes amygdaliennes, en évitant tout contact avec la langue ou les lèvres.

Après le test

- Après avoir obtenu le spécimen, insérer l'écouvillon dans un contenant avec un médium de transport.
- Étiqueter le spécimen et le faire parvenir au laboratoire aussitôt que possible.
- Dire au client d'éviter tout contact sexuel tant que les résultats de l'examen ne sont pas connus.

ALERTES CLINIQUES

- Les partenaires sexuels des clients dont le résultat est positif devraient se faire examiner.
- Le test d'ADN utilisant la technique d'amplification en chaîne par polymérase (ACP) est la méthode la plus récente pour diagnostiquer la gonorrhée. Il peut se réaliser sur un échantillon d'urine. Si c'est ce test qui est prescrit, aviser le client de ne pas uriner dans l'heure précédant le test. Le client doit recueillir les 15 à 50 premiers millilitres d'urine dans le contenant approprié.

MICROBIOLOGIE

Culture nasopharyngienne

Description du test

Une culture nasopharyngienne consiste à prélever un échantillon des sécrétions du nasopharynx qui sera ensuite placé dans un milieu de culture. On identifie le type d'organisme présent et on peut utiliser la culture au besoin pour déterminer quelle antibiothérapie sera efficace contre cet organisme (épreuve de sensibilité).

VALEURS NORMALES

Flore normale

INTERPRÉTATIONS POSSIBLES DES VALEURS ANORMALES

C

Infection bactérienne (y compris *S. aureus*,
   B. pertussis et *N. meningitidis*)
Infection fongique
Infection virale

INTERVENTIONS INFIRMIÈRES ET DÉROULEMENT DU TEST

Avant le test

- Il n'est pas nécessaire d'être à jeun pour passer cet examen.

Procédure

- Demander au client de tousser puis de pencher la tête vers l'arrière (la toux diminue l'incidence des haut-le-cœur).
- Insérer un écouvillon stérile par une narine jusque dans l'espace situé sous le cornet nasal inférieur.
- Rouler doucement l'écouvillon, lui permettant d'absorber les sécrétions pendant quelques secondes avant de le retirer.
- Placer l'écouvillon dans le milieu de transport.

Après le test

- Étiqueter le spécimen et le faire parvenir au laboratoire.

ALERTES CLINIQUES

- Si on recherche *C. diphtheriae*, on prélève aussi un échantillon dans la gorge.

MICROBIOLOGIE

Culture virale

Description du test

Pour faire une culture virale, un petit échantillon de tissu ou de liquide est prélevé et placé dans une culture cellulaire. On laisse ensuite le virus se répliquer pour faciliter son identification. Il est préférable de prélever les échantillons pendant la phase aiguë d'une affection.

Les échantillons destinés à la culture peuvent être prélevés parmi les sources suivantes : sang, liquide céphalorachidien (LCR), sécrétions respiratoires, selles, tissus, urine, yeux et lésions de la muqueuse buccale, de la muqueuse rectale, de la peau et des organes génitaux. Les types de virus pouvant être détectés comprennent les adénovirus, le cytomégalovirus, l'herpès simplex virus, le virus de la grippe, le virus des oreillons, le virus respiratoire syncytial (RSV), le virus varicelle-zona, les entérovirus comme le virus coxsackie et le poliovirus. Le temps qui s'écoule entre le prélèvement et le diagnostic se compte en heures ou en jours, selon le virus et la méthode de culture utilisée.

VALEURS NORMALES

Pas de virus isolé

INTERPRÉTATIONS POSSIBLES DES VALEURS ANORMALES

Infection virale (virus identifié)

FACTEURS CONTRIBUANT AUX VALEURS ANORMALES

- L'utilisation d'un écouvillon à tige de bois ou fait d'alginate de calcium va interférer avec la culture.
- On peut obtenir des résultats faussement négatifs si le prélèvement de l'échantillon est effectué en dehors de la phase aiguë de la maladie ou de l'affection.

INTERVENTIONS INFIRMIÈRES ET DÉROULEMENT DU TEST

Avant le test

- Expliquer au client le but de l'examen et la façon dont le spécimen sera prélevé.

Procédure

- Utiliser l'écouvillon ou le contenant approprié, requis par le laboratoire.
- Recommandations techniques générales :
  - sang : prélever un échantillon de sang dans le tube requis par le laboratoire ;
  - liquide cérébrorachidien : prélever 1 ml de LCR dans le tube requis (exécuté par un médecin) ;
  - selles : recueillir un échantillon de selles dans le contenant requis ;
  - urine : recueillir un spécimen d'urine mi-jet dans un contenant stérile ;
  - muqueuse buccale : passer un écouvillon pour culture pharyngée sur la partie postérieure de l'oropharynx ;
  - muqueuse rectale : insérer l'écouvillon à 5 cm dans le rectum et le frotter sur la muqueuse ;
  - œil : utiliser un écouvillon pour recueillir du matériel de la conjonctive ;
  - lésions cutanées ou génitales : aspirer le liquide vésiculaire ou passer l'écouvillon sur la base de la vésicule qui aura été ouverte.

Après le test

- Vérifier avec le laboratoire de référence s'il faut réfrigérer l'échantillon.
- Étiqueter le spécimen et noter sa source exacte. Noter aussi l'âge du client, les vaccinations reçues et l'histoire clinique pertinente.

ALERTES CLINIQUES

- Si une étiologie virale est suspectée ou si on le juge approprié, recueillir du sérum en phase aiguë et en phase de convalescence pour des tests viraux sérologiques.

C

RADIOLOGIE

 Cystométrie/Cysto-urétrographie

Description du test

La cystométrie est un examen qui permet d'évaluer le fonctionnement et le tonus du détrusor (musculeuse de la vessie) afin de déterminer la cause du dysfonctionnement de cet organe. Il consiste à instiller un liquide de contraste et/ou de l'air dans la vessie d'une personne, puis à étudier les sensations qu'elle ressent ainsi que les réactions du détrusor tandis que la vessie se remplit. On évalue également la présence d'anomalies au moment de la miction. On compare les résultats de cet examen avec ceux obtenus par d'autres examens diagnostiques urinaires, comme la pyélographie intraveineuse et la cysto-urétrographie.

La cysto-urétrographie consiste à instiller un produit de contraste dans la vessie à l'aide d'un cathéter urétral et à prendre des radiographies à mesure que la vessie se remplit. On enlève ensuite le cathéter et on prend d'autres radiographies pendant que le client vide sa vessie. Cet examen est souvent utilisé pour évaluer les personnes souffrant d'infections chroniques des voies urinaires.

VALEURS NORMALES

Capacité vésicale :	400 – 500 ml
Cystométrie :	remplissage normal de la vessie et capacité de reconnaître la température de la solution qu'on y introduit
Cysto-urétrogramme :	structure et fonction de la vessie et de l'urètre normales
Premier réflexe de miction :	150 – 200 ml
Urine résiduelle :	<30 ml

INTERPRÉTATIONS POSSIBLES DES VALEURS ANORMALES

Diminution de la capacité vésicale
Diverticule urétral
Diverticules vésicaux
Hypertrophie de la prostate
Infection de la vessie
Obstruction de la vessie
Reflux vésico-urétéral
Sténose de l'urètre

Urétérocèle
Valvule urétrale
Vessie hypertonique
Vessie neurogène

C

INTERVENTIONS INFIRMIÈRES ET DÉROULEMENT DU TEST

Avant le test

- Aviser le client que, malgré la présence d'un cathéter pendant tout l'examen, il ressentira le besoin d'uriner ainsi que de l'inconfort à mesure que des liquides de contraste, de l'air ou des gaz emplissent sa vessie.
- Le client doit signer un formulaire de consentement éclairé.
- Il n'est pas nécessaire d'être à jeun pour passer cet examen.

Procédure (exécutée par un technicien ou un médecin)

Pour la cystométrie

- Demander au client de vider sa vessie.
- Aider le client à s'étendre sur le dos.
- Insérer une sonde de Foley dans la vessie et mesurer le volume d'urine résiduel.
- Vérifier la sensation de chaleur en instillant dans la vessie 30 ml d'eau ou de soluté salin à la température de la pièce, puis 30 ml d'un liquide chaud. Prendre en note les sensations ressenties par le client.
- Vider la vessie et installer un cystomètre sur la sonde, instrument qui illustre graphiquement les pressions et les volumes intravésicaux.
- Introduire lentement dans la vessie une solution saline, de l'eau, un produit de contraste ou un gaz comme le gaz carbonique.
- Noter, sur le relevé du cystométrogramme, le moment où le client ressent sa première envie d'uriner, puis le moment où il sent que sa vessie est complètement remplie et qu'il doit uriner.
- Demander au client d'uriner malgré le cathéter, ce qui permet d'enregistrer la pression d'évacuation intravésicale maximale.
- Si l'examen de cysto-urétrographie n'est pas pratiqué, le client vide sa vessie et le cathéter est enlevé.
- Il est possible de procéder à d'autres examens en répétant les opérations ci-dessus alors que le client se tient debout ou en position assise, ou après avoir administré un stimulant de la tonicité vésiculaire, comme du chlorure de carbamylméthylcholine.

Pour le cysto-urétrogramme

- Instiller un produit de contraste à travers le cathéter jusqu'à ce que la vessie soit remplie, puis bloquer le cathéter.
- Prendre des radiographies du client dans diverses positions.
- Enlever le cathéter, puis aider le client à se coucher sur le côté droit, en position oblique.
- Prendre d'autres radiographies pendant que le client vide sa vessie.

Après le test

- Évaluer le client en tenant compte des sensations de brûlure qu'il ressent quand il urine, ainsi que de la fréquence des mictions et des spasmes vésicaux.
- Surveiller les signes vitaux.
- Encourager le client à boire beaucoup de liquide pour éliminer le produit de contraste.
- Donner des analgésiques et/ou des antibiotiques selon la prescription médicale.
- Des bains chauds peuvent aider au confort du client.
- Aviser le client de mesurer les ingesta-excreta pendant 24 heures et de surveiller la présence de sang dans ses urines.

ALERTES CLINIQUES

- Complication possible : infection des voies urinaires.

CONTRE-INDICATIONS

- Pour la cystométrie et le cysto-urétrogramme :
  - Clients dont les voies urinaires sont obstruées
  - Clients souffrant d'une infection aiguë des voies urinaires
- Pour le cysto-urétrogramme :
  - Femmes enceintes
    - Avertissement : une femme en âge d'avoir des enfants devrait subir une radiographie seulement durant ses menstruations, ou 12 à 14 jours après leur début, pour éviter d'exposer le fœtus aux radiations
  - Clients allergiques au colorant utilisé en radiographie

RADIOLOGIE

Cystoscopie

Description du test

La cystoscopie est un examen de la vessie qui consiste en l'insertion d'une gaine bien lubrifiée dans l'urètre, ce qui permettra d'introduire un cystoscope pour examiner directement l'intérieur de la vessie. Une fois la gaine en place, on peut pratiquer des biopsies, réséquer des lésions, enlever des calculs et introduire une sonde urétérale jusqu'au bassinet rénal pour pratiquer une pyélographie. Une cystoscopie est indiquée en cas d'infections récurrentes des voies urinaires, de dysuries sans cause connue, d'hématurie et de tumeurs vésicales.

C

CONSIDÉRATIONS CLINIQUES

Les personnes qui souffrent d'une hématurie microscopique asymptomatique et qui ne présentent pas de carcinome de type transitionnel peuvent subir une cytologie urinaire. Si on pratique une cytologie urinaire et qu'on trouve des cellules malignes, atypiques ou suspectes, on effectue alors une cystoscopie, car la présence d'hématurie représente un facteur de risque significatif de cancer.

VALEURS NORMALES

Vessie et urètres normaux

INTERPRÉTATIONS POSSIBLES DES VALEURS ANORMALES

Anomalies congénitales
Calculs urétéraux et vésicaux
Diverticules
Hypertrophie de la prostate
Lithiases
Polypes
Prostatite
Sténose de l'urètre
Tumeurs
Ulcères

INTERVENTIONS INFIRMIÈRES ET DÉROULEMENT DU TEST

Avant le test

- Si le client subit une anesthésie locale, l'informer qu'il pourrait ressentir une sensation de brûlure au moment de l'insertion de la gaine dans l'urètre et qu'il pourrait aussi éprouver le besoin d'uriner.
- Le client doit signer un formulaire de consentement éclairé.
- Il n'est pas nécessaire d'être à jeun pour passer cet examen, à moins qu'une anesthésie générale s'impose.
- Administrer une prémédication, si prescrit.

Procédure (exécutée par un médecin)

- Aider le client à prendre la position gynécologique, les pieds placés dans les étriers.
- Nettoyer les organes génitaux externes avec un antiseptique.
- Instiller un anesthésique local dans l'urètre.
- Insérer l'urétroscope à l'intérieur d'une gaine bien lubrifiée qu'on introduit ensuite dans l'urètre.
- Remplacer ensuite l'urétroscope par un cystoscope pour examiner la muqueuse vésicale.
- Prélever un échantillon d'urine pour une analyse de routine.
- Remplacer le cystoscope par un urétroscope pour visualiser l'urètre à mesure que sont lentement retirés la gaine et l'appareil optique.

Après le test

- Surveiller les signes vitaux du client jusqu'à ce qu'ils soient stables.
- Prendre en note les signes d'infection et de perforation de la vessie, comme une température élevée, un pouls plus rapide et une baisse de la pression artérielle.
- Évaluer le client en tenant compte des sensations de brûlure quand il urine ainsi que de la fréquence des mictions et des spasmes vésicaux.
- Encourager le client à boire beaucoup de liquide pour diminuer les brûlements mictionnels.
- Donner des analgésiques et/ou des antibiotiques selon la prescription médicale.
- Mesurer les ingesta-excreta pendant 24 heures. Surveiller la présence de sang dans les urines.

ALERTES CLINIQUES

- Complications possibles : hématurie, infection causant une septicémie, perforation de la vessie et rétention urinaire.

CONTRE-INDICATIONS

- Clients atteints de cystite aiguë, de prostatite ou d'urétrite

CYTOLOGIE

 # Cytologie des expectorations

Description du test
On utilise la cytologie des expectorations pour le diagnostic de diverses affections respiratoires. Celles-ci comprennent des conditions malignes aussi bien que des transformations cellulaires de nature précancéreuse, comme celles que l'on observe dans les cas d'inflammation ou d'inhalation de toxines. L'étude cytologique des expectorations facilite aussi le diagnostic de la tuberculose et des infections bactériennes, parasitaires et virales.

VALEURS NORMALES

Négatives

INTERPRÉTATIONS POSSIBLES DES VALEURS ANORMALES

Amiantose
Asthme

Bronchectasie
Cancer
Emphysème
Infection virale
Infections bactériennes
Inhalation de produits toxiques ou irritants
Maladie inflammatoire
Parasitoses
Pneumonite
Stéatose pulmonaire
Tuberculose

FACTEURS CONTRIBUANT AUX VALEURS ANORMALES

- La contamination de l'échantillon, le prélèvement de salive plutôt que d'expectorations et un retard dans la livraison de l'échantillon au laboratoire sont des facteurs qui peuvent modifier les résultats de l'examen.
- L'utilisation de dentifrice ou de rince-bouche antiseptique avant de faire le prélèvement peut fausser le résultat.

INTERVENTIONS INFIRMIÈRES ET DÉROULEMENT DU TEST

Avant le test

- Expliquer la procédure au client en insistant sur les points suivants :
  - il est préférable de prélever l'échantillon tôt le matin, car c'est à ce moment que les expectorations sont le plus concentrées;
  - le client doit se brosser les dents sans dentifrice et se rincer la bouche avec de l'eau avant le prélèvement afin de réduire la contamination de l'échantillon par la flore normale des voies respiratoires supérieures;
  - les expectorations doivent provenir de l'arbre bronchique. Le client doit comprendre qu'il ne s'agit pas de la salive présente dans sa bouche.
- Expliquer au client comment expectorer en prenant trois grandes respirations puis en toussant profondément avec force.
- Si les expectorations sont très épaisses, on peut les éclaircir par l'inhalation d'une nébulisation saline ou aqueuse ou en augmentant l'apport hydrique la veille du prélèvement.

Procédure

- Demander au client de prendre plusieurs grandes respirations puis de tousser profondément pour obtenir le spécimen. Il faut au moins 5 ml d'expectoration.
- Il existe d'autres façons de recueillir les expectorations : aspiration endotrachéale, endoscopie bronchique et lavage bronchique.

Après le test

- Étiqueter le spécimen et le faire parvenir immédiatement au laboratoire.

Densitométrie osseuse
(DMO, Ostéodensitométrie)

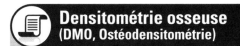

Description du test

Étant donné que l'ostéoporose et l'ostéopénie entraînent la perte de tissu osseux, le risque de fracture est plus élevé chez les personnes qui en souffrent. La densitométrie osseuse est souvent effectuée à la suite d'une première fracture; cependant, on devrait poser un diagnostic d'ostéoporose à un stade précoce de manière à mettre en place très tôt des mesures préventives tels un changement dans les habitudes de vie ou un traitement pharmacologique. Les femmes considérées comme étant à risque présentent les caractéristiques suivantes : elles ont plus de 65 ans, des antécédents de fracture osseuse à partir de 40 ans, des antécédents familiaux d'ostéoporose, de faibles taux d'œstrogènes (ou une ménopause précoce avant l'âge de 45 ans), un faible poids corporel et font l'usage de tabac. Chez les hommes à risque, on observe surtout les facteurs suivants : alcoolisme, prise de corticostéroïdes, faible niveau de testostérone et tabagisme.

Il n'y a qu'une manière de diagnostiquer l'ostéoporose : par la mesure de la densité minérale osseuse (DMO). L'appareil le plus souvent utilisé est un absorptiomètre biénergétique à rayons X (DEXA). Cet appareil utilise des rayons X à deux niveaux d'énergie pour déterminer le contenu en minéraux des os.

Des évaluations (mesures de la DMO) moins précises sont obtenues à l'aide d'un examen périphérique (qui évalue le radius ou le calcanéum), ainsi que d'une tomographie quantitative par ordinateur qui requiert de très fortes radiations et d'une ultrasonométrie qui évalue le talon, les doigts et le tibia (qui n'est pas recommandée par Ostéoporose Canada). Les résultats sont exprimés en indices T et Z. L'indice T équivaut au nombre d'écarts types supérieurs ou inférieurs à la valeur moyenne chez de jeunes adultes types en santé. Il s'agit là de la référence pour la « masse osseuse maximale ». L'indice Z correspond au nombre d'écarts types avec la moyenne pour une population d'un même âge.

L'Organisation mondiale de la santé (OMS) utilise l'indice T pour définir les masses osseuses normales, les masses osseuses faibles (ostéopénie) et l'ostéoporose (voir *Valeurs normales*). Les indices T sont exprimés en écarts types : plus le nombre est négatif, plus le risque de fracture est élevé. Chaque écart type représente 10 % à 12 % de perte osseuse.

Cet examen est également indiqué dans les cas cliniques suivants :
- carence en œstrogènes;
- fracture osseuse;
- glucocorticothérapie prolongée;
- hyperparathyroïdisme primaire;
- ostéopénie.

CONSIDÉRATIONS CLINIQUES

Ostéoporose Canada fait les recommandations suivantes :

- toute personne âgée de plus de 65 ans, avec ou sans facteurs de risque, devrait avoir une évaluation de DMO;
- une femme en ménopause ne présentant pas de facteurs de risque d'ostéoporose n'aurait pas besoin d'une évaluation de la DMO, alors qu'une femme ayant présenté une fracture atraumatique devrait avoir une telle évaluation; de plus, l'évaluation de la DMO devrait également être faite chez les personnes qui présentent au moins un facteur de risque majeur (par exemple, histoire familiale de fracture ostéoporotique ou ménopause précoce – avant l'âge de 45 ans) ou deux facteurs de risque mineurs (par exemple, faible apport alimentaire en calcium, consommation excessive d'alcool ou de caféine ou antécédents de maladies associées à une perte osseuse comme l'hyperthyroïdie ou l'hyperparathyroïdie);
- on devrait aussi considérer des mesures de la DMO de contrôle après un an s'il y a suspicion de perte de masse osseuse progressive et rapide, ou aux deux ou trois ans chez les personnes qui ont commencé des thérapies augmentant légèrement la DMO, comme la calcitonine et le raloxifène, dont l'état est stable ou qui présentent une amélioration sous thérapies médicamenteuses.

VALEURS NORMALES

Selon les directives de l'OMS :

Masse osseuse normale :	indice T de $-1,0$ à $+1,0$ écart type
Ostéopénie :	indice T de $-2,5$ à $-1,0$ écarts types
Ostéoporose :	indice T de $-4,0$ à $-2,5$ écarts types

INTERPRÉTATIONS POSSIBLES DES VALEURS ANORMALES

Carence en œstrogènes
Consommation insuffisante de calcium
Déminéralisation due à l'immobilisation
Hyperparathyroïdisme
Insuffisance rénale
Malabsorption
Ostéopénie
Ostéoporose
Thérapie à long terme aux corticostéroïdes

FACTEURS CONTRIBUANT AUX VALEURS ANORMALES

- Les résultats de l'évaluation de la DMO peuvent être affectés par des scintigraphies effectuées 3 jours avant ou par des examens barytés effectués dans les 7 à 10 jours précédents.
- Des implants métalliques peuvent modifier les résultats de l'examen.
- L'absence de structures normales, comme après une laminectomie, peut aussi modifier les résultats de l'examen.

INTERVENTIONS INFIRMIÈRES ET DÉROULEMENT DU TEST

Avant le test

- Le client doit demeurer immobile durant l'examen.
- Il n'est pas nécessaire d'être à jeun pour passer cet examen.

Procédure (exécutée par un technicien)

- Aider le client à s'étendre sur la table d'examen.
- Utiliser un coussin de positionnement pour tenir les jambes dans la bonne position durant l'examen et aplanir la région pelvienne et le rachis lombaire. Les jambes doivent être quelque peu tournées vers l'intérieur pour fournir une meilleure image de la région fémorale.

Après le test

- Produire un document imprimé des images, en même temps que des indices T et Z, ainsi que de l'interprétation des résultats.

ALERTES CLINIQUES

- Pour prévenir l'ostéoporose, tous les adultes devraient absorber suffisamment de calcium (1 200 mg/jour) et de vitamine D (400 à 800 UI/jour), faire de l'exercice et éviter de fumer, d'abuser de l'alcool et de la caféine.
- Un suivi de DMO devrait être fait tous les 2 ans.

CONTRE-INDICATIONS

- Femmes enceintes
- Clients incapables de coopérer en raison de leur âge, de leur état mental, de la douleur ou d'autres facteurs

RADIOLOGIE

Doppler
(Doppler artériel, Doppler veineux, Échographie Doppler)

Description du test

L'échographie est une méthode de diagnostic non invasive qui consiste à émettre des ultrasons dans l'organisme à l'aide d'un petit capteur appliqué sur la peau, qui reçoit ensuite les échos de ces ultrasons réfléchis par rebondissement sur diverses structures et les convertit en signaux électriques. Ces derniers sont ensuite traduits en ondes sonores (méthode Doppler) affichées sur un écran.

Ce type d'échographie permet d'évaluer le flux sanguin dans les grandes veines et artères des bras et des jambes. Les ondes sonores frappent les globules rouges en mouvement et sont réfléchies vers la sonde; les sons émis correspondent à la vitesse du sang circulant dans le vaisseau. En résultent des renseignements utiles au diagnostic d'une insuffisance veineuse chronique, de thromboses veineuses, d'une artériopathie oblitérante, d'une occlusion artérielle et d'un traumatisme artériel. Cet examen permet également de surveiller les clients à la suite d'une reconstruction artérielle et d'un pontage par greffe. Le même examen peut être effectué sur les artères carotides (voir *Échographie de la carotide*, p. 496).

D

CONSIDÉRATIONS CLINIQUES

Chez les clients ayant une faible probabilité clinique de thrombose veineuse profonde (TPV) des membres inférieurs, des résultats négatifs observés après une seule échographie veineuse chez des personnes symptomatiques excluent la probabilité d'une TVP proximale, d'une TVP des membres inférieurs (à partir du genou jusqu'au ligament inguinal) et d'une TVP ayant une importance clinique significative (mollet).

Chez les personnes ayant une probabilité préliminaire de modérée à élevée d'une TVP des membres inférieurs, des échographies en série doivent être effectuées, ce qui nécessite une échographie de suivi dans les 5 à 7 jours suivants afin d'éliminer la probabilité d'une TVP.

VALEURS NORMALES

Signal Doppler normal ne présentant pas d'occlusion vasculaire

INTERPRÉTATIONS POSSIBLES DES VALEURS ANORMALES

Artériopathie oblitérante
Artériosclérose
Maladies veineuses
Occlusion artérielle
Occlusion veineuse
Sténose artérielle
Thrombose veineuse profonde

FACTEURS CONTRIBUANT AUX VALEURS ANORMALES

- Pendant son déplacement, le capteur doit être en contact étroit avec la peau et enduit d'un gel conducteur qui assure une bonne adhésion.
- Le tabagisme peut modifier les résultats en causant une vasoconstriction.

INTERVENTIONS INFIRMIÈRES ET DÉROULEMENT DU TEST

Avant le test

- Informer le client que cet examen ne cause ni inconfort, ni douleur.
- Insister sur l'importance de bouger le moins possible au cours de cet examen afin d'obtenir des mesures exactes.
- Il n'est pas nécessaire d'être à jeun pour passer cet examen.

Procédure (exécutée par un technicien)

- Aider le client à s'étendre sur le dos sur la table d'échographie.

Pour l'étude des artères périphériques

- Placer un brassard pneumatique sur le membre étudié, mesurer les pressions et enregistrer les formes d'onde pour les artères en position distale par rapport au brassard. Les sites où on met le brassard et les artères étudiées comprennent :
  - le mollet : l'artère pédieuse, l'artère tibiale postérieure ;
  - la cuisse : l'artère poplitée ;
  - l'avant-bras : l'artère radiale et l'artère ulnaire ;
  - le bras : l'artère brachiale.

Pour l'étude des veines périphériques

- Placer le capteur sur la veine à observer et enregistrer les formes d'onde. Prendre en note les variations dues aux mouvements respiratoires.
- Les veines étudiées sont les suivantes : poplitée, fémorale superficielle, fémorale commune, tibiale postérieure, axillaire, subclavière et jugulaire.

Après le test

- Nettoyer la peau du client pour enlever toute trace de gel.

CONTRE-INDICATIONS

- Clients incapables de collaborer en raison de leur âge, de leur état mental, de la douleur ou d'autres facteurs

RADIOLOGIE

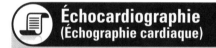

Échocardiographie
(Échographie cardiaque)

Description du test

L'échocardiographie est une méthode de diagnostic non invasive au cours de laquelle des ultrasons sont émis dans l'organisme à l'aide d'un capteur appliqué sur la peau. Le capteur reçoit les échos de ces ultrasons réfléchis par rebondissement sur diverses structures et les convertit en signaux électriques. Ces signaux sont ensuite traduits en ondes sonores et affichés sur un écran.

Au cours de l'échocardiographie, on place le capteur sur une région de la poitrine exempte d'os et de tissu pulmonaire, de façon à diriger les ultrasons directement vers les structures cardiaques. Normalement, cette zone se situe dans le troisième ou le quatrième espace intercostal, à gauche du sternum.

On utilise deux techniques en échographie cardiaque. Dans l'échographie TM, ou échographie temps-mouvement, un unique faisceau d'ultrasons enregistre le mouvement et les dimensions des structures intracardiaques en un tracé linéaire. Dans l'échocardiographie bidimensionnelle, le faisceau ultrasonore effectue un balayage suivant un arc, donnant une vue du cœur en coupe transversale. Cette information, convertie en images apparaissant à l'oscilloscope, peut être enregistrée pour que le cardiologue y ait accès. En plus d'évaluer le fonctionnement du muscle cardiaque et des valves, l'échocardiogramme permet de calculer la fraction d'éjection du cœur, qui est normalement de 60 % à 70 %.

CONSIDÉRATIONS CLINIQUES

L'échocardiographie est un outil essentiel à l'évaluation des modifications fonctionnelles et structurales associées à l'insuffisance cardiaque aiguë, ainsi qu'à l'exploration des syndromes coronariens aigus.

E

VALEURS NORMALES

Aucune anomalie des cavités et des valves cardiaques, du flux sanguin ou du muscle cardiaque

INTERPRÉTATIONS POSSIBLES DES VALEURS ANORMALES

Cardiomyopathie
Épanchement péricardique
Infarctus du myocarde
Maladie cardiaque congénitale (persistance du conduit artériel, transposition des gros vaisseaux)
Problèmes des cavités cardiaques (communication interauriculaire, communication interventriculaire)
Problèmes valvulaires (sténose, régurgitation ou rupture des valves aortique, pulmonaire, mitrale et tricuspide, prolapsus mitral)
Processus infectieux (endocardite, péricardite, endocardite bactérienne subaiguë)
Syndrome de Marfan
Tumeur cardiaque

FACTEURS CONTRIBUANT AUX VALEURS ANORMALES

- Pendant son déplacement, le capteur doit être en contact étroit avec la peau et enduit d'un gel conducteur qui assure une bonne adhésion.
- Les mouvements du client, des anomalies de la paroi thoracique, une bronchopneumopathie chronique obstructive (BPCO) et l'obésité peuvent altérer la qualité des résultats.

INTERVENTIONS INFIRMIÈRES ET DÉROULEMENT DU TEST

Avant le test

- Informer le client que cet examen ne cause ni inconfort, ni douleur.
- Insister sur l'importance de restreindre tout mouvement pendant l'examen afin d'assurer l'obtention d'images nettes.
- Il n'est pas nécessaire d'être à jeun pour passer cet examen.

Procédure (exécutée par un médecin)

- Aider le client à s'allonger sur la table d'examen.
- Appliquer le gel sur la paroi thoracique.
- Le capteur est appliqué sur la peau et déplacé au besoin pour fournir une bonne visualisation des structures cardiaques.

- Les ondes sonores sont transformées en images sur un moniteur et des copies vidéo de ces images sont réalisées.
- Habituellement, il faut placer le client en décubitus latéral gauche afin d'obtenir d'autres vues du cœur, cette position le rapprochant de la paroi thoracique.

Après le test

- Nettoyer la poitrine du client pour enlever toute trace de gel.

E

CONTRE-INDICATIONS

- Personnes incapables de coopérer en raison de leur âge, de leur état mental, de la douleur ou d'autres facteurs

RADIOLOGIE

Échocardiographie transœsophagienne (ETO)

Description du test

L'échographie est une méthode diagnostique non invasive qui consiste à émettre des ultrasons dans l'organisme à l'aide d'un capteur appliqué sur la peau. Ce capteur reçoit ensuite tout écho de ces ultrasons, réfléchis par rebondissement sur diverses structures. Il les transforme en signaux électriques qui apparaissent sur un écran sous forme d'image dynamique.

Dans l'échocardiographie transœsophagienne (ETO), le capteur est fixé à l'extrémité d'un gastroscope. Il est ensuite inséré dans l'œsophage, ce qui permet d'obtenir des images de grande qualité de la face postérieure du cœur. Cette technique permet d'évaluer des troubles thoraciques, aortiques et cardiaques en réduisant les interférences des structures de la paroi thoracique.

CONSIDÉRATIONS CLINIQUES

Lorsqu'on envisage l'échocardiographie transœsophagienne (ETO) et l'imagerie par résonance magnétique (IRM) chez des adultes atteints de maladie coronarienne, la première (l'ETO) s'avère supérieure pour l'évaluation de l'anatomie interne du coeur; l'IRM est supérieure pour l'anatomie extracardiaque et légèrement meilleure que l'ETO pour l'évaluation hémodynamique et fonctionnelle. Prises individuellement, les deux techniques donnent en gros la même information diagnostique, mais utilisées en conjonction, elles fournissent d'importants renseignements complémentaires pour toutes les catégories de diagnostic.

VALEURS NORMALES

Pas d'anomalies cardiaques

INTERPRÉTATIONS POSSIBLES DES VALEURS ANORMALES

Anévrisme de l'aorte
Anomalies septales
Cardiopathie congénitale
Dissection aortique
Endocardite
Ischémie myocardique
Myocardiopathie
Persistance du conduit artériel
Thrombus intracardiaques
Tumeurs cardiaques
Valvulopathie

INTERVENTIONS INFIRMIÈRES ET DÉROULEMENT DU TEST

Avant le test

- Aviser le client que cet examen entraîne un léger inconfort.
- Il est nécessaire d'être à jeun pour passer cet examen.
- Le client doit signer un formulaire de consentement éclairé.
- Demander au client d'enlever ses dentiers ou toute autre prothèse buccale.
- Le matériel de réanimation et d'aspiration doit être facilement accessible.

Procédure (exécutée par un médecin)

- Aider le client à s'installer en décubitus latéral gauche sur la table d'examen.
- Commencer une surveillance du cœur et des signes vitaux, ainsi que l'oxymétrie transcutanée. Installer un soluté et administrer un sédatif.
- Vaporiser un anesthésique topique au fond de la gorge du client afin de supprimer le réflexe pharyngé.
- Introduire le gastroscope par la bouche et, en s'aidant des déglutitions du client, le pousser jusqu'au niveau de l'oreillette droite du cœur.
- Les ondes sonores sont transformées en une image sur le moniteur. Imprimer des copies de l'image.

Après le test

- Surveiller les signes vitaux, le degré de sédation et l'oxymétrie selon la procédure de l'établissement.
- Laisser le client en position allongée jusqu'à la fin de la sédation.
- Ne pas autoriser l'ingestion de nourriture ou de liquides tant que le réflexe pharyngé n'est pas restauré (environ 2 heures).
- Prévenir le client qu'il aura une voix rauque ou mal à la gorge pendant quelques jours.

ALERTES CLINIQUES

- Complications possibles : arythmies cardiaques, mal de gorge, perforation de l'œsophage et saignement œsophagien.

CONTRE-INDICATIONS

- Clients ayant des arythmies cardiaques
- Clients ayant des troubles hémolytiques
- Clients ayant une pathologie œsophagienne, comme des varices ou des rétrécissements de l'œsophage, ou ayant déjà subi une chirurgie œsophagienne
- Clients incapables de coopérer en raison de leur âge, de leur état mental, de la douleur ou d'autres facteurs

E

ÉCHOGRAPHIE

Échographie abdominale

Description du test

L'échographie est une méthode diagnostique non invasive qui consiste à émettre des ultrasons dans l'organisme à l'aide d'un capteur appliqué sur la peau. Ce capteur reçoit ensuite tout écho de ces ultrasons, réfléchis par rebondissement sur diverses structures. Il les transforme en signaux électriques qui apparaissent sur un écran sous forme d'image dynamique.

Dans ce type d'échographie, les régions évaluées sont la rate, les reins, l'aorte et, notamment, celles qu'examine l'échographie du foie et du système pancréato-biliaire (vésicule biliaire, conduits biliaires, foie et pancréas).

VALEURS NORMALES

Aspect normal de la vésicule biliaire, du système biliaire, du foie, du pancréas, de la rate, des reins et de l'aorte

INTERPRÉTATIONS POSSIBLES DES VALEURS ANORMALES

Abcès hépatique
Anévrisme aortique
Ascite
Calculs rénaux
Carcinome de la vésicule biliaire
Carcinome du pancréas
Carcinome rénal
Cholécystite
Cholélithiase
Cirrhose hépatique
Dilatation des conduits biliaires
Hydronéphrose

Kyste hépatique
Kystes rénaux
Maladie hépatocellulaire
Métastases hépatiques
Pancréatite
Phéochromocytome
Polypes sur la vésicule biliaire
Pseudokyste pancréatique
Rupture de la rate
Splénomégalie
Tumeur hépatique

FACTEURS CONTRIBUANT AUX VALEURS ANORMALES

- Pendant son déplacement, le capteur doit être en contact étroit avec la peau et enduit d'un gel conducteur qui assure une bonne adhésion.
- La présence de gaz ou de baryum dans l'intestin, l'obésité, ainsi que certains mouvements du client peuvent nuire à la production d'une image claire.

INTERVENTIONS INFIRMIÈRES ET DÉROULEMENT DU TEST

Avant le test
- Informer le client que cet examen ne cause ni inconfort, ni douleur.
- Aviser le client qu'il doit prendre un repas sans gras la veille (pour un examen de la fonction hépatique) et être à jeun au moment de l'examen. L'accumulation de bile dans la vésicule biliaire s'en trouvera ainsi favorisée et permettra une meilleure visualisation durant l'échographie.

Procédure (exécutée par un technicien de radiologie)
- Aider le client à s'allonger sur la table d'échographie.
- Appliquer un gel sur la région à examiner.
- Placer le capteur sur la peau et le déplacer de manière à bien visualiser les structures.
- Les ondes sonores sont transformées en une image sur le moniteur. Imprimer des copies de l'image.

Après le test
- Nettoyer la peau du client pour enlever toute trace de gel.

ALERTES CLINIQUES
- Pour les clients chez qui on soupçonne une maladie de la vésicule biliaire et qui ont une échographie abdominale négative, il peut être nécessaire de procéder à une tomodensitométrie hépatobiliaire avec agent de contraste.

Échographie de clarté nucale

Description du test

La mesure de la clarté nucale par échographie au premier trimestre est pratiquée entre 11 et 14 semaines de grossesse. C'est un examen sans risque pour la mère ou le fœtus puisqu'il s'agit d'une échographie. Elle permet de déterminer le risque d'anomalies génétiques, notamment en ce qui concerne la trisomie 21.

La clarté nucale mesure l'espace translucide entre les muscles et la peau du cou du fœtus, un espace qui n'est visible qu'entre 9 et 14 semaines de grossesse, alors que la nuque du fœtus est la plus mince. L'augmentation de cet espace est associée à un risque accru d'anomalies chromosomiques et d'une dizaine d'autres malformations. Une mesure anormale se situe au-dessus du 95e percentile pour l'âge de la grossesse, soit 2,2 mm à 11 semaines et 2,8 mm à 14 semaines.

Des écarts importants ont été constatés entre les résultats et sa capacité de fournir des mesures adéquates et cohérentes. On obtient les meilleurs résultats dans les centres où les spécialistes en échographies ont été spécifiquement formés pour cet examen.

CONSIDÉRATIONS CLINIQUES

La Société des obstétriciens et gynécologues du Canada recommande que le test de clarté nucale ne soit offert que dans le cadre d'un programme exhaustif de dépistage prénatal et de counseling offert par des opérateurs d'expérience, en présence de mécanismes d'assurance de la qualité adéquats.

VALEURS NORMALES

Espace nucal dans les limites normales

INTERPRÉTATIONS POSSIBLES DES VALEURS ANORMALES

Aneuploïdies fœtales
Fœtus plus gros que la normale
Présence d'anomalies chromosomiques
Trisomie 13
Trisomie 18
Trisomie 21

FACTEURS CONTRIBUANT AUX VALEURS ANORMALES

- L'inexpérience du spécialiste de même qu'un appareil d'échographie déficient peuvent nuire à la qualité des images.
- Pendant son déplacement, le capteur doit être en contact étroit avec la peau et enduit d'un gel conducteur qui assure une bonne adhésion.
- La présence de gaz dans l'intestin, l'obésité, ainsi que certains mouvements de la cliente peuvent nuire à la production d'une image claire.

INTERVENTIONS INFIRMIÈRES ET DÉROULEMENT DU TEST

Avant le test

- Informer la cliente que cet examen ne cause ni inconfort, ni douleur.
- Il n'est pas nécessaire d'être à jeun pour passer cet examen.
- Aviser la cliente de boire 3 à 4 verres d'eau afin de remplir sa vessie avant l'examen et de ne pas uriner.

E

Procédure (exécutée par un technicien de radiologie ET un radiologiste)

- Aider la cliente à s'allonger sur la table d'échographie.
- Appliquer un gel conducteur sur l'abdomen.
- Placer le capteur sur la peau et le déplacer de façon à bien visualiser les structures sur l'écran.
- Les ondes sonores sont transformées en une image sur le moniteur. Imprimer des copies de l'image.
- Prendre les mesures appropriées du fœtus.

Après le test

- Nettoyer la peau de la cliente pour enlever toute trace de gel.

ALERTES CLINIQUES

- L'ensemble des données collectées par les examens d'âge maternel, β-hCG libre, PAPP-A et clarté nucale permet de détecter presque 90 % des cas de trisomie 21.
- Seules une biopsie du chorion ou une amniocentèse donnent des résultats fiables à 100 %. Par contre, ces techniques comportent un risque de perte fœtale d'environ 1/200 à 1/300.
- Au Québec, l'échographie du premier trimestre ne fait pas partie des examens de routine d'une grossesse. La cliente doit en faire la demande à son médecin.
- Des études se font maintenant sur la mesure de l'os nasal durant la même période. Cet examen donne des indications plus valides et plus facilement mesurables que celui de la clarté nucale.

RADIOLOGIE

Échographie de la carotide
(Scintigraphie en duplex de l'artère carotide)

Description du test

L'échographie est une méthode de diagnostic non invasive qui consiste à émettre des ultrasons dans l'organisme à l'aide d'un petit capteur appliqué sur la peau. Ce capteur reçoit ensuite les échos de ces ultrasons, réfléchis par rebondissement sur diverses structures, et les transforme en signaux électriques, lesquels sont ensuite traduits en ondes sonores (méthode Doppler) affichées sur un écran. C'est ainsi qu'il est possible de visualiser l'artère carotide sur un écran et d'en obtenir un imprimé.

Ce type d'échographie permet d'étudier le flux sanguin dans les artères carotides. En effet, le mouvement des globules sanguins modifie la hauteur des ondes sonores réfléchies, un phénomène appelé « effet Doppler ». La hauteur du son ne varie pas s'il n'y a pas de sang qui circule dans l'artère. Grâce à cette technique non invasive, on peut étudier les bruits produits au cours de la systole et de la diastole. Les sons émis au cours de l'examen varient lorsqu'il y a turbulence du sang causée par une plaque d'athérome, une sténose ou une occlusion partielle de l'artère. Cet examen est souvent pratiqué pour évaluer des clients chez qui on a diagnostiqué une syncope, une ischémie cérébrale transitoire ou un accident vasculaire cérébral.

Deux types d'échographie Doppler sont principalement utilisés pour évaluer l'artère carotide. L'*échotomographie Doppler* recourt à des méthodes ultrasonores standards pour produire des images d'un vaisseau sanguin et des structures qui l'entourent. Le *Doppler couleur* fournit les mêmes renseignements, mais en colorant le vaisseau pour y illustrer la vitesse et la direction de l'écoulement sanguin.

E

CONSIDÉRATIONS CLINIQUES

On reconnaît l'efficacité de l'endartériectomie carotidienne pour diagnostiquer des personnes symptomatiques atteintes depuis moins de 6 mois de sténose angiographique de 70 % à 99 % de l'artère carotide interne.

VALEURS NORMALES

Écoulement sanguin normal dans l'artère carotide

INTERPRÉTATIONS POSSIBLES DES VALEURS ANORMALES

Anévrisme
Maladie occlusive de l'artère carotide

FACTEURS CONTRIBUANT AUX VALEURS ANORMALES

- Pendant son déplacement, le capteur doit être en contact étroit avec la peau et enduit d'un gel conducteur qui assure une bonne adhésion.
- L'usage de nicotine sous n'importe quelle forme pendant 2 heures avant l'examen cause une vasoconstriction et peut fausser les résultats.

INTERVENTIONS INFIRMIÈRES ET DÉROULEMENT DU TEST

Avant le test

- Informer le client que cet examen ne cause ni inconfort, ni douleur.
- Il n'est pas nécessaire d'être à jeun pour passer cet examen.

Procédure (exécutée par un technicien)

- Aider le client à s'étendre sur la table d'examen, la tête légèrement tournée d'un côté.

- Le client doit demeurer complètement immobile au cours de l'examen.
- Appliquer un gel conducteur sur la région à étudier.
- Appliquer le capteur sur la peau et le déplacer de façon à pouvoir bien visualiser les structures sur l'écran.
- Les ondes sonores sont transformées en une image sur le moniteur. Imprimer des copies de l'image.

E

Après le test

- Nettoyer la peau du client pour enlever toute trace de gel.

ALERTES CLINIQUES

- À moins de contre-indications, on devrait considérer l'utilisation d'acide acétylsalicylique à des fins thérapeutiques pour les personnes symptomatiques et asymptomatiques qui subissent une endartériectomie carotidienne. L'acide acétylsalicylique devrait être pris avant la chirurgie, puis pendant au moins 3 mois après, afin de diminuer l'occurrence de la combinaison des événements suivants : accident vasculaire cérébral, infarctus du myocarde et mort.

ÉCHOGRAPHIE

Échographie de l'aorte abdominale

Description du test

L'échographie est une méthode diagnostique non invasive qui consiste à émettre des ultrasons dans l'organisme à l'aide d'un capteur appliqué sur la peau. Ce capteur reçoit ensuite tout écho de ces ultrasons, réfléchis par rebondissement sur diverses structures. Il les transforme en signaux électriques qui apparaissent sur un écran sous forme d'image dynamique.

Dans le cas de l'échographie de l'aorte abdominale, le capteur est appliqué sur la région s'étendant depuis l'appendice xiphoïde jusqu'à l'ombilic. Le but est de détecter et, le cas échéant, de mesurer un anévrisme aortique abdominal (AAA), une pathologie silencieuse. Il a pour autre fonction de vérifier si le diamètre d'un AAA connu n'est pas en augmentation, le diamètre de la lumière de l'aorte abdominale étant généralement inférieur à 4 cm / (2 cm chez l'homme et un peu plus petit chez la femme). On considère qu'il y a un anévrisme lorsque le diamètre est supérieur à 4 cm. S'il est plus grand que 7 cm, le risque de rupture de l'aorte avec mortalité associée devient plus élevé. Enfin, Cet examen peut également servir à une évaluation de contrôle suite à une chirurgie visant à corriger un anévrisme.

CONSIDÉRATIONS CLINIQUES

La Société canadienne de chirurgie vasculaire (2008) recommande le dépistage par ultrasons chez les hommes de 65 à 75 ans, ainsi que chez les hommes de moins de 65 ans avec une histoire familiale positive, et chez les femmes de plus de 65 ans avec des antécédents de tabagisme, de maladie vasculaire cérébrale et autres antécédents familiaux.

VALEURS NORMALES

Négatives pour la présence d'un anévrisme

Diamètre de la lumière de l'aorte abdominale <4 cm

INTERPRÉTATIONS POSSIBLES DES VALEURS ANORMALES

Anévrisme aortique abdominal

FACTEURS CONTRIBUANT AUX VALEURS ANORMALES

- Pendant l'examen, le capteur doit être en contact étroit avec la peau et enduit d'un gel conducteur qui assure une bonne adhésion.
- La présence de gaz ou d'un résidu de baryum dans l'intestin, l'obésité, ainsi que certains mouvements du client peuvent nuire à la production d'une image claire.

INTERVENTIONS INFIRMIÈRES ET DÉROULEMENT DU TEST

Avant le test

- Informer le client que de l'examen ne cause ni inconfort, ni douleur.
- Il est nécessaire d'être à jeun pour passer cet examen.

Procédure (exécutée par un technicien de radiologie)

- Aider le client à s'allonger sur la table d'échographie.
- Appliquer un gel conducteur sur la région à examiner.
- Placer le capteur sur la peau et le déplacer de façon à bien visualiser les structures sur l'écran.
- Les ondes sonores sont transformées en une image sur le moniteur. Imprimer des copies de l'image.

Après le test

- Nettoyer la peau du client pour enlever toute trace de gel.

ALERTES CLINIQUES

- Cet examen doit être fait avant tout autre examen nécessitant du baryum. Si de tels examens ont déjà été pratiqués, il faut attendre 24 heures avant d'effectuer l'échographie afin que le baryum soit complètement éliminé de la région à examiner.

RADIOLOGIE

Échographie de la prostate
(Échographie par voie endo-rectale)

Description du test

L'échographie est une méthode d'exploration non invasive qui consiste à émettre des ultrasons dans l'organisme à l'aide d'un capteur appliqué sur la peau. Ce capteur, qui reçoit ensuite les échos de ces ultrasons réfléchis par rebondissement sur différentes structures, les transforme en signaux électriques qui apparaissent sur un écran sous forme d'image dynamique.

On utilise l'échographie de la prostate pour le diagnostic précoce du cancer de la prostate. C'est un examen d'appoint au toucher rectal et à des analyses comme le dosage de l'antigène prostatique spécifique (APS). L'échographie montre la taille et la forme de la prostate et est par conséquent utile pour surveiller la réaction du client au traitement d'une maladie prostatique. Elle fournit aussi un guidage pendant une biopsie de la prostate.

E

VALEURS NORMALES

Consistance, forme et taille de la prostate normales

INTERPRÉTATIONS POSSIBLES DES VALEURS ANORMALES

Abcès de la prostate
Abcès ou kyste périrectal
Cancer de la prostate
Hypertrophie bénigne de la prostate
Prostatite
Tumeur de la vésicule séminale
Tumeur périrectale
Tumeur rectale

FACTEURS CONTRIBUANT AUX VALEURS ANORMALES

- Pendant son déplacement, le capteur doit être en contact étroit avec la peau et enduit d'un gel conducteur qui assure une bonne adhésion.
- La rétention de baryum absorbé pendant des examens antérieurs ou la présence de selles dans le rectum sont des facteurs qui peuvent compromettre la précision des résultats de l'examen.

INTERVENTIONS INFIRMIÈRES ET DÉROULEMENT DU TEST

Avant le test

- Aviser le client qu'il ressentira une pression au niveau du rectum pendant le test et qu'il pourra éprouver un certain inconfort si une biopsie de la prostate est pratiquée.
- Il n'est pas nécessaire d'être à jeun pour passer cet examen.
- Si l'établissement l'exige, le client doit signer un formulaire de consentement éclairé, surtout si on doit procéder à une biopsie de la prostate.
- Pour l'échographie par voie endorectale, on administre un petit lavement 1 heure avant l'examen.

Procédure (exécutée par un radiologiste)

- Installer le client en position de décubitus dorsal sur la table d'échographie.
- Réaliser une échographie transabdominale et un examen suspubien de la prostate.
- Aider ensuite le client à s'installer en position genu-pectorale ou en décubitus latéral.
- Recouvrir le capteur d'un étui transparent, le lubrifier et l'insérer dans le rectum.
- Orienter le capteur vers la prostate pour fournir une bonne visualisation de la glande.
- Les ondes sonores sont transformées en une image sur le moniteur. Imprimer des copies de l'image.

E

Après le test

- Nettoyer la peau du client pour enlever toute trace de gel.

ALERTES CLINIQUES

- Si une lésion suspecte est découverte pendant l'échographie ou a déjà été palpée lors d'un toucher rectal, ou si le dosage de l' antigène prostatique spécifique (APS) est anormal, on peut réaliser une biopsie de la prostate en même temps que l'échographie. Celle-ci guide l'aiguille pour réaliser la biopsie.

RADIOLOGIE

Échographie de la thyroïde

Description du test

L'échographie est une méthode de diagnostic non invasive au cours de laquelle des ultrasons sont émis dans l'organisme à l'aide d'un capteur appliqué contre la peau. Ce capteur reçoit ensuite tout écho de ces ultrasons, réfléchis par rebondissement sur diverses structures. Il les transforme en signaux électriques qui apparaissent sur un écran sous forme d'image dynamique.

L'échographie de la thyroïde permet d'évaluer la taille, la forme et la position de la glande thyroïde, ce qui peut être utile pour établir la distinction entre un kyste et une tumeur solide de la glande ou encore pour guider l'aiguille lors de la biopsie par aspiration d'un nodule suspect. On l'utilise aussi pour surveiller la réaction de la glande thyroïde à un traitement suppressif de l'hyperthyroïdie.

CONSIDÉRATIONS CLINIQUES

On recommande cet examen aux personnes à risque élevé (celles qui ont un historique de cancer familial de la thyroïde, d'adénomatose polyendocrienne ou d'irradiation externe), à toutes celles qui ont des nodules palpables de la thyroïde ou un goitre multinodulaire, ainsi qu'à celles qui présentent une adénopathie suggérant une lésion maligne.

VALEURS NORMALES

Forme, position et taille de la glande thyroïde normales

INTERPRÉTATIONS POSSIBLES DES VALEURS ANORMALES

Goitre
Kyste de la thyroïde
Tumeur de la thyroïde

FACTEURS CONTRIBUANT AUX VALEURS ANORMALES

- Pendant son déplacement, le capteur doit être en contact étroit avec la peau et enduit d'un gel conducteur qui assure une bonne adhésion.

INTERVENTIONS INFIRMIÈRES ET DÉROULEMENT DU TEST

Avant le test

- Aviser le client que cet examen n'entraîne pas d'inconfort à moins qu'une biopsie ne soit aussi pratiquée.
- Il n'est pas nécessaire d'être à jeun pour passer cet examen.
- Le client doit signer un formulaire de consentement éclairé si une biopsie doit être pratiquée.

Procédure (exécutée par un technicien)

- Aider le client à s'installer en position de décubitus dorsal sur la table d'échographie. Placer un oreiller sous ses épaules afin que son cou soit en hyperextension.
- Appliquer le gel sur la région à examiner.
- Placer le capteur contre la peau et le déplacer de façon à obtenir une bonne visualisation de la glande thyroïde.
- Les ondes sonores sont transformées en une image sur le moniteur. Imprimer des copies de l'image.

Après le test

- Nettoyer la peau du client pour enlever toute trace de gel.

RADIOLOGIE

Échographie des systèmes hépatique et pancréatobiliaire
(Échographie de la vésicule biliaire et du système biliaire, Échographie du foie, Échographie du pancréas)

Description du test

L'échographie est une méthode non invasive qui consiste à émettre des ultrasons dans l'organisme à l'aide d'un capteur appliqué sur la peau. Ce capteur, qui reçoit ensuite l'écho de ces ultrasons réfléchis par rebondissement sur différentes structures, les transforme en signaux électriques qui apparaissent sur un écran sous forme d'image dynamique.

Dans ce type particulier d'échographie, les régions soumises à l'examen sont la vésicule biliaire, le système biliaire, le foie et le pancréas. Cet examen – qui permet d'évaluer une jaunisse, une hépatomégalie ou un traumatisme abdominal – est aujourd'hui beaucoup plus pratiqué que la cholécystographie puisque la personne n'est pas exposée à des radiations. L'échographie permet également de poser un diagnostic dans les cas de cholécystite aiguë, de suspicion de métastases hépatiques et de carcinome pancréatique. Enfin, l'échographie permet de guider une aiguille au cours d'une biopsie.

E

VALEURS NORMALES

Conduits biliaires, foie, pancréas et vésicule biliaire normaux

INTERPRÉTATIONS POSSIBLES DES VALEURS ANORMALES

Abcès du foie
Abcès sous-phrénique
Carcinome de la vésicule biliaire
Carcinome pancréatique
Cholécystite aiguë
Cholélithiase
Dilatation des voies biliaires
Hématome
Kyste hépatique
Maladie hépatocellulaire
Métastase hépatique
Obstruction biliaire
Pancréatite
Polypes de la vésicule biliaire
Pseudokyste pancréatique
Tumeur hépatique primaire

FACTEURS CONTRIBUANT AUX VALEURS ANORMALES

- Pendant son déplacement, le capteur doit être en contact étroit avec la peau et enduit d'un gel conducteur qui assure une bonne adhésion.
- La présence de gaz intestinaux et de résidus de baryum dans l'intestin peut nuire à l'échographie, de même que l'obésité.

INTERVENTIONS INFIRMIÈRES ET DÉROULEMENT DU TEST

Avant le test

- Informer le client que cet examen ne cause ni inconfort, ni douleur.
- Demander au client de prendre un repas sans lipides la veille de l'examen et de ne pas manger ni boire avant de passer l'examen; l'accumulation de bile dans la vésicule biliaire s'en trouve favorisée et permet la production de meilleures images au cours de l'échographie.

Procédure (exécutée par un radiologiste)

- Aider le client à s'allonger sur la table d'échographie.
- Appliquer un gel conducteur sur la région à examiner.
- Appliquer le capteur sur la peau et le déplacer de façon à pouvoir bien visualiser les structures sur l'écran.
- Les ondes sonores sont transformées en une image sur le moniteur. Imprimer des copies de l'image.

Après le test

- Nettoyer la peau du client pour enlever toute trace de gel.

E

RADIOLOGIE

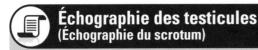

Échographie des testicules
(Échographie du scrotum)

Description du test

L'échographie est une méthode de diagnostic non invasive au cours de laquelle des ultrasons sont émis dans l'organisme à l'aide d'un capteur appliqué contre la peau qui reçoit les ultrasons qui reviennent en écho après avoir été déviés et réfléchis par les diverses structures qu'ils ont frappées. Le capteur convertit l'écho sonore en signaux électriques qui sont ensuite transformés par un ordinateur en une image apparaissant sur un moniteur.

L'échographie des testicules rend possible la visualisation du scrotum et de son contenu et permet ainsi d'étudier une masse ou une infection, d'évaluer une douleur localisée ou un traumatisme, de localiser un testicule non descendu, de mesurer sa taille et d'exercer une surveillance chez les personnes ayant déjà reçu un diagnostic de cancer du testicule.

CONSIDÉRATIONS CLINIQUES

L'échographie en niveaux de gris est appropriée pour déterminer si une masse scrotale est kystique ou solide. Elle permet aussi d'étudier des signes d'épididymite ou de nécrose du testicule, mais elle est beaucoup moins sensible à des changements *précoces* du testicule attribuables à une diminution ou à une absence d'irrigation sanguine. L'échographie Doppler couleur est l'examen de choix pour évaluer l'irrigation sanguine du testicule et elle offre une sensibilité comparable à celle d'une scintigraphie du scrotum.

VALEURS NORMALES

Irrigation sanguine, morphologie, position et taille des testicules normales

INTERPRÉTATIONS POSSIBLES DES VALEURS ANORMALES

Épididymite
Hématocèle
Hernie scrotale

Hydrocèle
Orchite
Pyocèle
Spermatocèle
Testicule non descendu (cryptorchidie)
Torsion du testicule
Tumeurs testiculaires bénignes
Tumeurs testiculaires malignes
Varicocèle

E

FACTEURS CONTRIBUANT AUX VALEURS ANORMALES

- Pendant son déplacement, le capteur doit être en contact étroit avec la peau et enduit d'un gel conducteur qui assure une bonne adhésion.

INTERVENTIONS INFIRMIÈRES ET DÉROULEMENT DU TEST

Avant le test

- Aviser le client que cet examen n'entraîne pas d'inconfort, sauf s'il est plus sensible à cause d'une infection ou d'une torsion.
- Il n'est pas nécessaire d'être à jeun pour passer cet examen.

Procédure (exécutée par un technicien en radiologie)

- Installer le client en position de décubitus dorsal sur la table d'échographie.
- Supporter le scrotum à l'aide d'une serviette ou avec la main gantée de celui qui exécute l'examen.
- Appliquer le capteur sur la peau et le déplacer au besoin pour fournir une bonne visualisation du contenu scrotal.
- Les ondes sonores sont transformées en une image sur le moniteur. Imprimer des copies de l'image.

Après le test

- Nettoyer la peau du client pour enlever toute trace de gel.

ALERTES CLINIQUES

- Une torsion du testicule est considérée comme étant une urgence chirurgicale et doit être signalée immédiatement.

RADIOLOGIE

Échographie du sein
(Mammographie par ultrason)

Description du test

L'échographie est une méthode non invasive qui consiste à émettre des ultrasons dans l'organisme à l'aide d'un petit capteur appliqué sur la peau. Ce capteur, qui reçoit ensuite les échos de ces ultrasons réfléchis par rebondissement sur

E

différentes structures, les transforme en signaux électriques qui apparaissent sur un écran sous forme d'image dynamique.

Dans ce type particulier d'échographie, on déplace le capteur sur toute la surface de chaque sein. L'objectif est de découvrir et de mesurer des kystes et/ou des tumeurs. Cet examen a surtout pour fonction le dépistage chez des jeunes femmes ayant des antécédents familiaux de cancer du sein, de femmes pour qui la mammographie n'est pas accessible, de femmes enceintes, de femmes qui doivent éviter les radiations, de femmes qui refusent la mammographie pour toutes sortes de raisons, de femmes ayant des prothèses mammaires de gel de silicone. L'échographie du sein est également utile pour évaluer les femmes dont les tissus mammaires sont très denses et celles qui souffrent de maladie polykystique des seins. Souvent utilisée de pair avec la mammographie lorsqu'on sent une masse palpable à l'examen, lorsqu'une anomalie est détectée à la mammographie ou lorsque la cliente se plaint de douleurs, de rougeurs ou de gonflement des seins, l'échographie permet aussi de diriger les biopsies du sein et les cytoponctions des kystes.

CONSIDÉRATIONS CLINIQUES

Avant même une opération, grâce à la mammographie et à l'échographie, on peut déterminer avec un degré de fiabilité de 95 % les types de tumeurs en cause.

VALEURS NORMALES

Tissu du sein normal

INTERPRÉTATIONS POSSIBLES DES VALEURS ANORMALES

Adénofibrome
Cancer du sein
Hématomes
Infection/abcès
Kyste
Maladie polykystique des seins

FACTEURS CONTRIBUANT AUX VALEURS ANORMALES

- Pendant son déplacement, le capteur doit être en contact étroit avec la peau et enduit d'un gel conducteur qui assure une bonne adhésion.

INTERVENTIONS INFIRMIÈRES ET DÉROULEMENT DU TEST

Avant le test

- Informer la cliente que cet examen ne cause pas d'inconfort à moins qu'elle souffre d'une infection sous-jacente ou qu'elle soit en période prémenstruelle, alors que les seins sont plus sensibles.
- Il n'est pas nécessaire d'être à jeun pour passer cet examen.

- La cliente doit se dévêtir jusqu'à la taille au cours de l'examen.
- La cliente ne devrait pas utiliser de déodorant, de poudre ou de lotion pour le corps le jour de l'examen, surtout si elle doit aussi subir une mammographie.

Procédure (exécutée par un technicien de radiologie)

- Aider la cliente à s'allonger sur la table d'échographie. Il peut être nécessaire qu'elle modifie quelque peu sa position pendant l'examen afin de procurer le meilleur champ d'observation du sein.
- Appliquer un gel conducteur sur la région à examiner.
- Placer le capteur sur la peau et le déplacer au besoin pour mieux visualiser les structures sur l'écran.
- Les ondes sonores sont transformées en une image sur le moniteur. Imprimer des copies de l'image.

Après le test

- Nettoyer la peau de la cliente pour enlever toute trace de gel.

ALERTES CLINIQUES

- Le fait de palper une masse dans le sein peut rendre la cliente anxieuse au sujet du diagnostic qui sera porté.
- Pour diminuer l'anxiété chez la cliente, dans la mesure du possible, tous les examens sont faits le même jour. Dans certains établissements, un radiologiste peut aspirer les kystes ou exécuter des biopsies de masses dures alors que la cliente est dans la salle d'échographie.

RADIOLOGIE

Échographie pelvienne
(Échographie foetale, Ultrasonographie pelvienne)

Description du test

L'échographie est une méthode d'exploration non invasive qui consiste à émettre des ultrasons dans l'organisme à l'aide d'un capteur appliqué sur la peau. Ce capteur, qui reçoit ensuite les échos de ces ultrasons réfléchis par rebondissement sur différentes structures, les transforme en signaux électriques qui apparaissent sur un écran sous forme d'image dynamique.

L'échographie pelvienne a pour but de fournir des images des structures de la région pelvienne. Il y a trois types d'échographie pelvienne :

- *Transabdominale :*
  - utilisée pour aider à identifier les calculs rénaux, les tumeurs et d'autres troubles du système urinaire;
  - utilisée chez les femmes pour étudier la vessie, les ovaires, l'utérus, le col et les trompes utérines;

E

> - utilisée chez les femmes pour observer le fœtus et le sac fœtal (s'ils sont présents); elle est utile pour diagnostiquer la mort fœtale, le placenta praevia et le décollement prématuré du placenta, elle fournit aussi un guide au cours d'une amniocentèse, d'une fœtoscopie ou d'interventions intra-utérines;
> - utilisée chez les hommes pour observer la vessie et les vésicules séminales.
> - *Transvaginale:* utilisée chez les femmes pour évaluer l'endomètre et la paroi musculaire de l'utérus.
> - *Transrectale:* utilisée chez les hommes pour étudier la prostate (Voir *Échographie de la prostate*, p. 499).

CONSIDÉRATIONS CLINIQUES

Un problème courant observé chez les femmes ayant leurs règles est la présence d'un douloureux kyste ovarien qui peut causer une douleur pelvienne unilatérale. L'échographie pelvienne peut confirmer le diagnostic. La répétition de cet examen après le prochain cycle (de préférence 3 à 7 jours après la dernière période menstruelle) devrait montrer la résolution du kyste.

VALEURS NORMALES

Taille et position du fœtus et du placenta normales

Pas d'anomalies des organes pelviens

INTERPRÉTATION POSSIBLE DES VALEURS ANORMALES

Abcès
Anomalies du fœtus
Anomalies utérines
Cancer de l'utérus
Corps étranger (par exemple, un dispositif intra-utérin)
Décollement prématuré du placenta
Fibrome
Grossesse ectopique
Grossesse multiple
Hémorragie
Kystes ovariens
Môle hydatiforme
Mort fœtale
Placenta praevia
Présentation vicieuse du fœtus (siège, transverse)
Taille inappropriée du fœtus
Tumeur pelvienne

FACTEURS CONTRIBUANT AUX VALEURS ANORMALES

- Pendant son déplacement, le capteur doit être en contact étroit avec la peau et enduit d'un gel conducteur qui assure une bonne adhésion.

- La rétention de baryum absorbé au moment d'examens antérieurs peut interférer avec l'examen.

INTERVENTIONS INFIRMIÈRES ET DÉROULEMENT DU TEST

Avant le test

- Aviser le client qu'aucune douleur n'est associée à cet examen, mais qu'il pourrait ressentir une certaine pression.
- Il n'est pas nécessaire d'être à jeun pour passer cet examen.
- La vessie doit être pleine pour l'examen. Demander au client de boire 1 L d'eau une heure avant l'examen et lui rappeler de ne pas uriner tant que celui-ci n'est pas terminé.
- Pour une échographie transvaginale, expliquer à la cliente que le capteur est plus petit qu'un spéculum vaginal.

Procédure (exécutée par un radiologiste)

Transabdominale

- Aider le client à s'installer en position de décubitus dorsal sur la table d'échographie.
- Appliquer un gel conducteur sur l'abdomen et la région pelvienne.
- Placer le capteur sur la peau et la déplacer au besoin pour procurer une bonne visualisation des structures pelviennes et éventuellement du fœtus.
- Les ondes sonores sont transformées en une image sur le moniteur. Imprimer des copies de l'image.

Transvaginale

- Demander à la cliente de vider sa vessie puis l'aider à s'installer en décubitus dorsal; ses pieds peuvent être placés dans des étriers.
- Recouvrir le capteur d'un étui protecteur, le lubrifier avec une petite quantité de gel et insérer une longueur de 5 à 8 cm dans le vagin.
- Déplacer le capteur selon différentes orientations pour fournir des vues de l'utérus et des ovaires.
- Les ondes sonores sont transformées en une image sur le moniteur. Imprimer des copies de l'image.

Après le test

- Nettoyer la peau du client pour enlever toute trace de gel.
- Permettre au client d'uriner immédiatement après l'échographie abdominale.

ALERTES CLINIQUES

- Pendant une grossesse, l'échographie pelvienne permet souvent de déterminer le sexe du fœtus. Il faut vérifier auprès de la cliente si elle souhaite le connaître avant de l'informer du résultat.

Échographie rénale

Description du test

L'échographie est une méthode d'exploration non invasive qui consiste à émettre des ultrasons dans l'organisme à l'aide d'un capteur appliqué sur la peau. Ce capteur, qui reçoit ensuite l'écho de ces ultrasons réfléchis par rebondissement sur différentes structures, les transforme en signaux électriques qui apparaissent sur un écran sous forme d'image dynamique.

Au cours d'une échographie rénale, on applique le capteur sur la région lombaire pour obtenir une image des reins et des tissus environnants. Cet examen est particulièrement utile pour examiner les personnes qui ne peuvent subir d'autres types d'examens rénaux pour cause de grossesse ou d'hypersensibilité au produit de contraste. On pratique également l'échographie lorsqu'il s'agit d'évaluer l'état d'une transplantation rénale ou encore pour guider le médecin qui manipule des instruments pendant qu'il pratique une biopsie ou une néphrostomie.

VALEURS NORMALES

Emplacement, forme, et taille des reins normaux

Absence de calculs, de kystes, d'hydronéphrose, d'obstruction ou de tumeur

INTERPRÉTATIONS POSSIBLES DES VALEURS ANORMALES

Calculs rénaux
Hématome péri-rénal
Hydronéphrose
Kyste rénal
Obstruction des uretères
Tumeur rénale

FACTEURS CONTRIBUANT AUX VALEURS ANORMALES

- Pendant son déplacement, le capteur doit être en contact étroit avec la peau et enduit d'un gel conducteur qui assure une bonne adhésion.
- La présence de baryum provenant d'examens précédents peut nuire à l'échographie.
- La précision des images peut être altérée par l'obésité.

INTERVENTIONS INFIRMIÈRES ET DÉROULEMENT DU TEST

Avant le test

- Informer le client que cet examen ne cause ni inconfort, ni douleur.
- Il n'est pas nécessaire d'être à jeun pour passer cet examen.

Procédure (exécutée par un technicien de radiologie)

- Aider le client à s'étendre sur le ventre sur la table d'échographie.
- Appliquer un gel conducteur sur la région à examiner.
- Déplacer le capteur sur la peau de manière à bien visualiser les reins.
- Les ondes sonores sont transformées en une image sur le moniteur. Imprimer des copies de l'image.

Après le test

- Nettoyer la peau du client pour enlever toute trace de gel.

E

AUTRE EXAMEN

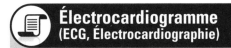

Électrocardiogramme
(ECG, Électrocardiographie)

Description du test

L'électrocardiogramme consiste en l'enregistrement des courants électriques générés par le cœur au moment de sa dépolarisation et de sa repolarisation. On détecte ces courants à l'aide d'électrodes de surveillance appliquées sur le corps, puis on produit une représentation graphique de cette activité électrique. L'ECG est enregistré sur un papier spécialement marqué où chaque division correspond à 0,04 seconde. Cette graduation standardisée permet de mesurer la durée des diverses composantes de l'ECG.

L'ECG comporte plusieurs formes d'ondes, dont l'onde P, le complexe QRS, l'onde T, le segment ST, l'intervalle PR et parfois une onde U. Chacune de ces formes d'ondes correspond à un aspect différent de la dépolarisation et de la repolarisation cardiaque.

CONSIDÉRATIONS CLINIQUES

Il est déconseillé d'utiliser de façon systématique l'électrocardiographie de repos (ECG), l'épreuve d'effort sur tapis roulant ou la détermination du score calcique par tomodensitométrie (TDM) pour dépister une sténose coronaire grave ou pour prédire une maladie coronarienne chez des adultes présentant peu de risques. La sensibilité de ces examens étant limitée, le dépistage pourrait générer de nombreux résultats faussement négatifs. *Un examen négatif n'écarte pas la possibilité d'une sténose coronaire grave ou d'une éventuelle maladie coronarienne.*

VALEURS NORMALES

Formes, fréquence et rythme d'ondes normaux

INTERPRÉTATIONS POSSIBLES DES VALEURS ANORMALES

Arrêt cardiaque
Blocs de branches

Déséquilibres électrolytiques
Dysrythmies
Hypertrophie ventriculaire
Infarctus du myocarde
Ischémie myocardique
Péricardite
Troubles de la conduction

E

FACTEURS CONTRIBUANT AUX VALEURS ANORMALES

- Des interférences – possiblement dues à une défaillance du matériel, à une mauvaise adhérence des électrodes, à des interférences électromagnétiques ou à des mouvements du client – au cours de l'enregistrement de l'ECG créent des artefacts.

INTERVENTIONS INFIRMIÈRES ET DÉROULEMENT DU TEST

Avant le test

- Informer le client que l'examen ne cause pas d'inconfort, mais qu'il devra rester allongé, immobile, et s'abstenir de parler durant la procédure.
- Il n'est pas nécessaire d'être à jeun pour passer cet examen.

Procédure (exécutée par un technicien)

- Aider le client à s'allonger, en position semi-Fowler pour les clients ayant des problèmes respiratoires.
- Nettoyer la peau avec de l'alcool aux endroits où les électrodes seront appliquées; pour une bonne adhérence, un rasage de la peau sera peut-être nécessaire.
- Les électrodes sont disposées de la façon suivante :
  - une électrode de surveillance sur le bras droit, une sur le bras gauche et une sur la jambe gauche;
  - une électrode de mise à la terre sur la jambe droite;
  - six électrodes en tout sur la poitrine.
- Le client doit rester immobile durant tout l'enregistrement.

Après le test

- Retirer les électrodes et enlever tous les résidus de gel ou d'adhésif.

ALERTES CLINIQUES

- Informer le client qu'un ECG normal ne garantit pas l'absence de maladie cardiaque. On doit passer en revue tous les facteurs de risques de maladie coronarienne, pratiquer des examens de laboratoire, dont un bilan lipidique, et discuter du régime alimentaire et de la pratique d'exercice.
- Informer le client des signes et des symptômes de l'infarctus du myocarde et du comportement à adopter si de tels symptômes se manifestaient.

ÉLECTROCARDIOGRAPHIE

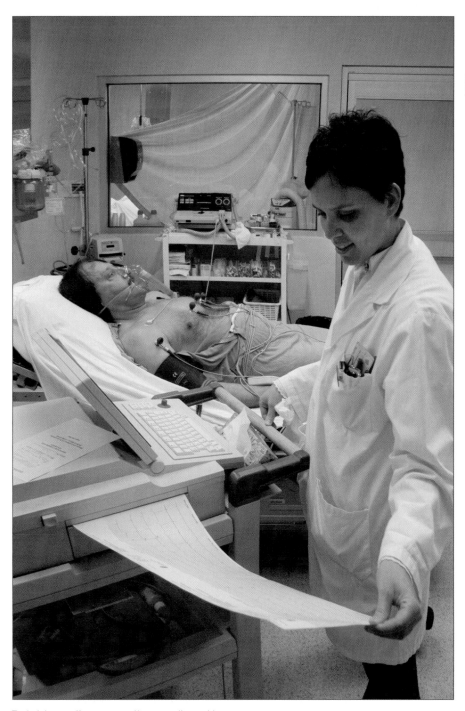

Technicienne effectuant une électrocardiographie.

E

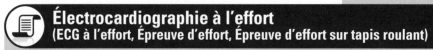

Électrocardiographie à l'effort
(ECG à l'effort, Épreuve d'effort, Épreuve d'effort sur tapis roulant)

Description du test

L'électrocardiographie à l'effort (épreuve d'effort) mesure l'efficacité du cœur lors d'un stress physique. Même si un client a un électrocardiogramme de repos normal, il peut présenter un ECG à l'effort anormal, attribuable à un besoin accru d'oxygène. La simulation d'un exercice dans un environnement contrôlé requiert que le client marche sur un tapis roulant ou pédale sur une bicyclette stationnaire, en même temps qu'on surveille son ECG et sa tension artérielle. L'épreuve se poursuit jusqu'à ce que le client atteigne la fréquence cardiaque ciblée, qu'il ressente une douleur thoracique ou de la fatigue.

Toute limitation physique empêchant le client d'exécuter l'exercice au maximum constitue une indication pour une épreuve d'effort pharmacologique. Il peut s'agir de clients qui ont un membre amputé ou qui souffrent d'arthrite, de maladie vasculaire périphérique grave, de bronchopneumopathie chronique obstructive (BPCO) ou d'affaiblissement. Les clients qui absorbent des agents bêtabloquants ou d'autres agents ralentissant le rythme cardiaque qui n'autoriseraient pas une réaction adéquate du rythme cardiaque à l'exercice, les clients présentant un bloc de branche gauche et ceux qui sont dotés d'un stimulateur ventriculaire sont aussi des candidats pour une épreuve d'effort pharmacologique.

Les médicaments utilisés pour « stresser le cœur » de façon pharmacologique comprennent des vasodilatateurs et le chlorhydrate de dobutamine. L'*adénosine* est un vasodilatateur coronarien direct. Lorsqu'on l'utilise dans cet examen, les artères coronaires saines et celles qui sont le moins endommagées pourront se dilater, alors que les artères coronaires atteintes ne peuvent se dilater davantage en réponse à la médication. Le *dipyridamole* est un vasodilatateur coronarien indirect qui agit en augmentant les taux intravasculaires d'adénosine. L'augmentation du débit coronarien induite par le dipyridamole est moins prévisible que celle de l'adénosine. La *dobutamine* est une catécholamine synthétique qui stimule directement les récepteurs β_1 et β_2, augmentant ainsi le rythme cardiaque, la tension artérielle et la contractilité myocardique. La dobutamine peut être utilisée chez les clients présentant des contre-indications à l'utilisation d'un stress vasodilatateur.

Parfois, un *échocardiogramme à l'effort ou de stress* peut s'adjoindre à l'épreuve d'effort. On prend alors un échocardiogramme avant l'épreuve d'effort et un autre immédiatement après, afin d'observer le fonctionnement du cœur alors qu'il est encore sous les effets du stress de l'exercice.

L'épreuve d'effort est souvent réalisée en conjonction avec une évaluation du débit sanguin myocardique par scintigraphie. Consulter la section sur la scintigraphie cardiaque pour la description de cette épreuve.

VALEURS NORMALES

Négatives : pas de symptôme ou d'anomalie de l'ECG avant d'atteindre 85 % du rythme cardiaque maximum établi pour ce client en tenant compte de son âge et de son sexe

INTERPRÉTATIONS POSSIBLES DES VALEURS ANORMALES

Claudication intermittente
Hypertension reliée à l'exercice
Ischémie du myocarde
Maladie coronarienne obstructive

FACTEURS CONTRIBUANT AUX VALEURS ANORMALES

E

- Des résultats faussement positifs peuvent accompagner l'anémie, un déséquilibre électrolytique, l'hypertension, l'hypoxie, un bloc de branche gauche, l'hypertrophie ventriculaire gauche, une valvulopathie et le syndrome de Wolff-Parkinson-White.
- Médicaments pouvant *modifier* les résultats : agents bêtabloquants, inhibiteurs calciques, digoxine, nitroglycérine.

INTERVENTIONS INFIRMIÈRES ET DÉROULEMENT DU TEST

Avant le test

- Avertir le client qu'il peut ressentir de la fatigue durant l'épreuve. Dans ce cas, ou s'il éprouve une douleur thoracique, il peut demander qu'elle soit interrompue.
- Mentionner au client de s'habiller confortablement en vue de l'examen et de porter de bons souliers.
- Installer un soluté ou un accès veineux.
- Effectuer un ECG à 12 dérivations de référence si ce n'est déjà fait.
- Le client doit signer un formulaire de consentement éclairé.
- Il n'est pas nécessaire d'être à jeun pour passer cet examen.
- Il est interdit de fumer pendant 6 heures avant l'examen.
- Le client ne devrait pas absorber de caféine pendant au moins 24 heures avant l'administration d'adénosine. Seuls des produits exempts de caféine peuvent être utilisés.
- Le client ne doit absorber aucun médicament contre le dysfonctionnement érectile au cours des 48 heures précédant une épreuve d'effort; il est possible qu'on lui administre de la nitroglycérine pendant l'épreuve s'il ressent une douleur thoracique.

Procédure (exécutée par un technicien et un médecin)

- Nettoyer la peau avec de l'alcool et l'abraser à l'aide d'une crème particulière. Appliquer les électrodes thoraciques et stabiliser les fils des dérivations.
- Pratiquer un ECG et une mesure de la tension artérielle de référence.

Pour l'épreuve d'effort sur tapis roulant

- Aider le client à monter sur le tapis roulant.
- Voir à sa sécurité en l'incitant à utiliser la main courante pour assurer son équilibre.
- Démarrer d'abord le tapis roulant à faible vitesse, puis l'augmenter ainsi que son inclinaison.

E

- Indications absolues de mettre fin à l'épreuve :
  - angine modérée à sévère ;
  - augmentation des symptômes nerveux (ataxie, étourdissements, quasi-syncope) ;
  - chute de plus de 10 mm HgG de la pression systolique en dessous de sa valeur de référence, malgré une augmentation de la charge de travail, accompagnée par d'autres signes d'ischémie ;
  - désir du client d'arrêter ;
  - difficultés techniques dans l'enregistrement de l'ECG ou de la tension artérielle ;
  - élévation du segment ST (≥ 1 mm) dans les dérivations sans ondes Q de diagnostic ;
  - signes d'irrigation insuffisante (cyanose, pâleur) ;
  - tachycardie ventriculaire soutenue.
- Indications relatives de mettre fin à l'épreuve :
  - apparition d'un bloc de branche ou d'un délai de conduction intraventriculaire ;
  - augmentation de la douleur thoracique ;
  - chute de 10 mm Hg ou plus de la tension systolique en dessous de sa valeur de référence, sans autre signe d'ischémie ;
  - dysrythmies autres qu'une tachycardie ventriculaire soutenue ;
  - fatigue, essoufflement ou respiration sifflante, crampes dans les jambes ou claudication ;
  - modifications du segment ST ou du complexe QRS, par exemple un abaissement excessif du segment ST ;
  - réaction hypertensive (pression systolique de 250 mm Hg ou pression diastolique de plus de 115 mm Hg).

Pour l'épreuve d'effort sur bicyclette
- Le client pédale jusqu'à ce qu'il atteigne la vitesse désirée.
- Voir ci-dessus les indications relatives à l'interruption de l'épreuve.

Pour l'épreuve d'effort pharmacologique
- Aider le client à s'allonger sur la table d'examen.
- Installer un soluté et administrer le médicament (adénosine, dipyridamole ou dobutamine) à l'aide d'une pompe à perfusion.
- Interrompre la perfusion s'il apparaît une hypotension importante, un bloc cardiaque, un bronchospasme ou une vive douleur thoracique, associés à des modifications de l'ECG.

Pour toutes les épreuves d'effort
- Surveiller les modifications de l'ECG pendant toute la durée de l'examen. Vérifier aussi la tension artérielle à intervalles préétablis.

Après le test
- Demander au client de continuer à marcher pendant que la vitesse du tapis roulant diminue.
- Surveiller la tension artérielle et l'ECG selon la procédure de l'établissement après la fin de l'épreuve, alors que le client se repose.
- Retirer les électrodes et nettoyer la peau.

CONTRE-INDICATIONS

- Clients présentant l'une des conditions suivantes :
  - anémie grave, insuffisance cardiaque congestive ou insuffisance coronarienne
  - anévrisme disséquant de l'aorte
  - angine instable active
  - dysrythmies non contrôlées
  - hypertension grave non contrôlée
  - infarctus du myocarde en phase aiguë
  - inflammation cardiaque (myocardite, péricardite)
  - ischémie cérébrale récente ou active
  - obstruction du canal aortique
  - sténose aortique grave
- Contre-indications à l'utilisation d'adénosine ou de dipyridamole :
  - clients atteints d'un bloc cardiaque plus grave que du premier degré (sans stimulateur ventriculaire sentinelle)
  - clients dont la tension systolique est de moins de 90 mm Hg
  - clients présentant un bronchospasme actif ou traités pour un syndrome d'irritation bronchique
  - les clients utilisant du dipyridamole ou des méthylxanthines (par exemple, la caféine et l'aminophylline) ne devraient pas subir une épreuve d'effort à l'adénosine, parce que ces substances agissent comme des inhibiteurs compétitifs de l'adénosine au niveau du récepteur, pouvant diminuer ou atténuer complètement l'effet vasodilatateur de l'adénosine
- Contre-indications à l'utilisation de la dobutamine :
  - angine instable, anévrisme de l'aorte thoracique, antécédents de tachycardie ventriculaire, bloc de branche gauche, cardiomyopathie obstructive, hypertension non contrôlée, infarctus du myocarde récent (moins d'une semaine), sténose aortique significative ou tachyarythmies auriculaires avec réaction ventriculaire non contrôlée

E

AUTRE EXAMEN

Électroencéphalographie
(EEG)

Description du test

L'électroencéphalographie (EEG) permet d'enregistrer l'activité électrique de l'encéphale grâce à des électrodes fixées sur plusieurs régions du cuir chevelu. Ces électrodes captent les influx électriques provenant des couches superficielles du cortex cérébral et les transmettent à un électroencéphalographe qui les enregistre. Le tracé qui en résulte est ensuite analysé. Cet examen est utilisé pour poser le diagnostic de troubles convulsifs, d'abcès intracrâniens et de tumeurs, pour évaluer l'activité électrique cérébrale quand il y a une possibilité de dommages cérébraux attribuables, par exemple, à un traumatisme crânien ou à une méningite, ou encore pour confirmer la mort cérébrale, au moment où l'activité électrique du cerveau disparaît.

VALEURS NORMALES

E

Ondes cérébrales normales

INTERPRÉTATIONS POSSIBLES DES VALEURS ANORMALES

Abcès cérébral
Augmentation de la pression intracrânienne
Encéphalite
Hémorragie cérébrale
Infarctus cérébral
Méningite
Mort cérébrale
Trouble convulsif
Tumeur cérébrale

FACTEURS CONTRIBUANT AUX VALEURS ANORMALES

- L'hypoglycémie peut modifier les résultats de l'EEG.
- Les mouvements de la tête, du corps, des yeux ou de la langue peuvent entraîner des changements dans le tracé des ondes cérébrales.
- Médicaments pouvant *modifier* les résultats de l'examen : anticonvulsivants, barbituriques, caféine, sédatifs, tranquillisants.

INTERVENTIONS INFIRMIÈRES ET DÉROULEMENT DU TEST

Avant le test

- Informer le client que cet examen ne cause pas d'inconfort et que l'appareil n'émet pas d'électricité dans le corps.
- Il n'est pas nécessaire d'être à jeun pour passer cet examen. Toutefois, il ne faut pas consommer de boissons contenant de la caféine ou du chocolat moins de 8 heures avant l'examen.
- Demander au client de se laver les cheveux la veille de l'examen et de n'y mettre aucun produit capillaire afin de faciliter la pose des électrodes.
- Si on a prescrit une étude en privation de sommeil et que le client doit s'endormir durant l'examen, il devrait dormir aussi peu que possible la nuit précédente.
- Si possible, différer la prise de médicaments qui pourraient *modifier* les résultats de l'examen.

Procédure (exécutée par un technicien)

- La procédure se déroule en général dans un laboratoire d'électro-encéphalographie. Pour la constatation de la mort cérébrale, on peut apporter un électroencéphalographe portable au chevet du client.

- Le client peut être assis dans une chaise longue ou étendu dans un lit en position de décubitus dorsal.
- À l'aide d'une pâte à électrodes, appliquer environ 20 électrodes sur le cuir chevelu selon une disposition standardisée. Poser des électrodes de mise à la terre sur chaque oreille.
- Demander au client de demeurer immobile, les yeux fermés, durant l'enregistrement de l'EEG. Consigner tout mouvement qui pourrait modifier le tracé.
- L'enregistrement est interrompu de façon périodique pour permettre au client de s'installer dans une position plus confortable.
- Des composantes supplémentaires peuvent s'adjoindre à l'EEG :
  - *Hyperventilation* : demander au client de respirer rapidement durant 3 minutes. L'alcalose qui en résulte peut susciter des tracés associés aux troubles convulsifs.
  - *Photostimulation* : une lumière stroboscopique est projetée sur le visage du client, ce qui pourrait générer des tracés caractéristiques de convulsions partielles ou généralisées.
  - *EEG au sommeil* : enregistrer l'EEG alors que le client tombe endormi, durant son sommeil et quand il se réveille. Utiliser ce procédé pour déceler des anomalies des ondes cérébrales apparaissant pendant le sommeil, comme celles qui sont associées à l'épilepsie du lobe frontal.

Après le test

- Reprendre la médication usuelle avec l'approbation du médecin.
- Surveiller le client afin de détecter toute activité convulsive.
- Enlever la pâte après le retrait des électrodes.

AUTRE EXAMEN

Électrocardiographie ambulatoire
(Méthode de Holter, Monitorage ambulatoire, Monitorage d'événement)

Description du test

L'électrocardiographie (ECG) ambulatoire implique le monitorage de l'activité électrique du cœur pendant que le client poursuit ses activités habituelles. En examinant continuellement le cœur du client, l'ECG ambulatoire peut détecter des arythmies qui ne surviennent que de façon sporadique et qui passent aisément inaperçues durant les examens périodiques d'ECG.

On pratique la *méthode de Holter* en reliant plusieurs électrodes thoraciques à un petit appareil enregistreur porté par le client. On procède au monitorage pendant une période de 24 à 48 heures. Le client note également dans un journal ses activités quotidiennes et tout symptôme ressenti durant cette période.

Le *monitorage d'événements,* mené au cours d'une période de 30 jours auprès des clients qui ressentent rarement des symptômes, est pratiqué au moyen d'un petit appareil enregistreur muni de deux électrodes qui peuvent être retirées lorsque le client prend un bain ou une douche, puis remises en place. Dès que le client ressent des symptômes tels des palpitations ou des malaises, il met en marche l'appareil enregistreur. L'activité électrique du cœur est enregistrée pendant 15 secondes avant la mise en marche de l'appareil et une minute après. Le client inscrit dans son journal les symptômes qu'il a ressentis.

E

VALEURS NORMALES

Fréquences cardiaques normales (60 – 100/minute), rythme et formes d'ondes normaux

INTERPRÉTATIONS POSSIBLES DES VALEURS ANORMALES

Arythmies cardiaques

FACTEURS CONTRIBUANT AUX VALEURS ANORMALES

- Les interférences à l'enregistrement de l'ECG sont présentées sur l'enregistrement comme des artefacts. Elles peuvent être dues à une panne de l'appareil, à des problèmes d'adhérence des électrodes ou à des interférences électromagnétiques.
- La fiabilité de l'examen dépend de la capacité du client à mener ses activités habituelles durant la période d'observation et à en consigner les détails et les symptômes dans son journal.

INTERVENTIONS INFIRMIÈRES ET DÉROULEMENT DU TEST

Avant le test

- Informer le client que cet examen ne cause pas d'inconfort, mais qu'il nécessite le port d'un petit appareil enregistreur pendant 24 à 48 heures pour la méthode de Holter, et pendant 30 jours pour le monitorage d'événements.
- Demander au client de noter dans un journal les activités et événements vécus, tels des stress émotionnels, les symptômes et l'heure où ceux-ci se manifestent. Il sera alors possible de faire le lien entre les symptômes et le tracé électrocardiographique enregistré au même moment.
- Il n'est pas nécessaire d'être à jeun pour passer cet examen.

Procédure (exécutée par un technicien)

- Frotter la peau du client à l'aide d'un tampon d'alcool jusqu'à ce qu'elle rougisse légèrement.
- Bien appliquer les électrodes sur la peau.
- Mettre en place le récepteur et l'étui; relier ensuite les électrodes au récepteur.
- Mettre le récepteur en marche.
- Remettre au client un journal et le numéro de téléphone du technicien en cardiologie qui pourra répondre à ses questions en cas de problème.

Après le test

- À la fin de la période d'examen, retirer les électrodes et nettoyer la peau pour enlever tout gel ou adhésif résiduel.
- Étiqueter le ruban enregistreur et l'expédier avec le journal au cardiologue pour interprétation.
- Informer le client qu'il peut s'écouler plusieurs jours avant que ses enregistrements et son journal soient analysés.

E

ALERTES CLINIQUES

- Avertir le client qu'il ne faut pas mouiller l'appareil enregistreur.
- Préciser d'éviter tout contact avec des aimants, des détecteurs de métal, des couvertures électriques et des régions à haute tension électromagnétique pendant qu'il porte l'appareil.

AUTRE EXAMEN

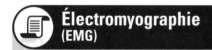

Électromyographie
(EMG)

Description du test

L'électromyographie (EMG) consiste en l'enregistrement de l'activité électrique de groupes musculaires squelettiques. Généralement, il est réalisé en même temps que l'électroneurographie (étude de la conduction nerveuse); l'ensemble de ces deux examens s'appelle *electromyoneurographie*. L'examen exige l'insertion d'électrodes sous forme d'aiguilles dans le muscle. L'électromyographe enregistre alors l'état du muscle au repos et au moment de sa contraction volontaire. Normalement, le tissu musculaire au repos est électriquement silencieux. Lorsque le muscle se contracte volontairement, des potentiels d'action de fréquence et d'amplitude variées apparaissent sur l'oscilloscope de l'électromyographe.

L'information collectée aide à préciser si la cause d'une faiblesse musculaire est attribuable à une *myopathie*, une maladie des fibres musculaires squelettiques ou de leurs membranes plasmiques, ou à une *neuropathie*, une maladie du système nerveux périphérique. On utilise le plus souvent l'EMG pour évaluer l'état des personnes présentant des symptômes de faiblesse et dont les résultats à l'examen physique montrent une diminution de la force musculaire. Elle ne donne pas d'information sur les neurofibres sensitives.

L'électromyographie est utilisée à son mieux pour détecter des lésions avec perte axonique (compression sévère ou traumatisme du nerf, ischémie du nerf et inflammation) et pour déceler des troubles musculaires. Elle n'est pas sensible aux lésions démyélinisantes, alors que les études de conduction nerveuse le sont. Par conséquent, on recommande dans la plupart des cas d'inclure à la fois l'électroneurographie et l'électromyographie dans le plan de diagnostic.

VALEURS NORMALES

Activité électrique des muscles normale

INTERPRÉTATIONS POSSIBLES DES VALEURS ANORMALES

Affection des neurones moteurs
Béribéri
Dermatomyosite
Dysfonctionnement nerveux
Dystrophie musculaire
Myasthénie
Myopathie
Myosite
Neuropathie diabétique périphérique
Neuropathie périphérique
Paralysie de Bell
Poliomyélite
Polymyosite
Radiculopathie
Sclérose latérale amyotrophique
Syndrome de Guillain-Barré
Syndrome de Lambert-Eaton
Syndrome du tunnel carpien

FACTEURS CONTRIBUANT AUX VALEURS ANORMALES

- Un oedème, une hémorragie, une douleur exacerbée, des tissus adipeux épais ou une infection de grande étendue peuvent interférer avec l'examen.
- Médicaments pouvant *interférer* avec les résultats de l'examen : anticholinergiques, cholinergiques, relaxants musculaires.

INTERVENTIONS INFIRMIÈRES ET DÉROULEMENT DU TEST

Avant le test

- Aviser le client que l'inconfort associé à l'examen est dû à l'insertion des électrodes-aiguilles et qu'une douleur musculaire est souvent présente après l'examen.
- Il n'est pas nécessaire d'être à jeun pour passer cet examen.
- Il faut éviter toute consommation de caféine et de nicotine pendant 3 heures avant l'examen.
- Le client doit signer un formulaire de consentement éclairé.
- Une lésion musculaire due à l'EMG peut entraîner des résultats erronés pour certaines épreuves sanguines, comme celle de la créatine-kinase.

Procédure (exécutée par un technicien)

- Nettoyer la peau avec de l'alcool.
- Insérer l'aiguille qui sert d'électrode d'enregistrement dans le muscle à l'étude.
- Une électrode de référence est placée à proximité, à la surface de la peau.

- Observer le tracé électromyographique afin de déceler dans le muscle au repos toute activité électrique spontanée.
- Demander alors au client de contracter lentement le muscle.
- Réaliser des enregistrements de l'activité musculaire au repos et pendant la contraction.
- Converser avec le client durant l'examen pour apaiser ses craintes.

Après le test

- Retirer l'aiguille du muscle et surveiller un saignement éventuel ou un hématome au site de l'insertion.
- Si nécessaire, administrer un analgésique léger pour soulager la douleur musculaire.

E

ALERTES CLINIQUES

- Les anticoagulants peuvent provoquer un saignement lors de l'insertion de l'aiguille.
- L'EMG peut modifier les résultats des tests enzymatiques, comme ceux de l'aspartate aminotransférase, de la créatine-kinase ou de la lactodéshydrogénase. S'ils sont prescrits, ces tests devraient être réalisés au moins 5 jours avant ou après l'EMG.
- Les clients trop anxieux peuvent avoir besoin d'un anxiolytique, qu'on administrera 30 minutes avant l'examen.

CONTRE-INDICATIONS

- Clients ayant des troubles hémorragiques
- Clients incapables de coopérer en raison de leur âge, de leur état mental, de la douleur ou d'autres facteurs
- Clients prenant des anticoagulants

AUTRE EXAMEN

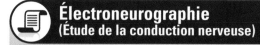

Électroneurographie
(Étude de la conduction nerveuse)

Description du test

L'électroneurographie est un enregistrement de la vitesse de conduction nerveuse contribuant à l'évaluation d'une maladie ou d'une lésion des nerfs périphériques. On la réalise généralement en conjonction avec l'électromyographie et on nomme alors l'ensemble de ces examens *électromyoneurographie*.

L'électroneurographie est très utile pour distinguer une perte axonique (due à une compression sévère ou à un traumatisme du nerf, à l'ischémie du nerf ou à l'inflammation) d'une démyélinisation (due à une compression légère ou modérée du nerf ou à des troubles auto-immuns). Cet examen cause moins d'inconfort que l'électromyographie, mais il ne permet pas un examen aussi poussé du système nerveux périphérique que cette autre technique. L'électroneurographie permet de localiser des lésions démyélinisantes segmentaires, ce que ne fait pas l'électromyographie. Par conséquent, on recommande le plus souvent d'inclure à la fois l'électromyographie et l'électroneurographie dans le plan de diagnostic.

E

VALEURS NORMALES

Vitesse de conduction nerveuse normale

INTERPRÉTATIONS POSSIBLES DES VALEURS ANORMALES

Affection des nerfs périphériques
Affection des plexus (brachial, lombaire)
Botulisme
Dystrophie musculaire
Myasthénie
Radiculopathie compressive (discopathie)
Sclérose amyotrophique latérale
Syndrome de Guillain-Barré
Syndrome du tunnel carpien

FACTEURS CONTRIBUANT AUX VALEURS ANORMALES

- Une douleur au site peut entraîner des résultats inexacts.
- La vitesse de la conduction nerveuse diminue avec l'âge.
- Une mauvaise coopération du client pendant l'examen peut limiter son utilité diagnostique.

INTERVENTIONS INFIRMIÈRES ET DÉROULEMENT DU TEST

Avant le test

- Aviser le client que l'inconfort ressenti au cours de l'examen est dû à de faibles stimulations électriques.
- Il n'est pas nécessaire d'être à jeun pour passer cet examen.
- Les clients qui prennent quotidiennement des analgésiques peuvent recevoir leur dose habituelle.
- Si l'examen vise à étudier la jonction neuromusculaire, comme on le fait pour la myasthénie, cesser les médicaments comme la pyridostigmine 12 heures avant l'examen.
- Le client doit signer un formulaire de consentement éclairé.

Procédure (exécutée par un technicien)

- Nettoyer la peau avec de l'alcool.
- Réaliser une *étude de la conduction nerveuse sensitive* en plaçant une électrode d'enregistrement sur la peau, directement au-dessus d'un nerf

sensitif. Appliquer un stimulus électrique en amont, à une distance déterminée de l'électrode d'enregistrement, ce qui produit une forme d'onde décelable appelée *potentiel d'action du nerf sensitif*.

- Pour une *étude de la conduction nerveuse motrice*, placer une électrode d'enregistrement directement au-dessus du ventre du muscle et stimuler le nerf en amont. Les fibres musculaires se dépolarisent et produisent une forme d'onde appelée *potentiel d'action moteur composé*.

Après le test

- Retirer les électrodes et l'adhésif et nettoyer la peau.
- Un analgésique léger peut être utile pour soulager la douleur musculaire.

E

ALERTES CLINIQUES

- Dans le cas où le client a un défibrillateur cardiaque implantable ou un stimulateur cardiaque, il est impératif d'en aviser le laboratoire où se déroulera l'électroneurographie, car les études de conduction nerveuse peuvent déclencher l'activité du défibrillateur.
  - Pour éviter que cela se produise, des dispositions doivent être prises afin de désactiver le défibrillateur et de fournir une surveillance cardiaque.
  - En général, les stimulateurs cardiaques ordinaires n'exigent pas de précaution particulière, mais leur activité se manifestera sous forme d'artefact au cours des études de conduction nerveuse.
- Les clients trop anxieux peuvent avoir besoin d'un anxiolytique, qu'on administrera 30 minutes avant l'examen.

AUTRE EXAMEN

Électronystagmographie
(ENG)

Description du test

On utilise l'électronystagmographie (ENG) pour évaluer des clients qui se plaignent d'étourdissements, de vertiges ou de problèmes d'équilibre. Cet examen évalue le réflexe oculo-vestibulaire qui met en jeu l'interaction des muscles contrôlant les mouvements de l'œil (système oculaire) et le système vestibulaire. Ce réflexe provoque l'apparition de mouvements de va-et-vient involontaires de l'œil qui portent le nom de *nystagmus*. Normalement, lorsqu'on tourne la tête, les yeux se déplacent lentement dans la direction opposée. Quand ils atteignent la limite de leur mouvement, ils ont tendance à revenir rapidement au centre et le nystagmus cesse alors. Le nystagmus anormal met en jeu le même type de mouvement, mais celui-ci se prolonge. Il peut être dû à des lésions périphériques, touchant par exemple la portion vestibulaire du huitième nerf crânien (le nerf vestibulo-cochléaire) ou encore le cervelet ou le tronc cérébral.

Étant donné que le nystagmus anormal est le premier signe de problèmes vestibulaires, l'ENG peut aider à identifier la cause d'étourdissements, de vertiges, d'acouphènes ou de perte d'audition.

VALEURS NORMALES

Formes d'ondes normales

INTERPRÉTATIONS POSSIBLES DES VALEURS ANORMALES

Anomalies congénitales
Hypothyroïdie
Infection
Inflammation
Labyrinthite
Lésion du cerveau
Lésion du cervelet
Lésion du tronc cérébral
Ototoxicité
Sclérose en plaques
Syndrome de Ménière
Tumeur du nerf crânien VIII

FACTEURS CONTRIBUANT AUX VALEURS ANORMALES

- L'alcool peut modifier les résultats de l'ENG jusqu'à 72 heures après son ingestion.
- Le clignement des yeux, la somnolence ou une mauvaise installation des électrodes peuvent modifier les résultats de l'examen.
- Médicaments pouvant *modifier* les résultats de l'examen : antivertigineux, dépresseurs du système nerveux central (SNC), stimulants du SNC.

INTERVENTIONS INFIRMIÈRES ET DÉROULEMENT DU TEST

Avant le test

- Il n'est pas nécessaire d'être à jeun pour passer cet examen, mais comme il peut causer des étourdissements ou des nausées, on recommande d'éviter d'absorber de la nourriture solide juste avant l'examen.
- L'absorption d'alcool, de caféine et de tout médicament (sauf contre-indication) devrait être suspendue pendant les 24 à 72 heures précédant l'examen.
- Examiner les conduits auditifs pour s'assurer que les tympans sont intacts. Enlever tout surplus de cérumen.
- Démaquiller les yeux, si nécessaire, car les électrodes seront fixées autour de ceux-ci.

Procédure (exécutée par un technicien)

- Aider le client à s'allonger.
- Des électrodes sont placées aux cinq endroits suivants : une électrode latérale à l'angle palpébral externe de chaque œil, une électrode au-dessus de l'œil gauche et une en dessous pour enregistrer le nystagmus vertical, et une électrode au centre du front.
- Durant chacune des parties de l'examen, si le client se plaint d'étourdissement, le noter.

- *Examen d'étalonnage* : on réalise cet examen pour étalonner le stylet d'enregistrement pour chacun des examens subséquents.
  - Le client regarde une lumière placée droit devant lui. Déplacer cette lumière de 10° vers la droite, la ramener au centre, puis la déplacer de 10° vers la gauche. Le stylet est ajusté pour être en correspondance avec ces mouvements.
- *Nystagmus de fixation* : on réalise cet examen pour vérifier si le nystagmus est présent en l'absence de stimulation vestibulaire.
  - Demander au client de regarder droit devant lui, puis de fixer des cibles situées à 30° sur la droite, sur la gauche, en haut et en bas. Le regard doit fixer le centre pendant environ 30 secondes, puis fixer les autres cibles pendant 10 secondes. Avec certains systèmes, le client a simplement les yeux fermés.
  - Pour aider le client à penser à autre chose, lui proposer un problème arithmétique qu'il devra résoudre pendant l'examen.
- *Poursuite oculaire* : Le système de poursuite oculaire régulière permet à quelqu'un de suivre une cible dans son champ visuel. La poursuite oculaire horizontale est habituellement plus régulière que la poursuite verticale.
  - Le client regarde droit devant lui et suit le mouvement d'un pendule durant 20 secondes.
- *Stimulation optocinétique* : Au cours de cet examen, le client suit la trajectoire de plusieurs stimuli.
  - Le client suit du regard une cible qui se déplace à travers son champ visuel, de la gauche vers la droite. Dès que la cible quitte son champ visuel par la droite, une autre cible y entre par la gauche.
  - Répéter l'exercice avec des cibles se déplaçant de la droite vers la gauche.
- *Nystagmus positionnel* : réaliser la manœuvre de Hallpike pour évaluer le nystagmus associé au vertige paroxystique positionnel bénin (VPPB).
  - Au cours de la manœuvre de Hallpike, on tourne la tête du client vers la droite ou vers la gauche, puis on l'aide rapidement à s'étendre sur le dos, la tête pendant à droite ou à gauche. Laisser le client dans cette position pendant une courte période (au moins 20 secondes) tout en observant ses mouvements oculaires. Finalement, ramener le client en position assise. Si on remarque du nystagmus, répéter l'examen pour évaluer la fatigabilité de la réponse, caractéristique associée au VPPB.
  - Placer ensuite le client dans diverses positions durant 20 à 30 secondes pour évaluer le nystagmus.
- *Examen calorique* : La stimulation calorique du système vestibulaire permet l'exploration fonctionnelle du canal semi-circulaire latéral. Chez les clients dont le système vestibulaire répond bien à la stimulation, des irrigations fraîches provoquent des battements nystagmiques dans la direction opposée à l'oreille stimulée, alors que des irrigations chaudes causent des battements nystagmiques dans la direction de l'oreille stimulée.
  - Le client est étendu sur un lit en position semi-Fowler.
  - Étendre des serviettes sur le client et placer un haricot sous l'oreille examinée.
  - Aviser le client qu'on va introduire de l'eau dans son oreille.
  - Pendant que le client a les yeux fermés, introduire l'eau de sorte qu'elle atteigne directement le tympan pendant 30 secondes.

- Répéter cette procédure quatre fois :
  - dans l'oreille gauche, avec de l'eau froide (30 °C);
  - dans l'oreille droite, avec de l'eau froide (30 °C);
  - dans l'oreille gauche, avec de l'eau chaude (44 °C);
  - dans l'oreille droite, avec de l'eau chaude (44 °C).
- Allouer une période de repos de 3 à 5 minutes entre les étapes 1 et 2 et entre les étapes 3 et 4. Entre les étapes 2 et 3, allouer une période de repos de 8 à 10 minutes.
- Note : Si les tympans du client sont perforés, modifier cet examen en utilisant des doigtiers remplis d'eau.

Après le test

- Retirer les électrodes et nettoyer la peau du client.
- Surveiller les signes de faiblesse, d'étourdissement ou de nausée.
- Permettre au client de se reposer autant que nécessaire, puis l'aider à se déplacer au besoin.

ALERTES CLINIQUES

- Un ENG présentant des résultats normaux ne signifie pas nécessairement que le client a une fonction vestibulaire normale.
- La stimulation oculomotrice à l'aide de lumières peut provoquer une crise convulsive.
- Étant donné que l'examen peut entraîner des étourdissements ou des nausées, conseiller au client de se faire accompagner.

CONTRE-INDICATIONS

- Clients ayant les tympans perforés
- Clients ayant un stimulateur cardiaque
- Clients incapables de coopérer en raison de leur âge, de leur état mental, de la douleur ou d'autres facteurs

RADIOLOGIE

 Endoscopie des sinus

Description du test

On pratique une endoscopie des sinus pour diagnostiquer une infection, des anomalies structurales ou d'autres anomalies des sinus. Cet examen peut aussi s'accompagner d'interventions thérapeutiques, comme le prélèvement de cultures, l'ablation de polypes ou le drainage des sinus. L'intervention peut se réaliser sous anesthésie générale dans une salle d'opération ou sous anesthésie locale dans le cabinet d'un otorhinolaryngologiste. Nous ne parlerons ici que de l'intervention réalisée sous anesthésie locale.

VALEURS NORMALES

Sinus normaux

INTERPRÉTATIONS POSSIBLES DES VALEURS ANORMALES

Anomalies structurales
Kyste
Mucocèle
Polype
Sinusite

E

INTERVENTIONS INFIRMIÈRES ET DÉROULEMENT DU TEST

Avant le test

- Aviser le client qu'il pourra ressentir un certain inconfort pendant cet examen, surtout au moment de l'introduction de l'endoscope, qui peut s'accompagner d'un réflexe nauséeux temporaire.
- Il est possible qu'un jeûne soit requis avant de passer cet examen.
- Le client doit signer un formulaire de consentement éclairé.

Procédure (exécutée par un otorhinolaryngologiste)

- Faire asseoir le client sur une chaise.
- Vaporiser un anesthésique local dans le nez.
- Si on procède en même temps à un examen de la gorge, vaporiser aussi l'anesthésique local dans la partie postérieure de l'oropharynx.
- Introduire l'endoscope par une narine et le guider dans les cavités sinusales.
- Procéder au besoin à des interventions telles qu'un prélèvement pour culture, une biopsie ou l'ablation d'un polype.
- Retirer l'endoscope.

Après le test

- Fixer un tampon de gaze sous le nez pour recueillir un possible écoulement.
- Surveiller un saignement éventuel.
- Aviser le client de ne pas boire avant le retour du réflexe laryngé (environ 2 heures).

ALERTES CLINIQUES

- Complications possibles : fuite de liquide cérébrospinal (LCS) et saignement.
  - Un écoulement clair devrait être signalé immédiatement, car il pourrait indiquer une fuite de liquide cérébrospinal.

CONTRE-INDICATIONS

- Clients incapables de coopérer en raison de leur âge, de leur état mental, de la douleur ou d'autres facteurs

E

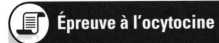

Épreuve à l'ocytocine

Description du test

L'épreuve à l'ocytocine (EO) permet d'évaluer la capacité du fœtus à supporter les contractions de l'accouchement. Les femmes qui subissent cet examen ont généralement eu une réaction négative à l'examen de réactivité fœtale. L'EO simule le travail; en effet, on stimule les contractions utérines soit par la stimulation des mamelons, ce qui entraîne la libération d'ocytocine endogène, soit par l'administration d'ocytocine exogène. Au cours d'un travail normal, les contractions utérines entraînent une diminution de la circulation sanguine dans le placenta. Il importe donc de s'assurer que le fœtus pourra supporter une diminution de flux sanguin dans le placenta, car dans le cas contraire, il risque de souffrir d'asphyxie intra-utérine.

Une réaction négative à l'épreuve à l'ocytocine est considérée comme étant normale. Elle signifie que la réserve placentaire est adéquate, se manifestant par une fréquence cardiaque normale chez le fœtus. Cette épreuve peut être répétée chaque semaine jusqu'au début du travail.

On considère cet examen comme étant positif lorsque les contractions utérines causent une décélération tardive de la fréquence cardiaque fœtale. Il signale une hypoxie intra-utérine due à une réserve placentaire insuffisante. Pour que cet examen soit considéré comme étant positif, on doit observer une décélération tardive de deux contractions utérines ou plus. En raison de la possibilité de faux positifs, il faudrait comparer une épreuve positive à l'ocytocine avec d'autres épreuves comme l'amniocentèse avant de décider de provoquer un accouchement prématuré.

L'EO se pratique dans les cas de grossesse à risque élevé où la vie du fœtus risque d'être menacée (diabète ou hypertension artérielle, retard de développement intra-utérin, grossesse prolongée et allo-immunisation fœto-maternelle).

VALEURS NORMALES

Négatives (aucune décélération tardive de la fréquence cardiaque du fœtus à la suite de contractions utérines)

INTERPRÉTATIONS POSSIBLES DES VALEURS ANORMALES

Réserve placentaire insuffisante

FACTEURS CONTRIBUANT AUX VALEURS ANORMALES

• Une hypotension chez la mère peut entraîner un résultat faussement positif.

INTERVENTIONS INFIRMIÈRES ET DÉROULEMENT DU TEST

Avant le test

- Aviser la cliente que l'inconfort associé à cette épreuve est dû aux contractions utérines.
- La cliente doit être à jeun en cas d'accouchement prématuré.
- La cliente doit signer un formulaire de consentement éclairé.

Procédure (exécutée par une infirmière)

- Demander à la cliente de vider sa vessie et ses intestins.
- Aider la cliente à s'installer en position semi-Fowler, couchée sur le côté.
- Appliquer un moniteur fœtal externe sur l'abdomen de la cliente pour avoir un graphique de la fréquence cardiaque fœtale et des contractions utérines.
- Mesurer la fréquence cardiaque et la pression artérielle maternelle de base, puis la mesurer toutes les 10 minutes.
- Mesurer la fréquence cardiaque fœtale toutes les 20 minutes en tenant compte des contractions utérines.
- S'il y a des contractions utérines, différer l'injection d'ocytocine et vérifier les réactions du fœtus aux contractions utérines.
- En l'absence de contractions utérines, stimuler les mamelons pendant 15 minutes.
- S'il n'y a toujours pas de contractions utérines, pratiquer une injection intraveineuse d'ocytocine à l'aide d'une pompe à infusion électronique.
- Augmenter le volume d'ocytocine jusqu'à ce qu'il y ait 3 contractions utérines toutes les 10 minutes.
- Cesser alors de donner de l'ocytocine, mais poursuivre l'évaluation de la fréquence cardiaque fœtale et des contractions utérines pendant 30 minutes.

Après le test

- Surveiller la pression sanguine de la mère et la fréquence cardiaque du fœtus jusqu'à l'arrêt des contractions utérines.

ALERTES CLINIQUES

- Complication possible : accouchement prématuré.
- On recommande de ne pas faire l'épreuve de l'ocytocine avant la 34e semaine de grossesse afin d'améliorer les chances de survie du fœtus s'il devait y avoir un accouchement prématuré.

CONTRE-INDICATIONS

- Grossesse multiple
- Rupture prématurée des membranes
- Placenta prævia
- Césarienne antérieure
- Grossesse de moins de 32 semaines
- Antécédent d'accouchement prématuré ou de dilatation du col utérin

AUTRE EXAMEN

Étude électrophysiologique
(Cartographie cardiaque, EE)

Description du test

Une étude électrophysiologique consiste en l'introduction d'un cathéter-électrode dans l'oreillette droite et dans le ventricule droit. On insère généralement le cathéter dans une veine périphérique en raison des risques plus élevés de saignement que représente le système artériel pour cet examen. Une fois en place, le cathéter effectue une stimulation électrique programmée du cœur.

L'étude électrophysiologique est très utile lorsqu'il s'agit d'évaluer le système de conduction du cœur. On l'utilise également pour tenter d'induire une dysrythmie soupçonnée chez le client. En stimulant l'apparition de la dysrythmie durant l'étude électrophysiologique, le médecin peut, dans des conditions contrôlées, déterminer le traitement approprié. L'étude fournit aussi des renseignements sur l'efficacité des médicaments antiarythmiques, en vérifiant dans quelle mesure il est facile d'induire l'arythmie.

VALEURS NORMALES

Intervalles de conduction, périodes réfractaires et temps de récupération apparaissant à l'ECG normaux

Pas de dysrythmies induites

INTERPRÉTATIONS POSSIBLES DES VALEURS ANORMALES

Arythmies cardiaques
Anomalies de la conduction électrique
Anomalies du nœud auriculo-ventriculaire
Anomalies du nœud sinusal
Blocs cardiaques

FACTEURS CONTRIBUANT AUX VALEURS ANORMALES

• Médicaments pouvant *modifier* les résultats : analgésiques, antiarythmiques, sédatifs, tranquillisants.

INTERVENTIONS INFIRMIÈRES ET DÉROULEMENT DU TEST

Avant le test

• Aviser le client que l'inconfort ressenti au cours de l'examen est dû à l'insertion du cathéter, mais qu'il diminuera à la suite de l'anesthésie locale. Il pourra aussi ressentir des bouffées de chaleur, de l'anxiété, des étourdissements et des palpitations au cours de l'examen.

• Le client doit être à jeun pour passer cet examen.

- Pour une étude initiale, la médication antiarythmique peut être interrompue plusieurs jours avant l'examen, si possible.
- Le client doit signer un formulaire de consentement éclairé.
- Faire une évaluation initiale de l'état circulatoire et neuromusculaire des jambes du client.
- Un léger sédatif peut être administré.

Procédure (exécutée par un médecin)

- Aider le client à s'allonger sur la table d'examen.
- Installer un soluté et démarrer le monitorage cardiaque.
- Le matériel de réanimation et d'aspiration doit être rapidement accessible.
- Converser avec le client durant tout l'examen, à la fois pour apaiser ses craintes et pour vérifier son niveau de conscience.
- Nettoyer et anesthésier le site de ponction, habituellement la veine fémorale.
- Insérer le cathéter jusque dans l'oreillette droite et dans le ventricule droit. Le positionnement du cathéter est surveillé par radioscopie.
- Une fois le cathéter bien en place, enregistrer un ECG de référence.
- Utiliser alors une stimulation électrique du cœur pour induire des dysrythmies. Les dysrythmies prolongées sont traitées par électro-entraînement et, en cas d'échec, par cardioversion ou défibrillation.
- Réaliser, au besoin, l'ablation ou la cautérisation de régions du cœur responsables des dysrythmies.
- Une fois l'examen effectué, retirer le cathéter et appliquer un pansement compressif sur le site de la ponction.

Après le test

- Surveiller les signes vitaux et neurologiques, les signes neurovasculaires de l'extrémité affectée ainsi que le pansement, selon la procédure de l'établissement.
- Le client doit rester allongé au moins 8 heures et le membre affecté doit être immobilisé.
- Reprendre la médication comme prescrit.

ALERTES CLINIQUES

- Complications possibles : dysrythmies cardiaques, embolie ou infarctus du myocarde induits par cathéter, hémorragie, perforation du myocarde, problèmes vasculaires périphériques et phlébite au site d'insertion du cathéter.

CONTRE-INDICATIONS

- Clients au stade aigu de l'infarctus du myocarde
- Clients incapables de coopérer en raison de leur âge, de leur état mental, de la douleur ou d'autres facteurs

E

Études des potentiels évoqués
(Potentiels évoqués auditifs du tronc cérébral [PEATC], somesthésiques [PES], visuels [PEV])

Description du test

Les potentiels évoqués sont des signaux électriques générés par le système nerveux en réponse à des stimuli sensoriels. Les études de potentiels évoqués mesurent les réactions électriques de l'encéphale (potentiels évoqués) à la stimulation des organes des sens ou des nerfs périphériques. Cet examen facilite le diagnostic des lésions du système nerveux en évaluant l'intégrité des voies nerveuses visuelles, somesthésiques et auditives.

- On utilise les *potentiels évoqués somesthésiques* (PES) pour évaluer l'état des clients dont les symptômes (engourdissement ou faiblesse des membres) suggèrent des lésions de la moelle épinière, un AVC ou une maladie des nerfs périphériques.

- Les *potentiels évoqués visuels* (PEV) servent au diagnostic de lésions touchant les nerfs ou les voies optiques, les maladies démyélinisantes, comme la sclérose en plaques, et des lésions traumatiques.

- Les *potentiels évoqués auditifs du tronc cérébral* (PEATC) permettent d'évaluer des lésions du tronc cérébral touchant les voies auditives et ils peuvent aider à découvrir la cause de problèmes d'audition ou d'équilibre. On peut aussi utiliser les PEATC pour évaluer l'audition des nouveau-nés.

VALEURS NORMALES

Pas de délai de la conduction nerveuse

INTERPRÉTATIONS POSSIBLES DES VALEURS ANORMALES

PES anormaux

Accident vasculaire cérébral (AVC)
Adréno-leucodystrophie
Blessure à la moelle épinière
Chorée de Huntington
Lésion de la moelle épinière
Lésions intracérébrales
Maladie de Parkinson
Myélite transverse
Neuropathie sensorimotrice
Sclérose en plaques
Spondylose cervicale
Syndrome de Guillain-Barré

PEV anormaux

Amblyopie
AVC

PEV anormaux

Lésion du chiasma optique
Lésion du nerf optique
Névrite optique
Rétinopathie
Sclérose en plaques

PEATC anormaux

AVC
Lésions cochléaires
Lésion du tronc cérébral
Lésions rétrocochléaires
Névrome acoustique
Perte d'audition
Sclérose en plaques

E

FACTEURS CONTRIBUANT AUX VALEURS ANORMALES

- Le mauvais positionnement des électrodes peut modifier les résultats de l'examen.
- L'incapacité du client à suivre les directives pendant l'examen nuira aux résultats.
- Les PEATC peuvent être affectés par une perte d'audition existante.

INTERVENTIONS INFIRMIÈRES ET DÉROULEMENT DU TEST

Avant le test

- Informer le client que cet examen ne cause ni inconfort, ni douleur.
- Il n'est pas nécessaire d'être à jeun pour passer cet examen, mais le client doit éviter l'absorption de caféine avant l'examen.
- Demander au client de se laver les cheveux la veille de l'examen et d'éviter les produits capillaires pour faciliter la pose des électrodes.
- Demander au client d'enlever tous ses bijoux avant l'examen.

Procédure (exécutée par un technicien)

Pour les potentiels évoqués somesthésiques (PES)

- Installer confortablement le client sur une chaise longue ou un lit.
- Placer les électrodes de stimulation au-dessus des nerfs périphériques du poignet, du genou et de la cheville.
- Placer les électrodes d'enregistrement sur le cuir chevelu, au niveau du cortex sensitif de l'hémisphère opposé au membre stimulé.
- Il est possible de placer d'autres électrodes de stimulation sur la deuxième vertèbre cervicale et sur les vertèbres lombaires inférieures.
- Un stimulus consistant en une décharge électrique indolore est transmis au nerf périphérique par l'électrode de stimulation. Ce stimulus suffit à provoquer une légère réponse musculaire, comme un léger soubresaut du pouce.
- Mesurer la vitesse avec laquelle le stimulus électrique est transmis aux nerfs et voyage jusqu'au cerveau, et l'enregistrer sous la forme d'un tracé d'ondes pouvant être analysé.

E

Pour les potentiels évoqués visuels (PEV)

- Installer confortablement le client sur une chaise longue ou un lit, à 1 m du stimulateur.
- Fixer les électrodes sur le vertex, au-dessus des lobes occipitaux et pariétaux.
- Fixer une électrode de référence à une oreille.
- Après avoir couvert un œil du client, lui dire de fixer un point au centre d'un écran sur lequel un motif d'échiquier est projeté et rapidement inversé.
- L'ordinateur interprète les réactions du cerveau aux stimuli et les enregistre en un tracé analysable.
- Répéter la procédure avec l'autre œil.

Pour les potentiels évoqués auditifs du tronc cérébral (PEATC)

- Installer confortablement le client sur une chaise longue ou un lit.
- Placer les électrodes sur la région du vertex et sur le lobe de chaque oreille.
- Placer des écouteurs sur les oreilles du client.
- Un stimulus sous forme de cliquetis est émis dans une oreille, alors qu'un son continu est émis dans l'autre.
- Les réactions aux stimuli sont enregistrées sous forme de tracé analysable.

Après le test

- Après avoir retiré les électrodes, enlever le résidu à l'aide d'acétone, si nécessaire, puis dire au client de se laver les cheveux.

AUTRE EXAMEN

Examen de réactivité fœtale
(ERF)

Description du test

L'examen de réactivité fœtale (ERF) est une technique non invasive utilisée pour évaluer l'état du fœtus dans certaines conditions : femme souffrant de diabète ou d'hypertension, fœtus petit ou ne se développant pas convenablement, grossesse se prolongeant au-delà de la date prévue.

À la différence de l'épreuve à l'ocytocine (EO), l'ERF ne comprend pas de stimulation hormonale. L'activité fœtale qui est surveillée dans cet examen peut être spontanée ou induite par des contractions utérines ou des manipulations externes. Normalement, la fréquence cardiaque fœtale devrait augmenter en réaction aux mouvements du fœtus. On déclare la réactivité fœtale « normale » quand on détecte deux augmentations de la fréquence cardiaque fœtale à l'intérieur d'une période de 20 minutes. Chacune de ces augmentations doit être d'au moins 15 battements par minute et doit durer au moins 15 secondes. L'ERF est très fiable pour déterminer la viabilité fœtale. L'épreuve à l'ocytocine n'est indiquée que si le fœtus ne présente pas une réactivité normale.

VALEURS NORMALES

Réactivité normale

INTERPRÉTATIONS POSSIBLES DES VALEURS ANORMALES

Fœtus sans réaction

FACTEURS CONTRIBUANT AUX VALEURS ANORMALES

E

- L'immaturité fœtale, en particulier si l'examen est pratiqué à moins de 28 semaines de grossesse, car il peut causer une réactivité anormale.
- Sommeil fœtal.

INTERVENTIONS INFIRMIÈRES ET DÉROULEMENT DU TEST

Avant le test

- Expliquer à la cliente qu'aucun inconfort n'est associé à cet examen.
- Il n'est pas nécessaire d'être à jeun pour passer cet examen. Au contraire, demander à la cliente de manger avant l'examen afin que le taux de glucose soit élevé dans son sang, ce qui fait augmenter l'activité fœtale.

Procédure

- Demander à la cliente d'uriner.
- L'aider à s'installer en position de Sims.
- Appliquer un moniteur fœtal externe sur l'abdomen de la cliente; il fournira un tracé de la fréquence cardiaque fœtale et des contractions utérines.
- Demander à la cliente de pousser un bouton du moniteur fœtal dès qu'elle sent un mouvement du fœtus. Cela apparaît ensuite sur le tracé, ce qui permet d'établir la corrélation avec la fréquence cardiaque fœtale à ce moment.
- S'il n'y a pas de mouvement fœtal pendant 20 minutes, stimuler le fœtus de l'extérieur en frottant ou en comprimant l'abdomen de la cliente ou en produisant un bruit fort près de son abdomen.
- S'il n'y a aucun mouvement fœtal durant 40 minutes, considérer que la réactivité du fœtus est anormale.

Après le test

- Enlever le moniteur fœtal externe.

ALERTES CLINIQUES

- Si l'examen révèle que le fœtus n'est pas réactif (pas de changement de la fréquence cardiaque fœtale lorsqu'il bouge), prévoir un test à l'ocytocine pour la cliente.
- Expliquer à la cliente qu'une réactivité anormale ne signifie pas nécessairement qu'il y a un problème avec le fœtus. Si l'examen est réalisé pendant que le fœtus dort, par exemple, cela peut en effet entraîner un tel résultat.

Examen microscopique des sécrétions vaginales

Description du test

L'examen microscopique des sécrétions vaginales est l'examen le plus important pour le diagnostic des infections vaginales; celles-ci peuvent entraîner des démangeaisons, de la douleur, des odeurs et des écoulements. Cet examen devrait être prescrit à toutes les clientes symptomatiques et asymptomatiques qui ont des écoulements anormaux.

Il est aussi important qu'une femme enceinte subisse cet examen pour dépister la présence de streptocoques B. Même si cette infection n'a pas de conséquence importante chez la mère, elle peut provoquer chez le nouveau-né une détresse respiratoire sous forme de grave pneumonie, une septicémie ou encore une méningite. La bactérie provoque le décès de 8 % à 16 % des bébés infectés, les prématurés étant plus susceptibles d'être infectés que ceux qui naissent à terme.

L'examen fournit des résultats immédiats de sorte que le traitement peut être entrepris dès que possible.

VALEURS NORMALES

Négatives

INTERPRÉTATIONS POSSIBLES DES VALEURS ANORMALES

Vaginite à *Candida Albicans*
Vaginite à streptocoque B
Vaginite à *Trichomonas*
Vaginose bactérienne

FACTEURS CONTRIBUANT AUX VALEURS ANORMALES

- Une douche vaginale ou l'utilisation de mousse de bain moins de 24 heures avant l'examen peut modifier les résultats.

INTERVENTIONS INFIRMIÈRES ET DÉROULEMENT DU TEST

Avant le test

- Demander à la cliente de ne pas s'administrer de douche vaginale ni de prendre de bain de mousse pendant les 24 heures précédant l'examen.
- Il n'est pas nécessaire d'être à jeun pour passer cet examen.

Procédure (exécutée par un médecin ou une infirmière clinicienne)

- Aider la cliente à s'installer en position gynécologique, les pieds placés dans les étriers.
- Insérer le spéculum vaginal.
- Prélever deux échantillons de sécrétions vaginales à l'aide d'écouvillons et les déposer sur la lame pour l'examen.

Après le test

- Étiqueter les lames et les faire parvenir au laboratoire.

ALERTES CLINIQUES

- Chez la femme enceinte, il est essentiel de commencer un traitement dès qu'il y a un résultat positif.
- Il faut procéder à un nouvel examen et faire une culture vaginale chez les clientes qui continuent à présenter des symptômes malgré le traitement.

E

AUTRE EXAMEN

 Exploration fonctionnelle pulmonaire
(EFP, Spirométrie)

Description du test

L'exploration fonctionnelle pulmonaire (EFP) comprend une série de mesures des volumes et des capacités pulmonaires réalisées grâce à un spiromètre, un appareil de ventilation permettant d'inspirer et d'expirer des gaz. Un enregistrement des quantités de gaz est pratiqué. La spirométrie permet de déterminer l'efficacité des mouvements des poumons et de la paroi thoracique. Les résultats de l'examen fournissent de l'information sur l'importance de l'entrave à l'écoulement de l'air ou de la restriction de la quantité d'air pouvant être inhalée.

Règle générale, on demande une exploration fonctionnelle pulmonaire pour évaluer les signes et les symptômes de maladies pulmonaires comme la toux, la dyspnée et l'hypoxémie, pour estimer l'évolution d'une maladie pulmonaire et la réponse à un traitement, pour évaluer des clients présentant des risques élevés avant une intervention chirurgicale et pour effectuer un dépistage chez les personnes présentant des risques élevés de maladie pulmonaire en raison du tabagisme ou d'une exposition professionnelle à des substances toxiques pour le système respiratoire.

L'information fournie par l'exploration fonctionnelle pulmonaire concerne la vitesse d'écoulement de l'air ainsi que les volumes et capacités pulmonaires. Les relations entre les divers volumes et capacités sont exposées dans le tableau 4.

L'information sur la vitesse d'écoulement de l'air est principalement fournie par deux mesures. La *capacité vitale forcée (CVF)* est la quantité d'air pouvant être expulsée avec force des poumons gonflés à leur maximum. Le *volume expiratoire maximum seconde* (VEMS) est le volume d'air expulsé durant la première seconde de la CVF.

Quatre volumes sont des mesures essentielles d'une exploration fonctionnelle pulmonaire :

- le *volume courant (VC)* est le volume normal d'air inspiré et expiré à chaque respiration normale;
- le *volume de réserve expiratoire (VRE)* est le volume maximal d'air pouvant être expiré après une expiration normale;
- le *volume résiduel (VR)* est le volume d'air qui reste dans les poumons après une expiration forcée;

- le *volume de réserve inspiratoire (VRI)* est le volume maximal d'air qui peut être inspiré après la fin d'une inspiration normale.

En combinant deux ou plusieurs de ces volumes pulmonaires, on peut calculer la valeur de quatre capacités pulmonaires.

- la *capacité inspiratoire (CI)*, qui est la quantité maximale d'air pouvant être inspirée après une expiration normale, se calcule en additionnant le VRI et le VC;
- la *capacité résiduelle fonctionnelle (CRF)*, soit la quantité d'air qui reste dans les poumons après une expiration normale, se calcule en additionnant le VRE et le VR;
- la *capacité vitale (CV)*, qui est la quantité maximum d'air pouvant être expirée après une inspiration forcée, correspond à la somme du VRI, du VC et du VRE;
- la *capacité pulmonaire totale (CPT)*, correspondant au volume des poumons lorsqu'ils sont distendus au maximum après un effort inspiratoire maximal, se calcule en additionnant le VRI, le VC, le VRE et le VR. Une autre façon d'évaluer la capacité totale est d'additionner la CV et le VR.

Lorsqu'on interprète les résultats d'une exploration fonctionnelle pulmonaire, trois de ces mesures sont de première importance : la CV, le VEMS et le rapport VEMS/CVF.

- Un faible rapport VEMS/CVF indique une *affection obstructive*, alors qu'une valeur normale correspond à un profil restrictif ou normal.
- Parmi les causes des modes obstructifs, on compte l'asthme, la bronchite et l'emphysème.
- Si le rapport VEMS/CVF est normal, une faible valeur de CVF indique un mode *restrictif*, alors qu'une valeur normale indique plutôt un mode normal.
- Parmi les causes des modes restrictifs, on compte la fibrose pulmonaire, l'obésité, les maladies neuromusculaires, les déformations de la paroi thoracique ainsi que les épanchements pleuraux importants.

Tableau 4	Exploration fonctionnelle pulmonaire		
Volumes pulmonaires		**Capacités pulmonaires**	
Capacité vitale (VC) (VRI + VC + VRE)	Volume de réserve inspiratoire (VRI)	Capacité inspiratoire (CI) (VRI + VC)	Capacité pulmonaire totale (CPT) (VRI + VC + VRE + VR) OU (CV + VR)
	Volume courant (VC)		
	Volume de réserve expiratoire (VRE)	Capacité résiduelle fonctionnelle (CRF) (VRE + VR)	
Volume résiduel (VR)			

VALEURS NORMALES

On considère généralement qu'une valeur est anormale si elle est inférieure à 80 % de la valeur prévue pour cette personne selon son âge, sa taille et son sexe

INTERPRÉTATIONS POSSIBLES DES VALEURS ANORMALES

Allergie
Amiantose
Asthme
Bronchiectasie
Bronchite chronique
Bronchopneumopathie chronique obstructive
Compression externe (tumeur de l'œsophage, goitre thyroïdien)
Corps étranger
Emphysème
Fibrose pulmonaire
Infections respiratoires
Myasthénie grave
Obstruction laryngée
Pneumopathie interstitielle
Sarcoïdose
Trachéomalacie
Traumatisme thoracique
Tumeur endobronchique
Tumeurs pulmonaires

FACTEURS CONTRIBUANT AUX VALEURS ANORMALES

- Les résultats de l'examen peuvent être modifiés par les situations ou les conditions suivantes : distension gastrique, grossesse, hypoxie, manque de coopération du client durant l'examen, perturbations métaboliques.

INTERVENTIONS INFIRMIÈRES ET DÉROULEMENT DU TEST

Avant le test

- Il n'est pas nécessaire d'être à jeun pour passer cet examen, mais le client ne devrait pas prendre un repas copieux avant.
- Si prescrit, aviser le client de ne pas utiliser de bronchodilatateur pendant les 6 heures précédant l'examen.
- Il est interdit de fumer pendant 6 heures avant l'examen.
- Mesurer et peser le client.

Procédure (exécutée par un inhalothérapeute)

- Voir à ce que le client soit assis ou debout.
- Ajuster un embout buccal relié au spiromètre.

E

- Placer une pince sur le nez du client afin de le forcer à ne respirer que par la bouche.
- Demander au client :
  - de prendre 10 respirations normales (VC);
  - d'inspirer profondément puis d'expirer complètement (CV);
    - On répète généralement cette partie de l'examen deux autres fois.
  - de prendre plusieurs respirations normales puis d'expirer complètement (VRE);
  - de prendre plusieurs respirations normales puis d'inspirer aussi profondément que possible (CI);
  - de respirer normalement dans un spiromètre qui contient une concentration connue d'un gaz insoluble tel l'azote.
- Relever le moment où la concentration du gaz dans le spiromètre est égale à celle dans les poumons (CRF).
- Il est aussi possible de pratiquer l'examen après l'administration d'un bronchodilatateur pour vérifier l'amélioration de la fonction.

Après le test
- Surveiller les signes de somnolence ou de faiblesse chez le client. Lui permettre de se reposer autant que nécessaire.

ALERTES CLINIQUES

- Les clients asthmatiques peuvent utiliser un débitmètre de pointe portatif pour mesurer leur débit expiratoire de pointe (DEP), afin d'évaluer la sévérité des crises d'asthme et leur réaction au traitement. On évalue la gravité d'une crise d'asthme en comparant le débit expiratoire de pointe avec les valeurs prévues pour cette personne ou avec ses meilleurs résultats :
  - *crise bénigne* : DEP >80 % de la valeur prévue ou des meilleurs résultats;
  - *crise modérée* : DEP 50–80 % de la valeur prévue ou des meilleurs résultats;
  - *crise sévère* : DEP <50 % de la valeur prévue ou des meilleurs résultats.
- Le médecin et le client (et éventuellement ses parents) devraient travailler de concert pour établir le traitement et pour surveiller les paramètres en se fondant sur les résultats du DEP.

CONTRE-INDICATIONS

- Clients incapables de coopérer en raison de leur âge, de leur état mental, de la douleur ou d'autres facteurs
- Clients souffrant d'insuffisance coronarienne aiguë ou d'angine ou ayant subi récemment un infarctus du myocarde

MÉDECINE NUCLÉAIRE

 # Fixation de l'iode radioactif

Description du test

L'examen de fixation de l'iode radioactif évalue la fonction thyroïdienne en mesurant la quantité d'iode radioactif qui s'accumule dans la glande thyroïde de 2 à 24 heures après l'ingestion de la substance. Un dispositif à balayage mesure la radioactivité de la glande et la compare à la dose initiale de radioactivité pour établir le pourcentage de fixation. On utilise cet examen pour diagnostiquer l'hyperthyroïdie et parfois l'hypothyroïdie, ainsi que pour évaluer la réaction à la thérapie ou à la chirurgie choisie pour traiter ces affections. La scintigraphie peut aussi être utile pour estimer l'état fonctionnel de toute irrégularité ou de tout nodule palpable de la thyroïde associé à un goitre exophtalmique. Les résultats de l'examen de fixation de l'iode radioactif sont étudiés conjointement avec ceux d'analyses sanguines comme le dosage de la T_3, de la T_4 et de la TSH.

F

CONSIDÉRATIONS CLINIQUES

La fixation de l'iode radioactif devrait être évaluée avant un traitement pour l'hyperthyroïdie utilisant de l'iode radioactif afin de s'assurer qu'elle est adéquate au moment du traitement, pour écarter la possibilité d'une variété de thyroïdite ou d'une contamination à l'iode et déterminer la dose d'iode radioactif.

VALEURS NORMALES

Après 2 heures :	1 – 13 % absorbé par la glande thyroïde
Après 6 heures :	3 – 16 % absorbé par la glande thyroïde
Après 24 heures :	8 – 29 % absorbé par la glande thyroïde

INTERPRÉTATIONS POSSIBLES DES VALEURS ANORMALES

Augmentation	Diminution
Cirrhose	Diarrhée
Goitre dû à une carence en iode	Hypothyroïdie
Grossesse	Malabsorption
Hyperthyroïdie	Surcharge en iode
Hypoalbuminémie	Thyroïdite subaiguë
Problèmes rénaux	
Thyroïdite chronique de Hashimoto à un stade précoce	

FACTEURS CONTRIBUANT AUX VALEURS ANORMALES

- Tout mouvement du client peut altérer la qualité des images prises.

- Les résultats de l'examen peuvent être affectés par un régime trop pauvre ou trop riche en iode, par d'autres examens utilisant un produit de contraste iodé subis dans les deux semaines précédentes, ainsi que par la diarrhée.
- Une TSH élevée et une diminution de l'ACTH peuvent modifier les valeurs normales.
- Médicaments qui *augmentent* la fixation : barbituriques, lithium, œstrogènes, phénothiazines.
- Médicaments qui *diminuent* la fixation : antihistaminiques, corticostéroïdes, iodure de potassium, médicaments antithyroïdiens, médicaments thyroïdiens, nitrates, solution de Lugol, tolbutamide.

INTERVENTIONS INFIRMIÈRES ET DÉROULEMENT DU TEST

Avant le test

- Aviser le client que l'inconfort ressenti pendant l'examen est attribuable au fait de rester allongé sur une surface dure pendant une longue période. Rassurer le client en lui disant qu'une quantité infime d'isotope est utilisée pour l'examen.
- Vérifier si le client est allergique à l'iode, aux fruits de mer ou au colorant de contraste. Le cas échéant, en informer le radiologiste et obtenir une prescription pour l'antihistaminique et les stéroïdes qui doivent être administrés avant l'examen.
- Le client doit rester immobile pendant que la scintigraphie est pratiquée.
- Il est nécessaire d'être à jeun pour passer cet examen.
- Le client doit signer un formulaire de consentement éclairé.

Procédure (exécutée par un technicien en médecine nucléaire)

- Administrer l'iode radioactif par voie orale.
- Aider le client à s'installer en position de décubitus dorsal sur la table d'examen.
- La caméra à scintillation est placée au-dessus de la glande thyroïde du client. Cette caméra prend une lecture de la radioactivité de la thyroïde et transforme cette information en une image bidimensionnelle.
- Procéder à une scintigraphie après 2 heures, 6 heures et 24 heures.
- Le client peut recommencer à manger 1 ou 2 heures après l'ingestion de l'isotope.

Après le test

- Encourager le client à absorber du liquide pour favoriser l'élimination de l'isotope.

ALERTES CLINIQUES

- Si une femme qui allaite *doit* subir cette scintigraphie, elle ne devrait pas nourrir son bébé tant que l'isotope n'aura pas été éliminé, ce qui se produira après environ 3 jours.
- Bien que la quantité d'isotope éliminée dans l'urine soit faible, cette urine ne devrait pas servir pour un test de laboratoire durant la période requise par le département de médecine nucléaire.
- Aucun autre examen utilisant un isotope ne devrait être prévu moins de 24 à 48 heures après un examen de fixation de l'iode radioactif.

- Femmes enceintes
  - Avertissement : une femme en âge d'avoir des enfants devrait subir une radiographie seulement durant ses menstruations, ou 12 à 14 jours après leur début, pour éviter d'exposer le fœtus aux radiations
- Femmes allaitantes
- Clients incapables de coopérer en raison de leur âge, de leur état mental, de la douleur ou d'autres facteurs

F

ENDOSCOPIE

 Fœtoscopie

Description du test

La fœtoscopie est un examen endoscopique qui permet une visualisation directe du fœtus, réalisé à des fins diagnostiques pour déceler des anomalies congénitales, pour prélever du sang ou des tissus (peau) fœtaux ou à des fins thérapeutiques (l'occlusion au laser de vaisseaux anormaux, par exemple). Étant donné que cet examen exige l'introduction du fœtoscope à travers la paroi abdominale jusque dans la cavité amniotique, il présente des risques sérieux : avortement spontané, saignements ou accouchement prématuré. En raison de ces risques, on ne pratique une fœtoscopie que s'il existe une probabilité élevée que le fœtus ne soit pas normal ou si l'histoire familiale montre une incidence élevée d'anomalies congénitales. Lorsque c'est possible, on utilisera plutôt d'autres examens, comme l'échographie fœtale, l'amniocentèse ou le prélèvement des villosités choriales.

VALEURS NORMALES

Pas d'anomalie congénitale ni d'autre problème détecté

INTERPRÉTATIONS POSSIBLES DES VALEURS ANORMALES

Anomalie congénitale comme le spina bifida
Dyscrasies sanguines, telles l'hémophilie et l'anémie falciforme
Maladies cutanées héréditaires

INTERVENTIONS INFIRMIÈRES ET DÉROULEMENT DU TEST

Avant le test

- Informer la cliente que l'inconfort ressenti au cours de l'examen est attribuable à l'anesthésie locale de la peau pratiquée avant l'incision et à la pression ou à la douleur que provoque le fœtoscope dans l'utérus. Encourager la cliente à verbaliser son anxiété.

- La cliente doit demeurer immobile pendant l'examen.
- La cliente doit signer un formulaire de consentement éclairé.
- Administrer fréquemment un médicament pour calmer le fœtus et pour diminuer l'inconfort de la cliente pendant l'examen.

Procédure (exécutée par un médecin)

- Aider la cliente à s'allonger sur la table d'examen. La tête de la table peut être légèrement surélevée.
- Réaliser une échographie fœtale afin de localiser le fœtus et le placenta.
- Nettoyer l'abdomen et administrer un analgésique local à l'endroit où l'incision sera pratiquée.
- Pratiquer une petite incision et insérer le fœtoscope dans l'utérus.
- Procéder à un examen attentif du fœtus afin de déceler toute anomalie physique. Effectuer des prélèvements de tissu et de sang.
- Retirer le fœtoscope, suturer l'incision et appliquer un pansement.

Après le test

- Effectuer une échographie fœtale afin de vérifier l'état du fœtus et le niveau du liquide amniotique.
- Surveiller les signes vitaux de la cliente, la fréquence cardiaque du fœtus et vérifier s'il y a un écoulement au niveau du vagin et de l'incision.
- Après l'examen, la cliente doit éviter tout effort intense pendant 2 semaines.
- Des antibiotiques prophylactiques peuvent être administrés afin de prévenir l'infection.
- Administrer aux femmes Rh⁻ du Win-Rho (immunoglobuline anti-D) afin de prévenir la sensibilisation au facteur Rh (à moins que le fœtus soit Rh⁻).

ALERTES CLINIQUES

- Complications possibles : accouchement prématuré, avortement spontané, hémorragie, infection, perte de liquide amniotique et sensibilisation au facteur Rh.
- Demander à la cliente d'avertir immédiatement le médecin en cas de saignement vaginal, de perte de liquide par le vagin ou par l'incision abdominale, de douleur ou de crampes abdominales, de fièvre, de frissons ou d'étourdissements.

CONTRE-INDICATIONS

- Fœtus très actif
- Clientes incapables de coopérer en raison de leur âge, de leur état mental, de la douleur ou d'autres facteurs
- Clientes obèses

Gammaencéphalographie
(Circulation sanguine cérébrale, Encéphalométrie isotopique)

Description du test

Dans des conditions normales, le sang n'entre pas directement en contact avec le tissu cérébral en raison de la présence de la barrière hématoencéphalique. Celle-ci empêche généralement le passage de l'isotope. Toutefois, par suite de certaines conditions pathologiques, cette barrière est interrompue, permettant ainsi à l'isotope de se concentrer dans certaines régions de l'encéphale.

On procède à une gammaencéphalographie surtout pour vérifier la présence d'abcès cérébraux, de tumeurs, de contusions, d'hématomes et d'accidents vasculaires cérébraux (AVC). Une scintigraphie pratiquée immédiatement après l'injection d'un isotope exposera les différences dans la circulation sanguine cérébrale entre les deux côtés du cerveau. Si un certain laps de temps se passe entre l'injection et la scintigraphie, on pourra observer des tissus pathogènes ayant l'apparence de points chauds – une plus grande quantité d'isotope s'accumule dans ces régions.

Bien qu'encore parfois pratiqué au cours des dernières années, cet examen est régulièrement remplacé par la tomodensitométrie et l'imagerie par résonance magnétique.

G

VALEURS NORMALES

Circulation sanguine cérébrale normale

Distribution normale de l'isotope dans le cerveau

INTERPRÉTATIONS POSSIBLES DES VALEURS ANORMALES

Abcès cérébral
Accident vasculaire cérébral
Anévrisme
Contusion cérébrale
Convulsions
Démence
Fuite de liquide céphalorachidien
Hématome
Hémorragie cérébrale
Maladie d'Alzheimer
Maladie de Huntington
Maladie de Parkinson
Malformation artérioveineuse
Métastase cérébrale
Mort cérébrale
Thrombose cérébrale
Tumeur cérébrale

FACTEURS CONTRIBUANT AUX VALEURS ANORMALES

- Tout mouvement exécuté par le client peut modifier la qualité des images.

INTERVENTIONS INFIRMIÈRES ET DÉROULEMENT DU TEST

Avant le test

- Informer le client que l'inconfort est d'abord dû à l'injection, puis au fait d'être allongé sur une surface dure pendant une longue période. Le rassurer en lui expliquant que cet examen ne nécessite que des taux très faibles d'isotope.
- Le client doit demeurer immobile pendant le déroulement de l'examen.
- Il n'est pas nécessaire d'être à jeun pour passer cet examen.
- Le client doit signer un formulaire de consentement éclairé.
- Selon le type d'isotope utilisé pour l'examen, le chlorure de potassium, un agent bloquant, peut être administré *per os* 2 heures avant l'examen pour prévenir une trop forte absorption d'isotope par le plexus choroïde susceptible de simuler une condition pathologique du cerveau.

Procédure (exécutée par un technicien)

- Aider le client à s'allonger sur la table d'examen; la caméra est positionnée au-dessus de sa tête pour en faire des lectures de radioactivité, qui sont ensuite transformées en une image bidimensionnelle du cerveau.
- Injecter l'isotope dans une veine périphérique.
- Commencer immédiatement la scintigraphie pour avoir une image de la circulation cérébrale sanguine.
- Répéter l'examen une heure plus tard pour détecter la présence d'anomalies.

Après le test

- Surveiller les signes de rougeur ou d'œdème au site de l'injection. Appliquer des compresses tièdes s'il y a présence d'œdème au site de la scintigraphie.
- Encourager le client à boire beaucoup d'eau pour éliminer plus rapidement l'isotope.
- Informer le médecin traitant des résultats anormaux.

ALERTES CLINIQUES

- Une femme qui allaite son enfant et qui doit absolument subir une scintigraphie doit attendre 3 jours après l'examen pour allaiter, soit le temps généralement nécessaire pour l'élimination naturelle de l'isotope.
- Même si la quantité d'isotope excrétée dans l'urine est faible, il ne faut pas utiliser cette urine pour des tests de laboratoire avant la période de temps recommandée par le service de médecine nucléaire.
- Aucun autre examen comportant un isotope ne doit être fait avant 24 ou 48 heures.

CONTRE-INDICATIONS

- Femmes enceintes
  - Avertissement : une femme en âge d'avoir des enfants devrait subir une radiographie seulement durant ses menstruations, ou 12 à 14 jours après leur début, pour éviter que le fœtus ne soit exposé aux radiations
- Femmes allaitantes
- Clients incapables de coopérer en raison de leur âge, de leur état mental, de la douleur ou d'autres facteurs

G

RADIOLOGIE

Gorgée barytée
(Œsophagographie, Repas baryté)

Description du test

La gorgée barytée, qui fait généralement partie des clichés en série portant sur l'étude des segments supérieurs du tube gastro-intestinal, consiste en l'examen fluoroscopique du pharynx et de l'œsophage après l'ingestion de baryum (produit de contraste). Au cours de ce procédé, un écran fluoroscopique est placé au-dessus du cœur, des poumons et de l'abdomen et leurs structures sont projetées sur cet écran pour permettre une observation en continu; à mesure que le client avale le baryum, son écoulement peut être visionné sur l'écran. Le client change de position durant l'examen pour faciliter l'observation de toutes les parties de l'œsophage et pour évaluer des problèmes tels que le reflux, le péristaltisme et la vidange gastrique. Cet examen est particulièrement utile pour évaluer les clients souffrant de troubles de dysphagie et de régurgitation ainsi que de douleurs thoraciques non cardiaques. L'enregistrement de toutes les images permet une étude ultérieure des résultats.

CONSIDÉRATIONS CLINIQUES

Les anomalies de l'œsophage médian ou distal, ou même de la plus haute partie de l'estomac, peuvent causer une dysphagie projetée dans le pharynx ou dans la partie supérieure du thorax, alors que les anomalies du pharynx causent rarement une dysphagie projetée dans la partie inférieure du thorax. L'œsophage et la partie supérieure de l'estomac devraient donc être évalués chez les clients ayant des symptômes pharyngés, surtout si aucune anomalie du pharynx ne pourrait expliquer ces symptômes.

VALEURS NORMALES

Activités, forme, position et taille de l'œsophage normales

INTERPRÉTATIONS POSSIBLES DES VALEURS ANORMALES

Achalasie
Anomalies congénitales
Cancer de l'estomac envahissant l'œsophage
Cancer de l'œsophage
Chalasie
Diverticules
Hernie hiatale
Œsophagite
Perforation de l'œsophage
Polypes
Sténoses
Troubles de motilité œsophagienne (ex. : spasmes)
Ulcères œsophagiens
Varices œsophagiennes

FACTEURS CONTRIBUANT AUX VALEURS ANORMALES

- Une surexposition ou une sous-exposition peut altérer la qualité des films.
- L'incapacité du client à se tenir immobile en raison de douleur ou de son état mental peut nuire à la qualité des films.

INTERVENTIONS INFIRMIÈRES ET DÉROULEMENT DU TEST

Avant le test

- Informer le client que cet examen ne cause pas d'inconfort.
- Il est nécessaire d'être à jeun pour passer cet examen.
- Demander au client d'enlever tous les objets métalliques, bijoux et sous-vêtements, étant donné qu'ils sont visibles sur les films.

Procédure (exécutée par un technicien de radiologie)

- Placer le client en position debout pour la première partie de l'examen. L'écran fluoroscopique est placé devant le client de sorte que le cœur, les poumons et l'abdomen soient visibles.
- Demander au client d'avaler un mélange de baryum pendant que l'on filme les activités du pharynx. Aviser le client que ce mélange épais a la texture de la craie.
- À mesure que le client continue à boire ce mélange baryté, des radiophotographies de l'œsophage sont prises sous différents angles.
- Placer le client dans différentes positions et lui demander de boire encore du baryum. Cela permet d'évaluer des troubles tels que le reflux gastrique.
- L'examen dure de 15 à 20 minutes.

Après le test

- Le client peut recommencer à manger et à prendre ses médicaments comme auparavant. L'encourager à boire abondamment.
- Expliquer au client la nécessité d'éliminer tout le baryum, car s'il demeure dans l'intestin, il durcit et devient très difficile à évacuer. Lui donner un laxatif, selon

les directives. Le client doit observer ses selles afin de vérifier s'il y a présence de baryum; lui expliquer que ses selles seront beiges au début et qu'elles prendront ensuite leur coloration habituelle, une fois tout le baryum évacué.

- Si le baryum n'a pas été complètement évacué après 2 à 3 jours, le client doit en informer son médecin traitant.

ALERTES CLINIQUES

- Si le client doit subir une cholangiographie et/ou un lavement baryté, on devrait procéder à ces examens avant celui de la gorgée barytée. Sinon, le baryum ingéré peut obscurcir les clichés pris au cours des autres examens.
- Complication possible : fécalome dû à la rétention du baryum.

H

CONTRE-INDICATIONS

- Femmes enceintes
    - Avertissement : une femme en âge d'avoir des enfants devrait subir une radiographie seulement durant ses menstruations, ou 12 à 14 jours après leur début, pour éviter d'exposer le fœtus aux radiations
- Clients ayant une obstruction intestinale
- Clients ayant une perforation de l'œsophage (le Gastrografin est un produit de contraste soluble dans l'eau qui devrait être utilisé à la place du baryum)
- Clients incapables de coopérer en raison de leur âge, de leur état mental, de la douleur ou d'autres facteurs
- Clients ayant des signes vitaux instables, notamment de l'hypertension artérielle, car une constipation après l'examen peut faire monter la pression artérielle

MICROBIOLOGIE

Helicobacter pylori

Description du test

L'*Helicobacter pylori* est une bactérie très courante qui réside principalement dans l'estomac.

La probabilité d'infection à la *H. pylori* est plus élevée chez les personnes d'origine latine et africaine, chez les immigrants issus de pays en voie de développement, chez les personnes de faible statut socioéconomique et chez les personnes de 50 ans et plus. L'infection serait acquise pendant l'enfance et la proportion de personnes atteintes augmente avec l'âge, jusqu'à atteindre plus de 60 % après 60 ans. La plupart des personnes infectées sont asymptomatiques, le premier effet de l'infection étant une gastrite chronique. La *H. pylori* a été mise en cause dans le développement d'ulcères et de cancers gastroduodénaux, de lymphomes des tissus lymphoïdes associés aux muqueuses ainsi que de dyspepsies non examinées par endoscopie ou imagerie.

Pour mettre en évidence la *H. pylori*, on recourt à l'endoscopie et à la biopsie, de même qu'à des tests sérologiques, au test de recherche d'antigènes dans les selles et au test respiratoire à l'urée. Non seulement la méthodologie de ces tests est variable, mais leur sensibilité à attester des infections *actives* l'est également. Un test sérologique vise à rechercher des IgG anti-*H. pylori* dans le sérum d'une personne. Un résultat positif témoigne d'une infection passée qui peut être complètement guérie ou bien d'une infection en cours. La sensibilité de ce type de test à une infection active n'est que de 85 %. Un test sérologique positif ne permet donc pas au clinicien de savoir s'il doit traiter la maladie ou non, car on ne sait si l'infection est active ou simplement guérie. Toutefois, la recherche d'IgM et d'IgA permet d'en améliorer la sensibilité.

Il existe cependant deux tests capables de révéler une infection active. Le *test de recherche d'antigènes dans les selles* identifie la *H. pylori* dans un échantillon de selles. Pour le *test respiratoire à l'urée*, tout aussi efficace, le client doit ingérer une solution d'urée marquée. Si la *H. pylori* est présente dans l'estomac, du dioxyde de carbone marqué apparaît dans l'haleine quelques minutes à peine après l'ingestion d'urée. Le client expire dans un sac collecteur ou sur une carte de détection prévue à cette fin.

VALEURS NORMALES

Négatives

INTERPRÉTATIONS POSSIBLES DES VALEURS ANORMALES

IgG positifs

Infection à *H. pylori* en cours
Infection à *H. pylori* terminée

Présence d'antigènes dans les selles ou test respiratoire à l'urée positif

Infection à *H. pylori* en cours

FACTEURS CONTRIBUANT AUX VALEURS ANORMALES

- Des résultats faussement négatifs peuvent être causés par la prise d'antibiotiques, d'inhibiteurs de la pompe à protons ou de préparations au bismuth, 2 semaines avant le test respiratoire à l'urée.

INTERVENTIONS INFIRMIÈRES ET DÉROULEMENT DU TEST

Avant le test

- Il n'est pas nécessaire d'être à jeun pour le prélèvement de sang ou de selles.
- Il faut être à jeun depuis une heure pour passer le test respiratoire à l'urée.

- Le client ne doit pas prendre d'antibiotiques, d'inhibiteurs de la pompe à protons ou de préparations au bismuth 2 semaines avant de passer le test respiratoire à l'urée.

Procédure

Pour les tests sérologiques

- Prélever un échantillon de sang dans le tube requis par le laboratoire.

Pour la recherche d'antigènes dans les selles

- Prélever un échantillon de selles semi-solides (et non de selles diarrhéiques) dans le contenant approprié.

Pour le test respiratoire à l'urée

- Le client ingère une capsule contenant de l'urée marquée.
- La capsule à l'urée doit être ingérée avec un repas pour retarder le vidage de l'estomac et pour donner à l'urée le temps d'entrer en contact avec la muqueuse gastrique.
- Des échantillons d'haleine sont prélevés pendant au plus 20 minutes dans un sac approprié, ou on demande au client de souffler sur une carte de détection prévue à cette fin.

Après le test

Pour l'ensemble des tests

- Étiqueter le spécimen et le faire parvenir au laboratoire.

ALERTES CLINIQUES

- Un vaccin contre la *H. pylori* est actuellement à l'étude.

RADIOLOGIE

Hystérosalpingographie

Description du test

L'hystérosalpingographie est un procédé radiographique qui permet de détecter une obstruction des trompes utérines et/ou des anomalies utérines. Cet examen est d'abord pratiqué pour établir un bilan d'infertilité. Une canule insérée dans le col de l'utérus permet d'injecter un produit de contraste opaque aux rayons X afin de visualiser l'utérus et les trompes utérines en fluoroscopie. Étant donné que le colorant n'est habituellement pas absorbé lorsqu'il est administré de cette façon, la probabilité d'une réaction allergique est plus faible. Des radiographies sont prises au cours de l'examen.

CONSIDÉRATIONS CLINIQUES

La démarche de base chez un couple stérile devrait comprendre une histoire complète, un examen physique, des renseignements touchant l'ovulation, une analyse du sperme et une hystérosalpingographie.

VALEURS NORMALES

Forme, position et taille de l'utérus et des trompes utérines toutes normales

Trompes utérines fonctionnelles

INTERPRÉTATIONS POSSIBLES DES VALEURS ANORMALES

Adhérences intra-utérines

Blocage partiel ou complet des trompes utérines

Corps étranger intra-utérin

Fibromyomes

Fistule utérine

Grossesse ectopique

H

FACTEURS CONTRIBUANT AUX VALEURS ANORMALES

- La présence de baryum, de gaz ou de selles dans l'intestin peut se traduire par des clichés de piètre qualité.

INTERVENTIONS INFIRMIÈRES ET DÉROULEMENT DU TEST

Avant le test

- Informer la cliente qu'un léger inconfort peut être causé par l'injection du colorant qui provoque des crampes semblables aux douleurs menstruelles. Elle peut ressentir une douleur à l'épaule étant donné que le produit de contraste s'écoule normalement dans la cavité péritonéale et qu'il irrite le diaphragme tout en stimulant le nerf phrénique.
- Vérifier si la cliente est allergique à l'iode, aux fruits de mer ou au colorant de contraste. Le cas échéant, en informer le radiologiste et obtenir une prescription pour l'antihistaminique et les stéroïdes qui doivent être administrés avant l'examen.
- La cliente doit signer un formulaire de consentement éclairé.
- Il n'est pas nécessaire d'être à jeun pour passer cet examen.
- Aviser la cliente qu'elle peut prendre un laxatif la nuit précédant l'examen, sinon un lavement ou un suppositoire le matin de l'examen.
- Demander à la cliente de vider sa vessie avant l'examen.
- Avant le début de l'examen, si nécessaire, administrer un sédatif sur ordonnance médicale.

Procédure (exécutée par un radiologiste)

- Aider la cliente à adopter une position gynécologique.
- Prendre une radiographie de son abdomen pour s'assurer de l'absence de baryum, de gaz ou de selles dans l'intestin.
- Insérer un spéculum dans le vagin.
- Nettoyer le col et y insérer une canule.
- Injecter un produit de contraste par la canule.
- Par fluoroscopie, suivre l'écoulement du colorant dans l'utérus et les trompes utérines.
- Prendre des clichés tout au long du processus.

Après le test

- La plupart des réactions allergiques au colorant se produisent dans les 30 minutes suivant l'administration du produit de contraste. Surveiller attentivement les réactions suivantes : détresse respiratoire, hypotension, œdème, urticaire, érythème, tachycardie et/ou stridor laryngé. Le matériel de réanimation d'urgence doit être facilement accessible.
- Surveiller les réactions allergiques au colorant pendant 24 heures.
- Informer la cliente qu'elle peut avoir des écoulements sanguins vaginaux pendant 1 à 2 jours après l'intervention.
- Surveiller les signes vitaux selon la procédure de l'établissement.
- Surveiller les signes d'infection suivants : température élevée, frissons, bouffées de chaleur, tachycardie et douleurs abdominales.

ALERTES CLINIQUES

- Complications possibles : réaction allergique au colorant, infection de l'endomètre ou des trompes utérines, perforation de l'utérus.

CONTRE-INDICATIONS

- Femmes allergiques à l'iode, aux fruits de mer ou au produit de contraste
- Femmes ayant des écoulements vaginaux non diagnostiqués
- Femmes en période de menstruations
- Femmes enceintes ou qui pourraient l'être
- Femmes souffrant d'une infection génitale haute

RADIOLOGIE

Imagerie par résonance magnétique
(IRM)

Description du test

L'imagerie par résonance magnétique se fonde sur le fait qu'un champ magnétique amène les atomes, en particulier les noyaux des atomes d'hydrogène, à s'aligner selon une configuration parallèle. On dirige de l'énergie de radiofréquence sur les atomes lorsqu'ils sont alignés, ce qui les pousse hors de leur alignement et leur impose un mouvement de rotation. Quand on cesse l'émission d'énergie, les atomes se réalignent d'eux-mêmes dans le champ magnétique en émettant une énergie de radiofréquence qui prend la forme d'un signal propre au tissu, signal basé sur la densité relative des noyaux et leur temps de réalignement. Ces signaux sont interprétés par l'ordinateur de l'appareil qui produit alors une image à très haute définition.

L'imagerie par résonance magnétique offre de nombreux avantages par rapport à la tomodensitométrie. L'image de l'IRM est d'excellente qualité. Ce procédé n'utilise pas de produit de contraste ni de radiations et ne présente aucun risque d'allergie ou d'irradiation. Les artefacts osseux pouvant masquer les images de tomodensitométrie

(TDM) ne se produisent pas avec l'IRM. Les vaisseaux sanguins apparaissent en foncé à l'IRM, de sorte qu'on peut facilement les visualiser. L'IRM remplace rapidement les autres examens de diagnostic en tant que standard de soins pour diverses conditions. Cette technique peut évaluer un infarctus cérébral quelques heures seulement après qu'il se soit produit. On l'utilise pour le diagnostic de la plupart des anomalies de l'encéphale et de la colonne vertébrale; elle a presque remplacé l'arthrographie pour le diagnostic des blessures au genou et a pratiquement éliminé le besoin de myélographie. Un désavantage de l'IRM est son coût plus élevé que celui de la TDM; sa valeur diagnostique le compense toutefois largement. Par ailleurs, pour l'étude du thorax, la TDM est plus efficace que l'IRM.

L'appareil d'IRM est logé dans une pièce spécialement conçue pour le protéger des interférences des signaux radio extérieurs. Le champ magnétique toujours présent dans la pièce arrêtera les montres et effacera les bandes magnétiques qui se trouvent au dos des cartes de crédit. Il aura aussi une incidence sur le fonctionnement de l'équipement informatisé, comme les appareils de perfusion ou les respirateurs électroniques. L'aimant pouvant déplacer des objets métalliques qui se trouveraient dans le corps, l'examen est contre-indiqué pour tout client ayant un stimulateur cardiaque, des agrafes intracrâniennes pour anévrisme, des implants dans l'oreille interne, des fragments métalliques dans les yeux ou des plaies par arme à feu à la tête. Le client est placé sur une table mobile qui est poussée dans un grand cylindre contenant l'aimant.

Angiographie par résonance magnétique (ARM)
L'ARM se prête bien à l'évaluation des principales artères de l'organisme, en particulier la carotide, les artères vertébrales et basilaires et les vaisseaux intracrâniens. Elle ne permet toutefois pas de déceler des changements subtils dans les vaisseaux plus petits.

IRM cardiaque
L'utilisation de l'IRM cardiaque est de plus en plus répandue. La définition supérieure de l'IRM fournit de l'information détaillée sur la fonction cardiaque, le volume des cavités du cœur et le fonctionnement de ses valves. Elle est aussi utile pour étudier la direction et la vitesse du flux sanguin, pour évaluer des anomalies congénitales et pour diagnostiquer une cardiomyopathie. L'imagerie améliorée avec injection pratiquée rapidement après un infarctus du myocarde permet de distinguer une atteinte réversible d'une atteinte irréversible du myocarde.

IRM cérébrale
Si le choix entre la TDM et l'IRM se présente, il est préférable d'utiliser la TDM sans injection de produit de contraste pour évaluer les clients ayant subi un accident neurologique aigu (comme un traumatisme crânien, un accident vasculaire cérébral ou une hémorragie sous-arachnoïdienne). On utilise l'IRM pour tous les autres processus neurologiques soupçonnés, y compris une occlusion veineuse, un néoplasme, une démyélinisation, un abcès cérébral ou cérébelleux, une maladie neurodégénérative, des kystes, l'hydrocéphalie et des anomalies congénitales. L'évaluation de tumeurs soupçonnées requiert une IRM avec injection de produit de contraste.

IRM de la cavité abdominopelvienne
On peut utiliser l'IRM pour l'examen des organes de l'abdomen et du bassin. Elle est particulièrement utile pour visualiser le foie, le bassin, le pancréas, les reins et les glandes surrénales. Elle est également utile pour déterminer le stade de cancers touchant les ganglions lymphatiques et les métastases péritonéales.

IRM de la colonne vertébrale
L'IRM de la colonne vertébrale peut mettre en évidence des lésions de la moelle épinière, les causes d'une compression de la moelle, une hernie discale et une sténose spinale. On ne devrait utiliser la TDM accompagnée d'une myélographie pour évaluer ces conditions que si l'IRM est contre-indiquée ou non disponible.

IRM du sein
L'IRM du sein, d'une grande sensibilité relativement à la détection du cancer, est de plus en plus utilisée après une mammographie pour évaluer une lésion suspecte du sein.

Phlébographie par résonance magnétique (PRM)
La PRM explore le côté veineux de la circulation intracérébrale. On peut la réaliser en même temps que l'IRM et l'ARM pour étudier le syndrome d'hypertension intracrânienne bénigne, des coagulopathies ou pour surveiller des processus infectieux après le traitement.

CONSIDÉRATIONS CLINIQUES
Chez les femmes présentant un risque génétique ou familial élevé de cancer du sein, l'IRM a une grande sensibilité (jusqu'à 94 %) lorsqu'elle est utilisée en conjonction avec la mammographie, ce qui peut conduire à un diagnostic plus précoce de lésions malignes du sein. Toutefois, l'IRM et la mammographie combinées peuvent entraîner une augmentation des faux positifs se soldant par un taux plus élevé de biopsies de tumeurs qui s'avèrent bénignes.

VALEURS NORMALES
Pas de signe de pathologie

INTERPRÉTATIONS POSSIBLES DES VALEURS ANORMALES
Abcès
Anévrisme de l'aorte
Convulsions
Démence
Détection et classification des tumeurs
Discopathie dégénérative
Glomérulonéphrite
Hémorragie
Hémorragie sous-arachnoïdienne
Hydronéphrose
Hyperparathyroïdie
Infarctus cérébral
Infarctus du myocarde
Lésions cérébrales

Lésions de la moelle épinière
Maladie cardiaque congénitale
Maladie de Gaucher
Malformation artérioveineuse
Nécrose avasculaire
Néphropathie tubulaire aiguë
Œdème
Ostéomyélite
Plaques athéromateuses
Sclérose en plaques
Syndrome de Marfan
Thrombose de la veine rénale
Troubles articulaires

FACTEURS CONTRIBUANT AUX VALEURS ANORMALES

- Des mouvements excessifs du client peuvent brouiller les images.

INTERVENTIONS INFIRMIÈRES ET DÉROULEMENT DU TEST

Avant le test

- Informer le client qu'il ne sera exposé à aucune radiation, qu'on le fera pénétrer dans un long cylindre et qu'il devra demeurer complètement immobile. Il pourra entendre une variété de bruits pendant l'examen.
- Il n'est pas nécessaire d'être à jeun pour passer cet examen.
- Le client doit signer un formulaire de consentement éclairé et remplir le questionnaire approprié avant la procédure.
- Demander au client d'enlever tous les objets métalliques, bijoux et sous-vêtements, en plus des timbres médicamenteux, du maquillage et autres cosmétiques.
- Demander au client d'uriner avant l'examen.
- Au besoin, une sédation peut être prescrite pour les clients très jeunes et pour ceux qui sont incapables de coopérer ou qui sont claustrophobes.

Procédure (exécutée par un technicien)

- Aider le client à s'installer en décubitus dorsal sur la table et pousser celle-ci dans le tunnel d'IRM.
- Le client et l'équipe d'IRM peuvent communiquer par l'intermédiaire d'un microphone pendant la procédure.

Après le test

- S'assurer que le client est bien réveillé avant de lui permettre de se déplacer s'il a eu une sédation.

ALERTES CLINIQUES

- L'utilisation d'une IRM « ouverte » est une bonne solution de rechange pour les clients claustrophobes, mais l'IRM « fermée » offre toutefois des résultats de meilleure qualité.

IMAGERIE PAR RÉSONANCE MAGNÉTIQUE

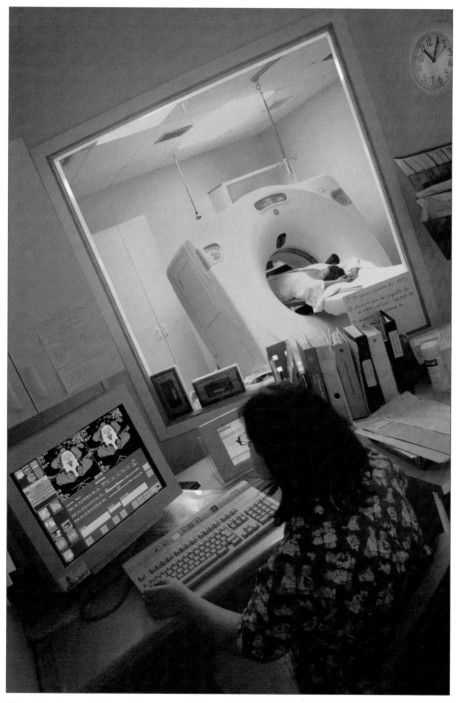

Client à l'intérieur de l'appareil de résonance magnétique. La technicienne surveille la qualité des images.

CONTRE-INDICATIONS

- Femmes enceintes, même s'il n'y a pas de preuve d'anomalies tératogènes ou congénitales associées à l'IRM
- Clients à qui on a implanté des objets métalliques, tels des stimulateurs cardiaques, des agrafes intracrâniennes pour anévrisme, des pompes à perfusion, des implants cochléaires, des valves cardiaques fabriquées avant 1964 ou ceux qui ont des fragments métalliques dans les yeux ou des plaies par arme à feu à la tête *(Note : La plupart des implants orthopédiques et des prothèses en acier inoxydable ne sont pas ferromagnétiques et ne sont pas affectés par l'IRM.)*
- Clients ayant un constant besoin d'équipement essentiel à la survie ne pouvant être utilisé dans le laboratoire d'IRM
- Clients claustrophobes
- Clients incapables de coopérer en raison de leur âge, de leur état mental, de la douleur ou d'autres facteurs
- Clients souffrant d'obésité morbide

MÉDECINE NUCLÉAIRE

Immunoscintigraphie

Description du test

L'immunoscintigraphie est une technique d'imagerie qui se fonde sur l'utilisation d'anticorps monoclonaux et au cours de laquelle des anticorps radioactifs circulent vers des sites précis de l'organisme pour mettre en évidence des tumeurs malignes. Même s'il est prévu qu'elle pourra éventuellement démontrer la présence d'autres types de cancer, l'immunoscintigraphie telle qu'on la connaît se limite à la détection de cancers métastatiques du côlon ou de l'ovaire récidivants. Les anticorps monoclonaux utilisés dans cet examen portent du chlorure d'indium-111. Une fois que les anticorps monoclonaux ont été injectés et qu'ils se sont liés à des cellules cancéreuses, on peut les mettre en évidence par les clichés.

VALEURS NORMALES

Absence de régions corporelles marquées par la radioactivité

INTERPRÉTATIONS POSSIBLES DES VALEURS ANORMALES

Cancer colorectal récidivant
Cancer de l'ovaire

FACTEURS CONTRIBUANT AUX VALEURS ANORMALES

- Tout mouvement fait par la personne peut modifier la qualité des films.
- On peut observer des résultats faussement positifs en raison de la capture d'isotope dans les cas d'arthrose, d'anévrisme de l'aorte abdominale et de maladies inflammatoires gastro-intestinales.

INTERVENTIONS INFIRMIÈRES ET DÉROULEMENT DU TEST

Avant le test

- Aviser le client que l'état d'inconfort n'est dû qu'à la ponction veineuse. Le rassurer en l'informant que la quantité de produits injectés est minime.
- Demander au client de demeurer immobile pendant toute la durée de la scintigraphie.
- Il n'est pas nécessaire d'être à jeun pour passer cet examen.
- Le client doit signer un formulaire de consentement éclairé.

Procédure (exécutée par un spécialiste)

- Administrer l'anticorps monoclonal marqué par injection dans une veine périphérique.
- Surveiller d'éventuelles réactions allergiques.
- Au moment choisi, soit 48 à 72 heures après l'injection de l'anticorps monoclonal, amener le client au département de médecine nucléaire.
- Aider le client à s'étendre sur la table d'examen.
- Prendre des clichés des parties antérieures et postérieures du thorax, de l'abdomen et du bassin.

Après le test

- Vérifier la présence de rougeur ou de tuméfaction sur le site de la ponction.
- Encourager le client à boire abondamment afin d'aider à éliminer l'isotope.

ALERTES CLINIQUES

- Si une femme allaitante doit absolument subir une scintigraphie, elle ne devrait pas allaiter son enfant avant l'élimination complète de l'isotope, ce qui se produira après environ 3 jours.
- Même si la quantité d'isotope excrétée dans l'urine est faible, cette urine ne devrait pas être utilisée pour des tests de laboratoire durant une période qui sera précisée par le département de médecine nucléaire.

CONTRE-INDICATIONS

- Femmes enceintes
  - Avertissement : une femme en âge d'avoir des enfants devrait subir une radiographie seulement durant ses menstruations, ou 12 à 14 jours après leur début, pour éviter d'exposer le fœtus aux radiations
- Femmes allaitantes
- Clients incapables de coopérer en raison de leur âge, de leur état mental, de la douleur ou d'autres facteurs

Indice de pression systolique
(IPS)

Description du test

L'artériopathie oblitérante des membres inférieurs (AOMI) touche environ 18 % des personnes âgées de 70 ans et plus. La personne touchée se plaint typiquement de douleurs aux jambes qui se manifestent lors d'activités physiques et se dissipent au repos. À mesure que progresse la maladie, on note fréquemment l'apparition d'ulcères sur les jambes. La circulation sanguine peut être compromise au point de nécessiter une reconstruction artérielle ou une amputation. Il est important de pouvoir diagnostiquer une AOMI plutôt que de croire en une atteinte isolée des membres inférieurs; en effet, on l'associe également à l'insuffisance coronarienne et à la sténose de l'artère carotide dans une approche globale de maladie vasculaire.

L'indice de pression systolique (IPS) se révèle être un examen simple, mais efficace pour établir le diagnostic d'une AOMI. Il consiste à mesurer le rapport entre la pression artérielle des membres supérieurs et celle des membres inférieurs. En plus de diagnostiquer une AOMI, l'IPS se révèle aussi un indicateur significatif de problèmes cardiaques.

CONSIDÉRATIONS CLINIQUES

L'indice de pression systolique (IPS) est l'un des paramètres les plus simples et les plus efficaces pour évaluer l'irrigation artérielle des membres inférieurs. L'IPS permet en effet de déterminer la gravité de la maladie et de dépister de façon significative une maladie hémodynamique. La Society for Interventional Radiology (SIR) propose de mesurer l'IPS de tous les clients que l'on évalue pour une maladie vasculaire périphérique.

VALEURS NORMALES

IPS >0,95

Chute de pression Doppler entre les segments ≤20 mmHg

INTERPRÉTATIONS POSSIBLES DES VALEURS ANORMALES

IPS au repos ou à la suite d'un exercice

<0,95 : anormal
0,5 – 0,8 : claudication intermittente
<0,5 : maladie artérielle grave

FACTEURS CONTRIBUANT AUX VALEURS ANORMALES

- On peut observer des résultats faussement négatifs chez des clients atteints de diabète en raison de vaisseaux sanguins faiblement compressibles.

INTERVENTIONS INFIRMIÈRES ET DÉROULEMENT DU TEST

Avant le test

- Expliquer au client le but de l'examen.
- Demander au client de ne pas fumer ni boire de café pendant 2 heures avant l'examen.

Procédure (exécutée par un technicien)

- Aider le client à s'allonger sur la table d'examen.
- Mesurer la pression artérielle dans les deux membres supérieurs.
- Enregistrer la pression systolique la plus élevée.
- Mesurer la pression systolique de la cheville au niveau de l'artère pédieuse ou de l'artère tibiale postérieure.
- Déterminer la valeur de l'IPS en divisant la pression de la cheville par la pression brachiale systolique.
- Si la valeur de l'IPS est anormale (<0,95), mesurer les pressions des artères segmentaires et le pouls avant et après un entraînement fait jusqu'au point d'une claudication absolue :
  - appliquer des brassards au haut de la cuisse, au-dessus du genou et au-dessus de la cheville;
  - un Doppler continu placé plus bas que le brassard fournit un enregistrement des ondes pour le pouls et le volume sanguin;
  - enregistrer les pressions à chaque brassard sur les membres inférieurs du client au repos;
  - pour l'examen à l'exercice, répéter la procédure après que le client ait marché 5 minutes sur le tapis roulant.

Après le test

- Enlever les brassards.

ALERTES CLINIQUES

- Les clients atteints d'une AOMI ont besoin de recevoir une formation sur la gestion des facteurs de risque, sur l'entraînement nécessaire et le traitement pharmacologique approprié :
  - viser un objectif de LDL <2,6 mmol/L pour le traitement de l'hyperlipidémie, correspondant aux dernières recommandations disponibles;
  - prendre des antiplaquettaires prescrits par le médecin;
  - arrêter de fumer;
  - faire de l'exercice, de préférence la marche.
- Si l'AOMI requiert une intervention chirurgicale, il faut recourir à une artériographie ou à une angiographie par résonance magnétique pour déterminer l'étendue de la maladie.
- L'équipe médicale devrait considérer l'évaluation d'une sténose de l'artère carotide pour les clients à qui on a récemment diagnostiqué une AOMI.

Laparoscopie
(Laparoscopie gynécologique)

Description du test

La laparoscopie est une technique qui permet de visualiser directement la cavité péritonéale à l'aide d'un laparoscope inséré au travers de la paroi abdominale. On pratique une ou deux petites incisions qui vont permettre l'insertion du laparoscope et d'autres instruments, s'il y a lieu. Comme les incisions sont de petite dimension, cela diminue la durée de l'intervention chirurgicale et de la convalescence.

On pratique une laparoscopie pour évaluer les personnes qui se plaignent de douleurs abdominales et pelviennes, pour révéler la présence d'un carcinome, d'une grossesse ectopique, d'une endométriose, d'un syndrome inflammatoire pelvien, de kystes ovariens, de masses abdominales et pelviennes, de même que pour évaluer une ascite ou l'évolution d'un cancer, pour visualiser les trompes utérines dans le cadre d'un bilan de fertilité et pour explorer certains traumatismes abdominaux. On peut également exécuter certaines interventions comme la lyse d'adhérences, une biopsie de l'ovaire et la ligature des trompes utérines. Une chirurgie laparoscopique peut aussi être pratiquée pour d'autres besoins, comme la cholécystectomie et l'appendicectomie.

VALEURS NORMALES

Organes abdominaux normaux

Ovaires, trompes utérines et utérus normaux

INTERPRÉTATIONS POSSIBLES DES VALEURS ANORMALES

Adhérences
Anomalies des organes abdominaux
Ascite
Cancer
Endométriose
Fibrome utérin
Grossesse ectopique
Hydrosalpinx
Kyste ovarien
Salpingite
Syndrome inflammatoire pelvien
Tumeur de l'ovaire

INTERVENTIONS INFIRMIÈRES ET DÉROULEMENT DU TEST

Avant le test

- Aviser le client qu'il pourra ressentir des douleurs aux épaules et à l'abdomen pendant 24 à 36 heures après l'intervention et qu'un analgésique léger pourra les soulager. La douleur aux l'épaules est due à la pression exercée sur le diaphragme par le dioxyde de carbone utilisé pour l'examen.

- Il est nécessaire d'être à jeun pour passer cet examen.
- Le client doit signer un formulaire de consentement éclairé.
- Faire un lavement au client avant l'examen, si prescrit.
- Demander au client de vider sa vessie avant l'examen.

Procédure (exécutée par un médecin)

Pour une procédure gynécologique

- La cliente reçoit généralement une anesthésie générale pour ensuite être mise en position gynécologique, les jambes reposant dans les étriers ou en position dorsosacrée déclive (position de Trendelenburg) pour éloigner les intestins des organes pelviens.
- Un cathéter peut être introduit dans la vessie.

Pour une procédure abdominale

- Aider le client à s'installer en décubitus dorsal.
- Désinfecter l'abdomen et le recouvrir d'un drap.
- Pratiquer une petite incision ombilicale dans la cavité péritonéale.
- Insérer une aiguille à travers cette incision pour injecter dans la cavité péritonéale environ 3 L de dioxyde de carbone afin d'éloigner la paroi abdominale des viscères intra-abdominaux.
- Insérer ensuite le laparoscope.
- Une fois l'examen visuel et les autres procédures effectués, la ligature des trompes par exemple, enlever le laparoscope, évacuer le dioxyde de carbone et retirer la canule.
- Fermer l'incision à l'aide de sutures, d'agrafes ou de bandelettes adhésives et appliquer un pansement.
- Ces opérations sont généralement filmées à l'aide d'une caméra fixée au laparoscope.

Après le test

- Rappeler au client qu'il n'est pas inhabituel de ressentir de l'inconfort à l'abdomen ou aux épaules à la suite d'une telle intervention. Lui administrer des analgésiques au besoin.
- Demander au client de mentionner immédiatement toute douleur excessive.
- Surveiller les signes vitaux et le débit urinaire jusqu'à ce qu'ils soient stables.
- Aviser le client de diminuer ses activités pendant 2 à 7 jours.
- Préciser que les points de suture sont fondants.

ALERTES CLINIQUES

- Complications possibles : hémorragie et perforation d'un viscère (l'intestin par exemple). Les signes suivants doivent être surveillés fréquemment : pour la perforation d'un viscère, douleur à la palpation, distension abdominale, fièvre, diminution des bruits intestinaux; pour l'hémorragie, tachycardie et hypotension.

CONTRE-INDICATIONS

- Clients souffrant :
  - d'une tumeur maligne avancée de la paroi abdominale
  - de maladies respiratoires ou cardiovasculaires avancées
  - d'une obstruction intestinale, d'une masse à l'abdomen ou d'une hernie abdominale
  - de tuberculose chronique
- Clients ayant :
  - des antécédents de péritonite
  - possiblement des adhérences dues à de nombreuses interventions chirurgicales antérieures
  - possiblement une hémorragie intra-abdominale

RADIOLOGIE

L

Lavement baryté
(Lavement baryté à double contraste)

Description du test

Le lavement baryté est une exploration fluoroscopique du gros intestin qui s'effectue à la suite d'une instillation de baryum dans le rectum. Dans le cas d'un lavement à double contraste, en plus d'instiller du baryum de haute densité, on insuffle de l'air. Au cours de cet examen, on place un écran fluoroscopique au-dessus des intestins pour visualiser les structures à observer. L'image, constamment apparente à l'écran, rend possible une observation en continu. Ainsi, on peut examiner l'écoulement du baryum. Le client changera de position durant l'examen pour faciliter l'observation de toutes les parties de l'intestin, y compris ses fonctions, notamment le péristaltisme. Cet examen sert à évaluer les clients qui éprouvent des douleurs dans l'abdomen inférieur, qui ont des émissions fécales irrégulières ou dont les selles sont sanglantes ou muqueuses. On peut également visualiser des polypes, des diverticules et des tumeurs. L'enregistrement de toutes les images permet une réévaluation ultérieure des résultats.

CONSIDÉRATIONS CLINIQUES

Dans les cas où la colonoscopie est indisponible, impraticable ou non souhaitée par le client, il est possible de faire un lavement baryté à double contraste seul ou combiné à un examen à l'aide d'une sigmoïdofibroscope flexible. Ces deux techniques permettent de poser un diagnostic plus complet qu'un lavement baryté à double contraste seul pour localiser d'importantes lésions.

VALEURS NORMALES

Activités, forme, position et taille du gros intestin toutes normales

INTERPRÉTATIONS POSSIBLES DES VALEURS ANORMALES

Appendicite
Carcinome
Colite granulomateuse
Diverticulite
Diverticulose
Fistules
Gastroentérite
Inflammation
Invagination intestinale
Maladie de Crohn
Maladie de Hirschprung
Perforation du côlon
Polypes
Rectocolite hémorragique
Sténose
Syndrome du côlon irritable
Torsion du sigmoïde
Tumeurs
Ulcères
Volvulus du sigmoïde

FACTEURS CONTRIBUANT AUX VALEURS ANORMALES

- Une surexposition ou une sous-exposition peut altérer la qualité des films.
- L'incapacité du client à se tenir immobile en raison de la douleur ou de son état mental peut altérer la qualité des films.
- La présence de baryum résiduel d'examens antérieurs et une mauvaise préparation de l'intestin peuvent nuire au déroulement de l'examen.
- La présence de selles dans l'intestin peut nuire à la qualité des films.

INTERVENTIONS INFIRMIÈRES ET DÉROULEMENT DU TEST

Avant le test

- Avertir le client que l'instillation de baryum et l'insufflation d'air peuvent causer des crampes et le besoin de déféquer. Rassurer le client en lui disant qu'un ballonnet attaché au tube empêche le baryum de s'écouler hors du rectum.
- Expliquer au client que toutes les étapes préparatoires contribuent à vider complètement le tube digestif. S'il subsiste des résidus fécaux, l'examen devra être repris à un autre moment.
- La préparation du client se fait selon le protocole de l'établissement ou selon la prescription médicale et peut varier.
- Il ne faut pas boire ni manger à partir de minuit le jour de l'examen.
- Surveiller les signes de fatigue et de déséquilibre électrolytique pendant la préparation.

- Demander au client d'enlever tous les objets métalliques, bijoux et sous-vêtements, étant donné qu'ils sont visibles sur les films.

Procédure (exécutée par un technicien)

- Aider le client à s'allonger sur la table d'examen et prendre un premier cliché. On s'assure ainsi qu'il n'y a plus aucune trace de selles dans l'intestin. Si le client est bien préparé, poursuivre l'examen.
- Tourner le client sur le côté (position de Sims) et insérer un tube rectal lubrifié.
- Laisser le baryum couler lentement dans l'intestin, jusqu'à ce que le gros intestin soit rempli jusqu'au niveau de la valve iléo-cæcale. Pendant ce temps, observer l'écoulement du baryum sur l'écran et prendre périodiquement des clichés.
- Une fois le gros intestin rempli, retirer le tube rectal. Conduire le client aux toilettes ou lui fournir un bassin dans lequel il devra expulser la plus grande quantité de baryum possible.
- Le baryum étant expulsé, prendre un autre cliché.
- S'il s'agit d'un lavement à double contraste, on peut aussi insuffler de l'air dans l'intestin et prendre d'autres clichés.
- L'examen dure de 45 à 75 minutes.

Après le test

- Le client peut recommencer à manger et à prendre ses médicaments comme avant. L'encourager à boire abondamment pour éviter la déshydratation à la suite des lavements.
- Expliquer au client la nécessité d'éliminer tout le baryum, car s'il demeure dans l'intestin, il durcit et devient très difficile à évacuer. Lui donner un lavement ou un laxatif, selon les directives. Le client doit observer ses selles afin de vérifier s'il y a présence de baryum; lui expliquer qu'elles seront beiges au début et qu'elles prendront ensuite leur coloration habituelle, une fois tout le baryum évacué.
- Demander au client de signaler toute douleur abdominale, fièvre ou faiblesse.
- Si le baryum n'a pas été complètement évacué après 2 à 3 jours, le client doit en informer son médecin traitant.

ALERTES CLINIQUES

- Si le client doit subir une gorgée barytée ou un repas baryté et grêle, on devrait procéder à ces examens après le lavement baryté. Sinon, le baryum ingéré durant ces autres examens peut obscurcir les clichés pris au cours du lavement baryté.
- S'il y a un doute de perforation intestinale, utiliser un milieu de contraste soluble à l'eau (Gastrografin). Pour cet examen, il n'y a pas de préparation de l'intestin.
- Les complications possibles sont les suivantes : déséquilibre liquidien ou électrolytique, fécalome dû à la rétention du baryum et perforation du côlon.

CONTRE-INDICATIONS

- Femmes enceintes :
  - Avertissement : une femme en âge d'avoir des enfants devrait subir une radiographie seulement durant ses menstruations, ou 12 à 14 jours après leur début, pour éviter d'exposer le fœtus aux radiations
- Clients faisant de la tachycardie
- Clients ayant des rectocolites hémorragiques graves actives accompagnées d'une toxicité généralisée et d'un mégacôlon
- Clients incapables de retenir le baryum en raison de leur âge, de leur état mental, de la douleur ou d'autres facteurs

BIOCHIMIE

Leucocytes dans les selles
(Leucocytes fécaux)

L

Description du test

La présence de leucocytes dans les selles témoigne d'une inflammation due à des bactéries. Une numération leucocytaire montrant une forte proportion de neutrophiles permet de soupçonner une dysenterie bacillaire et justifie une culture de selles afin d'identifier l'agent pathogène présent et de planifier les soins appropriés.

VALEURS NORMALES

Absence de leucocytes

INTERPRÉTATIONS POSSIBLES DES VALEURS ANORMALES

Campylobacter
Clostridium difficile
Escherichia coli
Rectocolite hémorragique
Salmonella
Shigella

FACTEURS CONTRIBUANT AUX VALEURS ANORMALES

- Les selles ne peuvent être analysées si on les a conservées dans du formol, si elles contiennent du baryum ou si elles n'ont pas été conservées adéquatement pendant plus de 24 heures.

INTERVENTIONS INFIRMIÈRES ET DÉROULEMENT DU TEST

Avant le test

- Il n'est pas nécessaire d'être à jeun pour passer cet examen.

Procédure

- De façon aléatoire, prélever un échantillon de selles et le déposer dans le contenant requis.

Après le test

- Étiqueter le spécimen et le faire parvenir au laboratoire.

ALERTES CLINIQUES

- Si des leucocytes sont présents dans les selles, il est nécessaire de faire une culture. Le traitement approprié de l'agent pathogène sera fondé sur son identification.

L

RADIOLOGIE

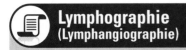

Lymphographie
(Lymphangiographie)

Description du test

La lymphographie est un examen radiologique qui permet de visualiser les vaisseaux lymphatiques après l'injection d'un produit de contraste dans chaque pied. Les vaisseaux lymphatiques qui s'étendent depuis le pied jusqu'au conduit thoracique deviennent alors apparents. Cet examen permet de détecter et d'évaluer des lymphomes et aussi de porter un diagnostic différentiel de lymphœdèmes. Pratiquée en même temps qu'une biopsie des ganglions lymphatiques, la lymphographie peut prédire la progression d'un cancer ainsi que l'efficacité d'une thérapie anticancéreuse. Étant donné que l'organisme met 1 à 2 ans à éliminer le produit de contraste, il est possible de prendre ultérieurement d'autres clichés pour surveiller la progression du cancer et évaluer les réactions de la personne à la thérapie qu'elle reçoit.

En raison de réactions allergiques au colorant, cet examen n'est presque plus utilisé.

VALEURS NORMALES

Ganglions et vaisseaux lymphatiques normaux

INTERPRÉTATIONS POSSIBLES DES VALEURS ANORMALES

Cancer des ganglions lymphatiques
Lymphadénopathie

Lymphœdème primaire
Lymphœdème secondaire
Lymphome non hodgkinien
Maladie de Hodgkin

FACTEURS CONTRIBUANT AUX VALEURS ANORMALES

- Tout mouvement fait par la personne peut altérer la qualité des clichés.

INTERVENTIONS INFIRMIÈRES ET DÉROULEMENT DU TEST

Avant le test

- Aviser le client que l'état d'inconfort au cours de l'examen est d'abord dû aux ponctions, puis au fait d'être étendu sur une surface rigide pendant un certain temps. L'informer qu'à la suite de l'injection du colorant, il pourra ressentir de l'inconfort dans les régions poplitées et inguinales et que ses urines et selles seront teintées de bleu. Sa peau, de même que ce qu'il regarde, peut l'être également pendant 48 heures.
- Vérifier si le client est allergique à l'iode, aux fruits de mer ou au colorant de contraste. Le cas échéant, en informer le radiologiste et demander une prescription pour des antihistaminiques et des stéroïdes à administrer avant le test.
- Demander aux clients qui prennent de la metformine de cesser d'en prendre 2 jours avant la lymphographie. Une acidose lactique pourrait en effet se produire.
- Mesurer les taux de créatinine et d'azote uréique sanguins du client.
- Il n'est pas nécessaire d'être à jeun pour passer cet examen.
- Le client doit signer un formulaire de consentement éclairé.

Procédure (exécutée par un médecin)

- Aider le client à s'allonger sur le dos sur la table d'examen.
- Nettoyer la peau du dessus de chacun des pieds. Pratiquer une injection intradermique d'un colorant de contraste bleu entre les trois premiers orteils de chaque pied. Après 15 à 30 minutes, les vaisseaux lymphatiques vont devenir bleus.
- Injecter un anesthésique sur le dos de chaque pied et y pratiquer une incision d'environ 2,5 cm.
- En raison du diamètre extrêmement faible des vaisseaux lymphatiques, utiliser une aiguille de calibre 30. Perfuser alors le colorant de contraste pendant 60 à 90 minutes.
- Grâce à la fluoroscopie, observer le déplacement du colorant. Lorsque celui-ci atteint le niveau des troisième et quatrième vertèbres lombaires, mettre fin à la perfusion.
- Enlever les aiguilles, suturer les incisions et appliquer des pansements stériles.
- Prendre les clichés radiographiques à ce moment et aussi 24 heures plus tard.

Après le test

- La plupart des réactions allergiques au colorant se produisent dans les 30 minutes suivant l'administration. Surveiller attentivement chez le client les réactions suivantes : détresse respiratoire, hypotension, œdème, urticaire, érythème, tachycardie et/ou stridor laryngé. Le matériel de réanimation d'urgence doit être facilement accessible.
- Pendant les 24 prochaines heures, surveiller l'apparition de réactions allergiques chez le client.
- Surveiller fréquemment les signes de saignement et d'infection au niveau des incisions.
- Surveiller les manifestations de complications pulmonaires : dyspnée (essoufflement), douleur pleurétique, hypotension, fièvre de faible intensité et cyanose.
- Le client devrait demeurer alité les pieds surélevés pendant 24 heures. L'application d'un sac de glace sur les pieds peut aider à diminuer l'œdème.
- Avant de recommencer à donner la metformine, vérifier de nouveau le taux d'azote sanguin et la créatinine afin de s'assurer du bon fonctionnement des reins.
- Enlever les sutures 7 à 10 jours plus tard.

L

ALERTES CLINIQUES

- Complications possibles : infection au site d'injection, insuffisance rénale, pneumonie due à l'embolisation du produit de contraste, réaction allergique au colorant et saignement au site de la ponction.

CONTRE-INDICATIONS

- Femmes enceintes
  - Avertissement : une femme en âge d'avoir des enfants devrait subir une radiographie seulement durant ses menstruations, ou 12 à 14 jours après leur début, pour éviter d'exposer le fœtus aux radiations
- Clients allergiques à l'iode, aux fruits de mer ou aux colorants de contraste
- Clients atteints d'insuffisance rénale ou sensibles à l'insuffisance rénale causée par des colorants (personnes déshydratées)
- Clients dont les systèmes cardiaque, pulmonaire, hépatique ou rénal sont affaiblis
- Clients incapables de coopérer en raison de leur âge, de leur état mental, de la douleur ou d'autres facteurs

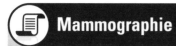

Mammographie

Description du test

La mammographie est une technique au cours de laquelle on prend des films radiographiques des seins. On considère la mammographie comme étant une procédure de dépistage de routine pour déceler la présence de tumeurs ayant échappé à la palpation ou pour mieux examiner des régions suspectes. Cet examen peut également servir à évaluer des maladies symptomatiques du sein, comme un écoulement ou une rétraction du mamelon, une douleur mammaire ou la formation d'un capiton cutané sur les seins. On réalise ensuite une biopsie des régions suspectes découvertes à la mammographie afin de vérifier si une tumeur est présente. L'examen présente un taux élevé de résultats faussement positifs, ce qui explique le pourcentage de femmes rappelées pour des examens supplémentaires. Parmi les autres techniques d'imagerie à l'étude pour le dépistage du cancer du sein, on compte la mammographie assistée par ordinateur et l'imagerie par résonance magnétique (IRM).

M

CONSIDÉRATIONS CLINIQUES

Au Québec, un programme de dépistage invite les femmes de 50 ans et plus à passer une mammographie aux 2 ans. Les femmes à risque en raison d'une mastose sclérokystique, d'une histoire familiale de cancer du sein ou d'un historique personnel de cancer de tout type devraient commencer avant 50 ans.

Chez les femmes plus âgées, on devrait individualiser le dépistage et considérer les bénéfices et les risques de la mammographie en tenant compte de l'état de santé actuel et de l'espérance de vie estimée. Une femme devrait continuer à subir des mammographies aussi longtemps qu'elle est en assez bonne santé et qu'elle demeure une candidate pour un traitement.

VALEURS NORMALES

Consistance et aspect normaux des seins

INTERPRÉTATIONS POSSIBLES DES VALEURS ANORMALES

Abcès du sein
Kyste bénin
Mastite purulente
Modifications fibrokystiques
Tumeur maligne

FACTEURS CONTRIBUANT AUX VALEURS ANORMALES

- Le tissu mammaire très glandulaire, une chirurgie mammaire passée et des prothèses mammaires nuisent à la précision de la mammographie.

- Les poudres et les crèmes appliquées sur les seins ou le déodorant aux aisselles peuvent apparaître comme des calcifications sur les mammographies et donner ainsi des résultats faussement positifs.

INTERVENTIONS INFIRMIÈRES ET DÉROULEMENT DU TEST

Avant le test

- Aviser la cliente qu'elle ressentira un certain inconfort dû à la compression des seins.
- Il n'est pas nécessaire d'être à jeun pour passer cet examen.
- Demander à la cliente de retirer *tous* les bijoux et les vêtements portés au-dessus de la taille.
- Demander à la cliente de ne pas utiliser de déodorant, de poudre, ni aucune autre substance sur les seins ou les aisselles avant de passer l'examen.

Procédure (exécutée par un technicien)

- Demander à la cliente de s'asseoir sur une chaise ou de se tenir debout devant l'appareil à mammographie.
- Placer un sein sur une plate-forme devant la plaque radiographique.
- Comprimer le sein par le dessus pour prendre le cliché de face.
- Tourner ensuite l'appareil et comprimer le sein par le côté pour prendre le cliché latéral.
- Répéter l'opération avec l'autre sein.

Après le test

- Demander à la cliente de ne pas quitter le département de radiologie tant que le film n'est pas développé et trouvé lisible.

ALERTES CLINIQUES

- Une mammographie n'élimine pas la nécessité d'un examen clinique des seins.
- Si une anomalie palpable est décelée au cours d'un examen clinique des seins, réaliser une mammographie de diagnostic avec clichés en compression localisée.
- Il est important de noter qu'une femme de 70 ans court presque deux fois plus de risques de développer un cancer du sein dans l'année courante qu'une femme de 50 ans et que plus de 80 % des cancers du sein sont diagnostiqués chez des femmes ayant une histoire familiale de cancer du sein.
- Bien que rarement, le cancer du sein peut aussi toucher les hommes.

CONTRE-INDICATIONS

- Femmes enceintes
  - Avertissement : une femme en âge d'avoir des enfants devrait subir une radiographie seulement durant ses menstruations, ou 12 à 14 jours après leur début, pour éviter d'exposer le fœtus aux radiations

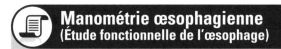

Manométrie œsophagienne
(Étude fonctionnelle de l'œsophage)

Description du test

La manométrie œsophagienne est utilisée pour vérifier la normalité de l'activité contractile de l'œsophage. Elle mesure la pression du sphincter œsophagien inférieur et enregistre la durée et la fréquence des contractions péristaltiques. On fait subir cet examen à une personne qui présente des difficultés à déglutir, des brûlures d'estomac, des régurgitations ou des vomissements, ou encore une douleur thoracique à laquelle on n'a trouvé aucune cause. Au cours de cet examen, on place un cathéter manométrique à différents niveaux dans l'œsophage. Un capteur de pression logé dans le cathéter permet d'obtenir des mesures de référence de la pression. On demande ensuite au client d'avaler, après quoi on mesure la pression du sphincter œsophagien et on enregistre les contractions péristaltiques. L'examen comprend deux autres volets : la détection d'un reflux acide et l'épreuve de Bernstein (instillation d'acide).

CONSIDÉRATIONS CLINIQUES

Indications pour la manométrie œsophagienne :

- pour établir le diagnostic de dysphagie dans les cas où on ne décèle pas d'obstruction mécanique (par exemple, une sténose);
- pour placer des dispositifs endocavitaires (sonde à pH, par exemple), quand leur positionnement repose sur des repères fonctionnels, tel le sphincter œsophagien inférieur;
- pour procéder à une évaluation préopératoire de candidats à un montage chirurgical antireflux, si la possibilité d'un autre diagnostic, telle l'achalasie, existe.

VALEURS NORMALES

Pression au sphincter œsophagien inférieur : 10 – 22 mm Hg

Ondes péristaltiques normales

pH œsophagien : >5

Reflux acide et épreuve de Bernstein négatifs

INTERPRÉTATIONS POSSIBLES DES VALEURS ANORMALES

Achalasie
Œsophagite par reflux
Reflux gastrique acide
Sclérodermie de l'œsophage
Spasme diffus de l'œsophage

INTERVENTIONS INFIRMIÈRES ET DÉROULEMENT DU TEST

Avant le test

- Informer le client qu'un petit tube sera introduit dans son œsophage, ce qui pourra rendre sa gorge douloureuse après la procédure.

M

- Il est nécessaire d'être à jeun pour passer cet examen.
- Il est interdit de fumer et de boire de l'alcool au moins 24 heures avant l'examen.

Procédure (exécutée par un médecin)

- Demander au client d'avaler le cathéter manométrique ou l'insérer par une narine. Des petits trous sur les côtés du cathéter permettent de mesurer la pression.
- Insérer le cathéter dans l'estomac, puis le ramener vers l'œsophage jusqu'à ce qu'il y ait une grande variation de pression. Il s'agit du site où l'on peut mesurer la pression du sphincter œsophagien inférieur.
- Demander alors au client d'avaler et enregistrer à ce moment la pression du sphincter œsophagien inférieur et les contractions péristaltiques.
- Pour l'examen du *reflux acide*, instiller une solution d'acide chlorhydrique 0,1 N dans l'estomac, puis mesurer le pH de l'œsophage. Si le pH diminue, c'est qu'il y a un reflux gastro-œsophagien.
- Pour l'*épreuve de Bernstein,* instiller d'abord une solution de salin physiologique dans l'œsophage en guise de témoin, puis une solution d'acide chlorhydrique 0,1 N pendant 10 minutes afin de simuler les symptômes de brûlures d'estomac ou d'inconfort thoracique. Si le client manifeste de l'inconfort durant l'instillation acide, considérer que l'examen est positif.

Après le test

- Retirer le cathéter.
- Conseiller au client de prendre des pastilles pour la gorge au besoin.

M

CONTRE-INDICATIONS

- Clients dont les signes vitaux sont instables
- Clients incapables de coopérer en raison de leur âge, de leur état mental, de la douleur ou d'autres facteurs

RADIOLOGIE

 Médiastinoscopie

Description du test

La médiastinoscopie est une visualisation directe du contenu du médiastin, notamment le cœur et ses vaisseaux, la trachée, l'œsophage, le thymus et les ganglions lymphatiques. On la réalise au moyen d'un médiastinoscope inséré dans la fourchette sternale. Elle permet de pratiquer une biopsie des ganglions lymphatiques pour détecter un lymphome, la sarcoïdose et de classifier un cancer du poumon. Grâce à cette méthode, on peut établir le diagnostic précoce d'un cancer bronchopulmonaire. Cette procédure est utile pour fournir le diagnostic de maladies que d'autres techniques, comme la cytologie des expectorations, la scintigraphie pulmonaire ou une biopsie par bronchoscopie, n'ont pu détecter.

CONSIDÉRATIONS CLINIQUES

La médiastinoscopie est la procédure invasive de choix pour exclure une implication des ganglions médiastinaux chez les clients susceptibles d'avoir un cancer pulmonaire qui n'est pas à petites cellules (CPNPC).

VALEURS NORMALES

Ganglions lymphatiques médiastinaux normaux

INTERPRÉTATIONS POSSIBLES DES VALEURS ANORMALES

Cancer de l'œsophage
Cancer du poumon
Coccidioïdomycose
Histoplasmose
Lymphome
Maladie de Hodgkin
Métastases
Pneumocystis carinii
Sarcoïdose
Tuberculose

INTERVENTIONS INFIRMIÈRES ET DÉROULEMENT DU TEST

Avant le test

- Aviser le client qu'il sera sous anesthésie générale et qu'il pourrait souffrir d'un mal de gorge après l'examen à cause de la mise en place d'un tube endotrachéal. Lui dire aussi qu'il est fréquent de ressentir une douleur au thorax et au site de l'incision.
- Il est nécessaire d'être à jeun pour passer cet examen.
- Le client doit signer un formulaire de consentement éclairé.
- Administrer la médication préopératoire, si prescrit.

Procédure (exécutée par un médecin)

- Administrer au client un anesthésique général et insérer un tube endotrachéal.
- Pratiquer une petite incision dans la fourchette sternale.
- Insérer le médiastinoscope et prélever des échantillons de tissus.
- Si désiré, faire un enregistrement vidéo de l'opération au moyen d'une caméra attachée au médiastinoscope.
- Retirer le médiastinoscope et suturer l'incision avant d'y appliquer un pansement stérile.

Après le test

- Surveiller les signes vitaux du client selon la procédure de l'établissement.
- Vérifier qu'il n'y a pas d'écoulement au niveau du pansement ni d'hématome au niveau de la plaie.
- Surveiller le client pour déceler fièvre, crépitement, dyspnée, cyanose, diminution des bruits respiratoires, tachycardie et hypotension.
- Faire parvenir les échantillons de tissu au laboratoire immédiatement.

ALERTES CLINIQUES

- Complications possibles : dommage au nerf laryngé, hémorragie, pneumothorax et perforation de l'œsophage, de la trachée ou de vaisseaux sanguins.
- Porter une attention particulière aux signes vitaux et effectuer une surveillance pulmonaire et une palpation du cou pour déceler un éventuel emphysème sous-cutané.

CONTRE-INDICATIONS

- Clients atteints d'un syndrome de compression de la veine cave supérieure dû à une néoformation importante de vaisseaux sanguins collatéraux
- Clients ayant une cicatrice dans la région médiastinale laissée par une précédente médiastinoscopie
- Clients ayant déjà reçu une radiothérapie médiastinale
- Clients ayant une sternotomie médiane ou une trachéostomie
- Clients ayant un anévrisme de la crosse aortique

RADIOLOGIE

M

Mesure du débit urinaire
(Études urodynamiques, Urodébitmétrie)

Description du test

La mesure du débit urinaire est un procédé non invasif utilisé pour déceler des modes mictionnels anormaux. L'examen mesure la durée de la miction, le volume d'urine évacuée et le débit urinaire à l'aide d'un débitmètre urinaire, un instrument dans lequel le client urine. On obtient l'évaluation la plus précise des modes mictionnels en enregistrant toutes les mictions pendant 2 ou 3 jours. La mesure du débit urinaire se fait généralement en conjonction avec d'autres analyses urinaires, comme la cystométrie. Bien que l'étude du profil de pression urétrale soit plus souvent utilisée, la mesure du débit urinaire est utile pour l'examen de clients chez qui le cathétérisme est contre-indiqué.

VALEURS NORMALES

Les valeurs suivantes sont habituellement basées sur un volume urinaire minimal de 200 ml pour les adultes et de 100 ml pour les enfants de moins de 14 ans.

Femmes :	>64 ans :	10 ml/sec
	46−64 ans :	15 ml/sec
	14−45 ans :	18 ml/sec
	8−13 ans :	15 ml/sec
	<8 ans :	10 ml/sec
Hommes :	>64 ans :	9 ml/sec
	46−64 ans :	12 ml/sec
	14−45 ans :	21 ml/sec
	8−13 ans :	12 ml/sec
	<8 ans :	10 ml/sec

INTERPRÉTATIONS POSSIBLES DES VALEURS ANORMALES

Dysfonctionnement du sphincter externe
Hypotonie du muscle détrusor
Incontinence à l'effort
Obstruction à l'évacuation (cancer de la prostate, hypertrophie bénigne de la prostate, rétrécissement de l'urètre)

FACTEURS CONTRIBUANT AUX VALEURS ANORMALES

- La contamination du débitmètre par du papier hygiénique ou des matières fécales modifiera les résultats.
- Des médicaments comme les antispasmodiques urinaires et les anticholinergiques peuvent *modifier* les résultats.

INTERVENTIONS INFIRMIÈRES ET DÉROULEMENT DU TEST

Avant le test

- Demander au client d'uriner dans le débitmètre urinaire. Il ne faut pas que du papier hygiénique ou des selles entrent dans l'entonnoir du débitmètre, sinon les résultats de l'examen seront modifiés.
- Il n'est pas nécessaire d'être à jeun pour passer cet examen.

M

Procédure

- Quand le client ressent l'envie d'uriner, il doit adopter une position normale de miction et uriner directement dans le débitmètre urinaire. Lui dire de vider complètement sa vessie.
- On procède en général à des enregistrements en série de chaque miction pendant 2 à 3 jours.

Après le test

- Les enregistrements urodébitmétriques sont analysés et affichés graphiquement par l'instrument.

AUTRE EXAMEN

Mesure du pH œsophagien

Description du test

Les bébés et les enfants présentent souvent des problèmes de vomissements ou de régurgitations qui s'expliquent entre autres par une immaturité de l'œsophage et du sphincter de l'œsophage inférieur, situé à l'entrée de l'estomac. Normalement, en grandissant, le problème se résorbe seul, surtout lorsque l'enfant ne paraît pas incommodé outre mesure.

Par contre, un enfant qui présente des problèmes respiratoires récurrents, une irritabilité associée avec les boires, une perte de poids, un retard pondéral et même des régurgitations teintées de sang doit être examiné afin de déterminer la présence d'un reflux gastro-œsophagien anormal. En plus d'un examen complet, il peut être nécessaire de vérifier la mesure du pH de l'œsophage afin de détecter la présence d'un reflux de liquide gastrique dans l'œsophage, ce qui est souvent indiqué par une acidification du milieu.

La mesure du pH œsophagien permet un enregistrement continu d'environ 20 heures de la mesure du pH de l'œsophage à l'aide d'une sonde nasogastrique spécifique introduite jusqu'à l'œsophage.

VALEURS NORMALES

pH normal :   7,25

INTERPRÉTATIONS POSSIBLES DES VALEURS ANORMALES

Hernie hiatale
Occlusion mécanique
Reflux gastro-œsophagien
Sténose

M

FACTEURS CONTRIBUANT AUX VALEURS ANORMALES

- L'ingestion de jus de fruits ou de boisson gazeuse pendant l'examen peut modifier la mesure du pH.
- Mouiller ou déplacer le stabilisateur de l'appareil fixé sur le bras peut créer des interférences.

INTERVENTIONS INFIRMIÈRES ET DÉROULEMENT DU TEST

Avant le test

- Garder l'enfant à jeun pendant 4 heures avant l'examen.
- On doit cesser de lui donner des médicaments antiacides 48 heures avant l'examen (5 jours pour l'oméprazole).
- Installer l'enfant dans son lit et lui mettre au besoin des manchettes pour immobiliser les coudes.

Procédure (exécutée par une infirmière spécialisée)

- Insérer le tube nasogastrique spécifique jusqu'à 5 cm au-dessus du sphincter œsophagien inférieur.
- Relier le tube à l'appareil et le mettre en marche.
- Laisser l'appareil en fonction le temps nécessaire (normalement 20 à 24 heures).
- Remplir de façon régulière la feuille spéciale au chevet de l'enfant pour y consigner l'heure des différentes positions, des boires et des repas, des régurgitations ou vomissements et des médicaments s'il y a lieu.
- Ne pas débrancher l'appareil.

Après le test
- Enlever le tube nasogastrique.
- Retirer les manchettes.
- Remettre au médecin la feuille des résultats.

ALERTES CLINIQUES

- En présence de pH anormal, d'autres examens (repas baryté, œsophagoscopie ou scintigraphie œsophagienne) peuvent confirmer le diagnostic de reflux gastro-œsophagien et aider à établir le traitement.

RADIOLOGIE

 # Myélographie

M

Description du test

La myélographie est l'étude radiographique de l'espace sous-arachnoïdien dans la colonne vertébrale. Elle se réalise grâce à l'injection, par ponction lombaire, d'un produit de contraste dans l'espace sous-arachnoïdien. L'espace rempli par le colorant peut être visualisé par fluoroscopie. Parmi les troubles que l'on peut observer grâce à la myélographie, on note les tumeurs, les modifications de la structure osseuse, ainsi que les hernies ou les protrusions des disques intervertébraux.

Avant l'avènement de la TDM et de l'IRM, la myélographie était la meilleure méthode pour déterminer la cause des problèmes vertébraux. Actuellement, on la pratique surtout lorsque les autres examens, comme la TDM ou l'IRM, n'ont pas fourni de renseignements adéquats ou ne sont pas disponibles. La myélographie est aussi utile dans le cas de clients incapables de subir une IRM et de ceux qui ont des plaques ou des vis métalliques dans la colonne vertébrale, par exemple. On combine en général la myélographie avec la TDM pour obtenir une vue beaucoup plus détaillée de la colonne vertébrale et des nerfs vertébraux.

VALEURS NORMALES

Canal vertébral normal, sans obstruction ni anomalies structurales

INTERPRÉTATIONS POSSIBLES DES VALEURS ANORMALES

Anomalies congénitales
Arachnoïdite
Hernies discales
Infection
Inflammation
Lésion d'une racine d'un nerf vertébral
Lésion traumatique

Méningiomes
Métastases
Neurofibromes
Ostéophytes causés par l'arthrite
Sténose spinale
Tumeurs primaires

INTERVENTIONS INFIRMIÈRES ET DÉROULEMENT DU TEST

Avant le test

- Aviser le client que l'inconfort ressenti au cours de l'examen est attribuable à l'insertion de l'aiguille et que, durant l'injection du colorant, il pourrait éprouver des sensations passagères, comme de la chaleur, des bouffées congestives, un goût salé et des nausées. Lui expliquer qu'il doit demeurer immobile durant l'examen.
- Vérifier si le client est allergique à l'iode, aux fruits de mer ou au produit de contraste. Le cas échéant, en informer le radiologiste et obtenir une prescription pour l'antihistaminique et les stéroïdes qui doivent être administrés avant l'examen. Il est possible d'utiliser un produit de contraste non ionique hypoallergénique pour les clients allergiques.
- Les clients qui prennent de la metformine doivent cesser cette médication 2 jours avant la procédure, à cause de l'apparition possible d'acidose lactique, une complication potentiellement fatale de la thérapie au biguanide.
- Il est nécessaire d'être à jeun pour passer cet examen, selon la procédure de l'établissement.
- Dire au client d'uriner avant l'examen.
- Si on utilise un produit de contraste, demander au client d'interrompre la prise de médicaments qui abaissent le seuil de convulsions (les phénothiazines, des antidépresseurs tricycliques, les stimulants du SNC et les amphétamines, par exemple) 48 heures avant l'examen.
- Certains établissements demandent de cesser la prise de warfarine pendant la préparation l'examen.
- Les clients qui fument devraient éviter de fumer pendant 24 heures avant l'examen afin de réduire les risques de nausées et de maux de tête après l'examen.

Procédure (exécutée par un radiologiste)

- Aider le client à s'installer sur la table de radiographie, couché sur le côté, les genoux ramenés vers l'abdomen et le menton sur la poitrine.
- Après avoir réalisé une ponction lombaire, retirer 15 ml de liquide cérébro-spinal qui est remplacé par la même quantité de produit de contraste.
- L'aiguille toujours en place, tourner le client sur le ventre et incliner la table pour aider à l'écoulement du produit de contraste. Maintenir la tête en hyperextension afin d'empêcher le colorant de pénétrer dans la boîte crânienne.
- Prendre les clichés radiographiques.
- À la fin de la procédure, retirer l'aiguille et appliquer un pansement stérile au site.

Après le test

- La plupart des réactions allergiques au colorant se produisent moins de 30 minutes après l'administration du produit de contraste. Observer attentivement le client afin de déceler une détresse respiratoire, de l'hypotension, de l'œdème, de l'urticaire, une éruption cutanée, de la tachycardie et/ou un stridor laryngé. Le matériel de réanimation d'urgence doit être facilement accessible.

- Surveiller les signes de réaction allergique au colorant pendant au moins 6 heures après l'examen.
- Le client doit rester allongé pendant 8 heures sur un lit dont la tête n'est pas surélevée de plus de 45°. Les recommandations de positionnement peuvent varier selon le type de colorant utilisé.
- Surveiller chez le client des signes du syndrome méningé, qui se caractérise par une céphalée, de l'irritabilité, une raideur de la nuque, de la fièvre et de la photophobie. Si ces signes se présentent, maintenir la chambre calme et sombre et fournir une médication analgésique.
- Surveiller les signes vitaux selon la procédure de l'établissement.
- À chaque prise des signes vitaux, vérifier qu'il n'y a pas d'écoulement au niveau du pansement.
- S'assurer que le client est capable d'uriner.
- Encourager l'absorption de liquides pour accélérer l'excrétion du colorant.
- Vérifier la fonction rénale avant de reprendre l'administration de metformine.

ALERTES CLINIQUES

- Complications possibles : réaction allergique au colorant, saignement, hernie de l'encéphale, méningite, convulsions et céphalée.
- La céphalée peut survenir plusieurs jours après une myélographie. Le repos et une absorption accrue de liquide soulageront une céphalée légère; un médicament peut être nécessaire pour les céphalées moyennes et sévères.
    - En cas de céphalée persistante, une procédure supplémentaire pourra être nécessaire pour mettre fin à l'écoulement de liquide cérébro-spinal par le site de la ponction.
- Informer le client qu'il doit aviser le responsable des soins en cas de fièvre, de nausées et de vomissements excessifs, de céphalée sévère persistante, de raideur de la nuque, de paresthésie des jambes ou de dysfonctionnement de la vessie ou de l'intestin.

M

CONTRE-INDICATIONS

- Femmes enceintes
    - Avertissement : une femme en âge d'avoir des enfants devrait subir une radiographie seulement durant ses menstruations, ou 12 à 14 jours après leur début, pour éviter d'exposer le fœtus aux radiations
- Clients allergiques à l'iode, aux fruits de mer ou au produit de contraste
- Clients dont la pression intracrânienne est élevée
- Clients ayant une infection au site de la ponction
- Clients atteints de sclérose en plaques
- Clients incapables de coopérer en raison de leur âge, de leur état mental, de la douleur ou d'autres facteurs

Œsophago-gastro-duodénoscopie
(Endoscopie digestive haute, OGD)

Description du test

L'œsophago-gastro-duodénoscopie (OGD) consiste en une visualisation directe de l'œsophage, de l'estomac et de la portion supérieure du duodénum au moyen d'un endoscope flexible. Cet endoscope est un instrument multilumière qui permet d'observer la muqueuse de l'organe, d'insuffler de l'air, d'aspirer du liquide, de retirer des corps étrangers, d'obtenir des biopsies des tissus ou de passer un rayon laser afin de détruire un tissu anormal ou de maîtriser un saignement.

CONSIDÉRATIONS CLINIQUES

Lors d'une endoscopie digestive haute, on peut établir un diagnostic d'œsophage de Barrett chez au moins 5 % des clients présentant des risques élevés qui souffrent de reflux gastro-œsophagien (par exemple, hommes âgés de race blanche). Le risque d'évolution en dysplasie ou en cancer pouvant être mis en lien avec la longueur de l'épithélium de Barrett, il est important, lors d'une OGD, de caractériser la muqueuse rose saumon et de noter sa longueur et sa localisation.

VALEURS NORMALES

Duodénum, estomac et œsophage normaux

INTERPRÉTATIONS POSSIBLES DES VALEURS ANORMALES

Diverticules
Duodénite
Gastrite
Hernie hiatale de l'œsophage
Œsophagite
Sténose de l'œsophage
Sténose du pylore
Syndrome de Barrett
Syndrome de Mallory-Weiss
Tumeurs
Ulcères
Varices

FACTEURS CONTRIBUANT AUX VALEURS ANORMALES

• La rétention de baryum absorbé lors d'un repas baryté peut empêcher de mener cet examen avec succès.

INTERVENTIONS INFIRMIÈRES ET DÉROULEMENT DU TEST

Avant le test

- Aviser le client qu'une anesthésie locale de la gorge permettra de réduire l'inconfort au moment de l'introduction de l'endoscope. L'informer qu'il pourra ressentir une pression dans l'estomac en raison des mouvements de l'endoscope ou de l'insufflation d'air ou de gaz.
- Le client doit signer un formulaire de consentement éclairé.
- Il est nécessaire d'être à jeun pour passer cet examen.
- Les prothèses dentaires doivent être enlevées.
- Le matériel de réanimation et d'aspiration doit être facilement accessible.
- Administrer la prémédication comme prescrit.

Procédure (exécutée par un médecin)

- Installer le client en position de décubitus latéral gauche sur la table d'endoscopie.
- Prendre les signes vitaux de référence et les vérifier régulièrement durant l'examen.
- Installer un soluté.
- Vaporiser un anesthésique local dans la gorge.
- Introduire l'endoscope dans la bouche, puis le faire entrer dans l'œsophage, l'estomac et le duodénum.
- Examiner l'anatomie de l'œsophage, de l'estomac et du duodénum. Utiliser une pince à biopsie pour retirer un échantillon de tissu ou une brosse cytologique pour prélever des cellules à la surface d'une lésion. Le cas échéant, les corps étrangers sont retirés.
- Un enregistrement vidéo de l'examen est souvent pratiqué au moyen d'une caméra attachée à l'endoscope.

Après le test

- Surveiller les signes vitaux du client selon la procédure de l'établissement.
- Une sédation excessive du client peut requérir l'administration d'un antagoniste des narcotiques, telle la naloxone.
- Ne pas donner d'aliments solides ou liquides tant que le réflexe pharyngé n'est pas restauré (environ 2 heures).
- Fournir un haricot au client. Lui dire de cracher sa salive plutôt que de l'avaler, tant que le réflexe pharyngé n'est pas revenu.
- Informer le client qu'une sensation de ballonnement est normale.

ALERTES CLINIQUES

- Complications possibles : aspiration de contenu gastrique, perforation, saignement et sédation excessive.
- Surveiller les signes de perforation des types suivants : perforation de l'œsophage (douleur lors de la déglutition et des mouvements du cou), perforation thoracique (douleur rétrosternale ou épigastrique amplifiée par la respiration ou les mouvements), perforation du diaphragme (douleur à l'épaule ou dyspnée) et perforation de l'estomac (douleur abdominale ou dorsale, cyanose, fièvre).

CONTRE-INDICATIONS

- Clients ayant eu récemment un ulcère perforé
- Clients ayant subi récemment une chirurgie gastro-intestinale
- Clients ayant un diverticule de pulsion de l'œsophage (de Zenker)
- Clients ayant un important anévrisme de l'aorte
- Clients incapables de coopérer pendant l'examen en raison de leur âge, de leur état mental, de la douleur ou d'autres facteurs

AUTRE EXAMEN

Oxymétrie
(SaO$_2$, Saturation en oxygène)

Description du test

L'oxymétrie est une technique non invasive utilisée pour surveiller la saturation en oxygène du sang artériel. En raison de sa simplicité et de sa commodité, on l'utilise couramment dans les cas où il importe que l'oxygénation soit surveillée.

L'oxymétrie mesure le pourcentage d'oxygène transporté par l'hémoglobine. Pour procéder à cette mesure, on attache un dispositif émettant de la lumière à un doigt, par exemple. Ce dispositif émet des faisceaux de lumière à travers le tissu cutané et un capteur sensible à la lumière enregistre la quantité de lumière absorbée par l'hémoglobine oxygénée. Ce taux d'absorption est converti en un pourcentage de saturation d'oxygène dans le sang qui apparaît sur un moniteur.

CONSIDÉRATIONS CLINIQUES

On peut réaliser facilement et à peu de frais le dépistage de l'hypoxie nocturne grâce à l'oxymétrie de pouls, même à domicile. Si une portion importante des données de la nuit indique des saturations en oxygène inférieures à 88 %, on peut fournir de façon empirique un complément d'oxygène de 1 à 2 L/min et reprendre ensuite l'oxymétrie pour vérifier si l'hypoxie est corrigée. (ICSI, 2007)

VALEURS NORMALES

≥95 %

Personnes avec pathologies pulmonaires : diminution

INTERPRÉTATIONS POSSIBLES DES VALEURS ANORMALES

Augmentation	Diminution
Oxygénothérapie satisfaisante	Bronchopneumopathie chronique obstructive
	Embolie pulmonaire
	Hypoventilation
	Hypoxie

Augmentation	Diminution
	Intoxication au monoxyde de carbone
	Perte excessive de sang
	Quantité insuffisante d'oxygène disponible
	Tabagisme

FACTEURS CONTRIBUANT AUX VALEURS ANORMALES

- De fausses alarmes peuvent se déclencher en raison de mouvements, de problèmes d'équipement ou d'une irrigation sanguine insuffisante du site.
- Des lectures imprécises peuvent se produire si le client est anémique, si on lui a administré des produits de contraste ou s'il y a une variation extrême de température. Elles pourront l'être également en présence de vernis à ongles, de vasoconstriction extrême ou de lumière vive.

INTERVENTIONS INFIRMIÈRES ET DÉROULEMENT DU TEST

Avant le test

- Aviser le client que cet examen ne provoque aucune douleur.
- Informer le client qu'une alarme se déclencherait si le senseur était déplacé. L'informer également des procédures qui seraient prises si la saturation en oxygène était faible.
- Il n'est pas nécessaire d'être à jeun pour passer cet examen.

Procédure

- Le site (un doigt, le lobe d'une oreille ou un orteil) doit être bien irrigué.
- S'assurer que la peau est propre et sèche. Frotter le site pour accroître la circulation sanguine.
- Placer le capteur sur le site choisi.
- Démarrer l'appareil et prendre la lecture.

Après le test

- Retirer le capteur.

P

AUTRE EXAMEN

Paracentèse
(Ponction d'ascite, Ponction péritonéale)

Description du test

La paracentèse consiste à retirer du liquide de la cavité péritonéale. Cette cavité est l'espace compris entre le péritoine viscéral, qui recouvre les organes abdominaux, et le péritoine pariétal, qui tapisse la paroi abdominale. Certaines conditions, comme une maladie cardiaque, une infection, un cancer, la rétention de sodium et la cirrhose du foie, peuvent s'accompagner d'une accumulation de liquide séreux dans la cavité péritonéale, ce qu'on appelle une *ascite*.

On peut réaliser une paracentèse à des fins diagnostiques, pour déterminer la cause d'une ascite, ou dans un but thérapeutique, pour soulager la tension d'une ascite causant des difficultés respiratoires ou de la douleur. On pratique aussi cette intervention en cas de traumatisme abdominal, pour vérifier s'il y a un saignement dans la cavité péritonéale.

VALEURS NORMALES

Apparence :	de claire à jaune pâle, inodore
Quantité :	<50 ml
Bactéries :	aucune
Numération cellulaire :	globules rouges : aucun
	globules blancs : <300/ml
Cytologie :	pas de cellules malignes
Mycètes :	aucun
Protéines :	<41 g/L

INTERPRÉTATION POSSIBLE DES VALEURS ANORMALES

En se fondant sur l'analyse de laboratoire, on qualifie le liquide d'« exsudatif » ou de « transsudatif ».

Ascite transsudative

Résultats de laboratoire
Protéines : <30 g/L
Rapport entre les protéines du transsudat et celles du sérum : <0,5
Rapport entre la LDH du transsudat et celle du sérum : <0,6
Gradient d'albumine : >1,1
Lacticodéshydrogénase (LDH) : <200 U/L

Causes : cirrhose, insuffisance cardiaque congestive, obstruction de la veine cave inférieure, péricardite constrictive, syndrome de Budd-Chiari, syndrome néphrotique.

Ascite exsudative

Résultats de laboratoire
Protéines : >30 g/L
Rapport entre les protéines de l'exsudat et celles du sérum : >0,5
Rapport entre la LDH de l'exsudat et celle du sérum : >0,6
Gradient d'albumine : <1,1
Leucocytes : >500/ml
Antigène carcino-embryonnaire de l'exsudat : <5 ng/ml

Causes : anomalies de la perméabilité de la membrane péritonéale comprenant angéite, myxœdème, pancréatite, péritonite bactérienne, tuberculose, tumeur.

FACTEURS CONTRIBUANT AUX VALEURS ANORMALES

- Des lésions des organes sous-jacents peuvent contaminer l'échantillon avec de la bile, du sang, de l'urine ou des selles.
- La contamination de l'échantillon modifiera le nombre de leucocytes.

INTERVENTIONS INFIRMIÈRES ET DÉROULEMENT DU TEST

Avant le test

- Expliquer au client qu'on procédera à une anesthésie locale, et qu'il ressentira une douleur assimilable à une pression lorsque l'aiguille percera le péritoine.
- Il n'est pas nécessaire d'être à jeun pour passer cet examen.
- Prélever une formule sanguine, une numération plaquettaire et des analyses de coagulation.
- Le client doit signer un formulaire de consentement éclairé.
- Le client doit uriner avant l'examen afin d'éviter une perforation accidentelle de la vessie.
- L'infirmière doit réunir les informations de référence, dont les signes vitaux, le poids et le tour de taille.

Procédure (exécutée par un médecin)

- Installer le client en position semi-Fowler.
- Vérifier les signes vitaux toutes les 15 minutes durant l'intervention.
- Le site qu'on utilise normalement pour la ponction est situé à mi-chemin entre l'ombilic et la symphyse pubienne. Le flanc, la fosse iliaque ou le bord droit de l'abdomen sont d'autres sites possibles.
  - Pour des ascites de petit volume, il peut être nécessaire de pratiquer une échographie abdominale pour localiser l'accumulation de liquide.
- Nettoyer la région et la recouvrir de champs stériles.
- Administrer un anesthésique local.
- Pratiquer une petite incision sur le site si l'on doit insérer un trocart ou une canule. Sinon, insérer une aiguille à travers le péritoine.
- Prélever un échantillon de liquide.
- Si l'on doit retirer davantage de liquide, relier la canule et le contenant par un tube.
- Laisser s'écouler lentement le liquide. Pour éviter un drainage trop rapide et l'hypovolémie qui en résulterait, il faut surélever le contenant de prélèvement pour ralentir le drainage ou clamper le tube au besoin.
- Lorsque l'intervention est terminée, retirer le trocart ou l'aiguille et appliquer un pansement compressif.

Après le test

- Surveiller les signes vitaux selon la procédure de l'établissement.
- Vérifier fréquemment le pansement pour y déceler tout écoulement. Surveiller les signes d'hémorragie, d'accroissement de la douleur et de sensibilité abdominale.
- Si une grande quantité de liquide a été retirée de la cavité péritonéale, il peut se produire un échange hydrique entre l'espace vasculaire et la cavité péritonéale. Surveiller les signes suivants : accélération du pouls et de la

respiration, diminution de la pression artérielle, étourdissements et modifications de l'état mental. Il se peut qu'on prescrive l'administration intraveineuse de liquides ou d'albumine.

- Chez les clients ayant une maladie hépatique grave, surveiller le coma hépatique qui se manifeste par des modifications de l'état mental, la somnolence et la stupeur.
- Peser le client et mesurer son tour de taille afin de comparer ces mesures avec les valeurs obtenues avant l'examen pour vérifier la perte de liquide.
- Surveiller l'élimination urinaire pendant 24 heures. Vérifier s'il y a hématurie.
- Étiqueter l'échantillon et le faire parvenir immédiatement au laboratoire.

ALERTES CLINIQUES

- Complications possibles : choc, coma hépatique, hémorragie, hypovolémie, perforation des organes abdominaux et péritonite.

CONTRE-INDICATIONS

- Clients atteints de troubles hémostatiques
- Clients ayant une hypertension portale sévère avec circulation collatérale abdominale
- Clients ayant une obstruction intestinale
- Clients dont la paroi abdominale est infectée
- Clients incapables de coopérer en raison de leur âge, de leur état mental, de la douleur ou d'autres facteurs
- Clients ayant une petite quantité de liquide et ayant subi récemment une chirurgie abdominale

AUTRE EXAMEN

Péricardiocentèse
(Analyse du liquide péricardique)

Description du test

La péricardiocentèse consiste à retirer du liquide de la cavité péricardique. Cette cavité est l'espace compris entre le péricarde viscéral, qui est la couche séreuse interne du péricarde, et le péricarde pariétal, la couche fibreuse externe du péricarde. Dans certaines conditions, par exemple les maladies inflammatoires du cœur, la rupture du myocarde ou un traumatisme par pénétration du cœur, une grande quantité de liquide peut s'accumuler dans la cavité péricardique, situation à laquelle on donne le nom d'*épanchement péricardique*.

On peut réaliser une péricardiocentèse en tant que procédé diagnostique, pour déterminer la cause de la production de liquide, ou pour des fins thérapeutiques d'urgence. En cas de traumatisme par pénétration, l'épanchement rapide provoque une augmentation de la pression intrapéricardique qui réduit le débit cardiaque, une condition qui porte le nom de *tamponnade cardiaque*. Dans une telle situation d'urgence, on doit pratiquer la péricardiocentèse immédiatement, sans attendre que le client signe un formulaire de consentement éclairé.

VALEURS NORMALES

<50 ml de liquide clair, de couleur paille

Absence de bactéries, de globules rouges et de globules blancs

Absence de cellules anormales

INTERPRÉTATION POSSIBLE DES VALEURS ANORMALES

Infarctus du myocarde aigu
Insuffisance cardiaque congestive
Lupus érythémateux aigu disséminé
Maladie rhumatoïde
Péricardite
Péricardite bactérienne
Péricardite fongique
Péricardite tuberculeuse
Ponction traumatique
Rupture d'un anévrisme ventriculaire
Rupture du myocarde
Traumatisme cardiaque
Tumeur

FACTEURS CONTRIBUANT AUX VALEURS ANORMALES

- Une thérapie antimicrobienne, débutée avant l'examen, peut diminuer la numération des bactéries.

INTERVENTIONS INFIRMIÈRES ET DÉROULEMENT DU TEST

Avant le test

- Aviser le client qu'on utilisera un anesthésique local, et qu'il ressentira une douleur semblable à une pression quand l'aiguille percera le sac péricardique.
- Expliquer au client qu'il ne doit faire aucun mouvement et qu'il ne doit pas respirer profondément ou tousser durant l'examen.
- Il est nécessaire d'être à jeun avant de passer l'examen.
- Le client doit signer un formulaire de consentement éclairé.
- Une échocardiographie devrait être réalisée avant l'examen pour localiser le liquide et pour éviter une perforation accidentelle du cœur.
- Prendre les signes vitaux avant l'examen.
- Le matériel de réanimation et d'aspiration doit être facilement accessible.

Procédure (exécutée par un médecin)
- Installer le client en position de décubitus dorsal, avec la tête du lit élevée de 60°.
- Installer un soluté de base et administrer la prémédication comme prescrit.
- Surveiller les signes vitaux selon la procédure de l'établissement.
- Nettoyer la peau et recouvrir de champs stériles.
- Administrer un anesthésique local.
- Insérer une aiguille cardiaque reliée à une seringue et à un robinet à 3 voies à travers la paroi thoracique, entre le rebord costal gauche et le processus xiphoïde (dans l'espace sous-xiphoïdien), jusque dans le sac péricardique. Une dérivation d'ECG est attachée à l'aiguille par une pince. Surveiller l'ECG pendant l'intervention afin de déceler les changements suivants :
  - une *élévation de l'intervalle PR* indique que l'aiguille touche la surface auriculaire;
  - une *élévation du segment ST* indique que l'aiguille touche la surface de l'épicarde et qu'elle doit être légèrement retirée;
  - la *forme anormale* du *complexe QRS* peut indiquer une perforation du myocarde;
  - des *contractions ventriculaires prématurées* indiquent généralement que l'aiguille touche la paroi ventriculaire.
- Lorsque l'accumulation de liquide est atteinte, prélever 50 ml de liquide.
- Lorsque l'intervention est terminée, retirer l'aiguille, appliquer immédiatement une pression et la maintenir pendant 3 à 5 minutes. Mettre ensuite un pansement.

Après le test
- Étiqueter le spécimen et le faire parvenir immédiatement au laboratoire.
- Surveiller les signes vitaux selon la procédure de l'établissement.
- Vérifier fréquemment un possible écoulement au niveau du pansement.
- Continuer à observer le client afin de déceler tout signe de détresse respiratoire ou cardiaque : bruits cardiaques assourdis et distants, choc, pouls paradoxal et veines du cou distendues.

P

ALERTES CLINIQUES

- Complications possibles : épanchement pleural, fibrillation ventriculaire, infarctus, lacération de myocarde, ponction du poumon, du foie ou de l'estomac, syncope vasovagale et tamponnade cardiaque due à la lacération de l'artère coronaire ou à la réaccumulation rapide de liquide.

CONTRE-INDICATIONS

- Clients ayant des troubles de coagulation
- Clients incapables de coopérer en raison de leur âge, de leur état mental, de la douleur ou d'autres facteurs

Pléthysmographie artérielle

Description du test

La pléthysmographie artérielle est un examen manométrique qui évalue le flux sanguin artériel dans les membres inférieurs. Cet examen requiert l'installation de brassards créant une pression à différents niveaux sur les jambes. On enregistre ensuite les tracés d'ondes artérielles. La disponibilité de l'échographie et de la tomodensitométrie a rendu le recours à la pléthysmographie beaucoup moins fréquent.

VALEURS NORMALES

Ondes artérielles normales

INTERPRÉTATIONS POSSIBLES DES VALEURS ANORMALES

Artériosclérose
Embolie artérielle
Insuffisance artérielle
Ischémie diabétique
Maladie de Raynaud
Traumatisme artériel

FACTEURS CONTRIBUANT AUX VALEURS ANORMALES

- Étant donné que la nicotine provoque une constriction des vaisseaux sanguins, le fait de fumer moins de 2 heures avant l'examen influencera les résultats.
- La température de la salle d'examen peut modifier la circulation périphérique et influencer ainsi les résultats de l'examen.
- Une occlusion artérielle proximale par rapport au membre peut entraver la circulation sanguine vers le membre et influencer les résultats.

INTERVENTIONS INFIRMIÈRES ET DÉROULEMENT DU TEST

Avant le test

- Aviser le client que l'examen est indolore, mais qu'il ne doit pas bouger les membres pendant son déroulement.
- Il n'est pas nécessaire d'être à jeun pour passer cet examen.
- Les jambes doivent être découvertes.

Procédure (exécutée par un technicien)

- Installer le client en position semi-Fowler.
- Placer des brassards dans le haut de la cuisse, au-dessus du genou, sous le genou et au-dessus de la cheville de chaque jambe.

- Le premier brassard est gonflé à 75 mm Hg pendant 2 secondes, puis la pression est ramenée à 65 mm Hg. Enregistrer le tracé d'ondes.
- Répéter cette procédure pour chacun des brassards, sur chacune des jambes.

Après le test

- Retirer les brassards et autoriser le client à se rhabiller.
- S'assurer que chaque tracé est bien associé au brassard correspondant.

CONTRE-INDICATIONS

- Ne pas pratiquer cet examen si la jambe est froide et pâle ou cyanotique, puisque la circulation sanguine y est alors évidemment compromise

AUTRE EXAMEN

Pléthysmographie veineuse

Description du test

La pléthysmographie veineuse est un examen manométrique qui évalue les modifications de la capacité veineuse et du retour sanguin des membres inférieurs. Cet examen requiert l'installation de brassards, créant une pression au niveau de la cuisse et du mollet. On gonfle momentanément chaque brassard afin de bloquer la circulation veineuse, puis on le dégonfle pour permettre à la circulation de reprendre. On enregistre les tracés d'ondes veineuses pendant la procédure. La disponibilité de l'échographie et de la tomodensitométrie a rendu le recours à la pléthysmographie beaucoup moins fréquent.

P

VALEURS NORMALES

Ondes veineuses normales

INTERPRÉTATIONS POSSIBLES DES VALEURS ANORMALES

Obstruction veineuse partielle
Obstruction veineuse totale
Thrombose veineuse profonde

FACTEURS CONTRIBUANT AUX VALEURS ANORMALES

- Étant donné que la nicotine provoque une constriction des vaisseaux sanguins, le fait de fumer moins de 2 heures avant l'examen influencera les résultats.
- La température de la salle d'examen peut modifier la circulation périphérique et ainsi influencer les résultats de l'examen.

INTERVENTIONS INFIRMIÈRES ET DÉROULEMENT DU TEST

Avant le test

- Aviser le client que l'examen est indolore, mais qu'il ne doit pas bouger les membres pendant son déroulement.
- Il n'est pas nécessaire d'être à jeun pour passer cet examen.
- Les jambes doivent être découvertes.

Procédure (exécutée par un technicien)

- Installer le client en position de décubitus dorsal.
- Placer des brassards sur la cuisse et le mollet de la jambe atteinte.
- Gonfler le brassard du mollet à 15 mm Hg et celui de la cuisse à 55 mm Hg. La pression minimale au niveau du mollet permet de contrôler l'entrée de sang dans les veines. La pression au niveau de la cuisse bloque son écoulement et provoque l'engorgement des veines.
- Enregistrer le tracé d'ondes à mesure que les veines se remplissent à leur capacité.
- Lorsque le tracé indique que la pleine capacité veineuse est atteinte, dégonfler le brassard de la cuisse.
- Répéter cette procédure jusqu'à obtenir de 3 à 5 tracés.
- Reprendre la procédure sur la jambe non atteinte pour permettre la comparaison.

Après le test

- Retirer les brassards et autoriser le client à se rhabiller.
- S'assurer que chaque tracé est bien associé au brassard correspondant.

P

AUTRE EXAMEN

Polysomnographie
(Étude du sommeil)

Description du test

La polysomnographie consiste en une évaluation des cycles et des stades du sommeil. Il y a normalement deux états de sommeil : le sommeil lent et le sommeil paradoxal (REM). Le sommeil lent comprend quatre stades : l'endormissement (stade 1), le sommeil léger (stade 2) et le sommeil profond (stades 3 et 4). Chez une personne dont le sommeil est normal, il y a généralement quatre à cinq cycles de 90 minutes au cours desquels le sommeil lent et le sommeil paradoxal alternent. On pratique une polysomnographie pour évaluer divers troubles du sommeil, dont l'hypersomnie, la somnolence diurne excessive, la narcolepsie, l'apnée du sommeil d'origine obstructive, ainsi que des perturbations du comportement ou des mouvements durant le sommeil. Un risque accru de troubles respiratoires reliés au sommeil a été associé à certaines conditions médicales comme l'obésité, l'hypertension, l'accident vasculaire cérébral et l'insuffisance cardiaque congestive.

Il existe deux types de polysomnographie. La *polysomnographie nocturne* est un enregistrement du sommeil du client durant une nuit. Le *test itératif de latence d'endormissement (TILE)* enregistre plusieurs petites périodes de sommeil pendant toute une journée. On réalise de nombreux enregistrements pendant une polysomnographie :

- monitorage audiométrique pour mesurer le niveau sonore des ronflements;
- monitorage vidéo pour enregistrer les comportements nocturnes (mouvements périodiques des membres, convulsions, somnambulisme);
- mesure de l'écoulement nasobuccal de l'air à l'aide de thermistors pour aider au diagnostic de l'apnée du sommeil d'origine obstructive et du syndrome de résistance des voies aériennes supérieures;
- électrooculographie pour enregistrer les mouvements caractéristiques des yeux pendant le sommeil paradoxal;
- électroencéphalographie pour déterminer l'éveil ou les stades du sommeil;
- électromyographie pour enregistrer l'activité musculaire sur le menton et le muscle tibial antérieur;
- indicateurs de tension placés sur le thorax et l'abdomen pour mesurer les mouvements respiratoires;
- oxymétrie de pouls pour mesurer la saturation ou la désaturation en oxygène.

CONSIDÉRATIONS CLINIQUES

La Société de thoracologie canadienne recommande une polysomnographie :

- pour diagnostiquer des troubles respiratoires liés au sommeil;
- pour les personnes affectées de troubles neuromusculaires et ayant des troubles respiratoires liés au sommeil;
- pour évaluer une narcolepsie soupçonnée;
- pour aider au diagnostic d'éveils paroxysmiques ou d'autres perturbations du sommeil qu'on croit liées à des convulsions;
- si on considère un diagnostic de syndrome des mouvements périodiques des membres au cours du sommeil parce que la personne ou un observateur rapporte des mouvements répétés des membres durant le sommeil et des réveils fréquents, une fragmentation du sommeil, des difficultés à rester endormi ou une somnolence diurne excessive.

VALEURS NORMALES

Tracés habituels ou normaux des ondes cérébrales et des mouvements musculaires pendant le sommeil

Oxymétrie de pouls ≥90 %

Épisodes de désaturation en oxygène : <5/heure

INTERPRÉTATIONS POSSIBLES DES VALEURS ANORMALES

Apnée du sommeil
Asthme relié au sommeil
Cauchemars
Épilepsie reliée au sommeil
Hygiène inadéquate de sommeil
Hypersomnie idiopathique
Narcolepsie
Syndrome de résistance des voies respiratoires supérieures
Syndrome des jambes sans repos et syndrome des mouvements périodiques
    des membres au cours du sommeil
Troubles de comportement du sommeil paradoxal
Troubles de l'éveil
Troubles du passage sommeil-veille
Troubles du rythme circadien

FACTEURS CONTRIBUANT AUX VALEURS ANORMALES

- L'usage d'alcool, de stimulants et d'hypnotiques peut influencer les résultats de la polysomnographie.
- Un environnement peu familier et les nombreux dispositifs de surveillance fixés au client peuvent interférer avec le cycle de sommeil.

INTERVENTIONS INFIRMIÈRES ET DÉROULEMENT DU TEST

Avant le test

- Informer le client que l'examen se pratique généralement dans une clinique, pendant la nuit, afin de reproduire les modes normaux de sommeil.
- En guise de préparation, demander au client de respecter un rythme sommeil-veille régulier, d'éviter les somnifères, l'alcool et les stimulants (y compris les médicaments pour la narcolepsie) et de ne pas pratiquer d'exercices épuisants le jour de l'examen.
- Il n'est pas nécessaire d'être à jeun pour passer cet examen.

Procédure (exécutée par un technicien)

- Installer le client confortablement sur un lit d'examen.
- Placer des électrodes sur le menton, le cuir chevelu et le bord externe des paupières.
- Fixer des électrodes pour enregistrer le rythme cardiaque et la respiration.
- Enregistrer les tracés caractéristiques des électrodes pendant que le client est éveillé, les yeux fermés, et pendant son sommeil.
- Mesurer le temps nécessaire pour l'endormissement, ainsi que le temps écoulé avant d'entrer en sommeil paradoxal.
- Enregistrer les mouvements effectués durant le sommeil à l'aide d'une caméra vidéo.

Après le test

- Retirer tous les dispositifs de surveillance.

ALERTES CLINIQUES

- L'évaluation du client précédant la polysomnographie devrait comprendre un historique complet du sommeil, un examen physique des systèmes respiratoire, cardiovasculaire et neurologique.
  - Si c'est possible, faire appel au partenaire de sommeil du client pour recueillir son historique de sommeil.
  - Vérifier la fréquence des ronflements, de l'apnée du sommeil, des suffocations ou des halètements nocturnes, des agitations, de la somnolence diurne excessive et des mouvements des jambes.

AUTRE EXAMEN

Ponction lombaire
(Analyse du liquide céphalorachidien)

Description du test

Le liquide céphalo-rachidien (LCR) est un liquide clair séreux qui circule dans l'espace sous-arachnoïdien. Il a pour fonction de protéger l'encéphale et la moelle épinière contre les chocs et aussi de transporter des substances dans l'ensemble du système nerveux central (SNC). C'est par une ponction lombaire que l'on prélève généralement du LCR. Les renseignements que son analyse fournit permettent de diagnostiquer un grand nombre de maladies du SNC, y compris des maladies infectieuses.

P

CONSIDÉRATIONS CLINIQUES

Les adultes souffrant de maux de tête accompagnés d'une augmentation de la pression intracrânienne et présentant des œdèmes papillaires, une absence de pouls veineux au cours d'un examen du fond de l'œil, un état mental altéré ou des déficits neurologiques centraux devraient subir une imagerie cérébrale avant toute ponction lombaire. (Il est à noter qu'une ponction lombaire ne peut déterminer toutes les causes d'une céphalée soudaine et grave.)

VALEURS NORMALES

Numération cellulaire :	chlorures :	110 – 125 mmol/L
	coloration :	liquide clair et incolore
	érythrocytes :	aucun
	glucose :	2,8 – 4,2 mmol/L
	immunoglobulines :	3 – 12 % des protéines totales
	leucocytes :	0 – 5 x 10^6 cellules/L
	pression :	50 – 180 mm H_2O
	protéines :	0,15 – 0,45 g/L

INTERPRÉTATIONS POSSIBLES DES VALEURS ANORMALES

Aspect du LCS

Présence de sang :	Hémorragie sous-arachnoïdienne, intracérébrale ou intraventriculaire
	Obstruction de la moelle épinière
	Ponction traumatique
Turbidité :	Infection
	Présence de protéines dans le LCR
Couleur orange, jaune ou brun :	Bris des érythrocytes (sang vieilli), protéines abondantes

Chlorures

Diminution
Méningite
Tuberculose

Glucose

Augmentation	Diminution
Hyperglycémie	Hémorragie sous-arachnoïdienne
	Hypoglycémie
	Infection bactérienne
	Infection fongique
	Méningite
	Oreillons
	Tuberculose
	Tumeur

Immunoglobulines

Augmentation
Maladie démyélinisante
Neurosyphilis
Syndrome de Guillain-Barré

Numération cellulaire

Augmentation du nombre de leucocytes	Augmentation du nombre d'érythrocytes
Abcès	Hémorragie
Apparition d'une maladie chronique	Ponction traumatique
Infarctus cérébral	
Infection aiguë	
Maladie démyélinisante	
Méningite	
Tumeur	

P

Pression

Augmentation	Diminution
Hémorragie	Choc
Hydrocéphalie	Coma diabétique
Infection	Obstruction spinale sous-arachnoïdienne
Traumatisme	Syncope
Tumeur	

Protéines

Augmentation	Diminution
Diabète	Production rapide de LCS
Encéphalite	
Hémorragie	
Infection	
Méningite	
Polyneuropathie	
Présence de sang dans le LCS	
Processus inflammatoire	
Sclérose en plaques	
Syphilis	
Traumatisme	
Tumeurs	

FACTEURS CONTRIBUANT AUX VALEURS ANORMALES

- La toux, les pleurs ainsi que l'effort physique peuvent faire augmenter la pression du LCR.

INTERVENTIONS INFIRMIÈRES ET DÉROULEMENT DU TEST

Avant le test

- Aviser le client que l'état d'inconfort durant l'examen est dû à l'injection d'un anesthésique local et à l'introduction d'une aiguille dans la dure-mère.
- Demander au client de demeurer immobile pendant le déroulement des opérations.
- Il n'est pas nécessaire d'être à jeun pour passer cet examen.
- Le client doit signer un formulaire de consentement éclairé.

Procédure (exécutée par un médecin)

- Aider le client à se coucher sur le côté, les genoux relevés contre l'abdomen et le menton appuyé sur la poitrine. La colonne vertébrale étant ainsi fléchie, l'introduction d'une aiguille dans l'espace sous-arachnoïdien s'en trouve facilitée.
- Aider le client à conserver cette position en plaçant un bras autour de ses genoux et l'autre bras autour de son cou.
- Désinfecter la peau et la recouvrir d'un champ stérile, puis injecter l'anesthésique.
- Demander au client de signaler toute douleur ou sensation de fourmillement. Cela pourrait témoigner d'une irritation ou d'une ponction d'une racine nerveuse.
- Insérer l'aiguille appropriée, habituellement entre la troisième et la quatrième vertèbre lombaire.

- Retirer ensuite le stylet de l'aiguille, puis attacher à l'aiguille un cran d'arrêt et un manomètre pour mesurer la pression de départ du LCR.
- Retirer les échantillons de LCR et les déposer dans les tubes appropriés.
- Mesurer une dernière fois la pression du LCR et enlever l'aiguille.
- Appliquer un pansement stérile sur le site de la ponction.

Après le test
- Surveiller régulièrement les signes vitaux et neurologiques du client.
- Le client doit rester allongé 1 heure sur un lit dont la tête n'est pas surélevée de plus de 30°. Cette position diminue l'occurrence d'une céphalée causée par la ponction lombaire.
- Encourager le client à s'hydrater beaucoup afin de prévenir ou soulager la céphalée.
- Surveiller les signes de tuméfaction et d'écoulement au site de la ponction et vérifier fréquemment les mouvements et la sensibilité des membres inférieurs durant les 4 premières heures suivant l'intervention.

ALERTES CLINIQUES

- Complications possibles : douleur transitoire au dos ou aux jambes, lésion à la moelle épinière, maux de tête douloureux dus à une perte de LCR, méningite, paresthésie, saignement dans le canal rachidien.
- Complications pouvant mettre en danger la vie de la personne : hémorragie rétropéritonéale due à la perforation de l'aorte abdominale ou de la veine cave inférieure, hernies du tronc cérébral entraînant des dommages cérébraux ou la mort.

P

CONTRE-INDICATIONS

- Clients ayant une pression intracrânienne élevée (le drainage de LCR peut causer une hernie du tronc cérébral)
- Clients incapables de coopérer en raison de leur âge, de leur état mental, de la douleur ou d'autres facteurs
- Clients présentant de l'infection au site prévu de la ponction

PATHOLOGIE

Prélèvement des villosités choriales
(Biopsie des villosités choriales)

Description du test
Les villosités choriales sont des projections digitiformes qui entourent la membrane embryonnaire. Ces projections sont en contact avec l'endomètre et sont à l'origine du développement du placenta. Le prélèvement des villosités choriales est un examen qui permet de mettre en évidence des troubles d'ordre biochimique ou génétique. On le pratique aussi lorsqu'il y a un risque élevé d'anomalies congénitales, comme

lorsque la mère est âgée de plus de 35 ans, qu'elle a déjà eu un enfant ou un fœtus présentant une anomalie congénitale ou que des antécédents familiaux démontrent un risque accru d'avoir hérité d'une anomalie génétique.

Cet examen est effectué au cours du premier trimestre de la grossesse, habituellement entre la 10e et la 12e semaine. Il peut être effectué par les voies transabdominales ou transcervicales; c'est toutefois cette dernière opération qui est pratiquée le plus souvent. L'approche transabdominale est préférable s'il y a une rétroversion de l'utérus; le risque d'un avortement spontané est en effet plus élevé si on pratique un prélèvement par les voies transcervicales.

L'échantillon obtenu permet d'étudier l'ADN, les chromosomes et les enzymes du fœtus. Par comparaison avec l'amniocentèse, cette technique peut être utilisée plus tôt durant la grossesse et permet un diagnostic beaucoup plus rapide. Cependant, cet examen ne permet pas de détecter des anomalies du tube neural. Si on pense qu'il pourrait y avoir ce type de trouble ou une incompatibilité due au facteur Rh, il faut alors pratiquer une amniocentèse.

VALEURS NORMALES

Absence d'anomalies génétiques ou biochimiques

INTERPRÉTATIONS POSSIBLES DES VALEURS ANORMALES

Anomalies génétiques
Troubles biochimiques

P INTERVENTIONS INFIRMIÈRES ET DÉROULEMENT DU TEST

Avant le test

- Informer la cliente qu'un faible inconfort peut être ressenti au moment de l'insertion du cathéter dans le col de l'utérus.
- Il n'est pas nécessaire d'être à jeun pour passer cet examen.
- Le matin même du prélèvement, la cliente doit boire au moins 500 ml de liquide, afin de remplir complètement sa vessie, et ne pas uriner. Ces conditions permettent de mieux visualiser les opérations.
- La cliente doit signer un formulaire de consentement éclairé.
- Une échographie permet de déterminer la position de l'utérus, la taille du sac gestationnel et la position du placenta dans l'utérus.

Procédure (exécutée par un médecin)

- Aider la cliente à se mettre en position gynécologique, les jambes reposant dans des étriers. Recouvrir les jambes et le bassin d'un drap.
- Désinfecter les organes génitaux externes et y insérer un spéculum vaginal.
- Badigeonner le col avec un antiseptique.
- En regardant l'écran d'échographie, insérer un cathéter à travers le col jusqu'à la cavité utérine et le faire pivoter jusqu'au niveau du placenta en développement.
- Fixer une seringue au cathéter pour aspirer un échantillon de tissu des villosités choriales.
- Préparer l'échantillon selon le protocole de l'établissement.

Après le test

- Surveiller les signes vitaux et la présence de saignements vaginaux.
- Pratiquer une échographie une fois la procédure terminée.
- Informer la cliente que de faibles crampes et un inconfort au niveau du vagin peuvent être ressentis. Lui demander de rapporter immédiatement toute douleur excessive ainsi que des crampes et des hémorragies.
- Étiqueter le spécimen et le faire parvenir immédiatement au laboratoire.

ALERTES CLINIQUES

- Les complications possibles sont les suivantes : avortement spontané, infection et saignements.
- Étant donné que des cellules de la mère et du fœtus peuvent entrer en contact, il faut donner du Win-Rho à la mère si elle est Rh⁻.
- Une échographie du fœtus est généralement pratiquée de 2 à 4 jours après le prélèvement de villosités choriales afin de s'assurer que le fœtus est toujours vivant.

CONTRE-INDICATIONS

- Des infections à *Chlamydia* ou au virus de l'herpès sont des contre-indications pour une biopsie transutérine des villosités choriales
- Cet examen n'est pas recommandé si la cliente a des saignements ou du *spotting* au cours de sa grossesse

RADIOLOGIE **P**

Pyélographie intraveineuse
(Pyélographie descendante)

Description du test

La pyélographie intraveineuse (IVP) utilise des colorants de contraste pour visualiser les reins, les uretères et la vessie. On pratique cet examen lorsqu'on soupçonne une maladie rénale ou un dysfonctionnement du tractus urinaire. Après l'injection du colorant, on prend des clichés en série à mesure qu'il s'écoule à travers les reins pour être excrété dans les uretères et la vessie. À la fin de ces opérations, on prend une radiographie postmictionnelle. Cet examen fournit beaucoup de renseignements au sujet de la structure des reins et de leur capacité d'excréter un colorant. Il permet aussi de vérifier la présence d'obstructions, d'hématurie, de calculs et de lésions dans les uretères et la vessie.

CONSIDÉRATIONS CLINIQUES

La tomodensitométrie (TDM) sans contraste est la technique la plus rapide et la plus précise pour évaluer une douleur lombaire. Si un doute existe sur la présence d'une calcification, il est possible d'injecter un produit de contraste et de répéter la tomodensitométrie pour poser un diagnostic final. L'IVP est la technique de choix si l'on ne peut effectuer une tomodensitométrie.

VALEURS NORMALES

Fonctionnement, forme, position et taille des reins, des uretères et de la vessie normaux.

INTERPRÉTATIONS POSSIBLES DES VALEURS ANORMALES

Absence d'un rein
Anomalies congénitales
Calculs rénaux
Calculs urétraux
Glomérulonéphrite
Hydronéphrose
Hypertension rénovasculaire
Hypertrophie de la prostate
Kystes rénaux
Maladie kystique des reins
Pyélonéphrite chronique
Rein surnuméraire
Traumatisme
Tuberculose rénale
Tumeur de la vessie
Tumeur rénale

FACTEURS CONTRIBUANT AUX VALEURS ANORMALES

- La présence de baryum, de gaz ou de selles dans les intestins peut nuire à la qualité des clichés.
- Tout mouvement fait par le client peut altérer la qualité des clichés.

INTERVENTIONS INFIRMIÈRES ET DÉROULEMENT DU TEST

Avant le test

- Aviser le client que l'état d'inconfort durant l'examen est dû à la ponction et que pendant l'injection du colorant, il pourrait éprouver des sensations passagères de chaleur, avoir des bouffées de chaleur au visage, un goût de sel dans la bouche et des nausées.
- Vérifier si le client est allergique à l'iode, aux fruits de mer ou au colorant de contraste. Le cas échéant, en informer le radiologiste et obtenir une prescription pour l'antihistaminique et les stéroïdes qui doivent être administrés avant l'examen.
- Demander aux clients qui prennent de la metformine pour le diabète de type 2 de cesser d'en prendre 2 jours avant l'injection du produit de contraste. Une acidose lactique pourrait en effet se produire.
- Mesurer les taux de créatinine et d'azote uréique sanguins du client.
- Il est nécessaire d'être à jeun pour passer cet examen.
- Une préparation de l'intestin doit être faite la veille de l'examen, car il ne doit y rester aucune matière fécale.
- Les appareils de réanimation et de succion doivent être facilement accessibles.

Procédure (exécutée par un radiologiste)

- Aider le client à s'étendre sur le dos sur la table de radiographie.
- Prendre des clichés des reins, des uretères et de la vessie pour déterminer la présence d'anomalies flagrantes dans le tractus urinaire.
- Installer un soluté.
- Injecter le colorant de contraste par voie IV.
- Prendre des clichés 1, 5, 10, 15, 20 et 30 minutes après l'injection.
- Demander au client de vider sa vessie, puis prendre un cliché postmictionnel.

Après le test

- La plupart des réactions allergiques au colorant se produisent moins de 30 minutes après qu'il a été administré. Observer attentivement le client pour déceler détresse respiratoire, éruption cutanée, hypotension, œdème, stridor laryngé, tachycardie et/ou urticaire. Le matériel de réanimation d'urgence doit être facilement accessible.
- Pendant 24 heures, surveiller les réactions allergiques au colorant.
- Le client peut reprendre son régime alimentaire habituel. L'encourager à boire au moins trois verres d'eau après l'examen pour accélérer l'excrétion du colorant.
- Les taux d'azote uréique et de créatinine sanguins devraient être mesurés de nouveau avant la prise de metformine.

ALERTES CLINIQUES

- Complication possible : réaction allergique au colorant.
- Si le client doit subir des examens au baryum, ceux-ci doivent être faits une fois que la pyélographie intraveineuse est terminée et réussie.

P

CONTRE-INDICATIONS

- Femmes enceintes
  - Avertissement : une femme en âge d'avoir des enfants devrait subir une radiographie seulement durant ses menstruations, ou 12 à 14 jours après leur début, pour éviter d'exposer le fœtus aux radiations
- Clients allergiques à l'iode, aux fruits de mer ou au colorant radio-opaque
- Clients incapables de coopérer en raison de leur âge, de leur état mental, de la douleur ou d'autres facteurs
- Clients souffrant d'insuffisance rénale ou qui sont sujets à des insuffisances rénales causées par des colorants (personnes déshydratées)

RADIOLOGIE

Pyélographie rétrograde
(Pyélographie ascendante)

Description du test

La pyélographie rétrograde est utilisée pour confirmer ce qui a été observé au moment d'une pyélographie intraveineuse. Elle consiste à examiner les reins à l'aide d'un agent de contraste injecté selon un mode rétrograde. Pour effectuer cet examen, un cathéter est introduit dans chaque uretère, jusque dans le rein. Celui-ci est drainé, puis un produit de contraste est injecté par le cathéter. L'incidence des réactions allergiques au colorant est réduite puisque celui-ci n'est généralement pas absorbé lorsqu'il est administré de cette manière. On prend des radiographies pendant toute l'intervention.

VALEURS NORMALES

Forme, position et taille normales des reins, des uretères et de la vessie

INTERPRÉTATIONS POSSIBLES DES VALEURS ANORMALES

Anomalies congénitales
Calculs rénaux
Calculs urétéraux
Hydronéphrose
Hypertrophie de la prostate
Kystes rénaux
Maladie polykystique rénale
Tumeur de la vessie
Tumeur rénale
Traumatisme

P

FACTEURS CONTRIBUANT AUX VALEURS ANORMALES

- La rétention de baryum et la présence de gaz ou de selles dans l'intestin peuvent diminuer la qualité des clichés.
- Tout mouvement du client peut altérer la qualité des images.

INTERVENTIONS INFIRMIÈRES ET DÉROULEMENT DU TEST

Avant le test

- Aviser le client qu'il ressentira de l'inconfort au moment de l'injection du colorant.
- Vérifier si le client est allergique à l'iode, aux fruits de mer ou au colorant de contraste. Le cas échéant, en informer le radiologiste et obtenir une prescription pour l'antihistaminique et les stéroïdes qui doivent être administrés avant l'examen.
- Le client doit signer un formulaire de consentement éclairé.
- Il est nécessaire d'être à jeun pour passer cet examen. Demander au client de boire beaucoup d'eau avant la période de jeûne.
- Administrer un laxatif la veille de l'examen ou encore un lavement ou un suppositoire le matin même, si prescrit.
- Administrer une sédation avant de commencer l'examen, si prescrit.
- L'examen se déroule en général sous anesthésie locale.
- Le matériel de réanimation et d'aspiration doit être facilement accessible.

Procédure (exécutée par un médecin)

- Installer le client en position gynécologique. L'examen se pratique habituellement au cours d'une cystoscopie au département de radiologie.
- Pousser un cathéter dans chaque uretère, jusque dans le rein.
- Après avoir drainé le rein, injecter le produit de contraste par le cathéter.
- Prendre des radiographies pendant toute l'intervention.
- Si on veut prendre des radiographies des uretères, injecter du produit de contraste supplémentaire en même temps qu'on retire les cathéters.

Après le test

- La plupart des réactions allergiques au produit radio-opaque se produisent moins de 30 minutes après qu'il a été administré. Observer attentivement le client pour déceler détresse respiratoire, éruption cutanée, hypotension, œdème, stridor laryngé, tachycardie et/ou urticaire. Le matériel de réanimation d'urgence doit être facilement accessible.
- Surveiller les signes vitaux au moins toutes les 4 heures pendant 24 heures.
- Surveiller les signes d'infection : température élevée, frissons, bouffées congestives, tachycardie et douleur au flanc.
- Encourager le client à boire afin de réduire une éventuelle dysurie.
- Surveiller l'apparition d'une réaction allergique au colorant pendant 24 heures.
- Surveiller la diurèse pendant au moins 24 heures. Évaluer la distension vésicale. Observer l'urine pour y déceler des caillots ou une hématurie macroscopique. Une coloration rosée de l'urine immédiatement après l'examen est normale.
- Surveiller les signes d'inconfort chez le client, puisque des spasmes vésicaux pourraient se produire. Si le cas se présente, aviser le médecin.
- Évaluer la fonction rénale.

P

ALERTES CLINIQUES

- Complications possibles : hématurie, infection des voies urinaires, œdème de l'uretère, perforation de l'uretère ou de la vessie, réaction allergique au colorant, septicémie.
- Si des examens utilisant du baryum sont aussi demandés, ils doivent être pratiqués après la pyélographie rétrograde.

CONTRE-INDICATIONS

- Femmes enceintes
  - Avertissement : une femme en âge d'avoir des enfants devrait subir une radiographie seulement durant ses menstruations, ou 12 à 14 jours après leur début, pour éviter d'exposer le fœtus aux radiations
- Clients allergiques à l'iode, aux fruits de mer ou au produit de contraste
- Clients atteints d'insuffisance rénale ou exposés à une insuffisance rénale induite par le colorant (personnes déshydratées)
- Clients incapables de coopérer en raison de leur âge, de leur état mental, de la douleur ou d'autres facteurs

Radiographie abdominale
(Plaque simple de l'abdomen [PSA], Radiographie des reins, de l'urètre et de la vessie)

Description du test

La radiographie abdominale, souvent appelée *plaque simple de l'abdomen* (PSA), donne une vue d'ensemble de l'abdomen inférieur en présentant la position des reins, des uretères et de la vessie. Les uretères ne sont habituellement pas visibles sur ce type de cliché, à moins d'anomalies comme la présence de calculs. L'examen consiste en une simple radiographie alors que le client est allongé sur la table d'examen. Aucune préparation physique du client n'est nécessaire. Un rein hypertrophié ou déplacé, des anomalies congénitales et des calculs rénaux ou urétraux ne sont que quelques-unes des anomalies qui peuvent être observées grâce à ce type de radiographie. En plus d'anomalies des voies urinaires, la plaque simple de l'abdomen (PSA) permet d'évaluer la présence d'ascite (épanchement de liquide dans le péritoine) et de gaz intestinaux dilatant l'intestin, situations pouvant se présenter lorsqu'il y a une occlusion intestinale.

CONSIDÉRATIONS CLINIQUES

Une radiographie simple de l'abdomen et des PSA antérieures peut suffire pour diagnostiquer une urétérolithiase chez certains clients. Si la sensibilité de la radiographie peut s'avérer trop faible pour la déceler, chez d'autres personnes, il pourrait être plus avantageux de faire une tomodensitométrie.

VALEURS NORMALES

Forme, localisation et taille des reins normales; uretères non visibles et vessie ayant l'aspect d'une ombre; distribution des gaz intestinaux normale

INTERPRÉTATIONS POSSIBLES DES VALEURS ANORMALES

Accumulation de gaz intestinaux
Anomalies congénitales
Ascite
Calcifications vasculaires
Calculs rénaux
Iléus paralytique
Kystes
Obstruction intestinale
Traumatisme rénal
Tumeur

FACTEURS CONTRIBUANT AUX VALEURS ANORMALES

- Tout mouvement du client peut modifier la qualité des films.
- La rétention de baryum, de gaz ou de selles dans les intestins peut modifier les résultats.

INTERVENTIONS INFIRMIÈRES ET DÉROULEMENT DU TEST

Avant le test

- Informer le client que cet examen ne cause ni inconfort ni douleur.
- Il n'est pas nécessaire d'être à jeun pour passer cet examen.
- Terminer l'examen avant que le client subisse des examens diagnostiques nécessitant du baryum.

Procédure (exécutée par un technicien de radiologie)

- Aider le client à s'allonger sur la table de radiographie.
- Demander au client d'allonger les bras au-dessus de la tête.
- Prendre des radiographies de l'abdomen du client.

Après le test

- Prévoir des examens supplémentaires, si prescrits, afin que le médecin puisse poser d'autres diagnostics différentiels.

ALERTES CLINIQUES

- Cet examen devrait être effectué au moins 24 heures avant tout autre examen nécessitant du baryum ou plus de 24 heures après.

RADIOLOGIE

 Radiographie osseuse

Description du test

Au cours d'une radiographie, on fait appel à des radiations (rayons X) pour prendre une photographie négative des structures désirées. Les rayons X traversent l'air facilement, de sorte que les zones remplies d'air, comme les poumons, apparaissent très foncées sur la radiographie. À l'inverse, les os sont presque blancs parce que les rayons X ne peuvent les traverser pour atteindre le film radiographique. Les tissus et les organes, tel le cœur, prennent diverses nuances de gris parce qu'ils sont plus denses que l'air, mais moins denses que les os.

Une radiographie osseuse consiste à obtenir une image radiologique de n'importe quelle structure osseuse de l'organisme, la colonne vertébrale par exemple, un os long ou encore le crâne. La radiographie peut même se faire plus précise, comme lorsqu'on demande une radiographie de la selle turcique, une zone de la base du crâne. Le principe de base de la mise en position est de placer la partie du corps qu'on doit étudier près du film.

L'objectif d'une radiographie du système squelettique est d'étudier les os pour y déceler des malformations, des fractures, des luxations, des tumeurs ou des anomalies métaboliques telles la maladie de Paget et l'ostéoporose. Elle permet d'étudier la densité des os, leur texture et une érosion éventuelle. Les radiographies des articulations peuvent révéler la présence de liquide, la formation de saillies, un pincement articulaire ou des modifications structurales.

CONSIDÉRATIONS CLINIQUES

Il existe des règles pour aider le médecin à déterminer le besoin d'une radiographie, dans les cas de blessures à la cheville ou au genou (règles d'Ottawa).

VALEURS NORMALES

Densité, position et structure des os normales

INTERPRÉTATIONS POSSIBLES DES VALEURS ANORMALES

Arthrite
Croissance anormale
Cyphose
Destruction articulaire
Épanchement articulaire
Éperon osseux
Fractures
Hématome
Hémorragie cérébrale
Infection
Métastases osseuses
Modifications arthritiques dégénératives
Ostéomyélite
Scoliose
Sinusite
Spondylarthrose
Tumeur osseuse primitive
Tumeur pituitaire

FACTEURS CONTRIBUANT AUX VALEURS ANORMALES

- La sous-exposition ou la surexposition du film peut en altérer la qualité.
- La qualité de la radiographie peut être modifiée si le client est incapable de rester immobile en raison de son âge ou de son état mental.

INTERVENTIONS INFIRMIÈRES ET DÉROULEMENT DU TEST

Avant le test

- Aviser le client qu'aucun inconfort n'est associé à cet examen.
- Il n'est pas nécessaire d'être à jeun pour passer cet examen.
- Demander au client d'enlever tous les objets métalliques, bijoux et sous-vêtements, étant donné qu'ils sont visibles sur les films.

RADIOGRAPHIE OSSEUSE

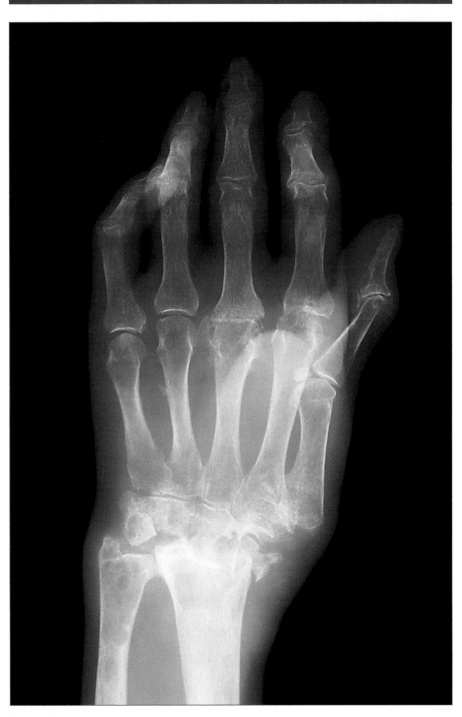

Fracture d'un poignet.

R

Procédure (exécutée par un technicien en radiologie)

- Protéger les organes reproducteurs du client par un tablier de plomb afin d'éviter toute exposition inutile aux radiations.
- Aider le client à s'installer dans la position demandée. La zone à l'étude doit rester immobile pendant l'examen. Il peut être nécessaire d'utiliser des serre-tête, des coussins de mousse ou des sacs de sable pour immobiliser la tête ou le membre examiné.

Après le test

- Aucun soin particulier n'est nécessaire après l'examen.

CONTRE-INDICATIONS

- Femmes enceintes
  - Avertissement : une femme en âge d'avoir des enfants devrait subir une radiographie seulement durant ses menstruations, ou 12 à 14 jours après leur début, pour éviter d'exposer le fœtus aux radiations

RADIOLOGIE

 Radiographie pulmonaire

Description du test

La radiographie, une technique qui utilise des radiations (rayons X), rend certaines substances fluorescentes et produit des images. Étant donné que les rayons X pénètrent facilement l'air, les régions corporelles qui en sont remplies, les poumons par exemple, sont très foncées sur les films. En revanche, puisque les rayons X ne peuvent pénétrer les os, ceux-ci sont presque blancs. Les autres tissus et organes, tel le cœur, présentent différentes gammes de gris, car ils comportent des régions plus ou moins denses, moins que les os toutefois.

Les radiographies pulmonaires servent à identifier des anomalies des poumons et d'autres structures thoraciques comme le cœur, les côtes et le diaphragme. Les troubles pulmonaires habituels ainsi mis en évidence sont la pneumonie, l'atélec-tasie et le pneumothorax. On peut prendre une radiographie pulmonaire dans un service de radiologie ou ailleurs à l'aide d'un appareil de radiographie portable. Lorsque l'examen se déroule dans un service de radiologie, la radiographie pulmonaire se fait dans un plan postéroantérieur, étant donné que la partie antérieure du client est appuyée contre le film. Avec les appareils portables, le film est situé derrière le client et donne une radiographie antéropostérieure. On peut aussi produire des radiographies lorsque le client est en position latérale, oblique, allongée ou en décubitus latéral. Normalement, c'est la partie du corps que l'on veut étudier qui devrait être la plus proche du film.

VALEURS NORMALES

Poumons et autres structures thoraciques normaux

INTERPRÉTATIONS POSSIBLES DES VALEURS ANORMALES

Abcès pulmonaire
Asthme
Atélectasie
Athérosclérose
Bronchite
Cancer du médiastin
Cancer du poumon
Cœur pulmonaire
Corps étrangers
Cyphose
Emphysème
Épanchement péricardique
Épanchement pleural
Fibrose pulmonaire
Fractures du sternum, des côtes ou des vertèbres
Hernie diaphragmatique
Infiltration pulmonaire
Insuffisance cardiaque congestive
Myocardiopathie
Œdème des ganglions lymphatiques
Parésie du nerf phrénique
Péricardite
Pleurésie
Pneumonie
Pneumothorax
Scoliose
Tuberculose

R

FACTEURS CONTRIBUANT AUX VALEURS ANORMALES

- Les appareils de radiographie portables sont moins fiables que les appareils des services de radiologie.
- Une surexposition ou une sous-exposition peut modifier la qualité du film.
- La qualité du film peut être altérée lorsque le client est obèse ou qu'il ne peut retenir une respiration profonde en raison de douleurs ou de son état mental.

INTERVENTIONS INFIRMIÈRES ET DÉROULEMENT DU TEST

Avant le test

- Informer le client que cet examen ne cause pas d'inconfort.
- Il n'est pas nécessaire d'être à jeun pour passer cet examen.
- Demander au client d'enlever tous les objets métalliques, bijoux et sous-vêtements, puisqu'ils seraient visibles sur les films.

Procédure (exécutée par un technicien)

- Les organes reproducteurs du client devraient être recouverts d'un tablier de plomb pour éviter une exposition inutile aux rayons.
- Aider le client à s'installer dans la position demandée. Si cela lui est possible, il peut se tenir debout pendant l'examen. Lui demander de prendre une profonde inspiration et de retenir son souffle pendant l'exposition aux rayons X.

Après le test

- Il n'y a pas de soins infirmiers physiques particuliers.

ALERTES CLINIQUES

- Si la radiographie révèle une pneumonie, un autre examen est recommandé 4 semaines plus tard pour s'assurer de la guérison.

CONTRE-INDICATIONS

- Femmes enceintes
  - Avertissement : une femme en âge d'avoir des enfants devrait subir une radiographie seulement durant ses menstruations, ou 12 à 14 jours après leur début, pour éviter d'exposer le fœtus aux radiations

ENDOSCOPIE

Rectosigmoïdoscopie
(Anuscopie, Rectoscopie, Sigmoïdoscopie)

R

Description du test

La rectosigmoïdoscopie est la visualisation directe de l'anus, du rectum et du sigmoïde grâce à un fibroscope flexible. Cet endoscope est un instrument multi-lumière qui permet de visualiser la muqueuse des organes, d'insuffler de l'air, d'aspirer des liquides, de retirer des corps étrangers et de prélever des biopsies des tissus; il permet aussi le passage d'un faisceau laser pour supprimer des tissus anormaux ou pour maîtriser un saignement. On réalise cette intervention quand une personne a ressenti de la douleur dans le bas de l'abdomen, qu'elle a connu une modification de ses habitudes intestinales ou qu'on a constaté la présence de sang, de mucus ou de pus dans ses selles.

CONSIDÉRATIONS CLINIQUES

La Société canadienne du cancer recommande aux hommes et aux femmes de plus de 50 ans de passer un test de recherche de sang occulte dans les selles au moins tous les 2 ans. Tout résultat positif devrait être suivi d'une coloscopie ou d'un lavement baryté en double contraste et d'une sigmoïdoscopie.

VALEURS NORMALES

Anus, rectum et sigmoïde normaux

INTERPRÉTATIONS POSSIBLES DES VALEURS ANORMALES

Abcès anorectal
Colite pseudomembraneuse
Fissures anales
Fistule anale
Hémorroïdes
Lésions bénignes
Maladie de Crohn
Papille anale hypertrophiée
Polypes
Rectocolite hémorragique
Syndrome du côlon irritable
Tumeurs

FACTEURS CONTRIBUANT AUX VALEURS ANORMALES

- La rétention de baryum absorbé pendant des examens antérieurs, un saignement gastro-intestinal actif ou une préparation inadéquate du côlon peuvent compromettre la réussite de cet examen.

INTERVENTIONS INFIRMIÈRES ET DÉROULEMENT DU TEST

Avant le test

- Aviser le client qu'il pourra ressentir une pression pendant les mouvements de l'endoscope et au moment de l'insufflation d'air ou de dioxyde de carbone.
- Le client doit signer un formulaire de consentement éclairé.
- Préparer le côlon pour l'examen selon la procédure de l'établissement.
- Avant l'examen, l'infirmière doit s'assurer que le client a reçu les laxatifs nécessaires afin que l'intestin ne contienne plus de selles.
- Il est nécessaire d'être à jeun pour passer cet examen.
- Le matériel de réanimation et d'aspiration doit être facilement accessible.

Procédure (exécutée par un médecin)

- Installer le client en position de décubitus latéral gauche ou en position genu-pectorale sur la table d'endoscopie.
- Insérer le sigmoïdoscope dans l'anus et l'avancer jusqu'à dans la portion distale du côlon sigmoïde.
- Au cours de l'intervention, insuffler de l'air dans l'intestin afin d'obtenir une meilleure visualisation.
- Observer le côlon sigmoïde, le rectum et l'anus.

R

- Conseiller au client de prendre des respirations lentes et profondes pour favoriser la relaxation et diminuer l'envie d'aller à la selle.
- Utiliser au besoin une pince à biopsie pour retirer un échantillon de tissu ou une brosse cytologique pour prélever des cellules à la surface d'une lésion ou pour prélever corps étrangers ou polypes.
- Un enregistrement vidéo de l'intervention est souvent réalisé à l'aide d'une caméra fixée à l'endoscope.

Après le test

- Surveiller les signes vitaux du client selon la procédure de l'établissement.
- Observer également des signes de perforation de l'intestin : saignement rectal, douleur et distension abdominales et fièvre.
- Aviser le client qu'il peut ressentir des douleurs au niveau de l'intestin ou avoir des flatulences suite à l'insufflation de l'air dans cette partie du corps. Demander au client de marcher pour faire sortir l'air emprisonné dans son intestin et ainsi diminuer la douleur.

ALERTES CLINIQUES

- Complications possibles : saignement et perforation de l'intestin.
- Les examens diagnostiques utilisant du baryum devraient être programmés après la rectosigmoïdoscopie.
- On pratique souvent un lavement baryté à double contraste en même temps qu'une rectosigmoïdoscopie.

CONTRE-INDICATIONS

- Clients ayant une diverticulite aiguë
- Clients chez qui on soupçonne une perforation du côlon
- Clients incapables de coopérer en raison de leur âge, de leur état mental, de la douleur ou d'autres facteurs
- Clients instables

R

RADIOLOGIE

Repas baryté et grêle
(Radiographie en série de l'estomac, Transit du grêle)

Description du test

Le repas baryté et grêle est un examen radioscopique de l'œsophage, de l'estomac et de l'intestin grêle après ingestion de baryum. Durant cet examen, l'image des structures étudiées est projetée sur un écran radioscopique placé au-dessus d'elles. L'image reste sur le moniteur afin de permettre une observation continue quand le client avale le baryum et que celui-ci passe dans l'estomac. On change le client de position durant l'examen afin de permettre la visualisation des structures et de leur fonctionnement, comme le péristaltisme. Cet examen est particulièrement utile pour évaluer des personnes qui souffrent de dysphagie, de régurgitations, de douleurs épigastriques cuisantes ou rongeantes, d'hématémèse, de méléna et d'amaigrissement. L'enregistrement vidéo de l'examen radioscopique permet l'étude ultérieure des mouvements.

VALEURS NORMALES

Fonctionnement, morphologie, position et taille de l'œsophage, de l'estomac et de l'intestin grêle normaux

INTERPRÉTATIONS POSSIBLES DES VALEURS ANORMALES

Achalasie ou chalasie
Anomalies congénitales
Cancer de l'œsophage, de l'estomac, du duodénum
Compression externe par des kystes ou des tumeurs du pancréas et du foie
Diverticules
Gastrite
Hernie hiatale
Maladie inflammatoire de l'estomac
Œsophagite
Perforation de l'œsophage, de l'estomac ou de l'intestin grêle
Polypes
Sténoses
Troubles de la motilité de l'œsophage
Tumeurs de l'intestin grêle
Tumeurs gastriques
Ulcères de l'œsophage, de l'estomac, de l'intestin
Varices œsophagiennes

R

FACTEURS CONTRIBUANT AUX VALEURS ANORMALES

- La sous-exposition ou la surexposition du film peut altérer la qualité des images.
- Les mouvements du client, en raison de la douleur ou de son état mental, peuvent nuire à la qualité des clichés.

INTERVENTIONS INFIRMIÈRES ET DÉROULEMENT DU TEST

Avant le test

- Aviser le client qu'aucun inconfort n'est associé à cet examen et que le baryum peut avoir un goût crayeux.
- Il est nécessaire d'être à jeun pour passer cet examen.
- Demander au client d'enlever tous les objets métalliques, bijoux et sous-vêtements, étant donné qu'ils sont visibles sur les films.

Procédure (exécutée par un technicien)

- Aider le client à s'installer en position de décubitus dorsal sur la table d'examen.
- Incliner la table pour que le client soit en position verticale pour la première partie de l'examen.
- Placer l'écran radioscopique devant le client et procéder à l'observation du cœur, des poumons et de l'abdomen.
- Demander au client de prendre plusieurs gorgées du mélange baryté tout en faisant un enregistrement magnétoscopique de l'action de son pharynx.
- En plus de la visualisation radioscopique, prendre des radiographies de la région œsophagienne sous différents angles pendant que le client continue à boire le mélange baryté.
- Demander au client de boire le reste du mélange baryté pendant la prise des radiographies du remplissage de l'estomac et de sa vidange dans le duodénum.
- Observer le passage du baryum dans l'intestin grêle et prendre des radiographies à des intervalles de 30 à 60 minutes, jusqu'à ce que le baryum atteigne la valve iléo-caecale.

Après le test

- Encourager le client à boire beaucoup d'eau pour favoriser l'élimination du barym
- L'informer qu'il doit évacuer tout le baryum et aviser le médecin s'il n'est pas complètement évacué après 2 ou 3 jours.
- Administrer un laxatif si prescrit. Surveiller la présence de baryum dans toutes les selles, en expliquant au client que ses selles seront blanches ou couleur crème au début, puis qu'elles reprendront une couleur normale après l'élimination de tout le baryum.

ALERTES CLINIQUES

R

- Si une cholangiographie ou un lavement baryté sont aussi demandés, ils devraient être complétés *avant* le repas baryté. Sinon, le baryum ingéré pourrait brouiller les radiographies prises pendant les autres examens.
- Complication possible : fécalome dû à la rétention de baryum.

CONTRE-INDICATIONS

- Femmes enceintes
  - Avertissement : une femme en âge d'avoir des enfants devrait subir une radiographie seulement durant ses menstruations, ou 12 à 14 jours après leur début, pour éviter d'exposer le fœtus aux radiations
- Clients ayant une occlusion intestinale
- Clients ayant un viscère perforé (il faut alors utiliser de la Gastrografine, un produit de contraste hydrosoluble, plutôt que du baryum)
- Clients dont les signes vitaux sont instables
- Clients incapables de coopérer en raison de leur âge, de leur état mental, de la douleur ou d'autres facteurs

Scintigraphie au gallium

Description du test

On considère la scintigraphie au gallium comme une scintigraphie totale. Bien qu'on puisse utiliser le gallium pour l'étude d'organes individuels, comme le foie ou la rate, dans cet examen particulier, c'est tout le corps qui est balayé. Cet examen est généralement pratiqué quand le site de la maladie, qui pourrait être une tumeur maligne, une infection ou de l'inflammation, n'a pas été clairement défini. Même si le foie, la rate, les os et le gros intestin absorbent normalement le gallium, les tissus enflammés et cancéreux le captent aussi. Par conséquent, cet examen peut déceler des tumeurs primaires, des lésions métastatiques et des processus inflammatoires. La scintigraphie est réalisée de 24 à 48 heures après l'injection de gallium radioactif. Au besoin, on peut la faire 4 à 6 heures après l'injection, à la condition de déplacer la caméra lentement au-dessus du sujet.

CONSIDÉRATIONS CLINIQUES

Plusieurs études ont suggéré que la tomographie par émission de positons (TEP) serait supérieure à la scintigraphie au gallium pour la détermination des stades de la maladie de Hodgkin.

VALEURS NORMALES

Absorption normale de gallium par le foie, la rate, les os et le gros intestin

Pas d'autres régions montrant une captation accrue de gallium

INTERPRÉTATIONS POSSIBLES DES VALEURS ANORMALES

Abcès
Infection
Inflammation
Lymphome non hodgkinien
Maladie de Hodgkin
Tumeur maligne

S

FACTEURS CONTRIBUANT AUX VALEURS ANORMALES

- Tout mouvement du client peut altérer la qualité des images.
- La rétention de baryum absorbé au cours d'examens antérieurs peut interférer avec l'examen.

INTERVENTIONS INFIRMIÈRES ET DÉROULEMENT DU TEST

Avant le test

- Informer le client que l'inconfort ressenti pendant l'examen est d'abord attribuable à l'injection, puis au fait de rester allongé sur une surface dure pendant une longue période. Rassurer le client en lui disant qu'une infime quantité d'isotope est utilisée pour l'examen.

- Le client doit rester immobile pendant que la scintigraphie est pratiquée.
- Il n'est pas nécessaire d'être à jeun pour passer cet examen.
- Le client doit signer un formulaire de consentement éclairé.
- Il est possible qu'un laxatif ou un lavement évacuant soit prescrit.

Procédure (exécutée par un technicien)
- Injecter le gallium dans une veine périphérique.
- Au moment indiqué (4 à 6 heures ou 24 heures après l'injection), le client est conduit au département de médecine nucléaire.
- Aider le client à s'allonger sur la table d'examen.
- Utiliser une caméra à scintillation pour balayer l'ensemble du corps.
- Prendre aussi des images en position de décubitus ventral et latéral.
- Des clichés additionnels peuvent être réalisés 48 et 72 heures après l'injection.

Après le test
- Surveiller le site d'injection afin de déceler rougeur ou oedème.
- Encourager le client à boire beaucoup d'eau pour favoriser l'élimination de l'isotope.

ALERTES CLINIQUES

- Si une femme qui allaite *doit* subir cet examen, elle ne devrait pas nourrir son bébé tant que l'isotope n'aura pas été éliminé, ce qui se produira environ 3 jours plus tard.
- Bien que la quantité d'isotope éliminée dans l'urine soit faible, celle-ci ne devrait pas servir pour un test de laboratoire durant la période requise par le département de médecine nucléaire.

CONTRE-INDICATIONS

- Femmes enceintes
  - Avertissement : une femme en âge d'avoir des enfants devrait subir une radiographie seulement durant ses menstruations, ou 12 à 14 jours après leur début, pour éviter d'exposer le fœtus aux radiations
- Femmes allaitantes
- Clients incapables de coopérer en raison de leur âge, de leur état mental, de la douleur ou d'autres facteurs

S

MÉDECINE NUCLÉAIRE

Scintigraphie cardiaque
(Scintigraphie au thallium, Scintigraphie myocardique synchronisée, Ventriculographie isotopique)

Description du test
La scintigraphie cardiaque est une intervention non invasive qui nécessite une injection intraveineuse d'un produit de contraste, suivie d'une imagerie nucléaire. Il existe plusieurs catégories de scintigraphie cardiaque.

La *scintigraphie PYP* est aussi appelée *imagerie du myocarde à points chauds*. Cette technique consiste à injecter du pyrophosphate stanneux marqué au technétium-99m; on croit que ce produit s'attache au calcium présent dans les cellules endommagées du myocarde. Des points chauds apparaissent 12 heures après l'infarctus et sont encore plus évidents de 48 à 72 heures plus tard. Cet examen permet d'évaluer l'occurrence, l'étendue et le pronostic d'un infarctus du myocarde. La scintigraphie PYP se révèle particulièrement utile lorsque l'électrocardiogramme (ECG) et l'étude des enzymes cardiaques ne sont pas concluants.

On procède à la *scintigraphie au thallium* en injectant du thallium-201 qui est absorbé par les tissus sains. Les tissus ischémiques finissent également par absorber le thallium, mais jamais les tissus infarcis, ce qui produit sur le scintigramme des points froids. Cette technique permet de mettre en évidence l'irrigation sanguine du myocarde, de localiser l'infarctus aigu ou chronique du myocarde et d'en déterminer l'étendue, de diagnostiquer une maladie des artères coronaires et d'évaluer l'efficacité de l'angioplastie, des greffes d'artères coronaires et de la thérapie antiangineuse. Certaines personnes ne montrent pas de signes d'ischémie du myocarde lorsqu'elles sont au repos. À ces personnes, on injecte du thallium pendant une épreuve d'effort. Le thallium s'accumule dans le myocarde en proportion directe avec la perfusion de la région. Un muscle myocardique normal aura une concentration de thallium plus élevée qu'un muscle cardiaque ischémique. Le cœur est examiné rapidement par scintigraphie dès la fin de l'exercice pour montrer la circulation du sang pendant l'exercice, puis 2 ou 3 heures plus tard, celle de la circulation sanguine au repos. C'est ce qu'on appelle *épreuve d'effort au thallium*. On effectue le même type d'expérience pour la scintigraphie avec d'autres isotopes.

La *ventriculographie isotopique à niveaux multiples*, aussi appelée *scintigraphie à vannes multiples du réservoir sanguin*, se pratique en liant du technétium 99 aux globules rouges (GR) puis en injectant ces derniers dans la circulation sanguine du client. Une caméra gamma peut détecter la faible radiation émise par les GR à mesure qu'ils remplissent les cavités du cœur. Grâce à cet examen, on peut repérer une région endommagée et déterminer l'étendue des dommages. Cet examen se révèle très précis et utile lorsqu'il s'agit d'évaluer la fraction d'éjection de sang émise par le ventricule gauche.

La *tomographie d'émission à photon unique (TEPU)* permet de produire une image tridimensionnelle du cœur en action. Parce que sa résolution est excellente, on peut quantifier les régions d'ischémie du myocarde.

S

VALEURS NORMALES

Volume d'éjection ventriculaire : >50 %

Pas d'évidence d'ischémie ou d'infarctus du myocarde

INTERPRÉTATIONS POSSIBLES DES VALEURS ANORMALES

Anévrisme
Cardiomyopathie

Infarctus du myocarde
Ischémie myocardique
Maladies coronariennes
Myocardite
Nécrose du myocarde

FACTEURS CONTRIBUANT AUX VALEURS ANORMALES

- Tout mouvement exécuté par le client peut modifier la qualité des images.
- Un traumatisme du myocarde, des scintigraphies récentes et des médicaments tels des nitrates à action prolongée peuvent modifier les résultats.
- Il est interdit de fumer pendant quelques heures avant l'examen.

INTERVENTIONS INFIRMIÈRES ET DÉROULEMENT DU TEST

Avant le test

- Aviser le client que l'état d'inconfort durant l'examen est d'abord dû à l'injection, puis au fait d'être étendu sur une table rigide pendant une assez longue période. Rassurer le client quant à l'infime quantité d'isotope utilisée dans ces examens et de l'absence de danger de radioactivité.
- Le client doit être immobile pendant la scintigraphie.
- Il est nécessaire d'être à jeun pour passer cet examen.
- Le client ne devrait pas prendre de caféine pendant 24 heures avant l'examen, notamment du café, du thé, des boissons gazeuses, du chocolat, des boissons énergétiques ainsi que certains produits pharmaceutiques en vente libre ou prescrits.
- Le client ne devrait pas fumer ni chiquer du tabac pendant 6 heures avant l'examen.
- Le client doit signer un formulaire de consentement éclairé.
- Le matériel de réanimation et d'aspiration doit être facilement disponible.

Procédure (exécutée par un médecin)

- Injecter l'isotope par voie intraveineuse dans une veine périphérique.
  - scintigraphie PYP : injection 2 à 3 heures avant l'examen;
  - scintigraphie au thallium : commencer le scintigramme 5 minutes après l'injection;
  - scintigraphie MUGA (ventriculographie isotopique à niveaux multiples) : commencer le scintigramme 1 minute après l'injection.
- Aider le client à s'allonger sur le dos sur la table d'examen.
- Une caméra gamma est placée au-dessus de la poitrine du client. Cette caméra lit la radioactivité émise par le corps. Ces lectures sont transformées en images bidimensionnelles du cœur.

Après le test

- Vérifier la présence de rougeurs ou d'œdème au site de l'injection.
- Encourager le client à boire beaucoup d'eau afin de faciliter l'élimination du colorant, sauf en cas de contre-indication.

ALERTES CLINIQUES

- Si une femme qui allaite *doit* subir cet examen, elle ne devrait pas nourrir son bébé tant que l'isotope n'aura pas été éliminé, ce qui se produira environ 3 jours plus tard.
- Bien que la quantité d'isotope de diagnostic éliminée dans l'urine soit faible, cette urine ne devrait pas servir pour un test de laboratoire durant la période requise par le département de médecine nucléaire.
- Une période de 24 à 48 heures doit s'écouler avant de pratiquer d'autres examens avec des isotopes.
- Une imagerie de perfusion du myocarde peut être effectuée au jour 1 ou 2, lorsqu'elle est faite en même temps que l'échocardiographie de stress.

CONTRE-INDICATIONS

- Femmes enceintes
  - Avertissement : une femme en âge d'avoir des enfants devrait subir une radiographie seulement durant ses menstruations, ou 12 à 14 jours après leur début, pour éviter d'exposer le fœtus aux radiations
- Femmes allaitantes
- Clients incapables de coopérer en raison de leur âge, de leur état mental, de la douleur ou d'autres facteurs

MÉDECINE NUCLÉAIRE

Scintigraphie de la glande parotide
(Imagerie des glandes salivaires)

Description du test

Les glandes parotides peuvent s'infecter, s'enflammer ou s'obstruer à cause d'une tumeur, d'un kyste ou de calculs. On utilise la scintigraphie pour déterminer la cause d'une tuméfaction ou d'une douleur faciale, d'une perception anormale des saveurs ou de la sécheresse de la bouche.

S

VALEURS NORMALES

Structure et fonction de la glande parotide normales

INTERPRÉTATIONS POSSIBLES DES VALEURS ANORMALES

Abcès
Kyste
Parotidite aiguë
Sialadénite
Syndrome de Sjögren
Tumeur bénigne
Tumeur maligne

INTERVENTIONS INFIRMIÈRES ET DÉROULEMENT DU TEST

Avant le test
- Rassurer le client en précisant qu'une infime quantité d'isotope est utilisée pour l'examen.
- Le client doit rester immobile pendant que la scintigraphie est réalisée.
- Il n'est pas nécessaire d'être à jeun pour passer cet examen.
- Le client doit signer un formulaire de consentement éclairé.

Procédure (exécutée par un spécialiste en nucléaire)
- L'isotope est injecté par voie intraveineuse.
- Prendre des images de la glande parotide à des intervalles de 1 à 3 minutes pendant 30 minutes.
- Pour vérifier la perméabilité des conduits salivaires, demander au client de mordre dans une tranche de citron ou lui mettre du jus de citron dans la bouche, ce qui provoque la vidange des glandes parotides si les conduits sont libres.

Après le test
- Encourager le client à boire beaucoup d'eau pour favoriser l'élimination de l'isotope.

ALERTES CLINIQUES
- Bien que la quantité d'isotope éliminée dans l'urine soit faible, celle-ci ne devrait pas servir pour un test de laboratoire durant la période requise par le département de médecine nucléaire.

CONTRE-INDICATIONS
- Femmes enceintes
  - Avertissement : une femme en âge d'avoir des enfants devrait subir une radiographie seulement durant ses menstruations, ou 12 à 14 jours après leur début, pour éviter d'exposer le fœtus aux radiations
- Femmes allaitantes
- Clients incapables de coopérer en raison de leur âge, de leur état mental, de la douleur ou d'autres facteurs

S

MÉDECINE NUCLÉAIRE

Scintigraphie de la thyroïde

Description du test
Pour effectuer une scintigraphie de la thyroïde, on administre d'abord un isotope radioactif, puis on examine la glande pour évaluer sa taille, sa forme, sa position et son fonctionnement. Les régions où se retrouve une plus grande fixation de l'isotope sont appelées *zones d'hyperactivité*. Elles correspondent à des nodules thyroïdiens habituellement bénins présentant un hyperfonctionnement. Les *zones d'hypoactivité*

sont des nodules qui ne captent pas l'isotope. Les tissus de ces zones sont en hypo-fonctionnement et probablement cancéreux.

Chez les personnes qui ont eu une chirurgie pour un cancer de la thyroïde, on peut pratiquer périodiquement une *scintigraphie du corps entier* après leur avoir administré de l'iode radioactif, ce qui permet non seulement de vérifier s'il reste du tissu thyroïdien après la chirurgie, mais aussi de révéler les métastases éventuelles du cancer thyroïdien dans d'autres parties de l'organisme.

VALEURS NORMALES

Fonctionnement, forme, position et taille de la thyroïde normaux

Fixation homogène de l'isotope dans toute la glande

INTERPRÉTATIONS POSSIBLES DES VALEURS ANORMALES

Adénomatose polyendocrinienne
Adénome
Adénome thyroïdien toxique (syndrome de Plummer)
Cancer médullaire de la thyroïde
Carcinome papillaire de la thyroïde
Goitre
Goitre exophtalmique
Hyperthyroïdie
Hypothyroïdie
Kyste
Thyroïdite
Thyroïdite chronique de Hashimoto

FACTEURS CONTRIBUANT AUX VALEURS ANORMALES

- Tout mouvement du client peut altérer la qualité des images.
- L'absorption récente d'un produit de contraste radiologique ou l'ingestion d'aliments contenant de l'iode modifieront les résultats de l'examen.
- Médicaments pouvant *modifier* les résultats de l'examen : anticoagulants, antihistaminiques, complexes vitaminés, contraceptifs oraux, corticostéroïdes, iodures, médicaments antitussifs, médicaments thyroïdiens, œstrogènes, phénothiazines, salicylates.

INTERVENTIONS INFIRMIÈRES ET DÉROULEMENT DU TEST

Avant le test

- Aviser le client que l'inconfort ressenti pendant l'examen est surtout attribuable à l'injection, puis au fait de rester allongé sur une surface dure pendant une longue période. Rassurer le client en précisant qu'une quantité infime d'isotope est utilisée pour l'examen.
- Vérifier si le client est allergique à l'iode, aux fruits de mer ou au colorant de contraste. Le cas échéant, en informer le radiologiste et obtenir une prescription pour l'antihistaminique et les stéroïdes qui doivent être administrés avant l'examen.

- Demander au client de cesser, si possible, de prendre des médicaments pouvant modifier les résultats de l'examen 1 semaine avant de le passer.
- Lui demander aussi de ne pas consommer d'aliments riches en iode (fruits de mer et poissons) pendant 1 semaine avant l'examen.
- Le client doit rester immobile pendant que la scintigraphie est réalisée.
- Il est nécessaire d'être à jeun pour passer cet examen.
- Le client doit signer un formulaire de consentement éclairé.

Procédure (exécutée par un technicien en médecine nucléaire)

- Administrer l'iode radioactif par voie orale ou intraveineuse.
- La scintigraphie est pratiquée 4 à 6 heures plus tard, puis à nouveau 24 heures plus tard.
- Aider le client à s'installer en position de décubitus dorsal sur la table d'examen.
- Placer une caméra à scintillation au-dessus de la glande thyroïde du client. Cette caméra fait une lecture de la radioactivité du corps et l'information est transformée en une image bidimensionnelle de la thyroïde.

Après le test

- Surveiller le site d'injection afin de déceler rougeur ou œdème.
- Encourager le client à boire beaucoup d'eau pour favoriser l'élimination de l'isotope.

ALERTES CLINIQUES

- Si une femme qui allaite *doit* subir cet examen, elle ne devrait pas nourrir son bébé tant que l'isotope n'aura pas été éliminé, ce qui se produira environ 3 jours plus tard.
- Bien que la quantité d'isotope de diagnostic éliminée dans l'urine soit faible, cette urine ne devrait pas servir pour un test de laboratoire durant la période requise par le département de médecine nucléaire.
- Il ne faudrait prévoir aucun autre examen utilisant un isotope avant 24 à 48 heures.
- Surveiller étroitement les clients qui ont eu une chirurgie de la thyroïde. Leur capacité à supporter la suspension de leur médication avant l'examen peut dépendre de l'importance de leur chirurgie. Pour certains clients, il faudra poursuivre la médication pendant la période d'examen.

CONTRE-INDICATIONS

- Femmes enceintes
  - Avertissement : une femme en âge d'avoir des enfants devrait subir une radiographie seulement durant ses menstruations, ou 12 à 14 jours après leur début, pour éviter d'exposer le fœtus aux radiations
- Femmes allaitantes
- Clients allergiques à l'iode, aux fruits de mer ou au produit de contraste
- Clients incapables de coopérer en raison de leur âge, de leur état mental, de la douleur ou d'autres facteurs

S

Scintigraphie de la vésicule biliaire

Description du test

Pour une scintigraphie de la vésicule biliaire, le client reçoit par voie intraveineuse un isotope. Une caméra à scintillation fait ensuite une lecture de la radioactivité de l'organisme. Ces données sont transmises à un ordinateur, puis traduites en une image bidimensionnelle en niveaux de gris, laquelle est captée à des intervalles de 15 à 30 minutes. Si le système biliaire n'a pas été visualisé après 2 heures, on répète la scintigraphie 2 à 4 heures plus tard. On utilise cet examen pour le diagnostic de la cholécystite. Un retard de remplissage de la vésicule biliaire indique une cholécystite chronique ou sans lithiase, alors que l'impossibilité de la visualiser mène à un diagnostic d'obstruction du conduit cystique, tel qu'on l'observe lors d'une cholécystite aiguë ou lithiasique. Si l'isotope pénètre dans les conduits biliaires, mais non dans l'intestin grêle, on soupçonne alors une obstruction du conduit cholédoque par des calculs ou un cancer.

On peut aussi réaliser la scintigraphie en lui ajoutant un volet additionnel nécessitant l'administration de cholécystokinine (CCK). Cette substance provoque la contraction de la vésicule biliaire, ce qui permet d'estimer sa fraction d'éjection, une mesure de la quantité de bile qui quitte cet organe au moment de sa contraction.

VALEURS NORMALES

Négatives (visualisation de la vésicule biliaire moins d'une heure après l'injection de l'isotope)

Fraction d'éjection normale (35 – 75 %)

INTERPRÉTATIONS POSSIBLES DES VALEURS ANORMALES

Cancer de la vésicule biliaire
Cholécystite aiguë
Cholécystite alithiasique
Cholécystite chronique
Cholécystite lithiasique
Obstruction du conduit cholédoque

S

FACTEURS CONTRIBUANT AUX VALEURS ANORMALES

- Tout mouvement du client peut altérer la qualité des images.
- La rétention de baryum absorbé au cours d'examens antérieurs peut influer sur les résultats de l'examen.

INTERVENTIONS INFIRMIÈRES ET DÉROULEMENT DU TEST

Avant le test

- Informer le client que l'inconfort ressenti pendant l'examen est d'abord attribuable à l'injection, puis au fait de rester allongé sur une surface dure pendant une longue période. Rassurer le client en précisant qu'une infime quantité d'isotope est utilisée pour cet examen.

- Le client doit rester immobile pendant que la scintigraphie est réalisée.
- Il est nécessaire d'être à jeun pour passer cet examen.
- Le client doit signer un formulaire de consentement éclairé.

Procédure (exécutée par un technicien)

- Injecter l'isotope dans une veine périphérique.
- Aider le client à s'allonger sur la table d'examen.
- Placer une caméra à scintillation au-dessus du quadrant supérieur droit de l'abdomen du client.
- Prendre des images 15, 30, 60 et 90 minutes après l'injection.
- Si la vésicule biliaire n'est pas visible 2 heures après l'injection, prendre des images additionnelles 2 à 4 heures plus tard.

Après le test

- Surveiller le site d'injection afin de déceler rougeur ou oedème.
- Encourager le client à boire beaucoup d'eau pour favoriser l'élimination de l'isotope.

ALERTES CLINIQUES

- Si une femme qui allaite *doit* subir cet examen, elle ne devrait pas nourrir son bébé tant que l'isotope n'aura pas été éliminé, ce qui se produira environ 3 jours plus tard.
- Bien que la quantité d'isotope éliminée dans l'urine soit faible, celle-ci ne devrait pas servir pour un test de laboratoire durant la période prescrite par le département de médecine nucléaire.
- Si possible, prévoir la scintigraphie de la vésicule biliaire avant tout examen diagnostique au baryum.
- Chez les clients éprouvant une douleur dans le quadrant supérieur droit et dont l'échographie de la vésicule biliaire ne révèle pas la présence de calculs, on utilise la scintigraphie hépatobiliaire pour vérifier si un fonctionnement déficient de la vésicule biliaire pourrait être responsable de la douleur.

S

CONTRE-INDICATIONS

- Femmes enceintes
  - Avertissement : une femme en âge d'avoir des enfants devrait subir une radiographie seulement durant ses menstruations, ou 12 à 14 jours après leur début, pour éviter d'exposer le fœtus aux radiations
- Femmes allaitantes
- Clients incapables de coopérer en raison de leur âge, de leur état mental, de la douleur ou d'autres facteurs

Scintigraphie de la vidange gastrique

Description du test

Un retard de la vidange gastrique peut être attribuable à plusieurs causes : une obstruction abdominale due à une tumeur ou à un ulcère, une gastroparésie chez un client diabétique ou encore une obstruction et/ou une parésie gastrique chez un client ayant subi une chirurgie gastrique. Indépendamment de la cause, le retard de la vidange gastrique peut causer de l'inconfort au client, entraînant des nausées, des vomissements, de la douleur abdominale et de la diarrhée. Une scintigraphie de la vidange gastrique fournit des données sur la vitesse d'évacuation des solides et des liquides hors de l'estomac.

VALEURS NORMALES

Pas d'indication de retard de la vidange gastrique :

solides évacués en moins de 120 minutes

liquides évacués en moins de 75 minutes

INTERPRÉTATIONS POSSIBLES DES VALEURS ANORMALES

Augmentation	Diminution
Après une chirurgie gastrique	Après une radiothérapie
Malabsorption	Gastroparésie
	Obstruction gastrique
	Ulcère

S

INTERVENTIONS INFIRMIÈRES ET DÉROULEMENT DU TEST

Avant le test

- Rassurer le client en précisant qu'une infime quantité d'isotope est utilisée pour l'examen.
- Le client doit rester immobile pendant que la scintigraphie est pratiquée.
- Il est nécessaire d'être à jeun pour passer cet examen.
- Le client doit signer un formulaire de consentement éclairé.

Procédure (exécutée par un technicien)

- Juste avant l'examen, administrer au client un isotope incorporé à de la nourriture, pour la *phase solide* de l'étude, puis un autre type d'isotope pour la *phase liquide*.
  - Dans le cas d'un nourrisson, incorporer l'isotope à du lait maternisé et lui donner ensuite son lait habituel.
- Aider le client à s'allonger sur la table d'examen.

- Pour s'assurer de la présence de l'isotope dans l'estomac, enregistrer immédiatement des images.
- Un ordinateur fournit les calculs du temps de vidange en même temps que les résultats des images minutées.

Après le test

- Encourager le client à boire beaucoup d'eau pour favoriser l'élimination de l'isotope.

ALERTES CLINIQUES

- Si une femme qui allaite *doit* subir une scintigraphie, elle ne devrait pas nourrir son bébé tant que l'isotope n'aura pas été éliminé, ce qui se produira après environ 3 jours.
- Bien que la quantité d'isotope éliminée dans l'urine soit faible, celle-ci ne devrait pas servir pour un test de laboratoire durant la période prescrite par le département de médecine nucléaire.

CONTRE-INDICATIONS

- Femmes enceintes
  - Avertissement : une femme en âge d'avoir des enfants devrait subir une radiographie seulement durant ses menstruations, ou 12 à 14 jours après leur début, pour éviter d'exposer le fœtus aux radiations
- Femmes allaitantes
- Clients incapables de coopérer en raison de leur âge, de leur état mental, de la douleur ou d'autres facteurs

MÉDECINE NUCLÉAIRE

S

Scintigraphie d'hémorragie gastro-intestinale
(Scintigraphie pour saignement gastro-intestinal)

Description du test

On utilise cet examen pour déterminer le site d'un saignement gastro-intestinal, particulièrement des saignements localisés dans l'intestin grêle, organe qu'on ne peut visualiser directement par endoscopie sur la plus grande partie de sa longueur. Cet examen fait intervenir le marquage de certains globules rouges du client à l'aide d'un isotope, puis une scintigraphie de l'abdomen afin de localiser le saignement. Il peut être nécessaire de prendre des images de façon intermittente sur une période de plusieurs heures. Par conséquent, on ne peut pratiquer cet examen que chez des clients stables du point de vue de l'hémodynamique.

VALEURS NORMALES

Pas de saignement actif relevé

INTERPRÉTATIONS POSSIBLES DES VALEURS ANORMALES

Saignement gastro-intestinal actif

Diverticulite
Maladie inflammatoire chronique de l'intestin
Polypes
Tumeurs
Ulcères

FACTEURS CONTRIBUANT AUX VALEURS ANORMALES

- Des études utilisant du baryum, réalisées depuis moins de 24 à 48 heures avant l'examen, peuvent altérer ses résultats.

INTERVENTIONS INFIRMIÈRES ET DÉROULEMENT DU TEST

Avant le test

- Rassurer le client en précisant qu'une infime quantité d'isotope est utilisée pour l'examen.
- Le client doit rester immobile pendant que la scintigraphie est pratiquée.
- Il n'est pas nécessaire d'être à jeun pour passer cet examen.
- Le client doit signer un formulaire de consentement éclairé.

Procédure (exécutée par un technicien)

- Recueillir un échantillon de sang et le combiner à l'isotope, puis le redonner au client par voie intraveineuse.
- Aider le client à s'allonger sur la table d'examen.
- Installer une caméra à scintillation au-dessus de l'abdomen du client.
- Prendre des images toutes les 5 à 15 minutes. Dans le cas d'un saignement très lent ou intermittent, il peut être nécessaire de prendre des clichés périodiquement pendant 24 heures.

Après le test

- Encourager le client à boire beaucoup d'eau pour favoriser l'élimination de l'isotope.

S

ALERTES CLINIQUES

- Si une femme qui allaite *doit* subir une scintigraphie, elle ne devrait pas nourrir son bébé tant que l'isotope n'aura pas été éliminé, ce qui se produira après environ 3 jours.
- Bien que la quantité d'isotope éliminée dans l'urine soit faible, celle-ci ne devrait pas servir pour un test de laboratoire durant la période prescrite par le département de médecine nucléaire.
- On doit surveiller les signes vitaux des clients qui subissent une scintigraphie pour saignement gastro-intestinal avant, pendant et après la procédure, pour s'assurer de leur stabilité.

CONTRE-INDICATIONS

- Femmes enceintes
  - Avertissement : une femme en âge d'avoir des enfants devrait subir une radiographie seulement durant ses menstruations, ou 12 à 14 jours après leur début, pour éviter d'exposer le fœtus aux radiations
- Femmes allaitantes
- Clients incapables de coopérer en raison de leur âge, de leur état mental, de la douleur ou d'autres facteurs

MÉDECINE NUCLÉAIRE

 # Scintigraphie du diverticule de Meckel

Description du test

Les causes de douleurs abdominales ou de saignements gastro-intestinaux occultes sont nombreuses, mais l'une d'entre elles, le diverticule de Meckel, est une anomalie congénitale commune du tractus intestinal. Le diverticule de Meckel est le vestige d'une structure des voies digestives fœtales qui ne s'est pas complètement résorbée avant la naissance. Bien que situé au niveau de l'intestin, le diverticule de Meckel est tapissé par une muqueuse gastrique, un type de muqueuse dont les sécrétions acides peuvent causer l'ulcération du tissu intestinal. Il en résulte une douleur abdominale et la présence de sang occulte dans les selles, deux signes qui poussent le client à avoir recours aux soins de santé.

Au cours d'une scintigraphie du diverticule de Meckel, on administre par voie intraveineuse un isotope qui se concentre dans la muqueuse gastrique et qui ira se loger dans l'estomac ou dans un diverticule de Meckel. La scintigraphie détecte alors cette concentration ; elle ne décèlera pas un diverticule de Meckel qui ne contient pas de muqueuse gastrique.

VALEURS NORMALES

Négatives (distribution normale de l'isotope)

INTERPRÉTATIONS POSSIBLES DES VALEURS ANORMALES

Diverticule de Meckel

FACTEURS CONTRIBUANT AUX VALEURS ANORMALES

- Tout mouvement du client peut altérer la qualité des images.
- La rétention de baryum absorbé au cours d'examens antérieurs peut interférer avec l'examen.

INTERVENTIONS INFIRMIÈRES ET DÉROULEMENT DU TEST

Avant le test

- Aviser le client que l'inconfort ressenti pendant l'examen est surtout attribuable à l'injection, puis au fait de rester allongé sur une surface dure pendant une longue période. Rassurer le client en lui précisant qu'une infime quantité d'isotope est utilisée pour l'examen.
- Demander au client de rester immobile pendant qu'on procède à la scintigraphie.
- Il est nécessaire d'être à jeun depuis la veille pour passer cet examen.
- Le client doit signer un formulaire de consentement éclairé.
- Un ou deux jours avant l'examen, administrer comme prescrit un inhibiteur des récepteurs H_2 à l'histamine afin d'éviter que l'isotope soit éliminé du diverticule de Meckel par l'acide gastrique.

Procédure (exécutée par un technicien)

- Demander au client de vider sa vessie avant l'examen.
- Injecter l'isotope dans une veine périphérique.
- Aider le client à s'installer en position de décubitus dorsal sur la table d'examen.
- Placer une caméra à scintillation au-dessus du quadrant inférieur droit de l'abdomen du client.
- Prendre des images toutes les 5 minutes pendant une heure.

Après le test

- Surveiller le site d'injection afin de déceler rougeur ou enflure.
- Encourager le client à boire beaucoup d'eau pour favoriser l'élimination de l'isotope.

ALERTES CLINIQUES

- Si une femme qui allaite *doit* subir une scintigraphie, elle ne devrait pas nourrir son bébé tant que l'isotope n'aura pas été éliminé, ce qui se produira après environ 3 jours.
- Bien que la quantité d'isotope de diagnostic éliminée dans l'urine soit faible, cette urine ne devrait pas servir pour un test de laboratoire durant la période requise par le département de médecine nucléaire.
- Si possible, prévoir la scintigraphie du diverticule de Meckel avant tout examen utilisant du baryum.

S

CONTRE-INDICATIONS

- Femmes enceintes
  - Avertissement : une femme en âge d'avoir des enfants devrait subir une radiographie seulement durant ses menstruations, ou 12 à 14 jours après leur début, pour éviter d'exposer le fœtus aux radiations
- Femmes allaitantes
- Clients incapables de coopérer en raison de leur âge, de leur état mental, de la douleur ou d'autres facteurs

Scintigraphie du foie et de la rate

Description du test

Pour effectuer une scintigraphie du foie ou de la rate, on injecte un isotope. Après trente minutes, une caméra lit les radiations émises par le corps; ces dernières sont traduites par un ordinateur en images bidimensionnelles. En plus d'évaluer un ictère, cet examen permet de diagnostiquer des abcès, des hématomes, des tumeurs et des processus infiltrants au niveau du foie et de la rate.

VALEURS NORMALES

Forme, position et taille du foie et de la rate normales

INTERPRÉTATIONS POSSIBLES DES VALEURS ANORMALES

Abcès au foie ou à la rate
Amyloïdose du foie ou de la rate
Blessure
Cirrhose
Granulomes hépatiques ou spléniques
Hématomes hépatiques ou spléniques
Hépatite
Hypertension portale
Infection
Kystes hépatiques
Sarcoïdose du foie ou de la rate
Syndrome de Budd-Chiari
Tumeurs hépatiques ou spléniques primaires ou métastatiques

FACTEURS CONTRIBUANT AUX VALEURS ANORMALES

- Tout mouvement effectué par la personne durant la scintigraphie peut altérer la qualité des clichés.
- La présence de baryum en raison de tests précédents peut nuire à l'examen.

INTERVENTIONS INFIRMIÈRES ET DÉROULEMENT DU TEST

Avant le test

- Aviser le client que l'état d'inconfort durant l'examen est d'abord dû à l'injection, puis au fait d'être étendu sur une surface dure pendant une longue période. Rassurer le client en précisant qu'une infime quantité d'isotope est utilisée pour l'examen.
- Demander au client de demeurer immobile durant l'examen.
- Il n'est pas nécessaire d'être à jeun pour passer cet examen.
- Le client doit signer un formulaire de consentement éclairé.

Procédure (exécutée par un technicien en médecine nucléaire)

- Aider le client à s'allonger sur la table d'examen.

- Injecter un isotope dans une veine périphérique.
- Placer une caméra à scintillation au-dessus du quadrant supérieur droit. Cette caméra fait des lectures de radioactivité du corps. Celles-ci sont transcrites en images bidimensionnelles des régions à l'étude.
- Prendre des clichés radiographiques 30 minutes après l'injection de l'isotope. Prendre également d'autres clichés alors que le client est étendu sur le côté et sur le ventre.

Après le test
- Vérifier la présence de rougeur ou de gonflement au site de l'injection.
- Encourager le client à boire beaucoup d'eau pour favoriser l'élimination de l'isotope.

ALERTES CLINIQUES

- Si une femme qui allaite *doit* absolument subir une scintigraphie, elle doit attendre 3 jours avant d'allaiter de nouveau, soit le temps généralement nécessaire à l'élimination de l'isotope.
- Bien que la quantité d'isotope de diagnostic éliminée dans l'urine soit faible, cette urine ne devrait pas servir pour un test de laboratoire durant la période requise par le département de médecine nucléaire.
- Si possible, pratiquer une scintigraphie du foie et de la rate avant tout examen nécessitant l'utilisation de baryum.

CONTRE-INDICATIONS

- Femmes enceintes
  - Avertissement : une femme en âge d'avoir des enfants devrait subir une radiographie seulement durant ses menstruations, ou 12 à 14 jours après leur début, pour éviter d'exposer le fœtus aux radiations
- Femmes allaitantes
- Clients incapables de coopérer en raison de leur âge, de leur état mental, de la douleur ou d'autres facteurs

S

MÉDECINE NUCLÉAIRE

Scintigraphie du reflux gastro-œsophagien
(Scintigraphie gastro-œsophagienne)

Description du test

Il y a un reflux gastro-œsophagien lorsque le sphincter œsophagien inférieur ne se ferme pas correctement et que le contenu gastrique remonte, ou reflue, dans l'œsophage. Une variété de symptômes, dont des brûlures d'estomac, des nausées, des vomissements, de la dysphagie, ainsi qu'une toux ou une dyspnée nocturne, peuvent se manifester chez le client. On réalise un scintigramme gastro-œsophagien pour déterminer si ces reflux se produisent effectivement et, le cas échéant, pour évaluer leur importance.

VALEURS NORMALES

Pas d'indication de reflux gastro-œsophagien

INTERPRÉTATIONS POSSIBLES DES VALEURS ANORMALES

Reflux gastro-œsophagien

INTERVENTIONS INFIRMIÈRES ET DÉROULEMENT DU TEST

Avant le test

- Rassurer le client en précisant qu'une infime quantité d'isotope est utilisée pour l'examen et que celui-ci est indolore.
- Le client doit rester immobile pendant que la scintigraphie est pratiquée
- Il est nécessaire d'être à jeun depuis la veille pour passer cet examen.
- Le client doit signer un formulaire de consentement éclairé.

Procédure (exécutée par un technicien)

- Le client doit manger un repas avant l'examen.
- Aider le client à s'allonger sur la table d'examen.
- Juste avant l'examen, administrer au client un isotope incorporé dans du jus d'orange ou de la nourriture.
  - Dans le cas d'un nourrisson, on peut incorporer l'isotope à du lait maternisé, puis lui donner ensuite son lait habituel.
  - Les clients qui éprouvent des difficultés à avaler peuvent avoir besoin d'un tube nasogastrique pour absorber l'isotope. Ce tube doit être retiré avant la scintigraphie.
- Le déroulement de l'examen se fait de façon à visualiser la présence de l'isotope dans l'œsophage.
- Enregistrer les images.
- Les clichés peuvent être pris plus tard.

S Après le test

- Encourager le client à boire beaucoup d'eau pour favoriser l'élimination de l'isotope.

ALERTES CLINIQUES

- Si une femme qui allaite *doit* subir une scintigraphie, elle ne devrait pas nourrir son bébé tant que l'isotope n'aura pas été éliminé, ce qui se produira après environ 3 jours.
- Bien que la quantité d'isotope éliminée dans l'urine soit faible, celle-ci ne devrait pas servir pour un test de laboratoire durant la période prescrite par le département de médecine nucléaire.
- Les clients chez qui la scintigraphie de reflux est positive doivent être conseillés sur la façon de minimiser les symptômes de reflux par des modifications à leur régime alimentaire notamment et par un traitement pharmacologique.

CONTRE-INDICATIONS

- Femmes enceintes
  - Avertissement : une femme en âge d'avoir des enfants devrait subir une radiographie seulement durant ses menstruations, ou 12 à 14 jours après leur début, pour éviter d'exposer le fœtus aux radiations
- Femmes allaitantes
- Clients incapables de coopérer en raison de leur âge, de leur état mental, de la douleur ou d'autres facteurs

MÉDECINE NUCLÉAIRE

 ## Scintigraphie osseuse

Description du test

Si l'objectif premier d'une scintigraphie osseuse est de déceler des tumeurs métastatiques osseuses, elle peut également surveiller la progression de possibles dégénérescences osseuses et, autre usage probable, mettre en évidence des fractures osseuses chez des clients qui éprouvent encore de la douleur, même lorsque les résultats d'examens radiographiques se sont révélés négatifs. Des examens complémentaires sont indiqués lorsque des anomalies sont révélées à la suite d'une scintigraphie osseuse puisque cet examen n'est pas précis. En effet, toutes les anomalies que la scintigraphie ne peut distinguer sont visibles quand on augmente l'absorption d'isotope par voie intraveineuse.

Au cours d'une scintigraphie osseuse, on injecte au client, par voie IV, un isotope. Une à trois heures plus tard, une caméra à rayons gamma lit les radiations émises par l'isotope logé dans les os. Un ordinateur traduit ces images en une image bidimensionnelle dans les gammes de gris. Dans des conditions normales, l'os prélève l'isotope de façon homogène, sauf dans les régions où l'os est en croissance, comme au niveau du cartilage de conjugaison. Sur le scintigramme, de telles régions apparaissent comme des points très denses appelés points chauds, car une plus grande quantité d'isotope s'y concentre. Des anomalies comme l'arthrite, des fractures, l'ostéomyélite et des tumeurs peuvent être à l'origine de ces plages. Les régions où l'isotope ne se fixe pas sont appelées zones d'hypoactivité ou zones lacunaires.

S

VALEURS NORMALES

Absorption normale et homogène de l'isotope par les os

INTERPRÉTATIONS POSSIBLES DES VALEURS ANORMALES

Arthrite
Arthrose

Fracture
Maladie de Paget
Nécrose osseuse
Ostéodystrophie rénale
Ostéomyélite
Polyarthrite rhumatoïde
Tumeur primaire de l'os
Tumeurs osseuses
Tumeur osseuse métastatique

FACTEURS CONTRIBUANT AUX VALEURS ANORMALES

- Tout mouvement effectué par le client peut modifier la qualité des images.

INTERVENTIONS INFIRMIÈRES ET DÉROULEMENT DU TEST

Avant le test

- Informer le client que l'inconfort est d'abord dû à l'injection, puis au fait d'être allongé sur une surface dure pendant une longue période.
- Le rassurer en lui expliquant que l'examen ne nécessite que des taux très faibles d'isotope.
- Le client doit être immobile pendant le déroulement de la scintigraphie.
- Il n'est pas nécessaire d'être à jeun pour passer cet examen.
- Le client doit signer un formulaire de consentement éclairé.

Procédure (exécutée par un technicien)

- Injecter l'isotope dans une veine périphérique.
- Le client doit boire de 4 à 6 verres d'eau entre le moment où on lui injecte l'isotope et le moment où il subit l'examen; il favorise ainsi l'élimination de l'isotope qui ne se fixe pas sur les os.
- Prendre des clichés 3 ou 4 heures après l'injection de l'isotope; il est aussi possible de prendre des clichés peu après l'injection, puis de nouveau 3 ou 4 heures après si on est à la recherche d'infections.
- Le client doit uriner immédiatement avant la scintigraphie, car une vessie pleine peut masquer la vision de certains os (os pelviens).
- Aider le client à s'allonger sur la table de scintigraphie.
- Placer la caméra à scintillation au-dessus du client. Cette caméra fait des lectures de radioactivité du corps. Celles-ci sont transcrites en une image bidimensionnelle du squelette.
- Selon les régions qui doivent être analysées, aider le client à se placer en décubitus ventral et latéral pour prendre d'autres clichés.

Après le test

- Surveiller les signes de rougeur ou d'œdème au site de l'injection. Appliquer des compresses tièdes s'il y a présence d'œdème au site de la scintigraphie.
- Encourager le client à boire beaucoup d'eau pour favoriser l'élimination de l'isotope.

ALERTES CLINIQUES

- Si une femme qui allaite *doit* subir cet examen, elle ne devrait pas nourrir son bébé tant que l'isotope n'aura pas été éliminé, ce qui se produira environ 3 jours plus tard.
- Bien que la quantité d'isotope de diagnostic éliminée dans l'urine soit faible, cette urine ne devrait pas servir pour un test de laboratoire durant la période requise par le département de médecine nucléaire.
- Les réactions à l'isotope sont rares. Il faut toutefois surveiller l'apparition d'érythème, d'œdème et d'anaphylaxie chez le client.
- Aucun autre examen comportant des isotopes ne doit être effectué avant 24 ou 48 heures.

CONTRE-INDICATIONS

- Femmes enceintes
  - Avertissement : une femme en âge d'avoir des enfants devrait subir une radiographie seulement durant ses menstruations, ou 12 à 14 jours après leur début, pour éviter d'exposer le fœtus aux radiations
- Femmes allaitantes
- Clients incapables de coopérer en raison de leur âge, de leur état mental, de la douleur ou d'autres facteurs

MÉDECINE NUCLÉAIRE

Scintigraphie pulmonaire
(Scintigraphie pulmonaire de ventilation/perfusion)

Description du test

La scintigraphie pulmonaire de perfusion permet de mettre en évidence des embolies pulmonaires et d'évaluer la perfusion artérielle des poumons. La technique consiste à injecter un isotope puis à effectuer une scintigraphie. Les particules marquées sortent des capillaires sanguins et vont se loger dans les tissus pulmonaires, permettant ainsi à une caméra de détecter les régions obstruées où le sang ne circule plus. On pratique d'abord une scintigraphie de perfusion, puis une scintigraphie de ventilation. La *scintigraphie de ventilation* permet de délimiter chez une personne ayant inhalé un gaz radioactif les parties du poumon qui sont ventilées au cours de la respiration. Les résultats des deux scintigraphies sont comparés pour faciliter le diagnostic.

Une diminution de la capture de l'isotope durant la scintigraphie de perfusion témoigne d'un problème de circulation sanguine. Si cette diminution est généralisée, on pourrait conclure à une occlusion des artères pulmonaires. Une diminution localisée du débit sanguin, alors que la ventilation pulmonaire demeure normale, peut signifier une embolie pulmonaire.

Une diminution de la capture de l'isotope durant la scintigraphie de ventilation peut être un signe d'obstruction des voies respiratoires, d'embolie ou de broncho-pneumopathie chronique obstructive (BPCO). Si tel est le cas, la scintigraphie de perfusion sera normale.

CONSIDÉRATIONS CLINIQUES

Chez les personnes démontrant, avant l'examen, une probabilité faible à modérée d'embolie pulmonaire, la scintigraphie de perfusion peut contribuer à exclure avec certitude un diagnostic d'embolie cliniquement significative.

VALEURS NORMALES

Répartition uniforme des produits radioactifs pour les deux catégories de scintigraphie

INTERPRÉTATIONS POSSIBLES DES VALEURS ANORMALES

Asthme
Atélectasie
Bronchite
Bronchopneumopathie chronique obstructive
Embolie pulmonaire
Emphysème
Obstruction des voies respiratoires
Pneumonie
Pneumonite
Tuberculose
Tumeurs

FACTEURS CONTRIBUANT AUX VALEURS ANORMALES

- Tout mouvement effectué par la personne peut nuire à la qualité des films.
- Des atteintes du parenchyme pulmonaire, comme on peut en observer au cours d'une pneumonie, peuvent simuler un problème de perfusion.

INTERVENTIONS INFIRMIÈRES ET DÉROULEMENT DU TEST

Avant le test

- Aviser le client que l'état d'inconfort durant l'examen est d'abord dû à l'injection, puis au fait d'être étendu sur une surface dure pendant une longue période. Rassurer le client en précisant qu'une infime quantité d'isotope est utilisée pour l'examen.
- Demander au client de demeurer immobile pendant le déroulement de la scintigraphie.
- Il n'est pas nécessaire d'être à jeun pour passer cet examen.
- Aviser le client de retirer ses bijoux au niveau de l'abdomen et du thorax.
- Le client doit signer un formulaire de consentement éclairé.

Procédure (exécutée par un technicien en médecine nucléaire)

Pour la scintigraphie de perfusion

- Aider le client à s'allonger sur le dos sur la table de scintigraphie.
- Injecter l'isotope dans une veine périphérique.
- Placer la caméra à scintillation au-dessus de la poitrine du client. Cette caméra fait des lectures de radioactivité du corps; celles-ci sont transcrites en une image bidimensionnelle de la région à l'étude.
- Prendre également des clichés alors que le client est couché sur le ventre et en diverses positions sur le côté.

Pour la scintigraphie ventilatoire

- Faire inhaler le gaz radioactif par le client à l'aide d'un masque facial.
- Effectuer une scintigraphie du thorax pour s'assurer que la distribution du gaz est complète.

Après le test

- Surveiller les signes de rougeur ou de tuméfaction au site de l'injection.
- Encourager le client à boire beaucoup d'eau pour favoriser l'élimination de l'isotope.

ALERTES CLINIQUES

- Si une femme qui allaite *doit* subir une scintigraphie, elle ne devrait pas nourrir son enfant au sein jusqu'à ce que l'isotope soit éliminé, ce qui se produira après environ 3 jours.
- Bien que la quantité d'isotope de diagnostic éliminée dans l'urine soit faible, cette urine ne devrait pas servir pour un test de laboratoire durant la période requise par le département de médecine nucléaire.
- Complications possibles : hémorragie, hémothorax, infection et pneumothorax.
- Une radiographie du thorax devrait être effectuée immédiatement après une scintigraphie de ventilation/perfusion, afin d'évaluer le risque de complications.

CONTRE-INDICATIONS

- Femmes enceintes
    - Avertissement : une femme en âge d'avoir des enfants devrait subir une radiographie seulement durant ses menstruations, ou 12 à 14 jours après leur début, pour éviter d'exposer le fœtus aux radiations
- Femmes allaitantes
- Clients incapables de coopérer en raison de leur âge, de leur état mental, de la douleur ou d'autres facteurs

S

Scintigraphie rénale

Description du test

On utilise la scintigraphie rénale pour étudier les reins et les uretères en enregistrant la dispersion, la clairance et l'excrétion d'un isotope. Cet examen permet de détecter un infarctus rénal, l'athérosclérose artérielle rénale, un traumatisme rénal, des tumeurs et des kystes rénaux, de même qu'une maladie rénale primitive, comme la glomérulonéphrite. On s'en sert également pour surveiller le rejet d'une transplantation rénale et pour déceler des problèmes urologiques chez des clients incapables de subir une pyélographie intraveineuse en raison d'une allergie au produit de contraste.

VALEURS NORMALES

Fonctionnement, forme et taille des reins normaux

INTERPRÉTATIONS POSSIBLES DES VALEURS ANORMALES

Abcès rénal
Anomalie de l'excrétion
Anomalies congénitales
Dilatation néphro-urétérale
Glomérulonéphrite
Hypertension artérielle réno-vasculaire
Infarctus rénal
Ischémie rénale
Kyste rénal
Néphropathie tubulaire aiguë
Obstruction rénale
Pyélonéphrite
Rejet d'une transplantation rénale
Tumeur rénale

FACTEURS CONTRIBUANT AUX VALEURS ANORMALES

- Tout mouvement du client peut altérer la qualité des images prises.
- La présence de produit de contraste provenant d'examens antérieurs peut interférer avec l'examen. Ne pas pratiquer de scintigraphie rénale moins de 24 heures après une pyélographie intraveineuse.

INTERVENTIONS INFIRMIÈRES ET DÉROULEMENT DU TEST

Avant le test

- Aviser le client que l'inconfort ressenti durant l'examen est surtout attribuable à l'injection, puis au fait de rester allongé sur une surface dure pendant une longue période. Rassurer le client en précisant qu'une quantité infime d'isotope est utilisée pour l'examen.
- Le client doit rester immobile pendant que la scintigraphie est pratiquée.
- Il n'est pas nécessaire d'être à jeun pour passer cet examen.
- Le client doit signer un formulaire de consentement éclairé.

Procédure (exécutée par un technicien en médecine nucléaire)

- Injecter l'isotope dans une veine périphérique.
- Aider le client à s'installer en position de décubitus dorsal sur la table d'examen.
- La caméra à scintillation est placée au-dessus de la région rénale. Cette caméra prend une lecture de la radioactivité de la région et transforme cette information en une image bidimensionnelle.
- Pratiquer des scintigraphies pour enregistrer le passage de l'isotope à travers le cortex et le pelvis de chaque rein.

Après le test

- Surveiller le site d'injection afin de déceler rougeur ou œdème.
- Encourager le client à boire beaucoup d'eau pour favoriser l'élimination de l'isotope.

ALERTES CLINIQUES

- Si une femme qui allaite *doit* subir une scintigraphie, elle ne devrait pas allaiter tant que l'isotope n'aura pas été éliminé, ce qui se produira après environ 3 jours.
- Bien que la quantité d'isotope de diagnostic éliminée dans l'urine soit faible, cette urine ne devrait pas servir pour un test de laboratoire durant la période requise par le département de médecine nucléaire.

CONTRE-INDICATIONS

- Femmes enceintes
  - Avertissement : une femme en âge d'avoir des enfants devrait subir une radiographie seulement durant ses menstruations, ou 12 à 14 jours après leur début, pour éviter d'exposer le fœtus aux radiations
- Femmes allaitantes
- Clients incapables de coopérer en raison de leur âge, de leur état mental, de la douleur ou d'autres facteurs

MÉDECINE NUCLÉAIRE

Sialographie

Description du test

La sialographie est un examen radiographique des conduits salivaires qui permet d'identifier des calculs, des tumeurs, des rétrécissements, une infection ou un processus inflammatoire des conduits. Il permet aussi d'étudier tous les conduits salivaires sublinguaux, submandibulaires, sous-maxillaires ou parotidiens.

S

VALEURS NORMALES

Conduits salivaires normaux

INTERPRÉTATIONS POSSIBLES DES VALEURS ANORMALES

Calculs
Infection
Inflammation
Rétrécissements
Tumeurs

INTERVENTIONS INFIRMIÈRES ET DÉROULEMENT DU TEST

Avant le test

- Aviser le client qu'il pourra ressentir un certain inconfort au moment de l'introduction du cathéter dans le conduit et de l'injection du produit de contraste.

- Vérifier si le client est allergique à l'iode, aux fruits de mer ou au colorant de contraste. Le cas échéant, en informer le radiologiste et obtenir une prescription pour l'antihistaminique et les stéroïdes qui doivent être administrés avant l'examen.
- Le client doit signer un formulaire de consentement éclairé.
- Il n'est pas nécessaire d'être à jeun pour passer cet examen.
- Demander au client d'enlever tous les objets métalliques et bijoux, étant donné qu'ils sont visibles sur les films.
- Dire au client de se brosser les dents et de se rincer la bouche avec un rince-bouche antiseptique avant l'examen afin de réduire la flore bactérienne.

Procédure (exécutée par un technicien en médecine nucléaire)
- Aider le client à s'installer en position de décubitus dorsal sur la table de radiologie.
- Une radiographie de référence permet de vérifier la présence de calculs dans le conduit, ce qui empêcherait le colorant d'y pénétrer.
- Introduire un cathéter par la bouche dans le conduit.
- Injecter le produit de contraste par le cathéter et réaliser des radiographies.
- Ensuite, faire boire au client du jus de citron pour stimuler la salivation.
- Prendre d'autres radiographies.

Après le test
- La plupart des réactions allergiques au colorant se produisent moins de 30 minutes après qu'il a été administré. Observer attentivement le client pour déceler détresse respiratoire, éruption cutanée, hypotension, œdème, stridor laryngé, tachycardie et/ou urticaire. Le matériel de réanimation d'urgence doit être facilement accessible.
- Encourager le client à boire beaucoup d'eau pour favoriser l'élimination du produit de contraste.
- Un analgésique léger pourra soulager la douleur ou l'enflure au site de l'intervention.

CONTRE-INDICATIONS

- Clients allergiques à l'iode, aux fruits de mer ou au produit de contraste
- Clients ayant des infections buccales

S

PATHOLOGIE

Spermogramme
(Numération des spermatozoïdes)

Description du test
Le spermogramme est l'examen diagnostique le plus couramment utilisé dans un bilan de stérilité. Si l'examen révèle une faible numération des spermatozoïdes ou d'autres anomalies, on analyse habituellement un second spécimen au moins 7 jours plus tard. Des examens supplémentaires peuvent être nécessaires si le spermogramme est anormal.

Les résultats de l'analyse comprennent le volume de l'éjaculat, la numération des spermatozoïdes, le pourcentage de spermatozoïdes normaux, la motilité des spermatozoïdes et le pH. Le volume séminal se situe habituellement entre 2 et 5 ml. Un volume plus faible révèle qu'il y a moins de spermatozoïdes, alors qu'un volume plus élevé peut indiquer une dilution du liquide et, là encore, moins de spermatozoïdes que la normale. Les deux situations modifient la fertilité. La numération, ou densité, des spermatozoïdes se mesure en millions de spermatozoïdes par millilitre de sperme. On observe une numération des spermatozoïdes inférieure à la normale en cas de stérilité.

La motilité des spermatozoïdes est une mesure du pourcentage de spermatozoïdes qui se déplacent dans un échantillon. Les spermatozoïdes immobiles, ou se déplaçant lentement, représentent un problème sur le plan de la fécondité. On observe plus de 200 spermatozoïdes pour évaluer leur taille, leur morphologie et leur apparence. Plus il y a de spermatozoïdes anormaux, moins grandes sont les chances de fertilité.

CONSIDÉRATIONS CLINIQUES

Lorsqu'un premier spermogramme est normal, une période d'observation est justifiée avant de procéder à une autre analyse; on la réalise 4 mois plus tard afin de coïncider avec le cycle spermatogène.

VALEURS NORMALES

Volume:	2−5 ml
pH:	7,3−7,8
Couleur:	blanc grisâtre
Nombre de spermatozoïdes:	20−250 millions/ml
Motilité:	>60 %
Spermatozoïdes normaux:	>60 %

INTERPRÉTATIONS POSSIBLES DES VALEURS ANORMALES

Diminution
Cryptorchidie
Hyperthermie
Orchite
Stérilité
Syndrome de Klinefelter

FACTEURS CONTRIBUANT AUX VALEURS ANORMALES

- Médicaments pouvant faire *diminuer* la numération des spermatozoïdes: agents anticancéreux, azathioprine, cimétidine, kétoconazole, méthyltestostérone, œstrogènes.

INTERVENTIONS INFIRMIÈRES ET DÉROULEMENT DU TEST

Avant le test

- Aviser le client de s'abstenir de relations sexuelles et de consommation d'alcool pendant les 2 ou 3 jours précédant l'examen.
- Mettre le client à l'aise, car cet examen peut le gêner.

Procédure

- Fournir au client un contenant à prélèvement.
- La meilleure façon de recueillir le spécimen est de le faire par masturbation au cabinet du médecin ou au laboratoire.
- Si le client préfère recueillir le spécimen à son domicile, il peut le faire dans un condom sans lubrifiant au cours d'un coït interrompu.

Après le test

- Conserver le spécimen à la température ambiante. Ne pas le réfrigérer.
- Faire parvenir le spécimen au laboratoire moins d'une heure après son prélèvement.

ALERTES CLINIQUES

- On recommande de passer un spermogramme 2 ou 3 mois après une vasectomie. On ne devrait alors trouver aucun spermatozoïde dans l'échantillon.

MICROBIOLOGIE

Strep-test
(Streptocoque bêta-hémolytique du groupe A)

Description du test

Le strep-test permet de vérifier rapidement la présence d'une infection par un streptocoque bêta-hémolytique du groupe A. En général, ce type particulier d'infection se traite facilement à l'aide d'antibiotiques. Si elle n'est pas traitée, l'infection peut conduire à des complications telles que le rhumatisme articulaire aigu et la glomérulonéphrite post-streptococcique. La réalisation de ce test offre aussi au responsable des soins l'opportunité d'éviter le recours inutile aux antibiotiques pour traiter une infection virale, diminuant ainsi l'incidence de la résistance aux antibiotiques.

La sensibilité du strep-test est d'environ 95 %. Le test vérifie la présence des streptocoques bêta-hémolytiques du groupe A seulement et ne renseigne pas sur les autres causes de pharyngite.

CONSIDÉRATIONS CLINIQUES

Le test de diagnostic de la pharyngite à streptocoque du groupe A devrait être fait avant le début d'un traitement avec antibiotiques.

VALEURS NORMALES

Négatives

INTERPRÉTATIONS POSSIBLES DES VALEURS ANORMALES

Positives	Négatives
Infection à streptocoque bêta-hémolytique du groupe A	Faux négatif Infection virale Pas d'infection

FACTEURS CONTRIBUANT AUX VALEURS ANORMALES

- Des faux négatifs peuvent apparaître en raison d'une dilution de l'échantillon si celui-ci est prélevé sur l'uvule ou sur le palais mou.
- Traitement récent aux antibiotiques.
- Gargarisme avec certains rince-bouche.

INTERVENTIONS INFIRMIÈRES ET DÉROULEMENT DU TEST

Avant le test

- Aviser le client que l'examen n'est pas douloureux, mais qu'il peut provoquer des haut-le-cœur.

Procédure

- Le client peut être assis; s'il s'agit d'un enfant, le tenir de façon à immobiliser sa tête.
- Utiliser un abaisse-langue pour maintenir la langue. Afin de minimiser le réflexe nauséeux, il est préférable de le placer sur les portions latérales de la langue plutôt qu'en son centre.
- Prélever des échantillons avec un écouvillon sur chacune des deux amygdales et dans la partie postérieure du pharynx.

Après le test

- Placer l'écouvillon dans le médium de transport, l'étiqueter et l'envoyer au laboratoire.
- Indiquer sur la requête si le client a récemment pris un antibiotique.
- Donner de l'eau au client après le prélèvement, s'il le désire.

S

ALERTES CLINIQUES

- Si le strep-test est positif, le client doit être traité avec un antibiotique.
- Si le test est négatif, on réalise une culture de contrôle et une épreuve de sensibilité pour déterminer si ce résultat est un faux négatif. Plusieurs jours peuvent s'écouler avant que le résultat final de la culture soit disponible.
- Un test positif n'établit pas la distinction entre les personnes qui ont une infection streptococcique active et celles qui sont porteuses du streptocoque et qui souffriraient en réalité d'une infection virale.

CONTRE-INDICATIONS

- Les prélèvements pharyngés à l'aide d'un écouvillon ne doivent pas être pratiqués chez un client qui montre des signes d'obstruction possible des voies respiratoires due à des causes telles qu'une épiglottite ou un abcès péri-amygdalien

Test à la tuberculine
(PPD, Réaction à la tuberculine, Test de Mantoux)

Description du test

Le test à la tuberculine permet de dépister une infection antérieure par le bacille tuberculeux, mais il ne permet pas de faire la distinction entre la tuberculose active et la tuberculose latente. Ce test est une analyse de dépistage de routine qui se fait chez les travailleurs de la santé, les personnes à risques élevés et celles dont on croit qu'elles ont été infectées par la tuberculose. Pour ce test, on administre des tuberculines purifiées par voie intradermique. Dans le test de Mantoux, les tuberculines sont injectées à l'aide d'une seringue à tuberculine et d'une aiguille de calibre 25 ou 26. La lecture du résultat se fait après 48 à 72 heures. La zone d'induration (durcissement) est mesurée, mais la rougeur (érythème) n'étant pas importante, elle ne l'est pas.

CONSIDÉRATIONS CLINIQUES

Critères de Santé Canada pour la lecture du test à la tuberculine :

Diamètre de l'induration jugé significatif après le test intradermique à la tuberculine purifiée (5 unités) :

TABLEAU 5	Lecture du test à la tuberculine
Client	**Diamètre significatif**
Personne infectée par le VIH et présentant un risque élevé de tuberculose	0–4 mm
Personne infectée par le VIH	>5 mm
Contact proche (surtout les enfants et les jeunes adultes) de la personne chez qui on a confirmé le diagnostic de tuberculose	>5 mm
Personne sans réaction significative au test de Mantoux au cours des deux dernières années	>10 mm
Personne qui a déjà souffert de tuberculose active, pour laquelle elle avait reçu un traitement inadéquat ou n'avait pas reçu de traitement	>10 mm
Personne présentant des signes de cicatrisation apicale à la radiographie pulmonaire	>10 mm
Personne présentant d'autres facteurs de risque	>10 mm

VALEURS NORMALES

Négatives : induration <5 mm

INTERPRÉTATIONS POSSIBLES DES VALEURS ANORMALES

Positives

Infection antérieure par le bacille tuberculeux
Tuberculose active

FACTEURS CONTRIBUANT AUX VALEURS ANORMALES

- L'injection sous-cutanée, plutôt qu'intradermique, de tuberculines purifiées invalide le test.
- Les personnes dont la condition perturbe le système immunitaire (cancer, chimiothérapie récente, sida à un stade avancé) peuvent avoir un résultat faussement négatif.
- Médicaments pouvant *supprimer* la réaction cutanée s'ils sont administrés dans les 4 à 6 semaines précédant le test : corticostéroïdes, immunosuppresseurs, vaccins contre la rougeole, les oreillons, la rubéole ou la poliomyélite.

INTERVENTIONS INFIRMIÈRES ET DÉROULEMENT DU TEST

Avant le test

- Recueillir l'historique du client en ce qui concerne la tuberculose, ses résultats antérieurs au test de Mantoux et ses immunisations antérieures par le BCG (voir *Contre-indications*).

Procédure

- Le client est assis, le bras étendu et appuyé sur une surface plane.
- Nettoyer la surface antérieure de l'avant-bras avec de l'alcool et laisser sécher. Éviter les naevi et les autres zones pigmentées pour l'injection des tuberculines purifiées.
- Injecter les tuberculines dans le derme. Une papule devrait apparaître sous la peau.
- Encercler avec un marqueur le site d'injection.

Après le test

- Mesurer la zone d'induration de 48 à 72 heures plus tard.

T

ALERTES CLINIQUES

- Pour un test à la tuberculine en 2 étapes :
  - si le premier test de Mantoux est négatif, le répéter 1 ou 2 semaines plus tard ;
  - si le premier test de Mantoux montre une induration de moins de 5 mm, faire un second test sur l'autre avant-bras au moment de la lecture du premier test ;
  - si le premier test de Mantoux est positif, un second test n'est pas nécessaire.
- Un test à la tuberculine positif devrait être confirmé par des analyses supplémentaires (recherche de bacilles de Koch dans les expectorations, radiographie pulmonaire).

CONTRE-INDICATIONS

- Clients ayant une tuberculose active connue
- Clients qui ont reçu le *BCG* (*bacille bilié de Calmette-Guérin*), une immunisation contre la tuberculine; ces personnes présenteront une réaction positive à la tuberculine, même si elles n'ont jamais été infectées par la tuberculose

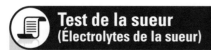

Test de la sueur
(Électrolytes de la sueur)

Description du test

La fibrose kystique est une maladie héréditaire qui atteint les glandes exocrines de l'organisme. Les glandes muqueuses produisent alors un mucus très épais, ce qui cause des problèmes particuliers aux poumons. La maladie s'accompagne aussi d'un mauvais fonctionnement de la portion exocrine du pancréas. Les taux de sodium, de potassium et de chlorure dans la sueur sont anormalement élevés chez les enfants atteints de fibrose kystique et chez les porteurs de la maladie.

Pour cet examen, on procède à une stimulation de la production de sueur par ionophorèse, soit par l'application indolore d'un léger courant électrique sur la peau; celui-ci entraîne le transport des ions positifs de pilocarpine dans la peau à partir d'un tampon imbibé de gel appliqué sur celle-ci. Une fois la transpiration stimulée, on fixe à la zone un filtre de papier sans chlorure de sodium préalablement pesé et on le laisse en place pendant 30 minutes pour recueillir la sueur. La présence dans la sueur de plus de 90 mEq/L de sodium et de plus de 60 mEq/L de chlorure est révélatrice de la fibrose kystique.

VALEURS NORMALES

Sodium:	normal :	<70 mEq/L
	anormal :	>90 mEq/L
	ambigu :	70−90 mEq/L
Chlorure:	normal :	<50 mEq/L
	anormal :	>60 mEq/L
	ambigu :	50−60 mEq/L

INTERPRÉTATIONS POSSIBLES DES VALEURS ANORMALES

Augmentation	Diminution
Déficit en glucose-6-phosphate-déshydrogénase	Déplétion sodique
Diabète insipide	Hypoaldostéronisme

Augmentation	Diminution
Dysplasie ectodermique	
Fibrose kystique	
Hypothyroïdie	
Insuffisance rénale	
Insuffisance surrénale	
Maladie d'Addison	
Malnutrition	
Mucopolysaccharidose	

FACTEURS CONTRIBUANT AUX VALEURS ANORMALES

- Médicaments pouvant faire *diminuer* le taux de chlorure dans la sueur : minéralocorticoïdes.

INTERVENTIONS INFIRMIÈRES ET DÉROULEMENT DU TEST

Avant le test

- Il n'est pas nécessaire d'être à jeun pour passer cet examen.
- Le client doit signer un formulaire de consentement éclairé.

Procédure (exécutée par un technicien)

- Laver le site qui doit être stimulé avec de l'eau distillée et l'assécher. La face antérieure de l'un des avant-bras constitue le meilleur site.
- Placer une gaze imbibée d'une petite quantité de pilocarpine sur la peau et la relier à l'électrode positive.
- Placer une autre gaze imbibée d'une petite quantité de solution saline sur la peau et la relier à l'électrode négative.
- Appliquer un faible courant à des intervalles de 15 à 20 secondes pendant 5 minutes.
- Retirer et jeter les électrodes.
- Placer une gaze (ou un papier-filtre) sèche et de poids connu sur le site précédemment couvert par le tampon de pilocarpine et la recouvrir de plastique en scellant les bords à l'aide de ruban adhésif résistant à l'eau.
- Retirer le plastique et le ruban adhésif après 30 minutes et les jeter.
- Retirer la gaze (ou le papier-filtre) à l'aide de pinces et la placer dans le contenant approprié.

Après le test

- Sceller et étiqueter le contenant et le faire parvenir immédiatement au laboratoire.
- Laver la zone étudiée avec du savon et de l'eau et l'assécher complètement. La rougeur de la peau disparaîtra en quelques heures.

ALERTES CLINIQUES

- Si le résultat est anormal, une consultation en génétique doit être proposée au client et à sa famille.
- Des ressources pour les clients atteints de fibrose kystique et pour leur famille sont disponibles auprès de l'Association québécoise de la fibrose kystique.

T

Test de Papanicolaou
(Cytologie vaginale, Test Pap)

Description du test

Ce terme est le plus souvent associé à l'examen de détection du cancer de l'utérus, du vagin et du col de l'utérus, qui consiste en un examen vaginal suivi d'un prélèvement de cellules du col. Chez une femme ayant déjà subi une hystérectomie totale (ablation de l'utérus et du col), des cellules de la muqueuse vaginale peuvent servir pour l'examen.

Les cytologies en milieu liquide permettent de réaliser une analyse de l'ADN afin de déceler la présence des types de VPH (virus du papillome humain) à risque élevé qui ont été associés au développement du cancer du col.

L'examen permet de déceler la présence de *Trichomonas*, de mycose (*Candida*) ou de bactéries, des modifications cellulaires cadrant avec la présence du virus herpès simplex ou une modification de la flore suggérant une infection bactérienne. Il permet aussi d'identifier des modifications cellulaires réactionnelles (associées à l'inflammation, à l'irradiation ou à la présence d'un dispositif intra-utérin), des cellules glandulaires (après une hystérectomie) ou une atrophie (postménopausique). La présence de cellules endométriales chez une femme de 40 ans et plus est considérée comme anormale et est soulignée dans le rapport.

CONSIDÉRATIONS CLINIQUES

Le Collège des médecins de famille du Canada fait les recommandations suivantes :

- Toutes les femmes devraient entreprendre le dépistage du cancer du col de l'utérus environ 3 ans après leurs premiers rapports sexuels vaginaux, mais pas plus tard qu'à 21 ans. Le dépistage devrait se faire annuellement par un test Pap régulier.
- À partir de 30 ans, les femmes dont le test Pap a été normal à trois reprises consécutives peuvent ramener la fréquence des tests aux 2 ou 3 ans. Les femmes qui présentent certains facteurs de risque, comme l'exposition au diéthylstilbœstrol avant la naissance, une infection au VIH ou un affaiblissement du système immunitaire attribuable à une transplantation d'organe, à une chimiothérapie ou à l'usage prolongé de stéroïdes, devraient maintenir les examens de dépistage annuels.
- Les femmes de 70 ans et plus dont le test Pap a été normal à trois reprises consécutives et dont aucun test n'a été anormal au cours des 10 dernières années peuvent choisir de cesser les examens de dépistage du cancer du col.
- Les femmes qui ont subi une hystérectomie totale (ablation de l'utérus et du col) peuvent aussi choisir de mettre fin au dépistage du cancer du col de l'utérus, sauf si la chirurgie a été réalisée en guise de traitement pour un état précancéreux ou un cancer du col. Les femmes ayant subi une hystérectomie sans ablation du col devraient suivre les recommandations énoncées plus haut.
- Les femmes doivent être avisées qu'un examen gynécologique annuel est toujours nécessaire, même quand on n'y pratique pas de test Pap.

VALEURS NORMALES

Négatives pour la présence de lésion intraépithéliale ou de malignité

Pas d'organismes ou d'autre observation

INTERPRÉTATION POSSIBLE DES VALEURS ANORMALES

Atrophie

Cancer du col de l'utérus, de l'utérus et du vagin

Infection transmissible sexuellement

Infection vaginale bactérienne

Inflammation

Mycose

FACTEURS CONTRIBUANT AUX VALEURS ANORMALES

- Divers facteurs peuvent modifier les résultats du test Pap : dessèchement des cellules de l'échantillon avec la technique de frottis, utilisation d'une gelée lubrifiante sur le spéculum vaginal, douche vaginale, bain, écoulement menstruel et infections.
- Il peut être impossible de faire une bonne interprétation du spécimen si le nombre de cellules prélevées est insuffisant.
- Médicaments pouvant *modifier* les résultats du test : digitaline, tétracycline.

INTERVENTIONS INFIRMIÈRES ET DÉROULEMENT DU TEST

Avant le test

- Aviser la cliente que l'introduction du spéculum vaginal peut causer un léger inconfort.
- Demander à la cliente d'éviter les douches vaginales, les bains et l'utilisation de tampons, de médicaments vaginaux, de vaporisations ou de poudres pendant au moins 24 heures à 48 heures avant l'examen.
- Demander à la cliente d'uriner avant l'examen.
- Il n'est pas nécessaire d'être à jeun pour passer cet examen.

Procédure (exécutée par un médecin)

- La cliente doit retirer les vêtements qu'elle porte sous la taille ; lui donner un drap pour qu'elle puisse se couvrir.
- Aider la cliente à s'installer en position gynécologique, les pieds dans les étriers.
- Insérer un spéculum dans le vagin. Demander à la cliente de respirer profondément afin que ses muscles pelviens se relâchent, ce qui facilitera l'insertion du spéculum.
- Une fois le col visualisé, y prélever plusieurs échantillons de cellules (à l'aide d'une spatule) et dans l'orifice cervical (en utilisant une brosse cytologique). Pour le test en milieu liquide, on peut utiliser un dispositif de prélèvement ressemblant à un balai, qui permet de prélever des échantillons des deux régions en même temps.
- Si un test Pap est effectué chez une femme qui n'a pas de col de l'utérus, prélever des cellules du vagin.

T

- Pour un frottis vaginal, étaler l'échantillon sur une lame de verre et appliquer un fixatif avant que les cellules sèchent.
- Pour le test en milieu liquide, secouer vigoureusement le dispositif de prélèvement dans la solution pour libérer les cellules recueillies.

Après le test

- Expliquer à la cliente qu'un très léger écoulement de sang provenant du col pourrait se produire après l'examen et nécessiter la mise en place d'une petite serviette hygiénique.
- Étiqueter le spécimen en y consignant les renseignements nécessaires et le faire parvenir au laboratoire.

ALERTES CLINIQUES

- Si les résultats sont anormaux, le médecin demandera une colposcopie (voir cet examen).

CONTRE-INDICATIONS

- Douche vaginale ou utilisation de produits vaginaux moins de 24 heures avant l'examen
- Infections vaginales
- Menstruation

AUTRE EXAMEN

Thoracentèse
(Analyse du liquide pleural, Ponction pleurale)

Description du test

La thoracentèse consiste à retirer du liquide de la cavité pleurale. Celle-ci est l'espace compris entre la plèvre viscérale, qui recouvre les poumons, et la plèvre pariétale qui tapisse la cage thoracique. Dans certaines affections, comme les maladies inflammatoires des poumons et les cancers, une grande quantité de liquide pleural peut s'accumuler dans la cavité pleurale, formant ce qu'on appelle un *épanchement pleural*. D'autres substances, comme l'air (pneumothorax) ou le sang (hémothorax), peuvent aussi se trouver dans la cavité pleurale.

On peut pratiquer une thoracentèse à des fins de diagnostic, afin de déterminer la cause de la production de liquide, ou dans un but thérapeutique pour retirer le liquide en une seule fois. On analyse ensuite ce liquide en procédant à une numération des globules rouges et des globules blancs, à des études cytologiques, à des cultures bactériennes et fongiques et à la détermination des taux de glucose, de lacticodéshydrogénase et de protéines. Chez les clients dont l'épanchement pleural est attribuable à une affection maligne, la chimiothérapie intrapleurale présente l'avantage de traiter le cancer sous-jacent en plus de résorber l'épanchement.

Si le liquide qui s'est échappé des vaisseaux sanguins plus perméables est riche en protéines, c'est un *exsudat*, et si le liquide qui s'est échappé des vaisseaux sanguins normaux contient peu de protéines, c'est un *transsudat*. Un exsudat peut être attribuable à diverses causes : obstruction du drainage lymphatique, infection, tumeur, pancréatite, infarctus pulmonaire, polyarthrite rhumatoïde, lupus érythémateux aigu disséminé, traumatisme et tuberculose. Un transsudat est causé par une ascite, une cirrhose, l'insuffisance cardiaque congestive, l'hypertension, une néphrite ou une néphrose.

VALEURS NORMALES

Aspect général :	clair, inodore
Bactéries :	aucune
Cytologie :	pas de cellules cancéreuses
Densité :	<1,016
Globules blancs :	quelques lymphocytes
Globules rouges :	peu
Glucose :	égal au taux sérique
Lacticodéshydrogénase :	égal au taux sérique
Mycètes :	aucun
Protéines :	<3 g/dl
Quantité :	<20 ml

INTERPRÉTATIONS POSSIBLES DES VALEURS ANORMALES

Bactéries (présence)

Infection
Rupture d'abcès du poumon
Tuberculose

Couleur

Liquide laiteux :	Présence de chyle
Liquide sanglant :	Hémothorax, ponction traumatique
Liquide trouble :	Inflammation

T

Globules blancs (augmentation)

Empyème fongique
Empyème viral
Inflammation
Tuberculose

Globules rouges (augmentation)

Cancer
Hémothorax
Ponction traumatique
Traumatisme thoracique

Glucose (diminution)

Cancer
Infection bactérienne
Inflammation non infectieuse
Métastases

Lacticodéshydrogénase (augmentation)

Affection maligne

Mycètes (présence)

Candidose
Coccidioïdomycose
Histoplasmose

Protéines (augmentation)

Cancer
Infarctus pulmonaire
Infection
Maladie vasculaire du collagène
Traumatisme
Tuberculose

FACTEURS CONTRIBUANT AUX VALEURS ANORMALES

- Un traitement antimicrobien entrepris avant l'examen peut faire diminuer la numération bactérienne.
- La contamination du spécimen pourra modifier la numération des leucocytes.

INTERVENTIONS INFIRMIÈRES ET DÉROULEMENT DU TEST

Avant le test

- Expliquer au client qu'un anesthésique local sera utilisé et qu'il ressentira une douleur semblable à une pression lorsque l'aiguille percera la plèvre et que le liquide sera retiré. Lui expliquer qu'il ne doit faire aucun mouvement, ni même respirer profondément ou tousser durant l'examen.
- Il n'est pas nécessaire d'être à jeun pour passer cet examen.
- Réaliser une FSC et des analyses de coagulation.
- Le client doit signer un formulaire de consentement éclairé.
- On pratique généralement une radiographie ou une échographie thoraciques avant l'examen pour localiser le liquide et pour éviter une perforation accidentelle du poumon.
- Mesurer les signes vitaux avant et pendant l'intervention.

Procédure (exécutée par un médecin)

- Aider le client à s'installer en position assise, incliné vers l'avant et les bras appuyés sur une table de lit. Soutenir les bras et la tête à l'aide d'oreillers. Si le client est incapable de tolérer cette position, il peut s'étendre sur le côté non atteint, alors que la tête du lit est élevée de 30° à 45°.

- Désinfecter la zone et la recouvrir de champs stériles.
- Administrer un anesthésique local.
- Insérer une aiguille et un robinet à 3 voies à travers la plèvre pariétale.
- Lorsque l'accumulation de liquide est atteinte, prélever un échantillon.
- S'il est nécessaire de retirer plus de liquide, relier la canule au collecteur par un tube.
- Laisser le liquide s'écouler lentement. Pour éviter un drainage trop rapide, et l'hypovolémie qui en résulterait, surélever le contenant de prélèvement pour ralentir le drainage, ou clamper le tube.
- Durant tout le drainage de l'épanchement pleural, surveiller les signes de détresse respiratoire : cyanose, diaphorèse, dyspnée, faiblesse, hypotension, mucus spumeux teinté de sang, pâleur et tachypnée. Il peut être nécessaire de traiter la bradycardie en raison de l'effet vasovagal.
- Aux clients dont l'épanchement pleural est dû à une affection maligne, on peut administrer par le robinet des médicaments anticancéreux dans la cavité pleurale avant de retirer l'aiguille.
- Lorsque l'intervention est terminée, retirer l'aiguille et appliquer un pansement compressif.

Après le test

- Étiqueter l'échantillon et le faire parvenir immédiatement au laboratoire.
- Tourner le client sur le côté *non atteint* pendant 1 heure pour permettre l'expansion du poumon.
- Surveiller les signes vitaux jusqu'à ce qu'ils se stabilisent.
- Vérifier fréquemment s'il y a un écoulement au niveau du pansement. Surveiller le site de la ponction pour y déceler un saignement ou un emphysème sous-cutané, et les bruits respiratoires afin d'évaluer s'il y a présence de crépitants.
- Continuer à observer le client pour déceler des signes de détresse respiratoire. Une radiographie peut être demandée après l'examen pour vérifier la présence d'un hémothorax, d'un pneumothorax, d'un pneumothorax de tension ou d'une accumulation supplémentaire de liquide.

T

ALERTES CLINIQUES

- Complications possibles : choc, embolie gazeuse, hémothorax, hypovolémie, œdème pulmonaire, pneumothorax, réaction aux médicaments anticancéreux.

CONTRE-INDICATIONS

- Clients ayant des troubles de coagulation
- Personnes incapables de coopérer en raison de leur âge, de leur état mental, de la douleur ou d'autres facteurs

Thoracoscopie

Description du test

Lors d'une thoracoscopie, on pratique dans la paroi thoracique de petites incisions par lesquelles on introduit un thoracoscope. Cette intervention permet au médecin d'examiner la plèvre pariétale et la plèvre viscérale, le médiastin et le péricarde. On la réalise pour prélever des échantillons de tissus et de liquide, pour diagnostiquer un cancer et déterminer son stade, pour retirer du liquide et pour introduire des médicaments dans la cavité pleurale. Même si on considère qu'il s'agit d'une intervention chirurgicale, la thoracoscopie demande un temps d'hospitalisation et de rétablissement plus court qu'une thoracotomie.

VALEURS NORMALES

Apparence normale des structures, pas d'infection ou de tumeur maligne

INTERPRÉTATIONS POSSIBLES DES VALEURS ANORMALES

Cancer métastatique
Cancer primitif du poumon
Coccidioïdomycose
Empyème
Épanchement pleural
Histoplasmose
Inflammation
Tuberculose

INTERVENTIONS INFIRMIÈRES ET DÉROULEMENT DU TEST

Avant le test

- Aviser le client que l'inconfort associé à cette intervention est surtout attribuable à la gêne postopératoire causée par les incisions et à la présence d'un drain thoracique.
- Il est nécessaire d'être à jeun pour passer cet examen.
- Pratiquer des analyses sanguines préopératoires, une radiographie thoracique et un électrocardiogramme.
- Une préparation de la peau peut être nécessaire.
- Le client doit signer un formulaire de consentement éclairé.

Procédure (exécutée par un médecin)

- Installer un soluté.
- Anesthésier le client et le placer en position de décubitus latéral.
- Pratiquer de petites incisions dans la paroi thoracique.

- Laisser s'affaisser le poumon à examiner afin de laisser de l'espace pour son exploration et pour celle de la plèvre.
- Introduire un endoscope pour examiner avec soin le poumon et la cavité pleurale et pour prélever des échantillons de tissus ou de liquide.
- Après avoir retiré l'endoscope, suturer toutes les petites incisions à l'exception d'une seule.
- Insérer un drain thoracique dans cette incision pour permettre le drainage et la réexpansion du poumon.

Après le test
- La surveillance postopératoire consiste à prendre les signes vitaux, à surveiller la respiration ainsi que l'état cardiovasculaire et neurologique du client, à vérifier les pansements et le drain thoracique selon la procédure de l'établissement et à surveiller les complications.
- Des analgésiques peuvent être administrés au besoin.
- Règle générale, l'hospitalisation postopératoire est de 2 à 5 jours.
- Le client doit éviter de faire des efforts intenses, de soulever des poids lourds et de conduire pendant plusieurs semaines.

ALERTES CLINIQUES

- Complications possibles : douleur ou engourdissement aux sites d'incision, fuite d'air, infection, pneumonie et saignement.
- Demander au client d'aviser le médecin en cas de douleur thoracique, de dyspnée, de fièvre, d'hémoptysie et de rougeur ou d'écoulement au niveau des incisions.

CONTRE-INDICATIONS

- Clients ayant déjà eu une chirurgie thoracique
- Clients ayant des problèmes de coagulation
- Clients dont la fonction respiratoire est médiocre
- Clients incapables de coopérer en raison de leur âge, de leur état mental, de la douleur ou d'autres facteurs

T

AUTRE EXAMEN

Tomodensitométrie
(TDM, Tomographie axiale, Tomographie axiale par faisceau d'électrons [EBCT])

Description du test

La tomodensitométrie, aussi appelée tomographie axiale ou scan, est une technique de radiographie ; des rayons X sont projetés sur les parties du corps à l'étude. Lorsque l'appareil est jumelé à un ordinateur, on utilise le terme TACO. Un détecteur de rayons X enregistre l'intensité de ces rayons à mesure qu'ils sont transmis à travers les tissus. Le degré de pénétration des rayons X varie selon les types de tissus, un phénomène appelé *atténuation tissulaire*. C'est ainsi qu'on a pu déterminer un *coefficient de densité* pour les différents tissus. L'ensemble des résultats obtenus est analysé et transformé en une image affichée sur un écran. La qualité de cette image peut être améliorée en répétant l'examen après l'injection IV d'un produit de contraste iodé.

Le scan *abdominal* permet de diagnostiquer, dans les organes abdominaux, des conditions pathologiques comme l'inflammation, des kystes et des tumeurs dans le foie, la vésicule biliaire, le pancréas, la rate, les reins et les organes pelviens. On peut déceler de façon précise une appendicite aiguë, permettant ainsi d'éviter des réactions allergiques probables et des coûts associés à l'utilisation de produits de contraste. Une nouvelle technique de scan en 64 coupes permettra à l'avenir d'éviter des procédés invasifs en produisant une coloscopie virtuelle.

Le scan *du cerveau* est particulièrement sensible à la présence de sang. Cet examen est utile après un traumatisme et lorsque les symptômes neurologiques suggèrent un accident vasculaire cérébral (AVC) ou une hémorragie due à une embolie, une malformation artérioveineuse, un angiome ou un anévrisme. L'examen sans contraste du cerveau est actuellement l'examen de prédilection pour l'imagerie initiale d'un AVC suspect. L'examen avec contraste ne permet pas de visualiser dans tous les cas des tumeurs ayant un faible degré de malignité ou la pleine ampleur de tumeurs infiltrantes et des œdèmes associés aussi bien que l'imagerie par résonance magnétique (IRM).

Grâce au scan *thoracique*, on peut diagnostiquer des conditions pathologiques dans les organes intrathoraciques comme une inflammation, des kystes et des tumeurs des poumons, de l'œsophage et des ganglions lymphatiques. Étant donné qu'un scan hélicoïdal du thorax prend des images du thorax sous de nombreux angles, il s'agit d'une technique très utile pour déterminer la présence d'une embolie pulmonaire suspecte.

Le scan *des reins et des uretères* est considéré par la plupart des radiologistes et des urologues comme étant la meilleure des techniques pour détecter des calculs urinaires en phase aiguë.

Le scan *cardiaque* s'améliore avec chaque nouvelle génération de tomodensitomètre. L'examen le plus récent est une technique en 64 coupes qui produit, grâce à un temps de balayage beaucoup plus rapide, des instantanés du cœur en mouvement ainsi que des artères coronaires. Cette technique s'est révélée très fiable pour exclure la présence d'une sténose coronaire significative; on suppose qu'elle pourra remplacer efficacement la coronarographie, une technique invasive.

La *tomographie axiale par faisceau d'électrons (EBCT)* utilise un détecteur à la source et un faisceau électronique rotatif pour produire des images synchronisées avec les battements du cœur. L'examen révèle les zones de calcification dans les artères coronaires. Au besoin, on peut aussi pratiquer des épreuves d'effort ou une imagerie de perfusion myocardique.

Le scan peut aussi être utilisé pour analyser les vertèbres cervicales, thoraciques, lombaires et sacrées, de même que le cou, les sinus et le bassin.

CONSIDÉRATIONS CLINIQUES

Une étude récente (Henschke, 2006) a démontré qu'environ 80 % des décès dus au cancer du poumon auraient pu être évités si on avait pratiqué un scan sur des populations à risque élevé. En effet, si on peut détecter le cancer du poumon dès son apparition, on peut le guérir.

VALEURS NORMALES

Aucune anomalie

INTERPRÉTATIONS POSSIBLES DES VALEURS ANORMALES

Scan abdominal

Abcès
Anévrisme de l'aorte abdominale
Appendicite
Cholélithiases
Dilatation des conduits biliaires
Diverticulite
Hémorragie
Hypertrophie de la prostate
Infection
Kystes
Rupture de la rate
Tumeurs

Scan du cerveau

Abcès
Anévrismes cérébraux
Déplacement ventriculaire
Distension ventriculaire
Hémorragie/hématome
Hydrocéphalie
Infarctus cérébral
Malformation artérioveineuse
Méningiomes
Sclérose en plaques
Tumeurs

Scan thoracique

Anévrisme de l'aorte
Cancer du poumon
Embolie pulmonaire
Épanchement pleural
Granulome
Hernie hiatale
Inflammation
Kyste
Métastases

T

Œdème ganglionnaire
Pneumonite
Tumeurs de l'œsophage
Tumeurs médiastinales

FACTEURS CONTRIBUANT AUX VALEURS ANORMALES

- Tout mouvement du client peut nuire à la qualité des images.
- Pour le scan abdominal : la rétention de baryum ainsi que la présence de gaz ou de selles dans l'intestin peuvent nuire à la qualité des clichés.

INTERVENTIONS INFIRMIÈRES ET DÉROULEMENT DU TEST

Avant le test

- Aviser le client que l'état d'inconfort qu'il pourra ressentir durant l'examen est d'abord dû à la ponction veineuse. Il pourra aussi ressentir pendant l'injection du produit de contraste des sensations passagères comme de la chaleur, de la rougeur au visage, un goût de sel ou de métal dans la bouche et des nausées. L'avertir qu'il ne doit pas bouger au cours de l'examen.
- Vérifier les allergies à l'iode, aux fruits de mer et au produit de contraste. Le cas échéant, informer le radiologiste et demander une prescription pour des antihistaminiques et des stéroïdes à administrer avant l'examen.
- Il est nécessaire d'être à jeun pendant 4 heures avant l'examen si celui-ci nécessite l'injection d'un produit de contraste. Le client devrait être bien hydraté avant de commencer sa période de jeûne.
- Pour le scan de l'abdomen, le client devra boire un produit de contraste.
- Pour le scan du cerveau, demander au client d'enlever tout objet métallique de ses cheveux ou de sa bouche avant l'examen.
- Le client doit signer un formulaire de consentement éclairé.

Procédure (exécutée par un technicien)

- Aider le client à s'étendre sur la table d'examen.
- Installer un cathéter intraveineux.
- Injecter le produit de contraste par voie IV. Le matériel de réanimation et d'aspiration doit être aisément accessible.
- Placer le client dans l'appareil de radiographie.
- Demander au client de retenir son souffle pendant qu'on prend les clichés.

Après le test

- La plupart des réactions allergiques au colorant radio-opaque se produisent moins de 30 minutes après qu'il a été administré. Observer attentivement le client pour déceler détresse respiratoire, éruption cutanée, hypotension, œdème, stridor laryngé, tachycardie et/ou urticaire. Le matériel de réanimation d'urgence doit être facilement accessible.
- Pendant une période de 24 heures, surveiller les signes de réaction allergique au produit de contraste.

- Encourager le client à boire beaucoup d'eau pour favoriser l'élimination du colorant.
- Évaluer le débit urinaire.
- Informer le client que l'ingestion d'un produit de contraste peut provoquer une diarrhée.
- La fonction rénale doit être considérée comme adéquate avant de recommencer la metformine.

ALERTES CLINIQUES

- Complications possibles : insuffisance rénale aiguë et réaction allergique dues au colorant.
- Les clients claustrophobes peuvent avoir besoin d'un sédatif avant l'examen.

CONTRE-INDICATIONS

- Femmes enceintes
  - Avertissement : une femme en âge d'avoir des enfants devrait subir une radiographie seulement durant ses menstruations, ou 12 à 14 jours après leur début, pour éviter d'exposer le fœtus aux radiations
- Clients allergiques à l'iode, aux fruits de mer ou au colorant de contraste
- Clients atteints d'insuffisance rénale ou sujets à une insuffisance rénale causée par le colorant (personnes déshydratées)
- Clients claustrophobes et/ou souffrant d'obésité morbide
- Clients dont les signes vitaux sont instables
- Clients incapables de coopérer en raison de l'âge, de leur état mental, de la douleur ou d'autres facteurs

AUTRE EXAMEN

T

Tomographie par émission de positons
(TEP, Tomographie par émission monophotonique [TEMP])

Description du test

La tomographie par émission de positons (TEP) est une technique radiographique non invasive permettant l'étude de la circulation sanguine et des modifications métaboliques qui se produisent dans les tissus des organes ou dans des régions précises de l'organisme. Les applications cliniques de la TEP se situent dans les domaines de l'oncologie (stadification des tumeurs, détection de tumeurs récurrentes ou de métastases), de la cardiologie (détermination de la viabilité des tissus après un infarctus du myocarde, prédiction du succès thérapeutique d'un pontage ou d'une angioplastie) et de la neurologie (diagnostic des troubles du mouvement, détection des foyers convulsifs, étude de la démence). La TEP est utilisée pour le diagnostic et la stadification du cancer du poumon, du cancer colorectal, des cancers de la tête et du cou, du cancer de l'œsophage, des mélanomes et des lymphomes. Elle permet également d'étudier les tumeurs cérébrales, les tumeurs musculo-squelettiques et les cancers de l'ovaire, du pancréas et de la thyroïde.

Pour les études de TEP, on injecte au client une substance biochimique marquée par un isotope. Des particules chargées positivement, appelées positons, sont émises à mesure que l'isotope se désintègre. Quand les positons se combinent aux électrons chargés négativement qui se trouvent normalement dans les cellules des tissus, ils émettent des rayons gamma qu'un dispositif de balayage peut détecter. Le tomographe par émission de positons traduit alors ces émissions en images respectant un code de couleurs.

La TEP présente plusieurs avantages. Bien que la tomodensitométrie (TDM) et l'imagerie par résonance magnétique (IRM) soient utiles pour le diagnostic de problèmes internes, elles s'intéressent à des problèmes structuraux. La TEP et la *tomographie par émission monophotonique* (TEMP) enregistrent plutôt des modifications chimiques et physiologiques reliées au métabolisme et permettent donc l'étude de problèmes fonctionnels. Le client reçoit une dose minimale de rayonnement par l'isotope, et l'irradiation par la TEP est de moins de 25 % de celle qui est requise pour une tomodensitométrie. Un inconvénient de la TEP est son coût, plus élevé que celui de la TDM ou de l'IRM, et le nombre d'établissements en mesure de la pratiquer est actuellement limité. Règle générale, une tomodensitométrie exploratrice devrait précéder une TEP pour faciliter l'association entre une modification physiologique découverte par la TEP et le site anatomique révélé par la TDM.

VALEURS NORMALES

Métabolisme tissulaire normal

T

INTERPRÉTATIONS POSSIBLES DES VALEURS ANORMALES

Accident vasculaire cérébral
Chorée de Huntington
Démence
Épilepsie
Infarctus du myocarde
Maladie coronarienne
Maladie d'Alzheimer
Maladie de Parkinson
Migraine
Œdème pulmonaire
Pneumonie
Schizophrénie
Tumeurs malignes
Tumeurs métastatiques

FACTEURS CONTRIBUANT AUX VALEURS ANORMALES

- Les mouvements peuvent brouiller les images de la TEP.
- Médicaments pouvant *influencer* les résultats de l'examen : sédatifs, tranquillisants.

INTERVENTIONS INFIRMIÈRES ET DÉROULEMENT DU TEST

Avant le test

- Expliquer au client qu'il ne faut pas bouger durant l'examen. Encourager le client à écouter de la musique afin de se détendre et de réduire les bruits environnants.
- Il n'est pas nécessaire d'être à jeun pour passer cet examen. On doit éviter la gomme à mâcher, le sucre, la prise d'alcool, la caféine et le tabac pendant 24 heures avant l'examen, mais il est permis de boire de l'eau.
- Aviser le client de s'abstenir de pratiquer un exercice énergique avant l'examen.
- Les clichés tomodensitométriques des examens précédents doivent être disponibles pour la comparaison avec les images de TEP.
- Le client doit signer un formulaire de consentement éclairé.
- Il est possible d'administrer une sédation avant l'examen. Si c'est le cas, il ne faut pas l'administrer moins de 30 minutes après l'injection du radio-isotope, car elle pourrait modifier le métabolisme du glucose dans le cerveau.
- Demander au client d'uriner avant l'examen.

Procédure (exécutée par un médecin ou un technicien spécialisé)

- Installer le client en position de décubitus dorsal sur la table d'examen.
- Installer une ligne intraveineuse.
- Déplacer le client vers l'intérieur du tomographe.
- Administrer l'isotope, soit par la ligne intraveineuse, soit par inhalation d'un gaz radioactif.
- Prendre des images à différents moments, selon le tissu particulier qui est examiné.

Après le test

- Aider le client à se relever doucement afin d'éviter une hypotension orthostatique.
- Retirer la ligne intraveineuse et vérifier qu'il n'y a pas de saignement au site de la ponction.
- Encourager le client à boire beaucoup d'eau pour favoriser l'élimination de l'isotope.

ALERTES CLINIQUES

- Si une femme qui allaite *doit* subir cet examen, elle ne devrait pas nourrir son bébé tant que l'isotope n'aura pas été éliminé, ce qui se produira environ 3 jours plus tard.
- Bien que la quantité d'isotope de diagnostic éliminée dans l'urine soit faible, cette urine ne devrait pas servir pour un test de laboratoire durant la période requise par le département de médecine nucléaire.
- Les clients diabétiques devraient prendre leurs médicaments avant l'examen et prendre un très léger repas 4 heures avant l'examen.

CONTRE-INDICATIONS

- Femmes enceintes
  - Avertissement : une femme en âge d'avoir des enfants devrait subir une radiographie seulement durant ses menstruations, ou 12 à 14 jours après leur début, pour éviter d'exposer le fœtus aux radiations
- Femmes allaitantes
- Clients incapables de coopérer en raison de leur âge, de leur état mental, de la douleur ou d'autres facteurs
- Clients pesant plus de 160 kg

MICROBIOLOGIE

Toxine de *Clostridium difficile*
(*C. difficile*, Dosage de la toxine clostridienne)

Description du test

Le *Clostridium difficile* est une bactérie Gram$^+$ qui est normalement présente dans le gros intestin. Lorsque des personnes prennent des antibiotiques à large spectre, particulièrement de l'ampicilline, des céphalosporines ou de la clindamycine, ceux-ci attaquent la flore normale de l'intestin. Cependant, étant donné que le *C. difficile* résiste à ces antibiotiques, il prolifère. Chez les clients immunodéprimés, le nombre de ces bactéries peut aussi augmenter.

Le *C. difficile* libère deux toxines nécrosantes (A et B) dont l'une est responsable de la nécrose de la muqueuse intestinale. Il se développe alors une colite pseudomembraneuse, une condition qui peut s'avérer mortelle 4 à 10 jours après le début de l'antibiothérapie. Les personnes atteintes se plaignent de crampes abdominales, souffrent de fièvre et de diarrhées liquides très abondantes. On observe également une leucocytose. Alors même qu'on effectue des dosages de la toxine clostridienne, on peut commencer les traitements : arrêt des antibiotiques à large spectre, administration de métronidazole ou de vancomycine et, si nécessaire, administration intraveineuse de liquides.

CONSIDÉRATIONS CLINIQUES

Toute maladie au cours de laquelle une diarrhée persiste pendant plus de 7 jours ou si le nombre de selles liquides dépasse 5 à 6 par jour, surtout chez un individu immunodéprimé, devrait suggérer un examen plus poussé des selles.

VALEURS NORMALES

Négatives

INTERPRÉTATIONS POSSIBLES DES VALEURS ANORMALES

Positives

Colite à *C. difficile*
Colite pseudomembraneuse liée aux antibiotiques

FACTEURS CONTRIBUANT AUX VALEURS ANORMALES

- On peut observer des résultats faussement négatifs si l'échantillon n'a pas été traité rapidement ou s'il n'a pas été entreposé convenablement avant l'analyse.
- On peut observer des résultats faussement positifs avec des échantillons de selles nettement sanguinolentes.

INTERVENTIONS INFIRMIÈRES ET DÉROULEMENT DU TEST

Avant le test

- Demander au client de ne pas contaminer ses selles avec du papier hygiénique ou de l'urine; il peut l'éviter en utilisant un contenant (chapeau) placé sous le siège de toilette.
- Il n'est pas nécessaire d'être à jeun pour passer cet examen.

Procédure

- Récolter un spécimen de selles dans le contenant approprié.

Après le test

- Étiqueter le contenant et le faire parvenir au laboratoire dès que possible après avoir prélevé le spécimen.
- Préciser sur la requête si le client prend des antibiotiques.

ALERTES CLINIQUES

- En raison des effets de la toxine de *C. difficile* sur la muqueuse du côlon, il est important de surveiller les signes ou les symptômes d'une perforation du côlon.
- On peut procéder à un examen endoscopique du côlon selon la gravité des symptômes du client.

V

RADIOLOGIE

Vidéo-endoscopie

Description du test

Au cours de cet examen, le client avale une caméra miniature à haute définition qui est propulsée par le péristaltisme dans les voies digestives. Des capteurs fixés à la peau collectent de l'information et l'enregistrent dans un appareil portable.

La principale application clinique de la vidéo-endoscopie est l'évaluation d'un saignement gastro-intestinal occulte. Règle générale, les clients qui présentent un tel saignement (décelé à cause d'une anémie ferriprive récurrente ou par une recherche positive de sang occulte dans les selles) subissent une œsophago-gastro-duodénoscopie (OGD) et une coloscopie, mais ces examens ne permettent pas la visualisation de la plus grande partie de l'intestin grêle. Actuellement, on utilise l'endoscopie peropératoire pour visualiser l'intestin grêle, mais l'intervention demande une laparotomie exploratrice et une anesthésie générale. La vidéo-endoscopie offre une méthode non invasive de visualisation de tout l'intestin grêle. Sa limitation réside dans l'impossibilité de réaliser une biopsie ou une intervention thérapeutique.

VALEURS NORMALES

Anatomie normale du tube digestif

INTERPRÉTATIONS POSSIBLES DES VALEURS ANORMALES

Angiodysplasie
Angioectasie
Carcinome
Érosion
Maladie de Crohn
Polype
Saignement gastro-intestinal occulte
Sténose
Ulcère

FACTEURS CONTRIBUANT AUX VALEURS ANORMALES

- Le déplacement trop rapide de la vidéocapsule dans les voies digestives peut fournir une visualisation insatisfaisante de l'intestin grêle.
- Le mouvement très lent de la vidéocapsule dans l'intestin grêle peut empêcher de le visualiser au complet avant que le bloc-piles s'épuise.

INTERVENTIONS INFIRMIÈRES ET DÉROULEMENT DU TEST

Avant le test

- Aviser le client que cet examen n'entraîne pas d'inconfort.
- Il est nécessaire d'être à jeun pour passer cet examen.
- Demander au client de s'abstenir de prendre des médicaments pouvant retarder la vidange gastrique.
- Aucune préparation de l'intestin n'est nécessaire.
- Le client doit signer un formulaire de consentement éclairé.

Procédure (exécutée par un radiologiste)

- Fixer les capteurs à l'abdomen du client.
- Installer la ceinture contenant l'enregistreur de données et le bloc-piles à la taille du client.
- Donner la vidéocapsule au client pour qu'il l'avale avec un peu d'eau.
- Le client peut s'adonner à ses activités habituelles.
- Il peut ingérer des liquides clairs 2 heures après l'ingestion de la capsule et un repas léger 4 heures plus tard.

Après le test

- Dire au client de se présenter 8 heures plus tard pour qu'on retire l'enregistreur de données. Télécharger et traiter les images.

ALERTES CLINIQUES

- Complications possibles : rétention de la capsule s'il y a une obstruction ou un rétrécissement que la capsule ne parvient pas à traverser, panne de la capsule.
- Les clients doivent éviter les examens d'imagerie par résonance magnétique (IRM) et les émetteurs radioélectriques jusqu'à ce que la capsule soit éliminée dans les selles (en 10 à 48 heures).
- Demander au client d'aviser le responsable des soins s'il souffre de nausées, de vomissements ou de douleurs abdominales ou s'il n'a pas évacué la capsule une semaine plus tard.

CONTRE-INDICATIONS

- Clients ayant un diverticule de pulsion de l'œsophage (diverticule de Zenker) ou des troubles de déglutition
- Clients ayant une obstruction gastro-intestinale, des rétrécissements ou des fistules connues ou soupçonnées

V

APPENDICE

Regroupements représentatifs des examens de sang et d'urine

Les listes suivantes sont présentées dans le but de procurer une référence rapide aux principaux examens sanguins et urinaires qui peuvent être pratiqués dans différentes situations cliniques. L'objectif est de fournir au médecin traitant différentes options pour une même catégorie d'analyses. C'est à lui que revient en effet la responsabilité de choisir le ou les examens les plus appropriés pour le client, sur la base de ses antécédents familiaux et médicaux, à la suite de l'examen clinique. Ces listes sont de nature générale et ne sont pas exhaustives ; elles ne comprennent donc pas tous les examens qui pourraient s'appliquer à une même situation.

BIBLIOGRAPHIE

AACE/AAES Task Force on Primary Hyperparathyroidism. « The American Association of Clinical Endocrinologists and the American Association of Endocrine Surgeons position statement on the diagnosis and management of primary hyperparathyroidism », *Endocrine Practice*, 2005; 11 (1) : 49–54.

AACE/AAES Thyroid Carcinoma Task Force. « AACE/AAES medical/surgical guidelines for clinical practice : management of thyroid carcinoma », *Endocrine Practice*, 2001; 7 (3) : 202–220.

AACE/AME Task Force on Thyroid Nodules. « American Association of Clinical Endocrinologists and Associazione Medici Endocrinologi medical guidelines for clinical practice for the diagnosis and management of thyroid nodules », *Endocrine Practice*, 2006; 12 (1) : 63–102.

AACE Hypertension Task Force. « American Association of Clinical Endocrinologists medical guidelines for clinical practice for the diagnosis and treatment of hypertension », *Endocrine Practice*, 2006; 12 (2) : 193–222.

AACE Menopause Guidelines Revision Task Force. « American Association of Clinical Endocrinologists medical guidelines for clinical practice for the diagnosis and treatment of menopause », *Endocrine Practice*, 2006; 12 (3) : 315–337.

AACE Thyroid Task Force. « American Association of Clinical Endocrinologists medical guidelines for clinical practice for the evaluation and treatment of hyperthyroidism and hypothyroidism », *Endocrine Practice*, 2002; 8 (6) : 457–469.

Adler, D.G., Th. Baron, R.E. Davila *et al.* « ASGE guideline : the role of ERCP in diseases of the biliary tract and the pancreas », *Gastrointestinal Endoscopy*, 2005; 62 (1) : 1–8.

Akinpelu, D., S. Reddy et J.M. Gonzalez. *Treadmill and pharmacologic stress testing*, [En ligne], www.emedicine.com/med/topic2961.htm (Page consultée le 1er octobre 2006).

Al-Ashkar, F., R. Mehra et P.J. Mazzone. « Interpreting pulmonary function tests : recognize the pattern, and the diagnosis will follow », *Cleveland Clinic Journal of Medicine*, 2003; 70 (10) : 866–881.

Albertsen, P.C. « Prostate-specific antigen : how to advise patients as the screening debate continues », *Cleveland Clinic Journal of Medicine*, 2005; 72 (6) : 521–527.

Ali, A., J.M. Santisi et J. Vargo. « Video capsule endoscopy : A voyage beyond the end of the scope », *Cleveland Clinic Journal of Medicine*, 2004; 71 (5) : 415–425.

American Academy of Family Physicians (AAFP). *Summary of Recommendations for Clinical Preventive Services*, révision 6.2, Leawood KS, American Academy of Family Physicians (AAFP), 2006.

American Academy of Pediatrics. « Lead exposure in children : prevention, detection, and management », *Pediatrics*, 2005; 116 (4) : 1036–1046.

American Cancer Society Guidelines for the Early Detection of Cancer, [En ligne], www.cancer.org/docroot/PED/content/PED_2_3X_ACS_Cancer_Detection_Guidelines_36.asp (Page consultée le 15 septembre 2006).

American College of Cardiology Foundation, American Heart Association. *ACC/AHA Guidelines for the Management of Patients with Unstable Angina and Non-ST-Segment elevation myocardial Infarction*, rapport de l'American College of Cardiology/American Heart.

American College of Emergency Physicians (ACEP). « Clinical policy : critical issues in the evaluation and management of adult patients presenting with suspected lower-extremity deep venous thrombosis », *Annals of Emergency Medicine*, 2003; 42 (1) : 124–135.

American College of Emergency Physicians (ACEP). « Clinical policy : critical issues in the evaluation and management of patients presenting to the emergency department with acute headache », *Annals of Emergency Medicine*, 2002; 39 (1) : 108–122.

American College of Obstetricians and Gynecologists (ACOG). « Neural tube defects », Washington DC, *ACOG Bulletin*, 44, 2003.

American College of Obstetricians and Gynecologists (ACOG). « Perinatal Viral and Parasitic Infections », Washington DC, *ACOG Bulletin*, 20, 2000.

American College of Obstetricians and Gynecologists (ACOG). « Prenatal diagnosis of fetal chromosomal abnormality », *ACOG Bulletin*, Washington DC, 2001.

American College of Obstetricians and Gynecologists. *Revised Cervical Cancer Screening Guidelines Require Reeducation of Women and Physicians*, [En ligne], www.acog.org/from_home/publications/press_releases/nr05-04-04-1.cfm (Page consultée le 11 septembre 2006).

AMERICAN COLLEGE OF RADIOLOGY (ACR). Expert Panel on Cardiovascular Imaging. *Suspected congenital heart disease in the adult,* Reston VA, American College of Radiology (ACR), 2002.

AMERICAN DIABETES ASSOCIATION (ADA). « Standards of medical care in diabetes. I. Classification and diagnosis », *Diabetes Care*, 2006; 29 (Suppl 1) : S4–5.

AMERICAN DIABETES ASSOCIATION (ADA). « Standards of medical care in diabetes. VI. Prevention and management of diabetes complications », *Diabetes Care*, 2006; 29 (Suppl 1) : S17–26.

AMERICAN GASTROENTEROLOGICAL ASSOCIATION. « American Gastroenterological Association medical position statement: evaluation of liver chemistry tests », *Gastroenterology*, 2002; 123 (4) : 1364–1366.

AMERICAN HEART ASSOCIATION. *Homocysteine, folic acid and cardiovascular disease,* [En ligne], www.americanheart. org/presenter.jhtml?identifier=4677 (Page consultée le 15 octobre 2006).

AMERICAN HEART ASSOCIATION. *Stent Procedure,* [En ligne], www.americanheart.org/presenter.jhtml?identifier-4721 (Page consultée le 15 octobre 2006).

ARNETT, F.C., S.M. EDWORTHY, D.A. BLUCH *et al.* « The American Rheumatism Association 1987 revised criteria for the classification of rheumatoid arthritis », *Arthritis & Rheumatism*, 1988; 31 (3) : 315–324.

ASSOCIATION TASK FORCE ON PRACTICE GUIDELINES. *Bethesda, MD: American College of Cardiology Foundation (ACCF),* mars 2002, [En ligne], www.acc.org/ qualityandscience/clinical/guidelines/unstable/ incorporated/index.htm.

BAST, R.C., P. RAVDIN, D.F. HAYES *et al.* « 2000 update of recommendations for the use of tumor markers in breast and colorectal cancer: clinical practice guidelines of the American Society of Clinical Oncology », *Journal of Clinical Oncology*, 2001; 19 (6) : 1865–1878.

BHASIN, S., G.R. CUNNINGHAM, F.J. HAYES *et al.* « Testosterone therapy in adult men with androgen deficiency syndromes: An Endocrine Society clinical practice guideline », *Journal of Clinical Endocriminology & Metabolism*, 2006; 91 (6) : 1995–2010.

BLUEMKE, D.A., C.A. GATSONIS, M.H. CHEN *et al.* « Magnetic resonance imaging of the breast prior to biopsy », *JAMA,* 2004; 292 (22) : 2735–2742.

BORG, B., B.R. HERTS et T.J. MASARYK. « Imaging in practice: Imaging in acute brain infarction », *Cleveland Clinic Journal of Medicine*, 2005; 72 (7) : 579–584.

BRIGHAM AND WOMEN'S HOSPITAL. *Menopause: a guide to management,* Boston MA, Brigham and Women's Hospital, 2005, [En ligne], www.guideline.gov/summary/ summary.aspx?doc_id=7010&nbr=004219&string= estrogen (Page consultée le 29 octobre 2006).

CAMERON, D., A. GAITO, N. HARRIS *et al.* « Evidence-based guidelines for the management of Lyme disease », *Expert Review of Anti-Infective Therapy*, 2004; 2 (Suppl 1) : S1–13.

CAREY, W.D. *A guide to commonly used liver tests*, 2003, Cleveland Clinic website, [En ligne], www. clevelandclinicmeded.com/diseasemanagement/ gastro/livertests/livertests.htm (Page consultée le 15 octobre 2006).

CARMAN, T.L., et B.B. FERNANDEZ Jr. « A primary care approach to the patient with claudication », American Family Physician, 2000; 15; 61 (4) : 1027–1032, 1034.

CENTERS FOR DISEASE CONTROL AND PREVENTION. « Diseases characterized by genital ulcers. Sexually transmitted diseases treatment guidelines 2006 », *Morbidity and Mortality Weekly Report (MMWR),* 2006; 4; 55 (RR-11) : 14–30.

CHATURVEDI, S., A. BRUNO, T. FEASBY *et al.* « Carotid endarterectomy, an evidence-based review », Report of the Therapeutics and Technology Assessment Subcommittee of the American Academy of Neurology, *Neurology*, 2005; 65 (6) : 794–801.

CHÉMALI, K.R., et B. TSAO. « Electrodiagnostic testing of nerves and muscles : when, why, and how to order », *Cleveland Clinic Journal of Medicine*, 2005; 71 (1) : 37–48.

Chemical inhalants/carbon monoxide inhalation, Philadelphia PA, Intracorp, 2004, [En ligne], www. guideline.gov/summary/summary.aspx?doc_id=5942& nbr=003911&string=carboxyhemogobin (Page consultée le 15 septembre 2006).

« Clinical policy: Critical issues in the evaluation and management of adult patients presenting with suspected pulmonary embolism », *Annals of Emergency Medicine*, 2003; 41 (2) : 257–270.

COHEN, J., M.A. SAFDI, S.E. DEA *et al.* « Quality indicators for esophagogastroduodenoscopy », *Gastrointestinal Endoscopy*, 2006; 63 (Suppl 4) : S10-15.

COOK, N.R., J.E. BURING et P.M. RIDKER. « The effect of including C-reactive protein in cardiovascular risk prediction models for women », *Annals of Internal Medicine*, 2006; 145 : 21–29.

DESCH, C.E., A.B. BENSON III, M.R. SOMERFIELD *et al.* « Colorectal cancer surveillance: 2005 update of an American Society of Clinical Oncology practice guideline », *Journal of Clinical Oncology*, 2005; 23 (33) : 8512–8519.

DETTERBECK, F.C., M.M. DECAMP Jr, L.J. KOHMAN *et al.* « Lung cancer. Invasive staging: the guidelines », *Chest*, 2003; 123 (Suppl 1) : S167–175.

DIENSTAG, J.L., et J.G. MCHUTCHINSON. « American Gastroenterological Association medical position statement on the management of hepatitis C », *Gastroenterology*, 2006; 130 (1) : 225–230.

Dumot, J.A. « ERCP : Current uses and less-invasive options », *Cleveland Clinic Journal of Medicine*, 2006; 73 (5) : 418–442.

Erlinger, T.P., E.A. Platz, N. Rifai et al. « C-reactive protein and the risk of incident colorectal cancer », *JAMA*, 2006; 291 (5) : 585–590.

Fennerty, M.B. « Helicobacter pylori : Why it still matters in 2005 », *Cleveland Clinic Journal of Medicine*, 2005; 72 (Suppl 2) : S1–7.

Fletcher, B., K. Berra, P. Ades et al. « Managing abnormal blood lipids : a collaborative approach », *Circulation*, 2005; 15; 112 (20) : 3184–3209.

Frost, S.D., D.J. Brotman et F.A. Michota. « Rational use of D-dimer measurement to exclude acute venous thromboembolic disease », *Mayo Clinic Proceedings*, 2003; 78 : 1385–1391.

Fye, K.H. « Rheumatic disease : How to use the lab in the workup », *Consultant*, mars 2004; 369–377.

Galgiani, J.N., N.M. Ampel, J.E. Blair et al. « Coccidioidomycosis », *Clinical Infectious Diseases*, 2005; 41 (9) : 1217–1223.

Green, R.M., et S. Flamm. « AGA technical review on the evaluation of liver chemistry tests », *Gastroenterology*, 2002; 123 (4) : 1367–1384.

Greer, F.R., et M. Shannon. « Infant methemoglobinemia : the role of dietary nitrate in food and water », *Pediatrics*, 2005; 116 (3) : 784–786.

Grossfeld, G.D., M.S. Litwin, J.S. Wolf Jr et al. « Evaluation of asymptomatic microscopic hematuria in adults : The American Urological Association best practice policy part II : patient evaluation, cytology, voided markers, imaging, cystoscopy, nephrology evaluation, and follow-up », *Urology*, 2001; 57 (4) : 604–610.

Grossman, Z.D. « The uses of PET and PET/CT in cancer staging », *Patient Care*, juillet 2006; 30–37.

Guipcar Group. *Clinical practice guideline for the management of rheumatoid arthritis*, Madrid : Spanish Society of Rheumatology, 2001, [En ligne], www. guideline.gov/guidelines/ftngc-2909-GUIPCAR.pdf (Page consultée le 15 septembre 2006).

Harrison, J.K., A.M. Valente, A.L. Crowley et al. « Clinical use of cardiac magnetic resonance imaging », *Advanced Studies in Medicine*, 2005; 5 (7) : 351–359.

Heart Failure Society of America. « Evaluation and management of patients with acute decompensated heart failure », *Journal of Cardiac Failure*, 2006; 12 (1) : e86–103.

Henschke, C.I. « Survival of patients with Stage I lung cancer detected on CT screening », *New England Journal of Medicine*, 355 : 2006; 1763–1771, 1822–1824.

Hepatitis Foundation International. *The ABCs of hepatitis*, [En ligne], www.hepfi.org/education/restore_ info.html (Page consultée le 12 septembre 2006).

Heseltine, P. « Fecal immunochemical test : Improving detection of colorectal cancer with the new generation occult blood test », *Clinical Laboratory News*, janvier 2007; 8–10.

Hobbs, R.E. « Using BNP to diagnose, manage, and treat heart failure », *Cleveland Clinic Journal of Medicine*, 2003; 70 (4) : 333–336.

Institute for Clinical Systems Improvement (ICSI). *Diagnosis and management of basic infertility*, Bloomington MN, Institute for Clinical Systems Improvement (ICSI), juillet 2004, [En ligne], www.icsi.org/knowledge/browse_ category.asp?catID=29&StartAlpha=I&EndAlpha= I&page=1 (Page consultée le 29 octobre 2006).

Institute for Clinical Systems Improvement (ICSI). *Diagnosis of breast diseas,*. Bloomington MN, Institute for Clinical Systems Improvement (ICSI), novembre 2005, [En ligne], www.icsi.org/knowledge/ browse_ category.asp?catID=29&StartAlpha=B&EndAlpha= B&page=1 (Page consultée le 29 octobre 2006).

Institute for Clinical Systems Improvement (ICSI). *Emergency and inpatient management of asthma*, Bloomington MN, Institute for Clinical Systems Improvement (ICSI), mars 2006, [En ligne], www.icsi.org/knowledge/ detail.asp?catID=29&itemID=1988 (Page consultée le 20 décembre 2006).

Jafri, S.Z., P.L. Choyke, E.I. Bluth et al. *Expert Panel on Urologic Imaging. Radiologic investigation of patients with renovascular hypertension*, Reston VA, American College of Radiology (ACR), 2005, [En ligne], www.acr.org/ s_acr/bin.asp?CID=1202&DID=11823&DOC=FILE.PDF (Page consultée le 14 septembre 2006).

Januzzi, J.L., Jr. « Natriuretic peptide testing : a window into the diagnosis and prognosis of heart failure », *Cleveland Clinic Journal of Medicine*, 2006; 73 (2) : 149–157.

Januzzi, J.L., Jr. « Utility of amino-terminal pro-brain natriuretic peptide testing for prediction of one-year mortality in patients with dyspnea treated in the emergency department », *Archives of Internal Medicine*, 2006; 166 : 315–320.

K/DOQI, National Kidney Foundation. « K/DOQI clinical practice guidelines for bone metabolism and disease in children with chronic kidney disease », *American Journal of Kidney Diseases*, Octobre 2005; 46 (4 Suppl 1) : S1–121.

Kellogg, N. « The evaluation of sexual abuse in children », *Pediatrics*, 2005; 116 (2) : 506–512.

Kessenich, C.R. « Osteoporosis in primary care : The role of biochemical markers and diagnostic imaging », *American Journal for Nurse Practitioners*, 2000; 4 (2) : 24–29.

Kucik, C.J., G.L. Martin et B.V. Sortor. « Common intestinal parasites », *American Family Physician*, 2004; 69 : 1161–1168.

Kushida, C.A., M.R. Littner, T. Morgenthaler *et al.* « Practice parameters for the indications for polysomnography and related procedures: an update for 2005 », *Sleep*, 28 (4) : 499–521, 2005.

Laughlin, S., et W. Montanera. « Central nervous system imaging », *Postgraduate Medicine*, 1998; 104 (5) : 73–88.

Lentz, S.R., et W.G. Haynes. « Homocysteine: Is it a clinically important cardiovascular risk factor? », *Cleveland Clinic Journal of Medicine*, 2004; 71 (9) : 729–734.

Levine, M.S., R.L. Bree, W.D. Foley *et al. Expert Panel on Gastrointestinal Imaging. Imaging recommendations for patients with dysphagia*, Reston VA, American College of Radiology (ACR), 2005, [En ligne], www.acr.org/s_acr/bin.asp?CID=1207&DID=11772&DOC=FILE.PDF (Page consultée le 3 janvier 2007).

March of Dimes. Chorionic Villus Sampling, [En ligne], www.marchofdimes.com/professionals/681_1165.asp (Page consultée le 3 novembre 2006).

Mayo Clinic. *Amniocentesis: Answers to common questions*, [En ligne], www.mayoclinic.com/health/amniocentesis/PR00144 (Page consultée le 3 novembre 2006).

Medline Plus, [En ligne], www.nlm.nih.gov/medlineplus.

Moeschler, J.B., et M. Shevell. « American Academy of Pediatrics Committee on Genetics. Clinical geneticevaluation of the child with mental retardation or developmental delays », *Pediatrics*, 2006; 117 (6) : 2304–2316.

Nash, D.T. « C-reactive protein: A promising new marker of cardiovascular risk? », *Consultant*, 1er avril 2005; 453–460.

National Academy of Clinical Biochemistry (NACB). *NACB: Laboratory support for the diagnosis and monitoring of thyroid disease*, Washington DC, National Academy of Clinical Biochemistry (NACB), 2002, [En ligne], www.nacb.org/lmpg/thyroid_LMPG_PDF.stm (Page consultée le 18 septembre 2006).

National Heart, Lung, and Blood Institute, National Institutes of Health, US Department of Health and Human Services. *Third Report of the National Cholesterol Education Program (NCEP) Expert Panel on Detection, Evaluation, and Treatment of High Blood Cholesterol in Adults (Adult Treatment Panel III)*, Bethesda MD, U.S. Department of Health and Human Services, Public Health Service, National Institutes of Health, National Heart, Lung and Blood Institute, mai 2001, [En ligne], www.nhlbi.nih.gov/guidelines/cholesterol/atp3_rpt.htm (Page consultée le 3 juin 2006).

National Kidney Foundation. « K/DOQI clinical practice guidelines for bone metabolism and disease in chronic kidney disease », *American Journal of Kidney Diseases*, 2003; 42 (4 Suppl 3) : S1–201.

NCI Bethesda System 2001, [En ligne], www.bethesda2001.cancer.gov/terminology.html (Page consultée le 15 septembre 2006).

Nowack, W.J. *Polysomnography: Overview and clinical application*, 29 mars 2005, [En ligne], www.emedicine.com/neuro/topic566.htm (Page consultée le 29 décembre 2006).

O'connell, T.X., T.J. Horita et B. Kasravi. « Understanding and interpreting serum protein electrophoresis », *American Family Physician*, 2005; 71 (1), 105–112.

Older, R.A., P.L. Choyke, E.I. Bluth *et al. Expert Panel on Urologic Imaging. Acute onset of scrotal pain (without trauma, without antecedent mass)*, Reston VA, American College of Radiology (ACR), 2005, 4 p., [En ligne], www.acr.org/s_acr/bin.asp?CID=1202&DID=11831&DOC=FILE.PDF (Page consultée le 1er octobre 2006).

Pandolfino, J.E., et P.J. Kahrilas. « American Gastroenterological Association medical position statement: clinical use of esophageal manometry », *Gastroenterology*, 2005; 128 (1) : 207–208.

Parkin, C.G., et N. Brooks. « Is postprandial glucose control important? Is it practical in primary care settings? », *Clinical Diabetes*, 2002; 20 : 71–76.

Plevritis, S.K., A.W. Kurian, B.M. Sigal *et al.* « Cost-effectiveness of screening BRCA 1/2 mutation carriers with breast magnetic resonance imaging », *JAMA*, 295 (20) : 2374–2384, 2006.

Polson, J., et W.M. Lee. « AASLD position paper: The management of acute liver failure », *Hepatology*, 2005; 41 (5) : 1179–1197.

« Practice guidelines for perioperative blood transfusion and adjuvant therapies: An updated report by the American Society of Anesthesiologists Task Force on Perioperative Blood Transfusion and Adjuvant Therapies », *Anesthesiology*, 2006; 105 (1) : 198–208.

Rapp, D.E., et G.S. Gerber. « A slightly high PSA: When should you call the urologist? », *Consultant*, 1er avril 2005; 437–442.

« Recommandations de l'American Cancer Society Workshop on Early Prostate Cancer Detection, 4 au 6 mai 2000 » et « ACS guideline on testing for early prostate cancer detection », mis à jour en 2001, *CA: A Cancer Journal for Clinicians*, 2001; 51 (1) : 39–44.

Richmond, B. « DXA scanning to diagnose osteoporosis: Do you know what the results mean? », *Cleveland Clinic Journal of Medicine*, 2003; 70 (4) : 353–360.

Rivera, M.P., F. Detterbeck et A.C. Mehta. « Diagnosis of lung cancer: The guidelines », *Chest*, 123 (Suppl 1) : 2003; S129–136.

Roberts, E.A., et M.L. Schilsky. « A practice guideline on Wilson disease », *Hepatology*, 2003; 37 (6) : 1475–1492.

Ros, P.R., R.L. Bree, W.D. Foley *et al. Expert Panel on Gastrointestinal Imaging. Acute pancreatitis,* Reston VA, American College of Radiology (ACR), 2006, [En ligne], www.acr.org/s_acr/bin.asp?CID= 1207&DID=11769&DOC=FILE.PDF (Page consultée le 29 novembre 2006).

Rosenfield, A.T., P.L. Choyke, E. Bluth *et al. Expert Panel on Urologic Imaging. Acute onset flank pain, suspicion of stone disease,* Reston VA, American College of Radiology (ACR), 2005, [En ligne], www.acr.org/ s_acr/bin.asp?CID=1202&DID=11826&DOC=FILE.PDF (Page consultée le 15 novembre 2006).

Royal College of Obstetricians and Gynaecologists (RCOG). *Hormone replacement therapy and venous thromboembolism,* London UK, Royal College of Obstetricians and Gynaecologists (RCOG), janvier 2004, [En ligne], www.rcog.org.uk/resources/Public/ pdf/HRT_Venous_Thromboembolism_no19.pdf (Page consultée le 15 octobre 2006).

Rumberger, J.A., B.H. Brundage, D.J. Rader *et al.* « Electron beam computed tomographic coronary calcium scanning: A review and guidelines for use in asymptomatic persons », *Mayo Clinic Proceedings,* 1999; 74 : 243–252.

Sacks, D., C.W. Bakal, P.T. Beatty *et al.* « Position statement on the use of the ankle brachial index in the evaluation of patients with peripheral vascular disease. A consensus statement developed by the Standards Division of the Society of Interventional Radiology », *Journal of Vascular and Interventional Radiology,* 2003; 14 (9 Pt 2) : S389.

Sarodia, B.D., R. Mehra et J.A. Golish. « A 52-year-old man with excessive daytime sleepiness », *Cleveland Clinic Journal of Medicine,* 2002; 69 (3) : 193–208.

« Screening for abdominal aortic aneurysm: Recommendation statement », *Annals of Internal Medicine,* 2005; 142 (3) : 198–202.

« Screening for coronary heart disease: Recommendation statement », *Annals of Internal Medicine,* 2004; 140 (7) : 569–572.

« Screening for hepatitis C virus infection in adults: Recommendation statement », *Annals of Internal Medicine,* 2004; 140 (6) : 462–464.

« Screening for osteoporosis in postmenopausal women: Recommendations and rationale », *American Family Physician,* 2002; 66 (8) : 1430–1432.

« Screening for ovarian cancer: Recommendation statement », U.S. Preventive Services Task Force, *American Family Physician,* 15 février 2005; 71 (4) : 759–762.

Seehusen, D.A., C.A. Asplund, D.R. Johnson *et al.* « Primary evaluation and management of statin therapy complications », *Southern Medical Journal,* 2006; 99 (3) : 250–254.

Selman, J.E. « CT, MRI, Doppler, or EEG: When and when not to use a specific imaging test », *Cortlandt Forum,* novembre 2003; 23–29.

Semelka, R.C. *When to refer for body MRI: a user's guide,* [En ligne], www.medscape.com/viewprogram/4731_pnt (Page consultée le 15 novembre 2006).

Sheeler, R.D., M.S. Houston, S. Radke *et al.* « Accuracy of rapid strep testing in patients who have had recent streptococcal pharyngitis », *Journal of the American Board of Family Medicine,* 2002; 15 (4) : 261–265.

Shoup, A.G. *Electronystagmography,* 19 octobre 2005, [En ligne], www.emedicine.com/ent/topic373.htm (Page consultée le 1er novembre 2006).

Siegel, C.A., A.A. Surivawinata, A.M. Silas *et al.* « Liver Biopsy 2005: When and how? », *Cleveland Clinic Journal of Medicine,* 2005; 72 (3) : 199–224.

Silverstein, J., G. Klengensmith, K. Copeland *et al.* « Care of children and adolescents with type 1 diabetes: A statement of the American Diabetes Association », *Diabetes Care,* 2005; 28 (1) : 186–212.

Simerville, J.A., W.C. Maxted et J.J. Pahira. « Urinalysis: a comprehensive review », *American Family Physician,* 2005; 71 (6) : 1153–1162.

Sin, D.D., S.F.P. Man, A. McWilliams *et al.* « Progression of airway dysplasia and C-reactive protein in smokers at high risk of lung cancer », *American Journal of Respiratory and Critical Care Medicine,* 2006; 173 : 535–539.

Smith, R.A., V. Cokkinides et H.J. Eyre. « American Cancer Society guidelines for the early detection of cancer, 2003 », *CA: A Cancer Journal for Clinicians,* 53 (1) : 27–43.

Smith, R.A., D. Saslow, K.A. Slawyer *et al.* « American Cancer Society guidelines for breast cancer screening: update 2003 », *CA: A Cancer Journal for Clinicians,* 2003; 53 (3) : 141–169.

Society of American Gastrointestinal Endoscopic Surgeons (SAGES). *SAGES guidelines for diagnostic laparoscopy,* Los Angeles CA, Society of American Gastrointestinal Endoscopic Surgeons (SAGES), mars 2002, [En ligne], www.sages.org/sagespublication.php?doc=12 (Page consultée le 15 novembre 2006).

Stanford, W., E.K. Yucel, M.A. Bettmann *et al. Expert Panel on Cardiovascular Imaging. Acute chest pain: no ECG or enzyme evidence of myocardial ischemia/infarction.* Reston VA, American College of Radiology (ACR), 2005, [En ligne], www.acr.org/s_acr/bin.asp?CID= 1208&DID=11751&DOC=FILE.PDF (Page consultée le 1er septembre 2006).

Szmitko, P.E., et S. Verma. « C-reactive protein and the metabolic syndrome: useful addition to the cardiovascular risk profile? », *JCMS,* 2006; 1 : 66–69.

TERASAWA, T., C.C. BLACKMORE, S. BENT et al. « Systematic review : Computer tomography and ultrasonography to detect acute appendicitis in adults and adolescents », Annals of Internal Medicine, 2004; 141 : 537–546.

TUNKEL, A.R., B.J. HARTMAN, S.L. KAPLAN et al. « Practice guidelines for the management of bacterial meningitis », Clinical Infectious Diseases, 2004; 39 (9) : 1267–1284.

U.S. PREVENTIVE SERVICES TASK FORCE. « Genetic risk assessment and BRCA mutation testing for breast and ovarian cancer susceptibility : recommendation statement », Annals of Internal Medicine, 2005; 6; 143 (5) : 355–361.

U.S. PREVENTIVE SERVICES TASK FORCE. Screening for asymptomatic bacteriuria : recommendation statement, Rockville MD, Agency for Healthcare Research and Quality (AHRQ), février 2004, [En ligne], www.ahrq.gov/clinic/uspstf/uspsbact.htm (Page consultée le 25 septembre 2006).

U.S. PREVENTIVE SERVICES TASK FORCE. « Screening for breast cancer : recommendations and rationale », Annals of Internal Medicine, 2002; 3; 137 (5 Part 1) : 344–346.

U.S. PREVENTIVE SERVICES TASK FORCE. « Screening for colorectal cancer : recommendations and rationale », Annals of Internal Medicine, 2002; 16; 137 (2) : 129–131.

U.S. PREVENTIVE SERVICES TASK FORCE. Screening for gonorrhea : recommendation statement, Rockville MD, Agency for Healthcare Research and Quality (AHRQ), 2005, [En ligne], www.ahrq.gov/clinic/uspstf/uspsgono.htm (Page consultée le 28 septembre 2006).

U.S. PREVENTIVE SERVICES TASK FORCE. Screening for iron deficiency including iron supplementation for children and pregnant women, Rockville MD, Agency for Healthcare Research and Quality (AHRQ), 2006, [En ligne], www.ahrq.gov/clinic/uspstf/uspsiron.htm (Page consultée le 15 octobre 2006).

U.S. PREVENTIVE SERVICES TASK FORCE. Screening for pancreatic cancer : recommendation statement, Rockville MD, Agency for Healthcare Research and Quality (AHRQ), février 2004, [En ligne], www.ahrq.gov/clinic/uspstf/uspspanc.htm (Page consultée le 1er décembre 2006).

U.S. PREVENTIVE SERVICES TASK FORCE. Screening for Rh(D) incompatibility : recommendation statement, Rockville MD, Agency for Healthcare Research and Quality (AHRQ), février 2004, [En ligne], www.ahrq.gov/clinic/uspstf/uspsdrhi.htm (Page consultée le 12 novembre 2006).

U.S. PREVENTIVE SERVICES TASK FORCE. Screening for syphilis infection : recommendation statement, Rockville MD, Agency for Healthcare Research and Quality (AHRQ), juillet 2004, [En ligne], www.ahrq.gov/clinic/uspstf/uspssyph.htm (Page consultée le 28 septembre 2006).

VAKIL, N., et A.M. FENDRICK. « How to test for Helicobacter pylori in 2005 », Cleveland Clinic Journal of Medicine, 2005; 72 (Supp 2), S8–13.

VETERANS HEALTH ADMINISTRATION, 2006 DEPARTMENT OF DEFENSE. VHA/DoD clinical practice guideline for the management of chronic kidney disease and pre-ESRD in the primary care setting, Washington DC, Department of Veterans Affairs (U.S.), Veterans Health Administration, mai 2001, [En ligne], www.oqp.med.va.gov/cpg/ESRD/ESRD_Base.htm (Page consultée le 30 août 2006).

WHITE, B. « Making evidence-based medicine doable in everyday practice », Family Practice Management, 2004; 11 (2) : 51–58.

WINAWER, S., R. FLETCHER, D. REX et al. « Gastrointestinal Consortium Panel. Colorectal cancer screening and surveillance : clinical guidelines and rationale. Update based on new evidence », Gastroenterology, 2003; 124 (2) : 544–560.

WOLKOV, H.B., L.S. CONSTINE, J. YAHALOM et al. Staging evaluation for patients with Hodgkin's Disease, Reston VA, American College of Radiology (ACR), 2005, [En ligne], www.acr.org/s_acr/bin.asp?CID=1229&DID=11885&DOC=FILE.PDF (Page consultée le 20 décembre 2006).

WRIGHT JR, T.C., J.T. COX, L.S. MASSAD et al. « 2001 Consensus guidelines for the management of women with cervical cytological abnormalities », JAMA, 2002; 24; 287 (16) : 2120–2129.

ZUBER, T.J. « Endometrial biopsy », American Family Physician, 2001; 1; 63 (6) : 1131–1135.

ZUBROD, G., et J.R. HOLMAN. « Novel biochemical markers of cardiovascular risk : a primary care primer », Consultant, octobre 2004; 1509–1513.

Bibliographie de l'adaptation

CÔTÉ, G. Le diabète en omnipratique, 2e éd., Rimouski, 2008, [En ligne], www.omnipratique.ca/documents/diabete_en_omnipratique.pdf (Page consultée le 23 juillet 2009).

FEIGHTNER, J.W. « Screening for prostate cancer », dans Canadian Task Force on the Periodic Health Examination, Canadian Guide to Clinical Preventive Health Care, Ottawa, Santé Canada, 1994, p. 812–823.

GARNIER, M., V. DELAMARE, J. DELAMARE et T. DELAMARE. Dictionnaire illustré des termes de médecine, 28e éd., Paris, Maloine, 2004.

HOPFER DEGLIN, J. et A. HAZARD VALLERAND. Guide des médicaments, 3e éd., Saint-Laurent, Erpi, 2008.

TREMBLAY, J.-L., et F. MORIN. « La polyarthrite rhumatoïde », Le Rhumatologue, Montréal, avril 2002, [En ligne], www.rheum.ca/Resources/Pdf/LE%20RHUMATOLOGUE%20-%20La%20Polyarthrite%20Rhumatoide%20(PAR).pdf (Page consultée le 26 novembre 2009).

Les sites Internet suivants ont aussi été consultés :

Agence de la santé publique du Canada
www.phac-aspc.gc.ca/dca-dea/programs-mes/pcnp_
accueil-fra.php (Page consultée le 12 juin 2009),
www.phac-aspc.gc.ca/publicat/updates/breast-99-fra.
php (Page consultée le 3 août 2009), www.phac-aspc.
gc.ca/std-mts/sti-its/pdf/secii-fra.pdf (Page consultée
le 22 juin 2009).

Association canadienne du diabète
www.diabetes.ca/for-professionals/resources/
2008-cpg (Page consultée le 4 juillet 2009).

Association des médecins rhumatologues du Québec
www.rhumatologie.org (Page consultée le 3 juin 2009).

Association médicale canadienne
www.cma.ca/index.cfm/ci_id/121/la_id/2.htm (Page
consultée le 12 juin 2009).

Collège des médecins de famille du Canada
www.cfpc.ca/French/cfpc/programs/patient%20
education/healthy%20living/default.asp?s=1
(Page consultée le 9 juin 2009).

Diabète Québec
www.diabete.qc.ca/html/materiel_publications/
diab_omni.html (Page consultée le 16 juillet 2009).

Fondation des maladies du cœur du Canada
www.fmcoeur.qc.ca/site/c.kpIQKVOxFoG/b.3669931/k.FE5
4/Maladies_du_coeur__Cholest233rol_les_maladies_du_
c339ur_et_les_AVC.htm (Page consultée le 3 juin 2009).

Héma Québec
www.hema-quebec.qc.ca/francais/sang/grousanguins.
htm (Page consultée le 10 septembre 2009).

Institut national de santé publique du Québec
www.inspq.qc.ca/pdf/publications/
464-DepistageSyphillisFemmeEnceinte.pdf
(Page consultée le 15 mai 2009).

MSSSS
www.msss.gouv.qc.ca/sujets/santepub/pqdcs/index.
php?accueil (Page consultée le 5 octobre 2009),
http://msssa4.msss.gouv.qc.ca/fr/document/publication.
nsf/4b1768b3f849519c852568fd0061480d/6335dde40226a
f59852575cc0048804d?OpenDocument (Page consultée
le 2 décembre 2009), www.msss.gouv.qc.ca/sujets/
santepub/mado.php (Page consultée le 13 mai 2009).

Ostéoporose Canada
www.osteoporosecanada.ca/index.php/ci_id/
5382/la_id/2.htm (Page consultée le 14 juin 2009).

Santé Canada
www.hc-sc.gc.ca/fniah-spnia/pubs/diseases-maladies/_
tuberculos/1999_commun/7-fra.php#tablea.1
(Page consultée le 7 septembre 2009).

Société canadienne de cardiologie
www.ccs.ca/download/position_statements/lipids.pdf
(Page consultée le 3 juillet 2009).

Société canadienne de chirurgie vasculaire
http://csvs.vascularweb.org/CSVS_Contribution_
Pages/PDF_Doc/AAA-2_communique_presse08.pdf
(Page consultée le 19 septembre 2009).

Société canadienne du cancer
www.cancer.ca/Quebec/Prevention/Get%20screened/
Screening%20for%20colorectal%20cancer.aspx?sc_
lang=fr-ca&r=1 (Page consultée le 21 octobre 2009),
www.cancer.ca/Quebec/Prevention/Get%20screened/
Early%20detection%20for%20prostate%20cancer.a-
spx?sc_lang=fr-ca&r=1 (Page consultée le 13 mai
2009).

Société des obstétriciens et gynécologues du Canada
www.sogc.org/guidelines/public/105F-CPG2-Juillet2001.pdf
(Page consultée le 12 septembre 2009), www.sogc.
org/guidelines/public/135F-CPG-Octobre2003.pdf (Page
consultée le 3 novembre 2009), www.sogc.org/guidelines/
documents/gui133FCPG0309F.pdf (Page consultée le
12 août 2009), www.sogc.org/guidelines/documents/
gui197CPG0709f.pdf (Page consultée le 20 juillet 2009),
www.sogc.org/guidelines/public/86F-PS-Fevrier2000.pdf
(Page consultée le 15 juin 2009).

Société de thoracologie canadienne
www.lignesdirectricesrespiratoires.ca/lignes-directrices
(Page consultée le 12 novembre 2009).

**Société internationale de la maladie de Lyme et des
maladies associées**
www.ilads.org/lyme_disease/treatment_guidelines_cle
aring_ilads.html (Page consultée le 20 août 2009).

Société médicale canadienne
www.cma.ca/index.cfm/ci_id/54490/la_id/1.htm?
cpgId=10082 (Page consultée le 2 décembre 2009).

INDEX